Forum für Verhaltenstherapie und psychosoziale Praxis

Band 30

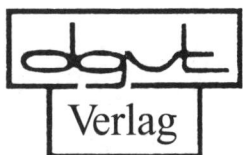
Verlag

Chronisch kranke Kinder und Jugendliche

Psychosoziale Betreuung und Rehabilitation

herausgegeben von

Hans-Peter Michels

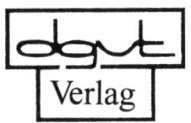

Deutsche Gesellschaft für Verhaltenstherapie
Tübingen
1996

Prof. Dr. phil. Hans-Peter Michels
Fachhochschule Lausitz
FB Sozialwesen
Lipezker Straße, Haus 10
03048 Cottbus

Die Deutsche Bibliothek – CIP-Einheitsaufnahme
Chronisch kranke Kinder und Jugendliche : psychosoziale
Betreuung und Rehabilitation / Deutsche Gesellschaft für
Verhaltenstherapie, Tübingen. Hrsg. Hans-Peter Michels. –
Tübingen : Dgvt-Verl., 1996
   (Forum für Verhaltenstherapie und psychosoziale Praxis ; Bd. 30)
   ISBN 3-87159-130-0
NE: Michels, Hans-Peter [Hrsg.]; Deutsche Gesellschaft für
   Verhaltenstherapie; GT

© 1996 dgvt-Verlag, Tübingen
Deutsche Gesellschaft für Verhaltenstherapie (DGVT)
Postfach 13 43
72003 Tübingen

Umschlagbild: Lisanne Michels, Böhl-Iggelheim
Satz: Iris Belz, Leinfelden-Echterdingen
Druck: Offsetdruck Niethammer GmbH, Reutlingen

ISBN 3-87159-130-0

Inhaltsverzeichnis

Einführung

Rehabilitation von Kindern und Jugendlichen mit chronischen körperlichen Krankheiten - Beiträge aus den psychosozialen Disziplinen

Hans-Peter Michels

Chronisch körperliche Krankheiten

In den letzten Jahrzehnten hat sich das Krankheitsspektrum in der Bundesrepublik und in anderen Ländern mit vergleichbarem medizinischen Standard verändert: Es hat eine Verschiebung hin zu den chronischen Krankheiten stattgefunden. Das sind solche Krankheiten, die sehr lange bzw. ein Leben lang andauern und deren Verlauf häufig schlecht prognostizierbar ist. Der Prozentanteil chronisch kranker Kinder und Jugendlicher an der pädiatrischen Population steigt, obwohl sich die gesamte Inzidenz der meisten Kinderkrankheiten in den letzten zwanzig Jahren nicht signifikant verändert hat. Dies ist darauf zurückzuführen, daß aufgrund der Fortschritte in der modernen Medizin die Überlebensraten von Kindern und Jugendlichen mit chronischen Erkrankungen erheblich gestiegen sind. Außerdem sind eine Anzahl akuter Krankheiten und Mißbildungen, welche früher unweigerlich zum Tode führten, heute behandelbar; durch teils einschneidende und folgenschwere medizinische Verfahren.

Zu den chronischen körperlichen Krankheiten, die schon im Kindes- und Jugendalter auftreten, zählen u.a. Asthma, Krebserkrankungen, chronische Niereninsuffizienz, Diabetes mellitus, rheumatische Krankheiten, Mukoviszidose/Cystische Fibrose, Herzerkrankungen, Epilepsie, aber auch irreversible Schädigungen, welche auf Unfälle zurückzuführen sind.

Die chronisch körperlichen Krankheiten verlaufen verschieden und zeichnen sich durch je spezifische Besonderheiten aus, beispielsweise hinsichtlich des Krankheitsbeginns, der Dauer, der Unberechenbarkeit, der Heilungschancen, des Auftretens von Schüben oder Rezidiven, der Progredienz (vgl. Petermann, Noeker & Bode, 1987).

Die genannten Faktoren führen dazu, daß Patienten mit hohen und neuartigen (teils extremen) Anforderungen konfrontiert werden. Die Lebensgewohnheiten der

Patienten, ihr Verhalten und auch ihr Verhältnis zu Bezugspersonen verändern sich häufig massiv.

Darüber hinaus sehen sich die betroffenen Familien, die Schule und die Ausbildungsinstitutionen vor neue Aufgaben gestellt.

Zunehmend werden psychosoziale Konzepte und Interventionen von Patienten sowie von Angehörigen und Ärzten angefragt:

- Psychische Belastungen, Einschränkungen der bisherigen Handlungsgewohnheiten, Lebensstilveränderungen, emotionale und kognitive Veränderungen führen dazu, daß der Bedarf nach Psychologen artikuliert wird, insbesondere auch im Hinblick auf rehabilitative Zielsetzungen (Verband Deutscher Rentenversicherungsträger; VDR).
- Die gesellschaftliche Integration (hauptsächlich: die schulische und berufliche Integration) sowie die Beratung der Patienten und Angehörigen in verschiedenen sozialen und ökonomischen Belangen ist das genuine Arbeitsfeld der Sozialarbeiter/Sozialpädagogen: Systematische Vorgehensweisen bei der beruflichen Integration von Jugendlichen mit chronischen Krankheiten beispielsweise sind in einigen Zentren entwickelt und mit Erfolg umgesetzt worden (vgl. Sauer-Kluttig, 1993; Dittrich-Weber und Schwind in diesem Band).

Aufgrund erhöhter Überlebenschancen und verbesserter Allgemeinbefindlichkeit stellt sich die Aufgabe der Rehabilitation für bestimmte Gruppen chronisch körperlich kranker Kinder und Jugendlicher erst seit neuerer Zeit, dies allerdings mit zunehmender Dringlichkeit. Viele psychosoziale Rehabilitationsansätze sind deshalb in besonderen Zentren (Universitätskinderkliniken, Epilepsiezentrum Kork, Neurologische Rehabilitationskrankenhäuser für Kinder und Jugendliche in Gailingen bzw. Bremen, Kinder- und Rheuma-Kinderklinik Garmisch-Partenkirchen) im Rahmen der dortigen psychosozialen Betreuung (teils Modellprojekte, gefördert vom BMFT; vgl. Härter, 1993) dieser Gruppen entstanden. Mitarbeiterinnen und Mitarbeiter dieser Zentren stellen im vorliegenden Band ihre richtungsweisenden Rehabilitationskonzepte vor und zeigen deren Umsetzung in der Praxis.

Es wird notwendig sein, daß psychosoziale Professionelle, die mit Kinder- und Hausärzten zusammenarbeiten oder in Beratungsstellen tätig sind, sich Wissen und Kompetenzen aneignen, um im ambulanten Bereich sinnvoll die Rehabilitation von Kindern und Jugendlichen mit chronischen Krankheiten unterstützen zu können. Die vorliegenden Arbeiten bieten dazu erstmals in dieser Form reichhaltiges Material für Psychotherapeuten und Berater.

Rehabilitation

Rehabilitation, Behinderung, Krankheitsfolgen

Zur Begriffsbestimmung "Rehabilitation" und "Behinderung" beziehen wir uns auf die allgemeine gesetzliche Grundlage. Die Definition von Rehabilitation wird dort sehr weit gefaßt. Sie erstreckt sich auf alle Leistungen und/oder andere Hilfen, wenn sie der Eingliederung von Behinderten oder von Behinderung Bedrohten ins Arbeitsleben und in die Gesellschaft insgesamt dienen.

Im Sozialgesetzbuch I § 10 wird das Recht eines jeden Mitglieds unserer Gesellschaft auf Rehabilitation verankert:

Wer körperlich, geistig oder seelisch behindert ist oder wem eine solche Behinderung droht, hat unabhängig von der Ursache der Behinderung ein Recht auf Hilfe, die notwendig ist, um (1) die Behinderung abzuwenden, zu beseitigen, zu bessern, ihre Verschlimmerung zu verhüten oder ihre Folgen zu mildern, (2) ihm einen seinen Neigungen und Fähigkeiten entsprechenden Platz in der Gemeinschaft, insbesondere im Arbeitsleben zu sichern. (SGB I § 10)

Der Gesetzgeber hat "Behinderung" so weit gefaßt, daß Krankheitsfolgen, also auch die von chronisch kranken Kindern und Jugendlichen hierunter fallen. Sie haben somit Anspruch auf Rehabilitationsleistungen.

Aus dem Gesetz ergibt sich weiterhin, daß überdies an eine psychische und soziale (im Sinne der gesellschaftlichen Eingliederung) Rehabilitation gedacht ist (vgl. auch Wolber, 1992). Übereinstimmung zeigt sich demnach mit der "International Classification of Impairments, Disabilities and Handicaps (ICIDH)" der Weltgesundheitsorganisation (WHO) (vgl. hierzu: Matthesius, Jochheim, Barolin & Heinz, 1995), wo "Behinderungen" bzw. "Krankheitsfolgen" nach drei Ebenen differenziert sind:

1. Die Ebene der *Impairments*. Ein Impairment ist ein Verlust oder eine Abnormalität seelischer, geistiger oder körperlicher (physiologischer oder anatomischer) Strukturen oder Funktionen. Impairments werden im Deutschen mit "Schäden, einschließlich Funktionsstörungen" wiedergegeben.

2. Die Ebene der *Disabilities*. Eine Disability ist jede Folge eines Impairments, die die Fähigkeit des Kranken begrenzt oder aufhebt, eine (seelische, geistige oder körperliche) Aktivität in der Weise oder dem Umfang auszuführen, die als normal für den Menschen angesehen wird. Disabilities werden im Deutschen mit "funktionellen Einschränkungen (im täglichen Leben)" wiedergegeben.

3. Die Ebene der *Handicaps*. Ein Handicap ist jede Folge eines Impairments oder einer Disability, die die Fähigkeit des Kranken begrenzt oder aufhebt, bestimmte soziale Rollen im Leben aufrecht zu erhalten oder einzunehmen. Handicaps werden im Deutschen mit "sozialen Beeinträchtigungen" wiedergegeben. (Schuntermann & Schott, 1991, S.55)

Neben medizinischen sind somit gleichfalls psychosoziale Rehabilitationsmaßnahmen erforderlich.

Auf eine "psychosoziale Rehabilitation" - und nicht allein eine "psychosoziale Betreuung" - sollte man sich bei Kindern und Jugendlichen konzentrieren: Im Gegensatz zur "Betreuung" besteht für Rehabilitation ein Rechtsanspruch, mit Implikationen stärker zielorientiert vorzugehen (vgl. auch SGB I, K § 10). Außerdem zeigen Erkenntnisse aus der Frühförderung, daß eine früh beginnende Rehabilitation angestrebt werden sollte, damit das Kind sein Fähigkeitspotential noch möglichst umfassend entwickeln kann. Außerdem, so Witte (1988), können bei den Kindern, die seit ihrer Geburt chronisch krank und/oder behindert sind, prä- oder perinatale Noxen das an sich angelegte Entwicklungspotential gestört haben.

Der explizite Hinweis, daß Kinder und Jugendliche mit chronischen Krankheiten eine Gruppe sind, die Anspruch auf Rehabilitation haben, ist notwendig, da die

Zuständigkeiten der einzelnen Kostenträger immer noch nicht exakt definiert sind (vgl. auch Kioz,1991). Wohl deshalb stellt unser Gesundheits- und Rehabilitations-system für die spezifischen Bedürfnisse chronisch kranker Kinder und Jugendlicher noch kaum Einrichtungen bereit, die den Standards der Erwachsenen entsprechen. Klare Richtlinien durch den Gesetzgeber könnten hierfür Abhilfe schaffen.

Phasen der Rehabilitation

Rehabilitation allgemein, also auch die der Kinder und Jugendlichen, vollzieht sich in unserer Gesellschaft nach den grundlegenden gesetzlichen Bestimmungen des Sozialgesetzbuches. Sie wird hauptsächlich von folgenden Institutionen getragen: Vom medizinischen System, dem Schul- bzw. allgemeiner dem Erziehungssystem und dem Berufsausbildungssystem.

Die verschiedenen Phasen der Rehabilitation sollen kurz umrissen werden:

- Medizinische Rehabilitation: Eine vollständige Genesung oder eine so weit als mögliche Ausheilung einer bestehenden Krankheit oder auch der Folgeschäden aufgrund eines Unfalls sollen erreicht werden. Man zielt darauf ab, die Gesund-heit so herzustellen oder wiederherzustellen, daß eine soziale und berufliche Ein- oder Wiedereingliederung möglich wird.
- Schulische Rehabilitation: Die optimale schulische Förderung und Bildung ist für Kinder und Jugendliche mit chronischen körperlichen Erkrankungen inso-fern wichtig, als diese die spätere Eingliederung in eine Arbeit, aber auch die Teilhabe an gesellschaftlichen Betätigungen und Errungenschaften mitbedingt.
- Berufliche Rehabilitation: Hierzu zählen Maßnahmen und Bestrebungen, welche auf eine berufliche und soziale Integration chronisch Kranker zielen.

Aufgrund der Begriffsbestimmungen, der WHO-ICIDH und der Phasen in der Re-habilitation wird offenkundig, daß Bemühungen, Maßnahmen und Interventionen nicht allein von einer Berufsgruppe bewältigt werden können, sondern ein interdis-ziplinäres Zusammenarbeiten von unterschiedlichen Professionen zur Regel werden sollte.

Qualifikation

Im Vergleich zu Ärzten sind psychosoziale Mitarbeiter, insbesondere Psychologen, eine "junge" Berufsgruppe in der Rehabilitation. Deren Tätigkeitsprofil ist auf-grund dieser Tatsache oftmals noch nicht genau bestimmt.

Dennoch ist in den letzten Jahren ein ansteigender Bedarf nach Psychologen zu verzeichnen: In der Betreuung und Rehabilitation von Patienten mit chronischen körperlichen Erkrankungen sollen nach Auffassungen des Verbandes deutscher Rentenversicherungsträger (VDR) die psychosozialen Professionen eine wichtige Rolle einnehmen. Die Empfehlungen der Reha-Kommission des VDR zielen auf eine Abkehr vom herkömmlichen "Kur-Modell" in der Rehabilitation hin zu bio-psychosozialen Ansätzen. Ein adäquater Umgang mit der Erkrankung sowie Mitar-beit, Aktivität und Veranwortlichkeit zur Aufrechterhaltung oder Wiederherstel-lung der eigenen Gesundheit beim Rehabilitanden soll erreicht werden (Buschmann-Steinhage & Vogel, 1993). Nun betreffen diese Zielvorgaben nur einen Teil psychosozialer Arbeit. Nach ihrem Berufsverständnis und ihrer spezifischen Ausbildung obliegt es Psychologen sowie Sozialarbeitern Kinder und Jugendliche mit chronischen Krankheiten subjektorientiert zu begleiten.

Die Beiträge von Psychologen und Sozialarbeitern/-pädagogen in diesem Buch zeigen, welche Kenntnisse und Kompetenzen in die Rehabilitation eingebracht werden können. Passivität gegenüber "dem Medizinbetrieb" (vgl. Philips, 1995) ist völlig unangebracht, denn es gibt darüber hinaus vielfältige Entwicklungen an den Universitäten und Fachhochschulen in der Bundesrepublik, die sowohl theoretische als auch praxisnahe Ausbildungsgänge, Forschungsergebnisse, Konzepte etc. zur Fundierung psychosozialer Rehabilitation bereithalten.

Beispielhaft zu nennen sind die Psychologischen Institute Freiburg, Bielefeld und Bremen, welche über einen Schwerpunkt "Rehabilitationspsychologie" verfügen. An der Humboldt-Universität Berlin hat sich ein interdisziplinärer Studiengang "Rehabilitationswissenschaften" etabliert. Am Fachbereich Sozialwesen der Fachhochschule Lausitz in Cottbus und an der Fachhochschule der Stiftung Rehabilitation in Heidelberg werden Sozialarbeiter/-pädagogen für den Reha-Bereich ausgebildet.

Berufspraktiker haben eine Reihe von Gesellschaften oder Gruppen gebildet, die dem Austausch oder der Weiterqualifikation (vor allem in praxisnahen Methoden) dienen, die aber auch wichtige Arbeiten zur Konzept- und Standardentwicklung in der Rehabilitation geleistet haben:
• Arbeitskreis Klinische Psychologie in Rehabilitationskliniken (vgl. Würthner, 1995)
• Rehabilitationswissenschaftliche Kolloquien
• Gesellschaft für Neuropsychologie (GNP)
• Deutsche Gesellschaft für Verhaltensmedizin und Verhaltensmodifikation.

Im folgenden wird eine Synopse über den Standard und Umfang psychologischer Tätigkeit in der Rehabilitation von Kindern und Jugendlichen vorgestellt:

Abbildung 1:

• Psychodiagnostik:
z.B. Intelligenz-, Entwicklungs- und neuropsychologische Diagnostik; Diagnostik der Krankheitsverarbeitung bzw. der "Coping-Stile"

• Einzelmaßnahmen:
z.B. Beratung, stützende Gespräche bis hin zur Psychotherapie

• Gruppenverfahren:
z.B. Schulungsprogramme für bestimmte Patientengruppen (Niereninsuffizienz, Diabetes); Gesundheitsbildung/-förderung; Schmerz- und/oder Streßbewältigung, Entspannungsverfahren; Kompetenztraining; Training zur Restitution neuropsychologischer Funktionen

- Eltern- und Angehörigenarbeit:
  z.b. Beratung über extreme Behandlungsanforderungen und mögliche psychische Verarbeitungsformen; stützende Gespräche

- Entwicklungsarbeit:
  Entwickung von Konzepten und Evaluation (z.b. Trainingsgruppen; angemessene psychologische Vorbereitung auf medizinische Eingriffe)

- Organisationsentwicklung

- Qualitätssicherung

- Forschung

- Fortbildung, Beratung, Supervision anderer Berufsgruppen

Mithin zeigt sich, daß die modernen Standards entsprechende rehabilitationspsychologische Tätigkeit sich nicht nur auf Psychotherapie beschränkt, sondern das "Psychopathologische" bei schwer erkrankten Kindern und Jugendlichen hervorzuheben und Psychotherapie anzubieten, stand in der Anfangsphase von psychologischer Betreuung in Kinderkliniken eher im Vordergrund (vgl. Ullrich, 1993).

Die folgenden Beiträge realisieren bereits alle die umfassendere Perspektive psychosozialer Betreuung und Rehabilitation:
   Es wird eine doppelte Zielstellung verfolgt: einerseits soll eine aktuelle Übersicht über den Stand der Forschung geliefert, andererseits psychosoziale Arbeitsweisen mit Kinder und Jugendlichen, welche chronisch körperlich krank sind, exemplarisch dargestellt werden.

Im *Grundlagenteil* geht LOHAUS auf die Krankheitskonzepte von Kindern in ihrer entwicklungspsychologischen Dimension ein. Damit wird eine Grundlage für den altersgerechten Umgang mit jungen Rehabilitanden bereitgestellt. Diese Perspektive ermöglicht zudem die Planung und Durchführung individualisierter und spezifizierter Betreuungsangebote.

BULLINGER, VON MACKENSEN und KIRCHBERGER geben einen Überblick über psychologische Verfahren zur Erfassung der Lebensqualität im Kindesalter. Eine differenzierte Erhebung gewinnt immer mehr an Gewicht in der Evaluation medizinischer und psychosozialer Maßnahmen.

HÜRTER belegt durch seine empirische Studie den Bedarf nach psychosozialer Unterstützung der jungen Patienten/Rehabilitanden und ihrer Angehörigen. Sie sollte als Standard bei der Rehabilitation gewährleistet werden.

In den Kapiteln des *Praxisteils* werden, bezogen auf die jeweilige chronische körperliche Erkrankung und die daraus resultierenden psychosozialen Folgen, innovative psychologische und psychosoziale Arbeitsweisen vorgestellt. Sie verdeutlichen, daß psychosoziale Betreuung und Rehabilitation ein nicht mehr wegzudenkender Bestandteil der Versorgung von schwer erkrankten Kindern und Jugendlichen darstellt, und beleuchten wie innerhalb eines vergleichsweise kurzen Zeitraumes, Modelle der Zusammenarbeit mit anderen Professionen, insbesondere der Medizin, erfolgreich funktionieren.

Die häufigste chronische Erkrankung im Kindesalter ist das Asthma bronchiale. NEUMANN geht auf ambulante und stationäre Rehabilitationsmaßnahmen ein, insbesondere erläutert er den Stellenwert von Asthmaschulung für die Rehabilitation betroffener Kinder und Jugendlicher.

GUTEZEIT beschreibt die psychosozialen Folgen bei Kindern und Jugendlichen mit Diabetes mellitus Typ I und welche Aufgabenstellungen sich daraus für Psychologen ergeben.

ULLRICH, HELLMANN-BACKHAUS und BARTIG verdeutlichen, welche schwerwiegenden Probleme Kinder und Jugendliche mit Cystischer Fibrose/Mukoviszidose haben. Der Begriff "Rehabilitation" wird von ihnen in dem Zusammenhang hinterfragt, da oftmals für diese Gruppe in erster Linie eine supportive Begleitung indiziert ist.

DITTRICH-WEBER geht auf die sozialrechtlichen Aspekte in der Rehabilitation von Patienten mit Cystischer Fibrose/Mukoviszidose ein. Ihre Ausführungen sind verallgemeinerbar auf die soziale Beratung von Kindern und Jugendlichen mit anderen chronischen Krankheiten.

Die spezifischen psychosozialen Aufgaben bei Patienten mit juveniler chronischer Arthritis in einer Rehabilitationsklinik werden von SCHWIND dargestellt. Es zeigt sich, daß das Aufgabenspektrum der Sozialarbeiter/-pädagogen recht umfassend ist und vielfältige Kompetenzen verlangt. Auch wenn die Patienten oder deren Familien in erster Linie wegen sozialrechtlicher Fragen Unterstützung suchen, so werden doch häufig weitere Lebensprobleme thematisiert.

MICHELS beschreibt die Anforderungen bzw. Aufgaben, die sich Kindern oder Jugendlichen mit chronischer Niereninsuffizienz stellen. Aufgrund größerer Überlebenschancen und besserer Lebensqualität werden hierfür immer wieder Jugendliche mit dieser Erkrankung in das Berufsleben eingegliedert bzw. sozial integriert werden müssen; diesbezüglich gilt es noch weitere geeignete Rehabilitationskonzepte zu entwickeln.

In den folgenden drei Kapiteln wird die psychosoziale Rehabilitation von Kindern und Jugendlichen mit neurologischen Krankheiten bzw. Störungen erörtert:

Von HAUS-HERRMANN und HEUBROCK wird die Vielfalt psychosozialer Tätigkeiten in der neurologischen Rehabilitation dargestellt. Diese findet vorzugsweise in spezialisierten Zentren statt.

MAYER beschreibt die rehabilitativen Angebote für Kinder und Jugendliche mit Epilepsie, insbesondere konzentriert er sich auf die neuropsychologischen Maßnahmen.

SCHELLIG geht auf die psychosozialen Folgen nach Schädelhirntrauma und die Problemstellungen, die sich daraus für die Rehabilitation ergeben ein. Detailliert werden neuropsychologische Diagnostik und Behandlungsstrategien dargestellt.

BULLINGER, HEINZELMANN und KUHNLE-KRAHL zeigen die Probleme auf, denen Frauen mit kongenitalem adrenogenitalen Syndrom in Kindheit und Jugend ausgesetzt sind.

Im letzten Kapitel stellt HANDRICH-MICHELS die Maßnahmen und Möglichkeiten des Arbeitsamtes zur beruflichen Integration Jugendlicher mit chronischen Krankheiten vor.

Literatur

Buschmann-Steinhage, R., Vogel, H. (1993). Medizinische Rehabilitation der Rentenversicherung: Kritik und Weiterentwicklungsansätze. Verhaltenstherapie und psychosoziale Praxis 25, S. 63-75

Härter, M.C. (1993). Zielanalyse psychosozialer Betreuung bei chronisch kranken Kindern und Jugendlichen. Sozialpädiatrie 15, S. 624-628

Kioz, D. (1991). Rehabilitationswissenschaftliche Aspekte und Forschungsbedarf in der Pädiatrie. In: Verband Dtsch. Rentenversicherungsträger (Hrsg.). Reha-Kommission, Kommission zur Weiterentwicklung der Rehabilitation in der gesetzlichen Krankenversicherung. Abschlußberichte - Band VI., Arbeitsbereich "Wissenschaft u. Lehre". Frankfurt, S. 269-276

Matthesius, R.-G., Jochheim, K.-A., Barolin, G.S., Heinz, C. (Hrsg.) (1995). Internationale Klassifikation der Schädigungen, Fähigkeitsstörungen und Beeinträchtigungen (ICIDH). Ullstein Mosby, Berlin, Wiesbaden 1995

Petermann, F., Noeker, M., Bode, U. (1987). Psychologie chronischer Krankheiten im Kindes- und Jugendalter. PVU, München, Weinheim

Philips, E. M. (1995). Psychologie in Reha-Kliniken: Ungeliebtes Feigenblatt der Medizin? Psychologie Heute 9/95, S. 38-41

Sauer-Kluttig, R. (1993). Vorbereitung der beruflichen Eingliederung chronisch kranker Jugendlicher - ein Schwerpunkt in der klin. Sozialarbeit. In: Sozialpädiatrie 15, S. 384-386.

Schuntermann, M., Schott, J. (1991). Rehabilitationswissenschaften: Historische Wurzeln, Gegenstandsbereich, Fragestellungen. In: Verband Deutscher Rentenversicherungsträger (Hrsg.). Reha-Kommission, Kommission zur Weiterentwicklung der Rehabilitation in der gesetzlichen Krankenversicherung. Abschlußberichte - Band VI., Arbeitsbereich "Wissenschaft und Lehre". Frankfurt, S. 45-64

Sozialgesetzbuch SGB I, Allgemeiner Teil, Kommentar: K. Hauck, D. Freischmidt, W.-D. Walloth; Stand: 1.1.95; Erich Schmidt Verlag

Ullrich, G. (1993). Psychosoziale Versorgung in der Kinderklinik. Anmerkungen zu Auftrag, Stellenwert und Problematik. Sozialpädiatrie 15, 701-703

Witte, W. (1988). Einführung in die Rehabilitationspsychologie (bearb. u. hrsg. v. R. Brackhane). Verlag Hans Huber, Bern, Stuttgart, Toronto

Wolber, K. (1992). Rechtsgrundlagen der Rehabilitation. In: Mühlum, A., Oppl, H. (Hrsg.): Handbuch der Rehabilitation. Rehabilitaton im Lebenslauf und wissenschaftliche Grundlagen der Rehabilitation. Luchterhand, Neuwied, Berlin, Kriftel, S. 471-491

Würthner, K. (1995). Darstellung des Arbeitskreises Klinische Psychologie in Rehabilitationskliniken. Verhaltenstherapie und psychosoziale Praxis, 27, 277-278

I. Grundlagen

Krankheitskonzepte von Kindern

Arnold Lohaus

Einleitung

Erkrankungen gehören schon früh zur Erfahrungswelt von Kindern. Obwohl dies ungleich stärker für Kinder gilt, die direkt mit eigenen (chronischen) Erkrankungen konfrontiert sind, kann man davon ausgehen, daß der Umgang mit Erkrankungen allgemein zu den frühen Erfahrungen gehört, mit denen Kinder sich auseinandersetzen. Krankheitserfahrungen und die Informationen, die Kinder aus ihrer sozialen Umgebung über Erkrankungen erhalten, bilden die Basis zur Entwicklung eigener Vorstellungen über die Verursachung, den Verlauf und die Beeinflussungsmöglichkeiten von Erkrankungen. Die Kinder versuchen, die vielfältigen Informationen, die sie erhalten, zu integrieren und dabei zu einem Verständnis der Krankheitsvorgänge zu gelangen.

Um als Erwachsener angemessen auf die Informationsbedürfnisse von Kindern eingehen zu können, ist es wichtig, mehr über die Konzeptbildungen von Kindern zu erfahren (Schmidt & Dlugosch, 1992). Dadurch lassen sich Informationen gezielter vermitteln, indem sie an den vorhandenen Kenntnisstand von Kindern angepaßt werden. Mögliche Konsequenzen können in einer erhöhten Patientencompliance, einem angemesseneren Bewältigungsverhalten und einem positiveren emotionalen Befinden bestehen, indem Erkrankungs- und Behandlungsabläufe für Kinder verständlich werden und mit angsterzeugenden Konzeptbestandteilen umgegangen werden kann (Redpath & Rogers, 1984; Burbach & Peterson, 1986).

Im folgenden soll zunächst auf zwei theoretische Richtungen eingegangen werden, die sich mit Krankheitskonzepten von Kindern beschäftigen. Beide Theorien werden in ihren Grundzügen dargestellt, wobei besonderes Gewicht darauf gelegt wird, auf Entwicklungsphänomene hinzuweisen, die nach den beiden Theorien für den Umgang mit Kindern von Bedeutung sind. Im Anschluß daran wird auf einige Möglichkeiten zur Einflußnahme auf Krankheitskonzepte von Kindern eingegangen.

Theoretische Grundlagen

Ansätze aus der Tradition der kognitiven Entwicklungstheorie

Der größte Teil der vorliegenden Arbeiten zu Krankheitskonzepten von Kindern basiert auf der kognitiven Entwicklungstheorie Jean Piagets. Eine zentrale Annahme besteht dabei darin, daß die Entwicklung von Krankheitskonzepten von der allgemeinen Denkentwicklung bestimmt wird. Unterschieden werden dabei die sensumotorische, die präoperationale, die konkret-operationale und die formal-operationale Entwicklungsstufe. Ein Kind, das nach seiner allgemeinen kognitiven Entwicklung der präoperationalen Stufe zuzuordnen ist, sollte demnach auch in seinen Krankheitsvorstellungen die charakteristischen Denkmöglichkeiten und Denkbegrenzungen dieser Entwicklungsstufe zeigen.

Da die sensumotorische Entwicklungsstufe sich im Regelfall nur auf die ersten beiden Lebensjahre erstreckt, wird im folgenden nur auf die drei höheren Entwicklungsstufen eingegangen, da Konzeptbildungen zu Erkrankungen in den ersten beiden Lebensjahren kaum zu erwarten sind. Die Darstellung orientiert sich an Lohaus (1990).

In der präoperationalen Entwicklungsstufe (2 bis 6 Jahre) stehen für die Kinder unmittelbar erkennbare Krankheitssymptome und Krankheitserfahrungen im Mittelpunkt. Da die Herstellung von Ursache-Wirkungs-Zusammenhängen noch Schwierigkeiten bereitet, werden häufig irrationale Verursachungskonzepte herangezogen, um das Auftreten von Erkrankungen zu erklären. Wenn schon in diesem Entwicklungsstadium rationale Verursachungsprinzipien bekannt sind, dann besteht eine Tendenz, diese Prinzipien zu generalisieren und auf verschiedenste Erkrankungsformen zu übertragen. Es findet sich weiterhin eine starke Zentrierung auf die Gegenwart und den gegenwärtigen Zustand, die es den Kindern erschwert, Krankheiten als Prozeß zu verstehen, in deren Verlauf unterschiedliche Zustände auftreten können. Dadurch ist es beispielsweise für jüngere Kinder nur schwer einsichtig, daß vorübergehend negative Zustände (wie das Einnehmen unangenehm schmeckender Medikamente) in Kauf genommen werden müssen, um längerfristig eine Zustandsbesserung zu erreichen. Bedingt durch eine mangelnde Fähigkeit zur Perspektivenübernahme haben Kinder auf dieser Entwicklungsstufe Schwierigkeiten, die Intentionen anderer Personen zu verstehen. Dadurch wird von den Kindern möglicherweise nicht erkannt, daß Personen, mit denen sie während ihrer Erkrankung konfrontiert sind, in der Regel grundsätzlich positive Absichten verfolgen, auch wenn sie unangenehme oder schmerzhafte Behandlungen an ihnen vornehmen. Das allgemeine Basischarakteristikum dieser Entwicklungsstufe besteht in der überwiegenden Eindimensionalität des Denkens. Indem zu einem gegebenen Zeitpunkt jeweils auf eine spezifische Dimension zentriert wird, fällt es schwer, weitere Aspekte zu berücksichtigen, die grundsätzlich ebenfalls bei der Beurteilung der Situation eine Rolle spielen. Dadurch gelingt es nur in Ansätzen, Ursache-Wirkungs-Zusammenhänge, prozeßhafte Verläufe sowie die Intentionen anderer Personen zu erkennen.

In der konkret-operationalen Entwicklungsstufe (7 bis 11 Jahre) lassen sich Veränderungen erkennen, die vor allem auf die gleichzeitige Berücksichtigung mehrerer Urteilsdimensionen zurückgehen. Dadurch können realistische Ursache-Wirkungs-Zusammenhänge erkannt werden, sofern sie an konkrete Erfahrungen geknüpft sind und der Abstraktionsgrad gering ist. Die Fähigkeit zu prozeßhaftem Denken läßt aktuelle Krankheitszustände als Teil eines Gesamtprozesses erkennbar werden. Es findet jedoch eine Zentrierung auf konkrete Prozesse und konkrete Abläufe statt. Dies bedeutet insbesondere, daß eine Tendenz besteht, einmal eingeschlagene Wege (z.B. im Rahmen von Behandlungsprozessen) beizubehalten und

Abweichungen abzulehnen, da sie dem Gesundungsprozeß hinderlich sein könnten. Die enge Bindung an einen konkret vorgezeichneten Ablauf erschwert die Erkenntnis, daß das gleiche Ziel mit unterschiedlichen Mitteln erreichbar ist und daß damit hypothetisch unterschiedliche Behandlungswege möglich sind. Durch die wachsende Fähigkeit, sich in die Perspektive und die Situation anderer hineinzuversetzen, können die Intentionen anderer Personen im Kontext des Behandlungsprozesses verstanden werden. Dadurch besteht weiterhin auch die Möglichkeit, das Denken und Fühlen anderer Kinder, Jugendlicher oder Erwachsener, die mit Erkrankungen konfrontiert sind, besser nachzuvollziehen und zu verstehen. Das wesentliche gemeinsame Charakteristikum dieser Entwicklungsstufe ist die Ausweitung der Denkmöglichkeiten durch die Fähigkeit zur simultanen und sukzessiven Berücksichtigung mehrerer Urteilsdimensionen, wobei das Denken aber gleichzeitig weitgehend konkret-erfahrbaren Realitätsaspekten verhaftet bleibt.

In der formal-operationalen Entwicklungsstufe (ab 12 Jahre) verliert das Denken seine Bindung an die konkrete Erfahrung. Die Fähigkeit zu abstrakten Denkoperationen nimmt zu. Gleichzeitig wird es möglich, komplexere Beziehungen zwischen Sachverhalten herzustellen und eine komplexere Logik aufzubauen und einzusetzen. Dies bedeutet, daß nicht mehr nur einfache Ursache-Wirkungs-Mechanismen für Erkrankungen angenommen werden, sondern daß auch komplexe multifaktorielle Erklärungen verstanden werden. Dabei werden zunehmend auch psychische Verursachungsprinzipien mitberücksichtigt, so daß auch Wechselwirkungen zwischen physischen und psychischen Faktoren bei der Krankheitsentstehung erkannt werden. Da das Denken sich von konkreten Abläufen löst, besteht in zunehmendem Maße die Möglichkeit zu hypothetischem Denken. Dadurch können beispielsweise verschiedene therapeutische Interventionsalternativen mit ihren Konsequenzen hypothetisch durchdacht werden, um dann durch Abwägung der jeweiligen Vor- und Nachteile zu einer Entscheidung zu gelangen. Die Fähigkeit zur Perspektivenübernahme entwickelt sich weiter, indem nicht nur die Perspektiven konkreter Personen eingenommen werden können, sondern indem auch aus der Sicht von Institutionen, Organisationen, Normen, Gesetzen oder Prinzipien geurteilt werden kann. Dadurch ist es beispielsweise möglich, Erkrankungen und ihre Folgen aus individueller und gesellschaftlicher Sicht zu betrachten und unter Berücksichtigung verschiedener Perspektiven zu einem Werturteil zu gelangen. Allgemeines Grundcharakteristikum dieser Stufe ist vor allem die Loslösung des Denkens von konkret-erfahrbaren Abläufen, mit der die entscheidenden Entwicklungsfortschritte erreichbar werden.

In der Tabelle 1 sind drei Stufenkonzepte, die auf die kognitive Entwicklungstheorie zurückgehen, einander gegenübergestellt. Die einzelnen Stufenkonzepte zentrieren teilweise auf unterschiedliche Entwicklungsphänomene, sind jedoch grundsätzlich miteinander kompatibel.

Allgemein-kognitive Entwicklungsstufen	Entwicklung des Krankheitsverständnisses		
	Brewster (1982)	Bibace & Walsh (1981)	Perrin & Gerrity (1981)
Präoperationale Phase (2 bis 6 Jahre)	Krankheiten als Folge von Regelverletzungen	Krankheitsverursachung durch räumliche und zeitliche Nähe zu bestimmten Phänomenen Ansteckung durch räumliche Nähe zu erkrankten Personen	Globale Aussagen zur Krankheitsverursachung: Assoziationen mit äußeren Ereignissen ohne Benennung einer kausalen Beziehung
Konkret-operationale (7 bis 11 Jahre)	Krankheit als Resultat einer (einheitlichen) externen Ursache	Verunreinigung durch schädliche Substanzen, mit denen man durch den Kontakt mit Personen oder Objekten sowie durch eigenes Verhalten in Berührung kommt Internalisierung schädigender Substanzen als Krankheitsursache wobei eine unmittelbare Verbindung zwischen externaler Ursache und internaler Krankheitswirkung hergestellt wird	Verletzung konkreter Verhaltensregeln Internalisierung krankheitsverursachender Wirkstoffe mit Beginn eines Verständnisses des Erkrankungsprozesses
Formal-operationale Phase (ab 12 Jahren)	Krankheit als multifaktoriell determiniert durch die Ursachen	Verständnis der Beziehung zwischen externalen Auslösungsfaktoren und resultierenden physiologischen Krankheitswirkungen Psychophysiologische Erklärungen durch das Zusammenwirken physischer und psychischer Faktoren bei der Krankheitsentstehung	Herstellung allgemeiner Beziehungen zwischen verursachenden Faktoren und deren Auswirkung auf den Körper Umfassende Beschreibung krankheitsverursachender Mechanismen

Tabelle 1: Entwicklungsstufen des Krankheitsverständnisses nach Brewster (1982), Bibace & Walsh (1981) und Perrin & Gerrity (1981). Die Altersangaben zu den Entwicklungsstufen sind lediglich als Anhaltspunkte zu verstehen.

Im folgenden soll auf einige Phänomene eingegangen werden, auf die in Arbeiten zur kognitiven Entwicklungstheorie hingewiesen wurde und die für den Umgang mit Kindern von Bedeutung sein können.

a) Dadurch, daß Kinder in der präoperationalen Entwicklungsstufe häufig nicht über rationale Verursachungsmechanismen zum Verständnis von Erkrankungen verfügen, können Ereignisse, die in räumlicher oder zeitlicher Nähe zu einer Erkrankung auftraten, mit dem Entstehen der Erkrankung in Verbindung gebracht werden (Brewster, 1982). Dadurch kann es zu irrationalen Erklärungsmustern kommen, indem beispielsweise der Mond, der gerade schien, mit dem Eintritt der Erkrankung verknüpft wird. Krankheitsempfindungen (wie beispielsweise Schmerzen) werden dementsprechend in raum-zeitlicher Verknüpfung mit auslösenden Handlungen gesehen. Auch die Wirkmechanismen von Interventionsmaßnahmen (wie das Pflaster oder das Pusten bei Schmerzen) werden durch Assoziationsbildungen eher magisch und rituell als realistisch verstanden (Maxin & Smith, 1990). In diesem Zusammenhang ist insbesondere auf das Phänomen hinzuweisen, daß Kinder eigenes Fehlverhalten (z.B. das Übertreten eines Verbotes) mit einer nachfolgenden Erkrankung in Verbindung bringen können. Im Sinne eines immanenten Gerechtigkeitsprinzips wird die Erkrankung als Bestrafung für ein vorausgegangenes Fehlverhalten gesehen (Gaffney & Dunne, 1987). Dies gilt beispielsweise auch, wenn ein Geschwisterkind oder die Eltern erkranken und die Krankheit als Folge eigener negativer Gedanken über die betroffene Person gesehen wird. Als Konsequenz können Schuldgefühle auftreten, weil man die Erkrankung als Ergebnis des eigenen Fehlverhaltens auffaßt. Burbach & Peterson (1986) weisen in diesem Zusammenhang auch auf die Möglichkeit hin, daß Kinder Krankheitssymptome verschweigen können, um Vorwürfe aufgrund des (vermeintlichen) Fehlverhaltens zu vermeiden. Die dadurch möglicherweise verspätete Entdeckung von Erkrankungen kann zu langwierigeren und schwerwiegenderen Krankheitsverläufen führen.

b) Da in der präoperationalen Entwicklungsstufe eine Zentrierung auf unmittelbar wahrnehmbare Phänomene stattfindet, ist es für jüngere Kinder nur schwer möglich, sich Begleiterscheinungen von Erkrankungen vorzustellen, die nicht unmittelbar erkennbar sind (Neuhauser, Amsterdam, Hines & Steward, 1978). Hierzu können beispielsweise Krankheitssymptome gehören, die äußerlich nicht sichtbar sind (wie innerorganismische Entzündungsprozesse). In diesen Fällen können sich Probleme für die Patientencompliance ergeben, wenn Krankheitssymptome weder visuell wahrnehmbar noch durch Schmerzempfindungen erkennbar sind. Für jüngere Kinder kann es dementsprechend schwierig sein, die Notwendigkeit von Behandlungsmaßnahmen zu verstehen, wenn kein für sie erkennbarer Anlaß dazu besteht.

c) Die mangelnde Fähigkeit, die Intentionen anderer Personen zu erkennen, kann dazu führen, daß Eingriffe, die als schmerzlich oder unangenehm empfunden werden, mit den ausführenden Personen in Verbindung gebracht werden (Peters, 1978; Steward & Steward, 1981). Aufgrund der mangelhaften Trennung zwischen den notwendigen Prozeduren und den ausführenden Personen kann das

Phänomen auftreten, daß die negativen Emotionen generalisiert und Ärzten oder Krankenschwestern entgegengebracht werden, obwohl scheinbar kein Anlaß dazu besteht. Eine Krankenschwester, die einem Kind wiederholt eine Spritze verabreicht hat, kann beispielsweise für das Kind (auch in anderen Situationen) als die "böse" Krankenschwester gelten. Hinzu kommt hierbei, daß durch die Tendenz, Erkrankungen als Konsequenz eigenen Fehlverhaltens aufzufassen, möglicherweise auch die notwendigen medizinischen Maßnahmen als Bestrafung aufgefaßt werden (Lange, 1992).

d) Da jüngere Kinder vor allem auf den gegenwärtigen Zustand zentrieren, fällt es ihnen schwer, kurzfristig negative Zustände in Kauf zu nehmen, um längerfristig eine Zustandsbesserung zu erzielen. Dies wird bereits an dem Phänomen deutlich, daß jüngere Kinder gut schmeckenden Medikamenten eine größere Heilungskraft zutrauen als schlecht schmeckenden (Beales, Holt, Keen & Mellor, 1983). Dahinter steckt die Annahme, daß ein Mittel, das einen akut schlechten Zustand hervorruft, keine positive Wirkung haben kann. Es kann daher schwierig sein, einem jüngeren Kind begreiflich zu machen, daß es zunächst einen unangenehmen Zustand ertragen muß, um längerfristig eine Besserung zu erzielen. Vorübergehende Verschlechterungen können vielmehr als Indikator für eine grundsätzliche Verschlechterung des eigenen Zustandes gesehen werden und daher zu Ängsten und negativen Emotionen führen.

e) In der konkret-operationalen Entwicklungsstufe ist vor allem auf das Phänomen aufmerksam zu machen, daß hier vielfach noch Schwierigkeiten mit einem mehrgleisigen Denken bestehen. Dadurch ergibt sich das Problem, daß Kinder dieser Entwicklungsstufe zwar eine Schrittfolge verstehen, die erforderlich ist, um eine Zustandsverbesserung zu erzielen, daß sie jedoch möglicherweise Abweichungen von der Schrittfolge als problematisch empfinden. Die Tatsache, daß von der Tabletten- auf die Zäpfchenform umgestiegen wird, um den gleichen therapeutischen Zweck zu erreichen, kann möglicherweise als ein Hinweis auf eine Zustandsverschlechterung mißverstanden werden, da im Regelfall davon ausgegangen wird, daß eine einmal eingeschlagene Strategie weiter eingehalten wird und daß Abweichungen nur bei Komplikationen notwendig werden.

f) Auf allen Entwicklungsstufen besteht die Möglichkeit von kognitiven Regressionseffekten, wenn Krankheitserfahrungen zu erhöhten emotionalen Belastungen führen (Carandang, Folkins, Hines & Steward, 1979; Myers-Vando, Steward, Folkins & Hines, 1979). Hohe emotionale Belastungen können die Fähigkeit zu komplexen Informationsverarbeitungsleistungen einschränken und dadurch ein Ausweichen auf einfachere kognitive Leistungen erfordern. Für die formal-operationale Entwicklungsstufe kann dies beispielsweise bedeuten, daß komplexe logische Beziehungen nur schwer verstanden werden, wenn gleichzeitig ein hoher emotionaler Belastungsgrad besteht. Dies gilt insbesondere für aktuelle emotionale Belastungen in der Konfrontation mit Erkrankungen. Im allgemeinen ist dagegen davon auszugehen, daß beim Vorliegen von Erkrankungen mit einem eher höheren Informationsstand (zumindest auf die eigene Erkrankung bezogen) zu rechnen ist, da ein höherer Grad an kognitiver Auseinandersetzung mit der Thematik erfolgt.

Mit den beschriebenen Phänomenen ist auf den einzelnen Entwicklungsstufen zu rechnen, wobei dies keinesfalls bedeutet, daß sie in jedem Fall auftreten werden. Im Umgang mit Kindern sollten sie jedoch zumindest mitbedacht werden, um auf emotionale Probleme angemessen eingehen und die Informationsvermittlung auf die aktuelle Situation von Kindern abstimmen zu können.

Obwohl gerade die Befunde aus der Tradition der kognitiven Entwicklungstheorie von hoher Bedeutung für den praktischen Umgang mit Erkrankungskonzepten im Kindesalter sind, ist dieser Ansatz nicht unkritisiert geblieben. Einige der zentralen Kritikpunkte lassen sich wie folgt zusammenfassen (s. Burbach & Peterson, 1986; Eiser, 1989; Sigelman, Maddock, Epstein & Carpenter, 1993):

a) Da in vielen Untersuchungen offene Fragen zum Einsatz kamen, könnte das Wissen und der Entwicklungsstand der Kinder von der Tendenz her eher unterschätzt werden. Wenn beispielsweise nach Krankheitsursachen gefragt wird, dann können jüngere Kinder zwar Schwierigkeiten haben, mit eigenen Worten angemessene Erklärungsansätze zu beschreiben, sie könnten jedoch zu korrekten Antworten gelangen, wenn ihnen die Möglichkeit gegeben würde, zwischen mehreren Krankheitsursachen auszuwählen.

b) Aufgrund seines Stufenkonzeptes legt der Ansatz nahe, daß das Denken von Kindern generell einer spezifischen Entwicklungsstufe zuzuordnen ist, obwohl es Hinweise darauf gibt, daß teilweise deutliche bereichsspezifische Unterschiede bestehen. In der kognitiven Entwicklungstheorie wird dieses Phänomen gesehen und als horizontale Verschiebung bezeichnet. Dennoch ist zu kritisieren, daß aus dem Stufenkonzept eine Tendenz resultiert, das Denken eines Kindes vereinheitlichend und übergeneralisierend einer spezifischen Entwicklungsstufe zuzuordnen und dabei die mögliche Variationsbreite über verschiedene Inhaltsbereiche hinweg zu vernachlässigen.

c) Studien aus der Tradition der kognitiven Entwicklungstheorie fokussieren auf die Struktur des Denkens und vernachlässigen dabei die Denk- und Wissensinhalte. Durch die Wahl dieser Forschungsperspektive werden subjektive Konzeptbildungen nur zum Teil erfaßt. Obwohl die kognitive Entwicklungstheorie die Analyse inhaltlicher Konzeptbestandteile nicht ausschließt (s. hierzu beispielsweise Wiedebusch, 1992), liegt zumindest der Schwerpunkt in der Regel auf strukturellen Aspekten der Konzeptbildung.

Im folgenden soll auf Forschungsansätze eingegangen werden, die einen inhaltlich-wissensorientierten Zugang zu Konzeptbildungen von Kindern präferieren. Obwohl die theoretische Zuordnung nicht immer eindeutig ist, lassen sich viele Arbeiten mit dieser Schwerpunktsetzung am ehesten den informationsverarbeitungstheoretischen Forschungsansätzen zuordnen (Lohaus, 1993a).

Informationsverarbeitungstheoretische Ansätze

Inhaltlich-wissensorientierte Forschungsansätze bemühen sich in erster Linie um die Analyse des Wissensumfanges und der spezifischen Wissensdefizite von Kindern. Im Unterschied zur kognitiven Entwicklungstheorie liegt hier kein Stufenkonzept der Entwicklung zugrunde, es wird vielmehr von einer kontinuierlichen Entwicklung ausgegangen (Eiser, 1989, 1990). Danach kommt es im Laufe der Entwicklung auf der Grundlage der jeweils vorhandenen Informationsverarbeitungskapazitäten und der vorhandenen Wissensorganisation zu einer kontinuierlichen Wissenszunahme, die sich allmählich dem Erwachsenenstatus nähert. Zentrale Parameter, an denen sich der gegenwärtige Entwicklungsstand messen läßt, sind dementsprechend der Umfang des vorhandenen Wissens, die Art und das Ausmaß der Diskrepanz zu einem definierten Zielzustand oder die vorhandenen Fähigkeiten und Fertigkeiten zum Umgang mit Informationen (Lohaus, 1993a). Es wird angenommen, daß die Entwicklung von einem relativ globalen, undifferenzierten Krankheitsverständnis fortschreitet zu spezifischen und differenzierten Krankheitskonzepten. Danach sehen Kinder verschiedene Erkrankungen am Anfang dieses Entwicklungsprozesses als mehr oder weniger gleich an und beginnen erst später, zwischen verschiedenen Erkrankungskategorien zu unterscheiden. Am Ende des Entwicklungsprozesses stehen hierarchisch organisierte Konzeptbildungen, die die Ähnlichkeiten und Unterschiede zwischen unterschiedlichen Erkrankungen enthalten (Sigelman, Maddock, Epstein & Carpenter, 1993). Das Ausmaß und (vor allem) die Organisation des bereits vorhandenen Wissens bestimmt dabei jeweils, wie effektiv neue Informationen eingeordnet werden können.

Im folgenden soll auf einige Entwicklungsphänomene eingegangen werden, die sich in inhaltlich-wissensorientierten Forschungsarbeiten gezeigt haben und die für den Umgang mit den Krankheitskonzepten von Kindern von Bedeutung sein können.

a) Da der Umfang und die Organisation des bereits vorhandenen Wissens eine entscheidende Basis für die Aufnahme neuer Information bildet, besteht die Möglichkeit, daß Kinder auf Teilgebieten gleich gut oder sogar besser informiert sind als Erwachsene. Ähnlich wie sich in früheren Studien zum Schachspiel zeigte, daß erfahrene Kinder Spielsituationen zum Teil besser erfassen als Erwachsene, so gilt auch hier, daß Kinder, die bereits über umfangreiche und gut organisierte Kenntnisse über Erkrankungen verfügen, neue Informationen entsprechend gut in das vorhandene Wissenssystem integrieren können. Dies dürfte vor allem dann gelten, wenn Kinder mit eigenen Erkrankungen oder mit Erkrankungen in ihrem sozialen Umfeld konfrontiert waren und wenn dies zu einer intensiven Auseinandersetzung mit der Krankheitsthematik geführt hat.

b) Die im Entwicklungsverlauf zunehmenden Differenzierungs- und Integrierungsleistungen weisen darauf hin, daß insbesondere in den jüngeren Altersgruppen vielfach gravierende Wissensdefizite bestehen, die Konsequenzen für das Erleben und Verhalten von Kindern haben können. Wenn Kinder (und auch Jugendliche oder Erwachsene) nicht wissen, wie man sich angesichts einer Erkrankung angemessen verhält, oder wenn Unkenntnis über die Wege einer Krankheitsvermeidung besteht, dann kann es in der Regel nicht zu einem angemessenen eigenen Handeln kommen (Lohaus, 1993b). Um beispielsweise eine Diät einhalten zu können, kommt es entscheidend darauf an, daß Kenntnisse darüber vorliegen, wie Nahrungsmittel zusammengesetzt sind und welche Nahrungsmittel in welcher Menge aufgenommen werden dürfen. Zwar ist Wissen kein hinreichender

Faktor, um ein angemessenes Handeln zu garantieren, es ist jedoch eine der entscheidenden Vorbedingungen. In ähnlicher Weise kann auch das emotionale Erleben durch die Verfügbarkeit von Informationen über die Erkrankungssituation beeinflußt werden, indem beispielsweise unrealistisch begründete Ängste reduziert werden oder eine Auseinandersetzung mit berechtigten Ängsten und Sorgen erleichtert wird. Dies wird beispielsweise deutlich, wenn durch unrealistische Annahmen über Erkrankungsursachen oder Erkrankungsverläufe Ängste ausgelöst werden, die sich durch die Vermittlung korrekter Informationen korrigieren lassen. In eine ähnliche Richtung weisen die Ergebnisse einer Studie von Carson, Gravley & Counsil (1992), die zeigen konnte, daß die psychosoziale Anpassung von Kindern (gemessen an Trennungsängsten, Einschlafproblemen und sozialem Rückzug) vor einem Klinikaufenthalt deutlich besser war, wenn die Kinder über ein differenzierteres Krankheitswissen verfügten.

c) Häufig erhalten Kinder mehr Informationen über konstituierende Bestandteile von Erkrankungen als Informationen darüber, welche Inhalte nicht Bestandteil einer Erkrankung sind. Bei der Verursachung von Erkrankungen ergibt sich hieraus als Konsequenz, daß Kinder häufig mehr über die Risikofaktoren für das Auftreten von Erkrankungen wissen als darüber, welche Faktoren explizit kein Risiko konstituieren. Dies wird beispielsweise deutlich, wenn man das Wissen von Kindern über die Ursachen einer HIV-Infektion betrachtet. Wie die Studie von Sigelman, Maddock, Epstein & Carpenter (1993) zeigt, kennen Kinder in der Regel schon früh wichtige Infektionswege. Da die Anzahl der Risikofaktoren begrenzt ist und in der Regel eine wesentlich größere Anzahl von Faktoren existiert, die tatsächlich keine Risikofaktoren darstellen, ist es naheliegend, sich die (wenigen) tatsächlichen Risikofaktoren einzuprägen und die Nicht-Risikofaktoren zu vernachlässigen. Problematisch ist hierbei lediglich, daß dadurch möglicherweise Situationen als risikoträchtig klassifiziert werden, die tatsächlich kein Risiko bergen. Wenn nicht verstärkt auch Informationen über unproblematische Situationen gegeben werden, kommt es damit möglicherweise zu Übergeneralisierungen von Risikowahrnehmungen. Dies gilt insbesondere für jüngere Kinder, die häufig nur wenige Krankheitsursachen kennen und dadurch dazu neigen, einzelne Verursachungsprinzipien auch bei Erkrankungen anzunehmen, bei denen sie nicht gelten (z.B. die Möglichkeit einer Ansteckung bei Krebserkrankungen oder Unfallverletzungen). In diesem Zusammenhang sind insbesonders auch Befunde von Bedeutung, nach denen sich gezeigt hat, daß Übergeneralisierungen in dem Maße an Bedeutung verlieren, in dem Kindern realistische Informationen über Erkrankungen gegeben werden (Kister & Patterson, 1980; Siegal, 1988; Siegal, Patty & Eiser, 1990). Dies bedeutet, daß Tendenzen zur Übergeneralisierung entgegengewirkt werden kann, wenn Informationen über den Geltungsbereich von Wissensinhalten gegeben werden.

d) Der Wissensumfang kann erhöht werden, indem die Wissensorganisation erleichtert wird. Um Konfundierungen zwischen Wissenskategorien, die vor allem bei jüngeren Kindern verstärkt beobachtet werden, zu reduzieren, kommt es in diesem Zusammenhang vor allem darauf an, Ähnlichkeiten und Unterschiede zwischen Erkrankungen (Ursachen, Verläufe, Präventions- und Interventionsmöglichkeiten) zu vermitteln. Dadurch erhöht sich die Wahrscheinlichkeit, schon früh ein relativ differenziertes Wissen bei den Kindern zu erreichen.

Es gibt eine Vielzahl von empirischen Studien, die sich mit dem inhaltlichen Krankheitswissen von Kindern beschäftigen, die jedoch nicht eindeutig einer theoretischen Richtung zuzuordnen sind. Es wäre wünschenswert, wenn der Anteil dieser Arbeiten zukünftig reduziert würde zugunsten explizit theoriegeleiteter Studien zum inhaltlichen Krankheitswissen von Kindern.

Obwohl inhaltlich-wissensorientierte Forschungsansätze bisher einen geringeren Anteil unter den vorhandenen Studien einnehmen als Arbeiten zur kognitiven Entwicklungstheorie, soll auch hier kurz auf mögliche kritische Punkte eingegangen werden.

a) Es gibt bisher kein allgemein anerkanntes (entwicklungs)-theoretisches Rahmenkonzept, das der empirischen Forschung zugrunde gelegt werden könnte. Die inhaltlich-wissensorientierte Forschung ließe sich weit systematischer und strukturierter anlegen, wenn eine einheitliche Konzeption im Hintergrund stehen und die Forschungsaktivitäten leiten würde. Das Fehlen einer Entwicklungstheorie führt dazu, daß Krankheitskonzepte vielfach als Funktion des chronologischen Alters gesehen werden, wobei zu kritisieren ist, daß der kognitive Entwicklungsstand mit dem Alter nur unzureichend erfaßt wird.

b) Obwohl eine inhaltliche Orientierung im Vordergrund steht, ist es bisher nicht gelungen, ein zusammenhängendes Bild über die inhaltlichen Kenntnisse und Defizite von Kindern im Entwicklungsverlauf zu zeichnen. Dies mag jedoch teilweise Ausdruck des Fehlens einer Basistheorie sein, die eine Konturierung des Forschungsfeldes erleichtern würde.

Nachdem die vorhandenen theoretischen Positionen und einige zentrale Entwicklungsphänomene bei den Krankheitskonzepten von Kindern beschrieben wurden, soll im folgenden auf Möglichkeiten eingegangen werden, auf Krankheitskonzepte Einfluß zu nehmen, um Kindern dadurch den Umgang mit Erkrankungen zu erleichtern.

Möglichkeiten zur Beeinflussung von Krankheitskonzepten

Informationsvermittlung

Wenn man vor der Frage steht, wie eine angemessene Informationsvermittlung im Kindesalter aussehen sollte, so ist zunächst unabhängig von der theoretischen Richtung zu konstatieren, daß die Informationssammlung vor der Informationsvermittlung zu stehen hat (Brewster, 1982; Lohaus, 1990). Zunächst müssen Informationen über den gegenwärtigen Wissensstand eines Kindes vorliegen, bevor es gelingen kann, auf das Vorwissen bezogen Informationen zu vermitteln. Informationen, die einem Kind gegeben werden, sollten nach der kognitiven Entwicklungstheorie entweder an die Entwicklungsstufe des Kindes angepaßt sein oder geringfügig oberhalb der vorliegenden Entwicklungsstufe angesiedelt werden, um Lernanreize für das Kind zu schaffen (Bibace & Walsh, 1980; Kalnins & Love, 1982). Es geht dabei darum, "dosierte Diskrepanzen" zu den vorhandenen Denkstrukturen zu schaffen, die das Kind motivieren, auftretende Verständnisdefizite durch eine aktive Auseinandersetzung mit den dargebotenen Informationen zu beseitigen. Die Schlußfolgerungen aus inhaltlich-wissensorientierten Ansätzen führen insofern zu ähnlichen Ergebnissen, als es auch hier darauf ankommt, an vorhandenem (inhaltlichem) Wissen anzusetzen und die Informationsvermittlung darauf abzustimmen. Es ist dabei zusätzlich zu betonen, daß es insbesondere darauf ankommt, Kategoriebildungsprozesse zu unterstützen, indem beispielsweise Gemeinsamkeiten und Unterschiede zwischen Erkrankungen herausgearbeitet werden. Dadurch wird das Verständnis der Verschiedenartigkeit von Verursachungsmechanismen, Krankheitsverläufen sowie Präventions- und Interventionsmöglichkeiten unterstützt.

Zwei wichtige Informationsaspekte, die sich bei der Informationsvermittlung unterscheiden lassen, beziehen sich auf prozedurale und sensorische Informationen (Saile & Schmidt, 1992). Mit prozeduralen Informationen sind dabei Beschreibungen von Erkrankungsphasen und Interventionsabläufen gemeint, während sensorische Informationen sich auf die Vermittlung neuartiger sensorischer Eindrücke beziehen (z.B. Schmerz- und Gefühlsbeschreibungen, die während einer Erkrankung oder während einer Intervention auftreten können). Beide Informationsarten unterstützen die Krankheitsbewältigung, indem sie das Kind auf Ereignisse, die während des Erkrankungsverlaufes auftreten, vorbereiten und damit Hilflosigkeitsgefühle reduzieren.

Bei der Informationsvermittlung ist zu berücksichtigen, daß die spezifischen Denkinhalte durch soziale Faktoren (wie Familienideologien, Religionen und kulturelle Besonderheiten) beeinflußt werden. Dies kann die inhaltliche Orientierung von Krankheitsvorstellungen prägen, die (relativ unabhängig vom Entwicklungsstand) bei Kindern vorliegen. Wenn Erkrankungen beispielsweise als schicksalhaft und gottgegeben aufgefaßt werden, dann ist damit anders umzugehen, als wenn von vornherein die Notwendigkeit einer aktiven Mitarbeit bei der Bewältigung einer Erkrankung gesehen wird.

Grundsätzlich ist zu überlegen, ob jede Fehlinformation eines Kindes abgebaut werden sollte, da Fehlinformationen auch günstige Effekte bei der Krankheitsbewältigung enthalten können. Wenn mit dem Abbau einer Fehlinformation mehr Schaden als Nutzen erzielt wird, dürfte ihr Wert bei der Krankheitsbewältigung als zweifelhaft einzuschätzen sein. Dies ist im Einzelfall abzuwägen, wenn der gegenwärtige Informationsstand eines Kindes bekannt ist.

Im Zusammenhang mit der Informationsvermittlung ist weiterhin der Hinweis notwendig, daß Informationen, die einem Kind gegeben werden, konsistent sein sollten mit Informationen, die den Eltern gegeben werden (Bannard, 1987), um das Auftreten von Diskrepanzen zu vermeiden. Dazu bietet es sich an, gemeinsame Gespräche mit Kind und Eltern zu führen, da so ein vergleichbarer Informationsstand erreicht werden kann.

Präsentation von Modellen

Wenn es darum geht, Kindern Informationen über den Ablauf von Erkrankungen oder medizinischen Prozeduren zu geben, so besteht die Möglichkeit, Modelle einzusetzen, die den Kindern einerseits zeigen, welche Phasen in welcher Reihenfolge auftreten, und andererseits gleichzeitig ein mögliches angemessenes Verhalten präsentieren. Um die Abläufe nach einem Unfall zu verdeutlichen, könnte beispielsweise eine Videosequenz erstellt werden, die ein Kind zeigt, das die einzelnen Phasen des Geschehens (Erste Hilfe, Fahrt mit dem Krankenwagen, Aufnahme ins Krankenhaus, Kontakt mit Ärzten und Pflegepersonal, medizinische Behandlung) erlebt. Die Präsentation der Videosequenz und die durch das Modell vermittelte Kenntnis der Abläufe und des möglichen Erlebens und Verhaltens erleichtern die Bewältigung, falls eine eigene Konfrontation mit analogen Situationen stattfindet.

Saile und Schmidt (1992) weisen darauf hin, daß die Präsentation von Modellen sich beispielsweise bei der Vorbereitung von Kindern auf Operationen bewährt hat. Hier wird in der Regel ein Modellkind präsentiert, dessen Erleben und Verhalten während des Krankenhausaufenthaltes einem beobachtenden Kind gezeigt wird, wobei angenommen wird, daß das Kind das angstfreie Verhalten des Modellkindes übernimmt. Unterschieden wird dabei zwischen Coping- und Mastery-Modellen, wobei es Coping-Modellen gelingt, einen ursprünglich ängstlichen Erlebenszustand zu überwinden, während Mastery-Modelle einen angstfreien Umgang mit der Situation präsentieren. Beide Präsentationsarten scheinen zumindest bei der Vorbereitung auf Operationen gleich effektiv zu sein (Saile & Schmidt, 1992).

Modelle können auf unterschiedliche Weise präsentiert werden, wobei neben Videosequenzen hier auch Geschichten und direkte Modellbeobachtungen in Frage kommen. Wichtig ist hierbei vor allem, dafür Sorge zu tragen, die Identifikation mit dem Modellkind zu erleichtern. Ist beispielsweise der Altersabstand zum Modellkind zu groß, wird dies die Bereitschaft senken, aus dem beobachteten Erleben und Verhalten zu lernen. Es gibt jedoch Hinweise darauf, daß ein geringfügig höheres Alter des Modellkindes die Lernbereitschaft des beobachtenden Kindes erhöht. Neben dem Alter kann auch das Geschlecht eine Rolle spielen, da Geschlechtsrollenstereotypen bereits früh ausgebildet sind und die Bereitschaft beeinflussen können, Verhaltensweisen der anderen Geschlechtsgruppe zu übernehmen. Das angstfreie Agieren eines Jungen kann daher für ein Mädchen möglicherweise Ausdruck typisch männlichen Verhaltens sein, das für das eigene Erleben und Verhalten nicht unbedingt Modellcharakter hat. Je größer die wahrgenommene Ähnlichkeit zwischen Modellkind und beobachtendem Kind ist, desto stärker dürfte im allgemeinen die Bereitschaft sein, aus der Beobachtung Informationen für die eigene Konzeptbildung zu übernehmen (Trautner, 1992).

Konfrontation mit (widersprechenden) Erfahrungen

Eine weitere Möglichkeit, auf die Krankheitsvorstellungen von Kindern Einfluß zu nehmen, besteht darin, den Vorstellungen unmittelbare Erfahrungen entgegen zustellen. Dadurch lassen sich inadäquate und unvollständige Vorstellungen korrigieren, indem den Kindern verdeutlicht wird, daß eine Diskrepanz zur Erfahrungswelt besteht. Klassisch ist in diesem Zusammenhang die Angst vor dem Zahnarzt, die sich als unbegründet erweisen kann, nachdem keine Schmerzen aufgetreten sind. In ähnlicher Weise kann die Krankenschwester, der aufgrund der Verabreichung einer schmerzhaften Spritze eine negative Intention unterstellt wurde, im Laufe der Zeit zu anderen Einschätzungen Anlaß geben, wenn das Erleben negativer Zustände angemessen eingeordnet werden kann und auch positive Erfahrungen mit ihr verknüpft sind.

Die unmittelbare Konfrontation mit eigenen Erfahrungen dürften das wirkungsvollste Mittel darstellen, eigene (Fehl-)Vorstellungen zu korrigieren. Bei allen Formen der stellvertretenden Erfahrungsbildung (durch direkte Informationsvermittlung oder Modellbeobachtung) besteht die Möglichkeit, die Relevanz für die eigene Person zu ignorieren oder einen Täuschungsversuch zu vermuten, indem angenommen wird, daß Informationen gegeben werden, die mit der Wirklichkeit nicht übereinstimmen und nur der aktuellen Beruhigung dienen sollen. Wird jedoch direkt erfahren, daß eigene Vorstellungen nicht haltbar sind, dann läßt sich dies weit schwerer ignorieren. In der Regel ist in diesen Fällen eine Korrektur der ursprünglichen Vorstellungen notwendig.

Beeinflussung von generalisierten Einstellungen und Haltungen

Krankheitsbezogene Einstellungen können so weit generalisiert sein, daß sie zu allgemeinen Einstellungen und Haltungen zu Erkrankungen werden. Beispielhaft sind hier krankheitsbezogene Kontrollüberzeugungen zu nennen, die aus eigenen oder stellvertretenden Erfahrungen zur Kontrollierbarkeit von Erkrankungen entstehen (Wallston & Wallston, 1978; Lohaus & Schmitt, 1989; Lohaus, 1992; Schmidt & Altmann-Herz, 1992).

Grundsätzlich ist davon auszugehen, daß die Änderungsresistenz von Krankheitsvorstellungen mit dem Generalisierungsgrad ansteigt. Sehr konkrete Vorstellungen sind relativ leicht veränderbar, während generalisierte Einstellungen und Haltungen schwer beeinflußbar sind, da sie aus einer Vielzahl unterschiedlicher Erfahrungen entstanden sind und daher durch eine widersprüchliche Einzelinformation kaum grundlegend beeinflußbar sein werden.

Um hier nachhaltig Wirkungen zu erzielen, sind daher in der Regel wiederholte Erfahrungen auf möglichst unterschiedlichen Ebenen (eigene Erfahrungen, stellvertretende Erfahrungen, direkte Informationsvermittlung) notwendig. Hilfreich kann hierbei auch der soziale Austausch in einer Gruppe von Kindern sein, wenn ein (in der Regel erwachsener) Leiter eine gewisse Steuerung in die erwünschte Richtung vornimmt. Die Kinder können eigene Erfahrungen berichten und gleichzeitig von anderen erfahren, wie sie mit ähnlichen Situationen umgehen. Wenn die Erfahrungen entsprechend eingeordnet werden, kann dies dazu beitragen, auch Einstellungen und Haltungen mit höherem Generalisierungsgrad zu korrigieren. Auch Rollenspiele und Imaginationsübungen, bei denen alternative Denk- und Handlungsweisen erprobt werden, können hierzu (mit Einzelkindern oder in der Gruppe durchgeführt) einen Beitrag leisten.

Literatur

Bannard, J.R. (1987). Children's conceptions of illness and bodily function: Implications for health service providers caring for children with diabetes. Patient Education & Counceling, 9, 275-281.

Beales, J.G., Holt, P.J.L., Keen, J.H. & Mellor, V.P. (1983). Children with juvenile chronic arthritis: Their beliefs about their illness and therapy. Annals of the Rheumatic Diseases, 42, 481-486.

Bibace, R. & Walsh, M.E. (1980). Development of children's concepts of illness. Pediatrics, 66, 912-917.

Bibace, R. & Walsh, M.E. (1981). Children's conceptions of illness. In R. Bibace & M.E. Walsh (Eds.). Children's conceptions of health, illness, and bodily functions (p. 31-48). San Francisco: Jossey-Bass.

Brewster, A.B. (1982). Chronically ill hospitalized children's concepts of their illness. Pediatrics, 69, 355-358.

Burbach, D.J. & Peterson, L. (1986). Children's concepts of physical illness: A review and critique of the cognitive-developmental literature. Health Psychology, 5, 307-325.

Carandang, M.L.A., Folkins, C.H., Hines, P.A. & Steward, M.S. (1979). The role of cognitive level and sibling illness in children's conceptualizations of illness. American Journal of Orthopsychiatry, 49, 474-481.

Carson, D.K., Gravley, J.E. & Counsil, J.R. (1992). Children's prehospitalization conceptions of illness, cognitive development, and personal adjustment. Children's Health Care, 21, 103-110.

Eiser, C. (1989). Children's concepts of illness: Towards an alternative to the "stage" approach. Psychology and Health, 3, 93-101.

Eiser, C. (1990). Vorstellungen über Körperfunktionen und Krankheit. In I. Seiffge-Krenke (Hrsg.). Krankheitsverarbeitung bei Kindern und Jugendlichen (S. 25-38). Berlin: Springer.

Gaffney, A. & Dunne, E.A. (1987). Children's understanding of the causality of pain. Pain, 29, 91-104.

Kalnins, I. & Love, R. (1982). Children's concepts of health and illness - and implications for health education: An overview. Health Education Quarterly, 9, 104-115.

Kister, M.C. & Patterson, C.J. (1980). Children's conceptions of the causes of illness: Understanding of contagion and the use of immanent justice. Child Development, 51, 839-846.

Lange, K. (1992). Schulung von Kindern, Jugendlichen und Eltern. In R. Hürter (Hrsg.). Diabetes bei Kindern und Jugendlichen. Berlin: Springer.

Lohaus, A. (1990). Gesundheit und Krankheit aus der Sicht von Kindern. Göttingen: Hogrefe.

Lohaus, A. (1992). Kontrollüberzeugungen zu Gesundheit und Krankheit. Zeitschrift für Klinische Psychologie, 21, 76-87.

Lohaus, A. (1993a). Krankheitskonzepte von Kindern: Ein Überblick zur Forschungslage. Zeitschrift für Klinische Psychologie, Psychopathologie und Psychotherapie, 41, 117-129.

Lohaus, A. (1993b). Gesundheitsförderung und Krankheitsprävention im Kindes- und Jugendalter. Göttingen: Hogrefe.

Lohaus, A. & Schmitt, G.M. (1989). Kontrollüberzeugungen zu Krankheit und Gesundheit (KKG). Bericht über die Entwicklung eines Testverfahrens. Diagnostica, 35, 59-72.

Maxin, D. & Smith, B. (1990). Der Schmerz im Denken und Erleben von Kindern. Eine entwicklungspsychologische Untersuchung. In I. Seiffge-Krenke (Hrsg.). Krankheitsverarbeitung bei Kindern und Jugendlichen (S. 39-56). Berlin: Springer.

Myers-Vando, R., Steward, M.S., Folkins, C.H. & Hines, P. (1979). The effects of congenital heart disease on cognitive development, illness causality concepts, and vulnerability. American Journal of Orthopsychiatry, 49, 617-625.

Neuhauser, C., Amsterdam, B., Hines, P. & Steward, M. (1978). Children's concepts of healing: Cognitive development and locus of control factors. American Journal of Orthopsychiatry, 48, 335-341.

Perrin, E.C. & Gerrity, P.S. (1981). There's a demon in your belly: Children's understanding of illness. Pediatrics, 67, 841-849.

Peters, B.M. (1978). School-aged children's beliefs about causality of illness: A review of the literature. Maternal-Child Nursing Journal, 7, 143-154.

Redpath, C.C. & Rogers, C.S. (1984). Healthy young children's concepts of hospitals, medical personnel, operations, and illness. Journal of Pediatric Psychology, 9, 29-39.

Saile, H. & Schmidt, L.R. (1992). Psychologische Vorbereitung von Kindern auf medizinische Maßnahmen. In L.R. Schmidt (Hrsg.). Psychologische Aspekte medizinischer Maßnahmen (S. 245-270). Berlin: Springer.

Schmidt, A. & Altmann-Herz, U. (1992). Krankheitskonzepte von Kindern. Zeitschrift für Kinder- und Jugendpsychiatrie, 20, 243-253.

Schmidt, L.R. & Dlugosch, G.E. (1992). Entwicklungspsychologische Aspekte der Gesundheitspsychologie. Zeitschrift für Klinische Psychologie, 21, 36-47.

Siegal, M. (1988). Children's knowledge of contagion and contamination as causes of illness. Child Development, 59, 1353-1359.

Siegal, M., Patty, J. & Eiser, C. (1990). A re-examination of children's conceptions of contagion. Psychology and Health, 4, 159-165.

Sigelman, C.; Maddock, A.; Epstein, J. & Carpenter, W. (1993). Age differences in understanding of disease causality: AIDS, colds and cancer. Child Development, 64, 272-284.

Steward, M.S. & Steward, D.S. (1981). Children's conceptions of medical procedures. In R. Bibace & M.E. Walsh (Eds.). Children's conceptions of health, illness, and bodily functions (p. 67-83). San Francisco: Jossey Bass.

Trautner, H.M. (1992). Lehrbuch der Entwicklungspsychologie (Band 1). Göttingen: Hogrefe (2. Auflage).

Wallston, B.S. & Wallston, K.A. (1978). Locus of control and health: A review of the literature. Health Education Monographs, 6, 107-117.

Wiedebusch, S. (1992). Krankheitskonzepte von Kindern und Jugendlichen mit juveniler chronischer Arthritis und ihre Bezüge zur Krankheitsbewältigung und Compliance. Göttingen: Hogrefe.

Erfassung der gesundheitsbezogenen Lebensqualität von Kindern

Monika Bullinger, Sylvia v. Mackensen & Inge Kirchberger

Einleitung

In der Medizin hat sich in den letzten Jahren eine Hinwendung zu nicht nur körperlichen sondern auch psychischen und sozialen Dimensionen von Gesundheit und Krankheit vollzogen. Entsprechend der Definition von Gesundheit durch die Weltgesundheitsorganisation, sind für die Beurteilung des Gesundheitszustandes einer Person nicht nur somatische Indikatoren wie Symptomatik oder Überlebenszeit von Bedeutung, sondern auch wie diese Person sich fühlt, mit anderen Menschen auskommt und in ihrem Alltag zurechtkommt. Im Vordergrund steht also das Wohlbefinden, das in der Psychologie jüngst wieder entdeckt wurde (Abele & Becker, 1991) und die Funktionsfähigkeit, ein etabliertes Kriterium auch in der Rehabilitation (Stewart & Ware, 1992). Zur Bezeichnung für diese um die psychosoziale Dimension erweiterte subjektive Wahrnehmung von Gesundheit hat sich der Begriff der gesundheitsbezogenen Lebensqualität etabliert (Bullinger & Pöppel, 1988). Die Skepsis an der Aussagekraft rein klinischer Indikatoren hat sich auch in der medizinischen Evaluationsforschung niedergeschlagen. Hier ist von Interesse, inwiefern medizinische Interventionen sowohl hinsichtlich der Prävention als auch der Therapie und der Rehabilitation von Erkrankungen sich günstig oder ungünstig auf die Patienten auswirken.

In den letzten zehn Jahren gab es eine Zunahme von theoretischen und empirischen Artikeln zum Thema Lebensqualität in der Medizin, die sich allerdings vorwiegend auf die Entwicklung von Instrumentarien und deren Einsatz in Studien bei Erwachsenen bezog (Rosser, 1988). Eine Literaturübersicht mit DIMDI und MEDLINE 1993 zu den Stichworten Lebensqualität bei Kindern erbrachte sowohl in der psychologischen Literatur als auch in den medizinischen Datenbanken zwar über 500 Nennungen, aber weniger als 5% führten das Stichwort Lebensqualität im Titel. Wenn auch in einigen medizinischen Bereichen, z.B. Diabetes, eine Reihe von Untersuchungen zur Befindlichkeit und Funktionsfähigkeit kranker Kinder vorliegen (Roth et al., 1991), ist der Begriff Lebensqualität in den Arbeiten selten zu finden. Dies bedeutet, daß das Konzept Lebensqualität erst rudimentär Eingang in die Forschung gefunden hat (Spilker, 1991; Bullinger & Hasford, 1991).

Die Erforschung der Lebensqualität von Kindern ist aber aus verschiedenen Gründen wichtig. Erstens sind Kinder als Patienten in der Pädiatrie oder auch in anderen medizinischen Fachgebieten selbst von Krankheit und therapeutischen Maßnahmen betroffen. Die Frage, wie es den Kindern im Zusammenhang mit ihrem Gesundheitszustand und der Behandlung geht, ist für die Bewertung des Therapieerfolgs ebenso wichtig wie für die Frage, wie im individuellen Fall die Behandlung optimal gestaltet werden kann (Lohaus, 1991, Bird & Podmore, 1990). Des weiteren können Kinder als Familienmitglieder Leidtragende an Erkrankungen anderer Familienangehöriger sein. So ist z.B. von Interesse, wie Kinder sich in einer z.B. durch die Erkrankung der Mutter veränderten Familiensituation fühlen und wie ihnen geholfen werden kann. Nicht zuletzt haben sich epidemiologische Untersuchungen bisher kaum um Beeinträchtigung der Lebensqualität von Kindern gekümmert (Lang, 1985), und auch im Bereich der öffentlichen Gesundheitsforschung und der klinischen Psychologie gibt es bisher nur wenige Arbeiten (Seiffge-Krenke, 1990; Wirsching, 1988; Evans et al., 1993; Neff & Dale, 1990).

Innerhalb des medizinischen Versorgungssystems kann die Lebensqualität von Kindern als besonders wichtiges Zielkriterium bei der Evaluation von medizinischen Maßnahmen gelten. Die Inanspruchnahme medizinischer Hilfen im Bereich der Prävention (z.B. Vorsorgeuntersuchungen), im Bereich der Therapie (Behandlung verschiedener Erkrankungen bei Kindern) und im Bereich der Rehabilitation (z.B. nach Unfällen) wirkt sich nicht nur auf somatische Parameter aus, sondern auch im emotionalen und sozialen Bereich. Deswegen ist es nötig, die aktuelle Verfassung des Kindes aus seiner Sicht zu beleuchten. Ziel der vorliegenden Arbeit ist es des weiteren, einen Überblick über Grundlagen, Methoden und Anwendungsmöglichkeiten der Lebensqualitätsforschung bei Kindern zu geben und damit den Einsatz von Lebensqualitätsbewertungen als Zielkriterien auch in der pädiatrischen Betreuung zu fördern.

Grundlagen der Lebensqualitätsforschung

Konzepte und Definitionen

Der Begriff der "gesundheitsbezogenen Lebensqualität" beschreibt in psychologischer Terminologie ein Konstrukt, das wie auch z.B. Angst oder Intelligenz, nicht direkt beobachtet werden kann, sondern zu erschließen ist über konstituierende Komponenten. Internationale Arbeiten zur Lebensqualität haben gezeigt, daß hinsichtlich dieser Komponenten weitgehende Übereinstimmung besteht, und daß sie möglicherweise kulturübergreifend als Universalien des Erlebens und Verhaltens von Personen gelten können (Sartorius, 1987). Wesentliche Komponenten der Lebensqualität bei Erwachsenen sind die körperliche Verfassung, das psychische Befinden, die soziale Integration und die Funktionsfähigkeit im Alltag (Bullinger & Hasford, 1991). Obwohl die einzelnen Inhalte dieser Bereiche für Kinder in Abhängigkeit von ihrem Lebensalter unterschiedlich gestaltet sind, ist doch davon auszugehen, daß diese vier minimalen Komponenten auch für die Beurteilung der Lebensqualität von Kindern von Bedeutung sind. Pantell und Lewis (1987) definieren als integralen Bestandteil des Gesundheitszustands von Kindern ebenfalls die Fähigkeit, altersentsprechende Tätigkeiten auszuführen, was körperliche, emotionale und soziale Aktivität erfordert. Solch funktionale Aspekte von Gesundheit sind auch in epidemiologischen Studien betont worden (Lewis et al., 1989); Wohlbefinden stand schon länger im klinischen Bereich im Vordergrund (Lewis, 1981).

Wenn auch bisher keine Taxonomie der kindlichen Lebensqualität erzielt wurde und auch kein umfassendes prozeßorientiertes Modell der Interaktion der Komponenten bei einer positiven Lebensqualität angesprochen ist, ergibt sich doch eine operationale Definition der *gesundheitsbezogenen Lebensqualität*: Gesundheitsbezogene Lebensqualität ist ein multidimensionales Konstrukt, das körperliche, emotionale, mentale, soziale und verhaltensbezogene Komponenten des Wohlbefindens und der Funktionsfähigkeit aus Sicht der Patienten und/oder von Beobachtern beinhaltet (Bullinger, 1991). Allerdings wird in der anglo-amerikanischen Literatur immer noch der Begriff Gesundheitszustand (health status) als subjektives Gesundheitsäquivalent zum Begriff gesundheitsbezogene Lebensqualität verwendet (Stewart & Ware, 1992).

Ein heuristisches Modell der Lebensqualität bezieht sich also auf die oben definierten Komponenten, muß aber auch die Veränderungsmöglichkeit des Lebensqualitätskonzepts über die Zeit und die Rolle von Einflußfaktoren sowohl aus der Persönlichkeit des Kindes als auch aus seiner Lebenssituation und seinem Gesundheitszustand anerkennen.

Ansätze und Meßmodelle

Drei Ansätze zur Erfassung der Lebensqualität von Kindern sind zu unterscheiden. Ein Unterscheidungsmerkmal ist, wer die Beurteilung vornehmen soll (Selbstbeurteilung durch die Kinder oder Fremdbeurteilung durch Familienmitglieder oder medizinisches Personal). Der zweite Ansatz beinhaltet den Differenzierungsgrad der Angaben zur Lebensqualität (globale Bewertungen oder detaillierte Erhebungen in verschiedenen Lebensbereichen). Eine dritte Frage betrifft den Typ des Meßansatzes (ein krankheitsübergreifender Meßansatz im Vergleich zu einem krankheitsspezifischen Prozedere). Die Frage also wer, was und womit die Lebensqualitätserfassung durchgeführt wird, ist besonders für den Bereich der kindlichen Lebensqualität von Bedeutung. Darüber hinaus ist bei Kindern die Einbettung des Meßinstruments in bestimmte Entwicklungsstadien wichtig. In den frühen Lebensphasen vor Schuleintritt steht des weiteren die Fremdbeurteilung im Vordergrund, wenn auch kleinere Kinder ihre Befindlichkeit mit einfachen Methoden (z.B. Gesichterskalen) oder im Interview ausdrücken können.

Einem patientenzentrierten Lebensqualitätskonzept entsprechend sollten, wenn möglich, immer die Kinder selbst Auskunft über ihr Erleben und Verhalten geben. Das bedeutet nicht, daß ärztliche oder elterliche Angaben nicht einsetzbar sind, allerdings beurteilen sie die Lebensqualität des Kindes von einer anderen Perspektive und sind nicht gleichzusetzen mit selbstbeurteilten Angaben. Die Frage, inwieweit Kinder zu ihrer Verfassung selbst Auskunft geben können, wurde intensiv diskutiert und prinzipiell für realisierbar gehalten, vorausgesetzt, daß für Kinder kindgerechte Verfahren ausgewählt werden (Herjanic & Brown, 1975).

Auch der Differenzierungsgrad der Angaben zur Lebensqualität hängt von den spezifischen Fragestellungen der Untersuchung ab. Je genauer eine Studie sich mit

Unterschieden zwischen verschiedenen Behandlungsalternativen auseinandersetzen möchte, desto empfehlenswerter ist der Einsatz von detaillierten Lebensqualitätsbeschreibungen (z.b. in Form von Profilen oder Kombinationen verschiedener Subskalen). Krankheitsübergreifende Verfahren sind besonders dann einzusetzen, wenn Daten zur Verteilung von Lebensqualitätsbeurteilungen aus epidemiologischen Studien zugrunde gelegt oder Screeninguntersuchungen durchgeführt werden sollen, wohingegen krankheitsspezifische Verfahren zur Evaluation von verschiedenen Behandlungsalternativen geeignet sind. Nicht zuletzt ist die Art der Befragung von Bedeutung. Interviews mit Kindern können wie auch im Erwachsenenbereich ein Hilfsmittel in der Datenerhebung sein, wenn auch Verfahren zur Selbstbeurteilung, die von den Kindern unabhängig auszufüllen sind, gerade im Rahmen großer klinischer Studien ebenfalls hilfreich sein können.

Die aus diesen Ansätzen resultierenden Meßmodelle unterscheiden sich zwar in Form, Inhalt und Darstellungsweise, versuchen aber alle ein quantifizierbares Bild der gesundheitsbezogenen Lebensqualität von Kindern zu zeichnen. Sie basieren auf einem gruppenstatistischen Ansatz und versuchen, die Lebensqualitätsbeurteilung des einzelnen Kindes im Vergleich zu einer Gesamtgruppe oder einer gesunden Referenzpopulation zu erfassen. Es gibt allerdings auch individual-zentrierte Ansätze, die aus der klinischen Psychologie und Psychotherapieforschung entlehnt sind und die es ermöglichen, individuelle Problembereiche und deren Veränderungen im Verlauf der Therapie zu erheben. Ebenso gibt es nicht-verbale Verfahren wie Spielsituationen und einschließende Verhaltensbeobachtungen, die als Indikatoren für das Erleben und Verhalten des Kindes herangezogen werden können (Mulhern et al., 1990). Im Rahmen der Evaluationsforschung allerdings ist von Bedeutung, mit Hilfe eines ökonomischen und für die Kinder leicht verständlichen Meßansatzes Informationen zur Lebensqualität zu erhalten. Die Methode der Wahl ist neben Interviews hier der Fragebogenansatz.

Fragestellungen

Lebensqualitätsuntersuchungen bei Kindern lassen sich im Rahmen der Pädiatrie für drei prinzipielle Fragestellungen einsetzen:

1. Feststellung von wesentlichen Dimensionen der Rehabilitation für bestimmte Erkrankungen oder Funktionsstörungen (Indikation von Maßnahmen)
2. Bewertungen der Therapiealternativen im Rahmen bestimmter Rehabilitationsmaßnahmen (Evaluation von Maßnahmen)
3. Erfolgskontrolle eines Gesamtbehandlungsprogrammes einer bestimmten Einrichtung (Qualitätssicherung).

Diese Fragestellungen sind zunächst gruppenbezogen, betreffen also nicht einzelne Kinder im Sinne der Indikation für bestimmte Verfahren, sondern Gruppen von Kindern, die sich in einer Erkrankung hinsichtlich der Therapiebedürftigkeit vergleichen lassen.

Im Bereich der Zuweisung von Betreuungsmaßnahmen sind Fragen zur individuellen Therapieindikation aufgrund von Lebensqualitätsdaten erst dann prognostisch sinnvoll und ethisch vertretbar, wenn aus entsprechenden Untersuchungen

Hinweise für die Berechtigung solcher Indikationsstellungen vorliegen. In einem neuen Bereich wie der Lebensqualitätsforschung bei Kindern ist dies sicherlich noch nicht der Fall.

Die im folgenden dargestellten Methoden zur Lebensqualitätsforschung beziehen sich damit primär auf die in gruppenstatistischen Untersuchungen anzuwendenden Verfahren. Individuelle Diagnostik, wie sie in der Entwicklungspsychologie oder auch der Pädiatrie notwendig ist, wird hier nicht berücksichtigt.

Methoden der Lebensqualitätserfassung

Gütekriterien

Gerade weil in der Evaluationsforschung im Bereich Lebensqualität mit den eingesetzten Meßinstrumenten Aussagen über die Wirkung von Behandlungen gemacht werden, ist hier besonders die methodische Güte der eingesetzten Meßinstrumente von Bedeutung (Ware, 1987). Psychometrische Gütekriterien wurden primär für Fragebögen, aber auch für Interviews in dem Bestreben entwickelt, die methodische Eignung von Meßinstrumenten zu prüfen. In der psychologischen Testtheorie sind zwei Gütekriterien entwickelt worden, die sich auf die Zuverlässigkeit des Meßinstruments (Reliabilität) und die Gültigkeit des Meßinstruments für das zu erfassende Phänomen (Validität) beziehen (Fisseni, 1990). Speziell in der Evaluationsforschung ist ein weiteres Gütekriterium, die Empfindlichkeit des Meßinstrumentes für therapieinduzierte Veränderungen entwickelt worden (Sensitivität).

Indikatoren der Zuverlässigkeit eines Instruments können sich beziehen auf den inneren Zusammenhang der Fragen, die einen bestimmten Teilbereich des Phänomens repräsentieren (interne Konsistenz), bzw. auf die Wiederholbarkeit der Messungen im Zeitverlauf (Retest-Reliabilität). Bei Interviews und Fremdbeurteilungen geht es mehr um die Übereinstimmung in der Beurteilung eines Befragten zwischen zwei Ratern (Interrater-Reliabilität).

Verfahren zur Validitätsprüfung von Meßinstrumenten sind etwas komplexer. Hier kann man unterscheiden zwischen der mathematisch nicht definierten Inhaltsvalidität, die Beziehungen zwischen den im Meßinstrument erfaßten Dimensionen und dem Meßgegenstand repräsentiert und der mathematisch definierten Kriteriums- und Konstruktvalidität. Bei der Kriteriumsvalidität wird der Zusammenhang des Meßinstruments mit einem gleichzeitig (concurrent) oder in der Zukunft liegendem (prädiktiv) Kriterium, wie z.B. dem Arzturteil erfaßt. Die Konstruktvalidität kann geprüft werden über den Zusammenhang zwischen den im neuen Meßinstrument erhobenen Dimensionen und anderen bereits etablierten Meßinstrumenten (konvergente Validierung), bzw. über die Fähigkeit des Meßinstruments, verschiedene z.B. klinisch definierte Subgruppen von Patienten zu unterscheiden (diskriminante Validität). Die Konstruktvalidität erfordert des weiteren eine der Konstruktion des Meßinstruments zugrunde liegende Theorie, die dann mit Methoden wie Faktorenanalyse oder anderen strukturanalytischen Verfahren explorativ oder konfirmatorisch geprüft werden kann. Zu den am meisten überprüften Gütekriterien gehören die Reliabilitätsangaben sowie die konvergente und diskriminante Konstruktvalidität. Kaum spezifiziert wird das Gütekriterium der Sensitivität, das sowohl über Verfahren der diskriminanten Validität als auch über varianzanalytische Ansätze geprüft werden kann (Guyatt et al. 1987).

Die Erfüllung dieser Gütekriterien mit Reliabilitätskoeffizienten und Korrelationskoeffizienten über r=.70 ist zwar ein bedeutendes Beurteilungskriterium für einzelne Instrumente, allerdings ist ebenso die Durchführbarkeit und Praktikabilität der Verfahren, sprich ihre Verständlichkeit, Kürze, Ökonomie und Klarheit von Bedeutung. Im folgenden werden nun verschiedene Verfahren zur Erfassung der gesundheitsbezogenen Lebensqualität von Kindern vorgestellt.

Verfahren

Bei den in der pädiatrischen Rehabilitation zu verwendenden Verfahren ist zu unterscheiden zwischen Instrumenten, die sich eher auf die Funktionsfähigkeit der Kinder beziehen und Instrumenten, die eine Beurteilung des subjektiven Gesundheitszustands und eine Beurteilung der Lebensqualität erfordern. Die meisten dieser Verfahren liegen aus dem anglo-amerikanischen Sprachraum vor, weil dort bereits seit mehreren Jahren die Erfassung des subjektiven Gesundheitszustands in der Public Health Forschung und der Lebensqualität in der klinischen Forschung und Epidemiologie etabliert ist. Entsprechend existieren in der Zwischenzeit sowohl im amerikanischen Sprachraum (McDowell & Newell, 1987) als auch seit neuestem im deutschen Sprachraum (Westhoff, 1993) Nachschlagewerke über Instrumente zur Erfassung von Befinden und Funktionsfähigkeit. In diesen Nachschlagewerken ist allerdings die Gruppe der Kinder deutlich unterrepräsentiert.

In Amerika wurden bereits Ende der siebziger Jahre Skalen zur Erfassung der Gesundheit von Kindern in einer großen versicherungsmedizinischen Studie entwickelt und eingesetzt (Eisen et al., 1979). Es fehlen also besonders im deutschen Sprachraum spezifische Meßinstrumente für Kinder, wie auch Referenzen über die Verwendung der bei Erwachsenen eingesetzten Meßinstrumente bei Kindern nur rudimentär vorhanden sind. Natürlich gibt es in der internationalen Literatur eine Reihe von Arbeiten über Aspekte des Befindens und Verhaltens von Kindern, die auch den Lebensqualitätsdimensionen zuzurechnen sind. Allerdings sind diese Verfahren häufig unidimensional, d.h. sie erfassen nur einen bestimmten Aspekt aus dem Lebensqualitätskonzept, z.B. die Funktionsfähigkeit unter Vernachlässigung der Befindlichkeit oder umgekehrt.

Messung der Funktionsfähigkeit von Kindern

Amerikanische Forscher in der pädiatrischen Rehabilitation haben die Bedeutung sogenannter "functional outcome measures" betont (Granger & Gresham, 1984). In einem Überblick über die bisherige Forschung zu Funktionsindikatoren bei Kindern geben Haley et al. (1991) den konzeptuellen Rahmen und einen Überblick über bisherige Meßinstrumente im anglo-amerikanischen Raum. Grundlegend für die Erfassung von Funktionsfähigkeit bei Kindern ist die Differenzierung entsprechend der WHO-Einteilung nach "impairment, disability und handicap", wobei mit den sogenannten "impairments" vor allem die Ausführung von motorischen Aktivitäten gemeint ist, mit "disability" die Einschränkung in bezug auf Mobilität und Selbstversorgung und mit "handicap" Probleme bei der Erfüllung sozialer Rollen in der Schule und im Sozialbereich.

Funktionen, die im Bereich z.b. der Selbstversorgung gemessen werden, beziehen sich aufs Essen, die Körperpflege, aufs Anziehen und im Bereich der sozialen Funktionen z.B. auf Kommunikation, soziale Interaktion und tägliche Routinen. Der Schwerpunkt liegt hier auf der Fertigkeit, d.h. der Fähigkeit, bestimmte Aktivitäten auszuführen (Skills-Ansatz).

Im Gegensatz zur Entwicklungspsychologie, in der verschiedene Inventare zur Feststellung von Entwicklungsstufen entwickelt wurden (Achenbach & Edelbrook, 1983), bezieht sich die Erfassung von Funktionsfähigkeit im Kindesalter speziell auf die Probleme, die die meist erkrankten Kinder haben, d.h. sie sind auch stets standardisiert für funktionsbeeinträchtigte Kinder und legen nicht so sehr auf Normalität (Referenz zu gesunden Kindern) als auf Unabhängigkeit im täglichen Leben wert (optimaler Funktionszustand vor dem Hintergrund einer spezifischen Erkrankung). Wie auch andere Meßinstrumente können "functional outcome measures" prädikative, diskriminative und evaluative Funktionen haben.

In einem Überblick über verschiedene Funktionsmessungen in der Pädiatrie (Haley et al., 1991) werden sieben anglo-amerikanische Instrumente genannt, die Kinder unterschiedlicher Lebensstufen einbeziehen. Sie sind in ihrer Länge, ihrem Umfang und ihrer Form sehr unterschiedlich. Obwohl diese Verfahren im anglo-amerikanischen Sprachraum am häufigsten eingesetzt werden, gibt es auch eine ganze Reihe anderer Verfahren (allein 30 weitere werden in diesem zitierten Überblicksartikel genannt), die zur Erfassung der pädiatrischen Funktionsfähigkeit eingesetzt werden können.

Als ein neueres Beispiel dieser Funktionsmaße wird im folgenden das Pediatric Evaluation of Disability Inventory (PEDI) von Haley et al., 1992 kurz dargestellt. Das PEDI ist ein fremdbeurteiltes Instrument, das durch Personen, die im Rehabilitationswesen tätig sind, Ärzte und durch Eltern mit Hilfe strukturierter Interviews durchgeführt werden kann. Ziel ist es, eine klare Beschreibung der Funktionsfähigkeit des Kindes zu geben und Veränderungen im Verlauf der Rehabilitation zu dokumentieren. Die über 200 Items des PEDI gruppieren sich in drei inhaltliche Kategorien, nämlich Selbstversorgung, Mobilität und soziale Funktion, wobei in jeder Kategorie wiederum drei Meßdimensionen bewertet werden: die Fertigkeit, das Angewiesen sein auf fremde Hilfe und Veränderungen. Das Meßinstrument ist an einer Gruppe von über 1000 Kindern erprobt worden, es liegt ein Manual vor (Haley et al., 1992).

Befindlichkeitsmessungen

Während die Messung von Funktionsfähigkeit als einem Bereich der Lebensqualität von Kindern besonders in der amerikanischen Rehabilitationsforschung in jüngerer Zeit verfolgt wurde, stellt die Erfassung der Befindlichkeit von Kindern ein etabliertes Forschungsfeld dar. Unter Befindlichkeit werden hier Stimmungsdimensionen wie Reizbarkeit, Ängstlichkeit und Depressivität verstanden, die sowohl im Rahmen psychiatrischer Erkrankungen als auch Stimmungsveränderungen im Rahmen von psychosomatischen Erkrankungen von Bedeutung sind. Dennoch gibt es nur wenige, speziell für Kinder entwickelte Befindlichkeitsskalen, die in der Lebensqualitätsforschung eingesetzt werden können. Dazu gehören sowohl Skalen aus dem Bereich der Kinder- und Jugendpsychiatrie, die auf die Entdeckung von psychiatrischer Morbidität orientiert sind als auch Fremdbeurteilungssysteme, die speziell für die Kinder- und Jugendpsychiatrie eingesetzt wurden (Rossmann, 1993). Der von Rossman (1993) entwickelte Depressionstest für Kinder von 8-12 Jahren mißt mit 53 Items drei Subskalen, Dysphorie/Selbstwert, Agitiertes Verhalten und Müdigkeit/autonome Reaktionen. Ein weiteres Verfahren ist das Children's Depression Inventory CDI von Kovacks (1985), das in deutscher Version als Depressionsinventar von Stiensmeyer-Pelster et al. (1991) vorliegt. Das Depressionsinventar für Kinder und Jugendliche ist ein Selbsteinschätzungsfragebogen zur Erfassung der Schwere einer depressiven Störung bei Kindern ab der zweiten Grundschulklasse aufwärts. Alle Formen der typisch depressiven Störung (nach DSM-IV als major depressive disorder) werden dargestellt, speziell gedrückte Stimmung, Gefühl der Inkompetenz, des Versagens, Freudlosigkeit, Pessimismus, Aufsässigkeit, Selbsthaß etc. Hinsichtlich seiner inhaltlichen und formalen Strukturierung ist das CDI eng angelegt an das Beck'sche Depressioninventar BDI (Hautzinger et al., 1991), das aufgrund seiner guten psychometrischen Eigenschaften als der vergleichsweise beste Selbsteinschätzungsfragebogen im Bereich der Depression gilt.

Das CDI ist ein voll standardisiertes Verfahren zur Selbstbeurteilung, wobei jedes der 27 Items vom Probanden eine Einschätzung zwischen drei vorgegebenen Antwortalternativen erfordert, nämlich nicht vorliegend, in mittelstarker Ausprägung vorliegend und sehr stark vorliegend. Zielgruppen sind Kinder und Jugendliche im Alter von 8 - 17 Jahren, sowohl klinische als auch nicht klinische Gruppen. Die empirische Fundierung des Verfahrens ist ausreichend, es gibt mehrere Stichproben in der Größe von 500 Kindern im Alter von 9-13 Jahren, wobei die Reliabilitätskennwerte um .85 für Cronbach's alpha und um bis .91 für die Splithalf-Methode liegen. Die Validität wurde sowohl über Faktorenanalyse mit Erfolg hinsichtlich der Konstruktvalidität überprüft als auch hinsichtlich der Trennfähigkeit zwischen Patientengruppen mit unterschiedlichen psychopathologischen Symptomen, wobei die meisten Items sich als sehr trennscharf erwiesen. Insgesamt handelt es sich bei diesem Instrument um das im anglo-amerikanischen Sprachraum am häufigsten eingesetzte Depressivitätsinstrument für Kinder, das in deutscher Übersetzung und Validierung ebenfalls vorliegt.

Aus dem anglo-amerikanischen Sprachraum stammt auch die feeling good/feeling bad Skala (Lewis et al., 1984), die weniger auf die Entdeckung psychiatrischer Morbidität zielt, als auf die Messung von Befindlichkeitsschwankungen im Verlauf. Hier sind 15 Items meist in Adjektivform zusammengestellt, die sich auf verschiedene Stimmungsbereiche beziehen und die einen Gesamtwert liefern, der über die Befindlichkeit eine Aussage erlaubt. Zur Erfassung der körperlichen Befindlichkeit wurde der Gießener Beschwerdebogen für Kinder und Jugendliche entwickelt (Brähler, 1993). Im Bereich des Selbstwerts als Befindlichkeitsdimension liegt ein Instrument von Schander (1993) vor. Eine neuere Entwicklung stellt die Konstruktion eines neuen Verfahrens zum habituellen und aktuellen subjektiven Wohlbefinden (SWB) dar, das an 200 deutschen Jugendlichen geprüft wurde (Dalbert, 1992).

Gemeinsam ist den oben zitierten Meßinstrumenten, daß sie die Dimension der Befindlichkeit, entweder hinsichtlich psychiatrischer Morbidität oder Stimmungsschwankungen zu operationalisieren versuchen, wobei hier nur Teilkomponenten der Lebensqualität, nämlich die psychische und die physische, angesprochen werden. Im Unterschied dazu versuchen Meßinstrumente zur Erfassung der Lebensqualität und des subjektiven Gesundheitszustands von Kindern entsprechend des multidimensionalen Konstrukts mehrere Komponenten gleichzeitig zu erfassen.

Messung der Lebensqualität von Kindern

Im Gegensatz zum deutschen Sprachraum gibt es in Amerika bereits Ansätze zur Erfassung der Lebensqualität bzw. des subjektiven Gesundheitszustands von Kindern, speziell entwickelt auch die Frage der Therapieevaluation. Generell allerdings finden sich vorwiegend Fremdbeurteilungsinstrumente, die durch Ärzte, Lehrer oder Eltern ausgefüllt werden. Ein Beispiel für solche Verfahren sind die Ontario Child Health Study Scales (Boyle et al., 1993), die speziell für den psychiatrischen Bereich entwickelt wurden, die Functional Status Measures (Stein & Jessop, 19984) und die Children's Health Rating Scales (Maylath, 1990). Nur wenige Meßinstrumente, die sich auf den subjektiven Gesundheitszustand von Kindern beziehen, erlauben auch eine Selbstbeurteilung durch die Kinder.

Ein Beispiel für ein multidimensional und in der Durchführung flexibel angelegtes Verfahren ist der sogenannte Child General Health Survey (Landgraf et al., 1993), das aus der Medical Outcome Study MOS (Stewart & Ware, 1992) entwickelt wurde. Die Medical Outcome Study, die in sich 20 Jahre Entwicklungsarbeit und Datensammlung zu verschiedenen Aspekten subjektiver Gesundheit bei Erwachsenen und Kindern vereint, führte zu einem Meßinstrumentarium, das sowohl die körperliche als auch psychische, soziale und funktionale Dimension von Gesundheit in verschiedenen Populationen zu beschreiben erlaubt. Der Child General Health Survey besteht aus einer allgemeinen Gesundheitseinschätzung des Kindes auf einer Skala zwischen ausgezeichnet und schlecht und bezieht sich auf körperliche Tätigkeiten, alltägliche Beschäftigungen, Schularbeiten, Schmerzen, Beschwerden, Zurechtkommen mit anderen, allgemeines Wohlbefinden, Zufriedenheit mit verschiedenen Lebensbereichen und Einschätzung des Gesundheitszustandes, wobei dieser Teil sowohl von den Müttern als auch von den Kindern selbst beurteilt werden kann. Die Mutter kann zusätzlich noch eine Einschätzung ihrer eigenen allgemeinen Gesundheit und der Wirkung ihres Kindes auf sie hinsichtlich seiner Befindlichkeit und seines Gesundheitszustandes durchführen. Das Verfahren liegt darüber hinaus als Fremdbeurteilungsverfahren in Interviewform wie auch als Selbstbeurteilungsverfahren vor und ermöglicht somit seinen Einsatz in einer großen Bandbreite von Studien. Bisherige psychometrische Analysen im amerikanischen Sprachraum zeigen, daß das Meßinstrument in der Lage ist, die verschiedenen Krankheitsgruppen zu unterscheiden, und daß seine Reliabilität im Sinne interner Konsistenz für die einzelnen Subdimensionen über dem geforderten Kriterium von $r=.70$ liegt.

Für den deutschen Sprachraum wurde der Child General Health Survey von unserer Arbeitsgruppe nach einem detaillierten Vorwärts/Rückwärtsprozedere übersetzt und in einer Untersuchung an 350 gesunden Kindern aus einer umweltpsychologischen Studie erstmals psychometrisch geprüft (Bullinger et al., 1994). Die vorliegenden Daten zeigen, daß wie im Englischen auch der deutsche Child General Health Survey gute bis befriedigende Eigenschaften hat, und daß sein Einsatz auch in epidemiologischen sowie in klinischen Studien zu rechtfertigen ist. Die Korrelation des Child Health Survey's, in oben genannter Studie ausgefüllt in der Selbstbeurteilung durch die Mutter, zeigte darüber hinaus im physischen Bereich hohe Korrelationen mit anderen Fremdeinschätzungsinstrumenten, die die Mütter über ihre Kinder ausfüllten.

Im deutschen Sprachraum entwickelt wurde der Berner Fragebogen zum Wohlbefinden Jugendlicher (BFW: Grob et al., 1991), der der Erfassung von Zufriedenheit und negativer Befindlichkeit dient. Der Fragebogen, der bei Kindern und Jugendlichen im Alter von etwa 14 Jahren einzusetzen ist, beinhaltet 39 Items, die Bearbeitungszeit beträgt zehn Minuten, die nach Faktorenanalyse sechs Dimensionen des Wohlbefindens messen, nämlich: positive Lebenseinstellung, Problembewußtsein, körperliche Beschwerden und Reaktionen, Selbstwert, depressive Stimmung und Lebensfreude. Der Fragebogen wurde sorgfältig konstruiert und umfassend an großen Stichproben von 2400 Jugendlichen psychometrisch geprüft. Re-Test-Reliabilitätskoeffizienten werden als befriedigend bezeichnet, konvergent fanden sich Zusammenhänge zwischen Wohlbefinden und der Offenheitsskala des MMPI, sowie einigen Dimensionen des Freiburger Persönlichkeitsinventars FPI. Validierungsstudien mit dem Berner Wohlbefinden Fragebogen werden derzeit in verschiedenen europäischen und außereuropäischen Ländern durchgeführt.

Einen neuen Fragebogen (KINDL) hat unsere Arbeitsgruppe am Institut für Medizinische Psychologie entwickelt. Es handelt sich um ein Verfahren, mit 40 Likert-skalierten Items zur Selbstbeurteilung von Kindern im Alter ab acht bzw. neun Jahren, der vier Dimensionen der Lebensqualität erfaßt: psychisches Wohlbefinden, körperliche Verfassung, soziale Beziehungen und Funktionsfähigkeit im Alltag (Bullinger et al., 1994). Der Fragebogen wurde nach Pilottestung in der bereits dargestellten umweltpsychologischen Studie an 350 Kindern im Verlauf von drei Jahren eingesetzt, die unter unterschiedlichen Umweltbedingungen leben. Die psychometrischen Testergebnisse aus dem ersten Meßzeitpunkt zeigen, daß der Fragebogen ein reliables und valides Meßinstrument zur Erfassung der kindlichen Lebensqualität ist, wobei die internen Konsistenzkoeffizienten bei den Subskalen über a=.70 und Korrelationen mit Meßinstrumenten, die ähnliche Dimensionen im Selbstbericht erfassen um r=.70 liegen (Lewis-Skala, Befindlichkeitsratings mit Gesichterskalen). Faktorenanalytisch konnten sich diese vier Dimensionen der Befindlichkeit nachweisen lassen, wobei allerdings die Unabhängigkeit der identifizierten vier Faktoren mit Skepsis betrachtet werden muß, da einige Items auch mit anderen Skalen korrelieren. Der Fragebogen zeigte sich zudem in der Lage, Kinder mit unterschiedlichen aktuellen Lebensereignissen zu differenzieren und Kinder mit vielen oder wenigen gesundheitlichen Störungen voneinander zu trennen. Geschlechtsunterschiede zeigten sich nicht. Im zeitlichen Verlauf ergaben sich bei den Kindern, bei denen keine Veränderung der Umweltbedingungen stattgefunden hat, hohe Re-Test Korrelationen (über r=.80), wohingegen bei Kindern unter veränderten Umweltbedingungen die entsprechend niedrigeren Korrelationskoeffizienten auf die Sensitivität des Fragebogens auch für Veränderungen über die Zeit hinweisen. Der Einsatz des Fragebogens bei klinischen Populationen ist derzeit in Arbeit, eine Schweizer Arbeitsgruppe z.b. benutzt den KINDL in einer onkologischen Untersuchung.

Anwendungsbeispiele

Die meisten Arbeiten des bereits zitierten Literaturüberblicks beschäftigen sich mit dem Einfluß von Lebensbedingungen wie Alkoholismus der Eltern, Scheidung, Geburt als Risikokind auf das Wohlbefinden und den Gesundheitszustand von Kindern, wobei hier nicht im engeren Sinne Lebensqualitätsmeßinstrumente eingesetzt werden. Im deutschen Sprachraum finden sich vor allem aus der soziologischen Literatur Hinweise auf Lebensqualität von Kindern, speziell eine Arbeit von Lebensbedingungen und Lebensqualität von 2048 Kindern (Lang, 1985).

Viele Arbeiten beschäftigen sich mit dem Gesundheitszustand generell bei bestimmten Altersgruppen, z.B. Schulkindern. Dies geschieht auch in internationalen Screeningprogrammen (Lindström & Erickson, 1993). Skalen zur Entdeckung psychiatrischer Morbidität stehen dabei im Vordergrund, nur selten wird die selbstberichtete Lebensqualität dabei erfaßt (Neff & Dale, 1990; Bullinger et al., 1994).

Im Gegensatz zu diesen eher sozialwissenschaftlichen Untersuchungen ist als weiterer Bereich die Frage der psychologischen Operationsvorbereitung bei Kindern zu nennen (vgl. z.B. Gramer et al., 1988). Studien zum Einsatz von Lebensqualitätsmeßinstrumenten bei Kindern sind in der Medizin bisher rar. Hier zeigt sich, daß im Bereich der Diabetologie und der Asthmatherapie, in denen die Kinder selbst für die Durchführung der Behandlungsmaßnahmen verantwortlich sind, eine große Zahl von Untersuchungen sich mit kindlicher Compliance beschäftigt haben. Die Frage der Befindlichkeitsstörungen oder Einschränkungen der Lebensqualität ist aber eher unterrepräsentiert. Eingesetzt wurden z.B. etablierte Meßinstrumente zur Lebensqualität bei jungen Erwachsenen, so z.B. der 28-Item General Health Questionnaire von Goldberg (1972) und im psychiatrischen Bereich.

Es gibt nur vereinzelte Arbeiten zur Lebensqualität bei Kindern mit unterschiedlichen Erkrankungen wie Epilepsie (Herrmann et al., 1981), Krebs (Mulhern et al., 1989), zystische Fibrose (Drotar et al., 1981), Rheuma (Singsen, 1991) und Asthma (Perrin et al., 1992). Allerdings sind hier Fragestellungen, Studiendesigns und verwandte Meßinstrumente so heterogen, daß es eine Übersicht erschwert. Dennoch sind die Arbeiten wichtige Vorreiter für das junge Feld der Lebensqualität.

Diskussion

Im vorliegenden Kapitel wurde versucht, einen Überblick über Grundlagen und Methoden der Lebensqualitätsforschung bei Kindern zu geben. Es zeigt sich hier, daß die Grundlagenforschung in der Frage der Definition von Lebensqualitätsdimensionen zwar pragmatisch zu einer operationalen Definition geführt hat, die inhaltlich aber sicherlich zu erweitern ist durch grundlegende Untersuchungen zur Konzeptualisierung von Wohlbefinden und Funktionsfähigkeit bei Kindern (Bird &

Podmore, 1990, Lohaus, 1991). In Analogie zu der theoretisch eher stärker erforschten Frage der Krankheitskonzepte und Krankheitsbewältigung bei Kindern (Seiffge-Krenke, 1990) lassen sich aus entwicklungspsychologischen und pädiatrischen Arbeiten einige Anhaltspunkte für die Identifikation wesentlicher Dimensionen finden, deren Integration in ein übergreifendes Modell allerdings bisher noch nicht weit fortgeschritten ist.

Ansätze und Meßmodelle zur Erfassung der kindlichen Lebensqualität sind meistens den Arbeiten über Erwachsene entlehnt, wobei hier die Universalität der gemessenen Komponenten angenommen wird. Die Frage ist, ob die Meßmodelle, die bisher im Bereich der Lebensqualitätsforschung an Erwachsenen etabliert sind, in gleicher Weise auf Kinder anwendbar sind. Das schließt nicht nur die Definition der Komponenten, sondern auch die Meßmethodik ein. Für diese Frage sollte ein Vergleich zwischen Verhaltensbeobachtungen und Selbstberichten von Kindern erfolgen (Weissman et al., 1980).

Entsprechend den bisher noch wenig bearbeiteten konzeptuellen Grundlagen der Lebensqualitätsforschung sind auch die Methoden der Lebensqualitätsforschung bei Kindern erst noch in der Entwicklung befindlich. Zwar finden sich im anglo-amerikanischen Sprachraum, speziell in der Pädiatrie im Sinne von Funktionsmessungen und im Bereich der Psychiatrie im Sinne von Befindlichkeitsmessungen eine Vielfalt von Verfahren, die allerdings im deutschen Sprachraum bisher kaum übersetzt und psychometrisch geprüft wurden.

Im deutschen Sprachraum dagegen finden sich eine Reihe von Möglichkeiten zur Erfassung der kindlichen Befindlichkeit, allerdings wiederum meistens aus der Psychiatrie. Diese Orientierung erschwert eine Anwendung der Verfahren bei anderen somatischen Erkrankungen, da es hier nicht so sehr um die Entdeckung von psychiatrischer Morbidität, sondern um Dokumentation von Befindlichkeitsschwankungen im Verlauf geht, und da einige Symptome der Depression Beschwerden sein können, die mit der somatischen Grundkrankheit der Kinder zu tun haben. Multidimensionale Verfahren zur Messung von Funktion und Befinden im engeren Sinne konnten bei dem zugrundeliegenden Literaturüberblick eigentlich nur im Bereich des subjektiven Gesundheitszustandes (z.B. Child Health Behavior von Landgraf et al., 1993) und im Bereich der selbstbeurteilten kindlichen Lebensqualität (z.B. Bullinger et al., 1984) gefunden werden.

Der gegenwärtige Forschungsstand im Bereich der Methodenentwicklung erklärt auch bisher nur wenige Anwendungen der Lebensqualitätsforschung in der Medizin, speziell auch in der pädiatrischen Rehabilitation. In Anbetracht der Rehabilitationsmöglichkeiten gerade bei Kindern und der zunehmenden Hinwendung zu auch psychosozialen Aspekten der Gesundheit, ist der Forschungsbedarf in der pädiatrischen Rehabilitation hinsichtlich der Lebensqualität sicher hoch. Mit Lebensqualitätsmeßinstrumenten kann in nationalen Studien die Befindlichkeit und Funktionsfähigkeit großer Bevölkerungsgruppen untersucht werden und somit sowohl Referenzdaten für erkrankte Kinder als auch Hinweise für medizinischen und gesundheitspolitischen Handlungsbedarf liefern (Cadman et al., 1988, Verhalst et al., 1985, Lindström & Erickson, 1993, Lang, 1985). Im klinischen Kontext geht es um die Verbesserung des Gesundheitszustands von Kindern, nicht nur durch medizinische Verfahren, sondern auch durch Erlernen von psychologischen Strategien

(Compas, 1987), was zeigt, daß die Lebensqualität der Kinder hier ein wichtiges Zielkriterium ist.

Voraussetzung für eine positive Entwicklung des Feldes ist die konkrete Definition für die Lebensqualität relevanter Dimensionen bestimmter Patientengruppen in der Pädiatrie, die dann in Zusammenarbeit mit sozialwissenschaftlicher Forschung zur Entwicklung von krankheitsspezifischen Lebensqualitätsmeßinstrumenten führen könnte. Die bisher bestehenden Ansätze sind bereits geeignet, in Forschungsvorhaben einbezogen zu werden, sowohl wegen ihrer bisherigen psychometrischen Fundierung als auch wegen ihrer Funktion als Standardinstrument, an dem neue Entwicklungen geprüft werden können.

Die prinzipielle Frage, inwieweit die Kinder selbst Auskunft über ihre Befindlichkeit und über ihr Verhalten geben sollten, ist Gegenstand vieler Debatten (z.B. Herjanic & Brown, 1975, Pantell & Lewis, 1987, Seaberg, 1990). Die Postposition der Autorinnen besteht darin, daß auch Kinder in der Lage sind, Auskunft über ihre Befindlichkeit zu geben. Wenn geeignete, dem Alter entsprechende Methoden gefunden werden, können die Kinder auch recht früh in ihrem Leben zu ihrem Befinden befragt werden. Generell scheint es wichtiger, eine selbstberichtete Momentaufnahme der kindlichen Befindlichkeit zur Verfügung zu haben als nur eine, ebenfalls bias-anfällige, Beurteilung anderer Personen. Wo möglich, sollte die selbstbeurteilte Befindlichkeit der Kinder durch Angaben von anderen Beobachtern ergänzt werden, nicht aber mit dem Ziel einer Revision und skeptischen Betrachtung der Aussagen der Kinder, sondern als Ergänzung.

Die explizite Berücksichtigung der Lebensqualität von Kindern der pädiatrischen Rehabilitation würde bedeuten, daß die Empfänger der Rehabilitation, die Kinder nämlich, ein Mitspracherecht in der Bewertung und vielleicht auch Auswahl von Behandlungsmaßnahmen haben. Im Sinne der Selbsteffizienz, die Kinder auch lernen sollen, ist der Selbstbericht nicht nur für die Forschung unabdinglich, sondern ist auch für Verbesserungsmöglichkeiten in der Rehabilitation und die Entwicklung des Selbstwertgefühls der Kinder von Bedeutung.

Es ist zu hoffen, daß nationale und internationale Anstrengungen, wie sie bereits in Ansätzen in verschiedenen Bereichen der Lebensqualitätsforschung zu finden sind, dazu führen, daß einige gut dokumentierte und international gebräuchliche Standardinstrumente zur Erfassung der Lebensqualität von Kindern verfügbar sind, die dann als Referenzpunkt für die Entwicklung spezifischer Fragestellungen innerhalb der pädiatrischen Rehabilitation einsetzbar sind. Voraussetzung für die Fruchtbarkeit dieser Arbeit ist auch die Bereitschaft zur interdisziplinären Kooperation zwischen Medizin und Verhaltenswissenschaften und in enger Verbindung mit Kindern und Eltern, weil nur so die Aussagekraft der neu zu entwickelnden Verfahren kritisch geprüft und gegebenenfalls verbessert werden kann.

Literatur

Abele, A., Becker, P. 1991. Wohlbefinden. Weinheim, Juventa.

Achenbach, T.M., Edelbrock, C. 1983. Manual for the Child Behavior Checklist and Revised Child Behavior Profile. University of Vermont, Dept. of Psychiatry, Burlington, Vermont.

Bird, J., Podmore, V. 1990. Children's understanding of Health and Illness. Psychology and Health, 4. 175-185.

Boyle, M.H., Offord, D.R., Racine, V.A., Fleming, J.F. 1993. Evaluation of the revised Ontario Child Health Study Scales. Journal of Child Psychology and Psychiatry and Allied Disciplines, 34. 189-213.

Brähler, 1993. Der Gießener Beschwerdebogen für Kinder und Jugendliche (GBB-KJ). Bern, Huber.

Bullinger, M., Pöppel, E. 1988. Lebensqualität in der Medizin: Schlagwort oder Forschungsansatz. Deutsches Ärzteblatt, 85. 679-680.

Bullinger, M. 1991. Quality of Life - definition, conzeptualization and implications - a methodologists view. Theoretical Surgery, 6. 143-149.

Bullinger, M., Hasford, J. 1991. Evaluating quality of life measures in German clinical trials. Controlled Clinical Trials, 12. 915-1055.

Bullinger, M., Evans, G., Hygge, S. 1994. Zur Wirkung von Fluglärm auf die Befindlichkeit und Lebensqualität von Kindern. In: Beyer, F. Handbuch der praktischen Umweltmedizin. Berlin, Springer.

Bullinger, M. 1994. KINDL - ein Fragebogen zur Erfassung der Lebensqualität von Kindern, Zeitschrift für Gesundheitspsychologie.

Cadman, D., Boyle, M., Offord, D. 1988. The Ontario Child Health Study: Social adjustment and mental health of children with chronic health problems. Journal of developmental and behavioral pediatrics, 9. 117-121.

Compas, B.E. 1987. Coping with Stress during childhood and adolescence. Bulletin, 101. 393-403.

Dalbert, C. 1992. Subjektives Wohlbefinden junger Erwachsener. Zeitschrift für differentielle und diagnostische Psychologie, 4. 207-220.

Drotar, D., Doershuk, C.F., Stern, R.C. 1981. Psychosocial functioning of Children with cystic fibrosis. Pediatrics, 67. 338-434.

Eisen, M., Ware, J.E., Donald, C.A., 1979. Measuring component of Children's Health Status. Medical Care, 17. 902-921.

Evans, G., Kliener, W., Martin., J. 1993. The role of physical environment in the health and wellbeing of children. In: Schröder, H. (Ed.) New directions in Health Psychology. New York, Hemisphere Press. 127-157.

Fisseni, H.J. 1990. Lehrbuch der psychologischen Diagnostik. Göttingen, Verlag für Psychologie Dr. C. J. Hogrefe.

Goldberg, P. 1972. The detection of psychiatric illness by questionnaire. London, Oxford Press.

Gramer, M., Grundner, M., Huber, H. 1988. Psychologische Operationsvorbereitung bei 4-8-jährigen Kindern - eine Replikationsstudie. Zeitschrift für pädagogische Psychologie, 2. 185-191.

Granger, C.U., Gresham, G.E. 1984. Functional Assessment in Rehabilitation Medicine. Baltimore, William & Wilkins Press.

Grob, A., Luthi, R., Kaiser, F., Flammer, A., Mackinnon, A., Wearing, A. 1991. Berner Fragebogen zum Wohlbefinden Jugendlicher (BFW). Diagnostica, 37. 66-75.

Guyatt, G., Walter, S., Norman, G. 1987. Measuring change over time: Assessing the usefulness of evaluative instruments. J Chron Dis 40. 171-178.

Haley, S. M., Coster, W.J. Ludlow, L.H. 1991. Pediatric functional outcome measures. Physical Medicine and Rehabilitation Clinics of North America, 2. 689-723.

Haley, S.M., Coster, W., Ludlow, L., Haltiwaufer, I., Andrellos, P. 1992. Pediatric Evaluation of Disability Inventory (PEDI). Development, Standarization and Administration Manual. New England Medical Journal, Center Hospital Publishers, Boston.

Herjanic, B., Brown, R. 1975. Are children relibale reporters? Journal of Abnormal and Child Psychology, 3. 41-48.

Herrmann, B.P., Black, R.B., Chhabria, B. 1981. Behavioral problems and social competence in children with epilepsy. Epilepsia, 22. 703-710.

Hautzinger, M.; Bailer, M. & Keller, F. (1991). Das Beck Depressionsinventar - BDI. Bern, Huber.

Kovacs, M. 1985. The Children's Depression Inventory (CDI). Psychopharmacology, Bulletin, 21. 995-999.

Landgraf, J.M., Ware, J.E. Schor, E., Ross-Davies, A., Rossi-Roh, K. 1993. Comparison of Health Status profiles for children with medical conditions preliminary psychometric and clinical results from children's health and quality of life project. Paper prepared for the 10th annual meeting for Health Services Research, Washington.

Lang, S. 1985. Lebensbedingungen und Lebensqualität von Kindern. Frankfurt, Campus Verlag.

Lewis, C.E. 1981. Measuring the well-being of children. Child Health, 42. 120-125.

Lewis, C.E., Siegel, J.M., Lewis, M.E. 1984. Feeling Bad: exploring sources of distress among pre-adolescent children. Am J. Public Health, 74. 117-122.

Lewis, C.E., Pantell, R., Kieckhefer, G. 1989. Assessment of Children's Health Status. Medical Care, 27. 54-65.

Lindström, B., Erickson, B. 1993. Quality of life among children in the Nordic Countries. Quality of life research, 2. 23-32.

Lohaus, A. 1991. Gesundheit und Krankheit aus der Sicht von Kindern. Göttingen, Hogrefe Verlag.

Maylath, N.S. 1990. Development of the Children's Health Rating Scales. Health Education Quarterly, 17. 89-97.

Mc Dowell, I., Newell, C. 1987. Measuring health: a guide to rating scales and questionnaires. New York: Oxford University Press.

Mulhern, R., Horowith, M.E., Ocus, I., Friedman, A. 1989. Assessment of quality of life among pediatric patients with cancer. Psychological Assessment, 1. 130-138.

Mulhern, R., Fairclough, D., Friedman, A., Leigh, L. 1990. Play Performance scales as an index of quality of life of children with cancer. Psychological Assessment, 2. 149-155.

Neff, E., Dale, J. 1990. Assessment of quality of life in school-aged children. Maternal Child Nursing Journal, 19. 313-320.

Pantell, R.H., Lewis, C.E. 1987. Measuring the Impact of Medical Care on Children. J. Chron. Dis. 187, 40. 995-1085.

Perrin, J.M., Mc Lean, U.E., Gortmaker, S.L. 1992. Improving the psychological status of children with asthma: a controlled randomized trial. Journal of developmental and behavioral pediatrics, 13. 241-247.

Rosser, R. 1988. Quality of Life: consensus, controversy and concern. In: Walker, S.R., Rosser, R.M. (eds) Quality of Life: assessment and application. Lancaster, MTP Press.

Rossmann, P. 1993. Depressionsdiagnostik für Kinder und Jugendliche. Bern, Huber Verlag.

Roth, R., Neuper, C.H., Fraithal, I et al., 1991. Psychologische Aspekte der Non-Compliance bei Kindern und Jugendlichen mit Diabetes. Berichte aus dem Institut für Psychologie Saarbrücken, 2.

Sartorius, N. 1987. Cross-cultural comparisons of data about quality of life: a sample of issues. In: NK Aaronson, J. Beckmann (eds). The quality of life of cancer patients. New York, Raven Press, 1075-1077.

Schander, T. 1993. Die Aussagenliste zum Selbstwertgefühl für Kinder und Jugendliche (ALS). Beltz Test.

Seaberg, J. 1990. Child Well-Being - a feasible concept? Social Work, 35. 267-272.

Seiffge-Krenke, I. 1990. Krankheitsverarbeitung bei Kindern und Jugendlichen. Jahrbuch der Medizinischen Psychologie. Heidelberg: Springer.

Singsen, B.H. 1991. Health status in children with chronic rheumatoid disease: Concurrent measurement issues and an approach to instrument design. Arthritis-Care and Research, 1. 87-101.

Spilker, B. 1991. Quality of life assessment in clinical trials. New York, Raven Press.

Stein, R., Jessop, D.J. 1984. Functional Status II (R): A measure of child health status. Medical Care, 28. 1041-1055.

Stiensmeyer-Pelster, J., Schürmann, M., Duda, K. 1991. Das Depressionsinventar für Kinder und Jugendliche (DIKJ). Diagnostica, 37. 149-159.

Stewart, A.L., Ware, J. 1992. Measuring function and well-being. Durham, North Carolina: Duke University Press.

Verhalst, F., Akkerhuis, G., Althaus, M. 1985. Mental Health in Dutch Children: I across cultural comparison. Acta Psychiatric Scandinav., 72. Supp. 108p.

Ware, J.E.1987. Standards for validating health measures: definition and context. J Chron Dis, 40. 503-512.

Weissman, M., Orvasall, H., Padian, N. 1980. Children's symptom and social function in self-report scales. J. Nervons Ment. Dis., 168, 7.

Westhoff, G. 1993. Handbuch Psychosozialer Meßinstrumente. Stuttgart, Hogrefe.

Wirsching, M. 1988. Krebs im Kontext. Patient, Familie und Behandlungssystem. Stuttgart, Klett.

Bedarf nach psychologischer Hilfe bei chronischen Erkrankungen im Kindes- und Jugendalter

Albert Hürter

Einleitung

Eine Analyse des Bedarfs nach psychologischer Hilfe bei chronischen Erkrankungen im Kindes- und Jugendalter sollte aus ethischen Gründen zwei Beurteilungsebenen umfassen: Zusätzlich zur objektivierten Befund- und Indikationsstellung der klinischen Psychologie sollte die subjektive Einschätzung der Betroffenen erhoben und als Indikationskriterium herangezogen werden. Diese Verbindung objektiver und subjektiver Sichtweisen ist aus der besonderen psychosozialen Belastungssituation des chronisch erkrankten Kindes oder Jugendlichen und seines familiären Umfeldes gerechtfertigt (vgl. Hürter, 1994).

Epidemiologie psychischer Störungen bei chronisch erkrankten Kindern und Jugendlichen

Unter der besonderen psychosozialen Belastungssituation bei chronischer Erkrankung entwickelt sich eine 2-3fach höhere Prävalenzrate psychopathologischer Störungen, die prophylaktische und kurative Präventionsmaßnahmen dringend erforderlich machen. Zu diesem resümierenden Schluß kommt eine Analyse der deutsch- und englischsprachigen Literatur (Hürter, 1990).

In gut dokumentierten Studien wurden folgende Erkrankungen von Kindern und Jugendlichen untersucht:

* Krebserkrankungen
  (Harten et. al., 1984; Kupst et. al., 1983; Kupst et.al., 1984; Magni et. al., 1986; Meadows & Hobbie, 1986; Mulhern et. al., 1989; Petermann et. al., 1987; Sawyer et. al., 1986),

* nephrologische Erkrankungen
  (Holroyd & Guthrie, 1986), zystische Fibrose (Holroyd & Guthrie, 1986; Patterson & McCubbin, 1983; Steinhausen & Schindler, 1981; Steinhausen et. al., 1983),

- neuromuskuläre Erkrankungen
  (Holroyd & Guthrie, 1986),
- Morbus Crohn / Colitis ulcerosa
  (Steinhausen, 1984),
- Diabetes mellitus
  (Petermann et. al., 1987; Steinhausen, 1984),
- angeborene Herzfehler
  (Petermann et. al., 1987),
- Asthma bronchiale
  (Steinhausen et. al., 1983).

Die Forschung widmete sich also verstärkt dem onkologischen Erkrankungsbereich und der zystischen Fibrose, beides Erkrankungen mit hoher Mortalitätsrate. Im Rahmen der medizinischen Behandlung wurden in der Bundesrepublik Deutschland drei Modellprogramme zur Prävention psychischer Störungen bei krebskranken Kindern und Jugendlichen, an Mukoviszidose/zystischer Fibrose erkrankten und niereninsiffizienten, dauerdialysierten und transplantierten Kindern und Jugendlichen eingerichtet. Diese Modellprogramme wurden in der Zwischenzeit in die stationäre Regelversorgung übernommen, da die Notwendigkeit psychologischer Hilfe für die Betroffenen dokumentiert werden konnte (Härter, 1993).

Unter psychosozialen Aspekten ist die Auswahl von lebensbedrohlichen Erkrankungen jedoch als sehr einseitig zu kritisieren. Hier setzte eine Studie an der Universitätskinderklinik Gießen an (Hürter, 1990). In dieser Studie wurde eine rational begründete Auswahl chronischer Erkrankungen nach der Typisierung von Rolland (1984) vorgenommen.

In der Arbeit über "Categorization of Chronic Illness by Psychosocial Type" (1984, S. 252f) erfaßt Rolland insgesamt 66 Erkrankungen, die er nach zwei Dimensionen beschreibt und einteilt (vgl. Abb. 1).

Abbildung 1: Dimensionen der Kategorisierung chronischer Erkrankungen nach psychosozialem Typus (Rolland, 1984) (Hürten & Otten, 1991)

		Behindernd		Nicht behindernd	
		akut	allmählich	akut	allmählich
Fortschreitend Rückfallig	Tödlich				
Fortschreitend Rückfallig Stabil	Evtl. Tödlich Lebensverkürzend				
Fortschreitend Rückfallig Stabil	Nicht tödlich				

Im Sinne dieser psychosozialen Typisierung von Rolland stellen vier Gruppen chronischer Erkrankungen nach Verlaufsform, Ausmaß der Lebensverkürzung bis Tödlichkeit der Krankheit und dem Grad der Behinderung eine repräsentative Auswahl dar: Onkologische Erkrankungen (akute lymphatische Leukämien, Tumore), mobilitätseinschränkende Erkrankungen (Spina bifida, Querschnittslähmung, Muskeldystrophie), zystische Fibrose und Diabetes mellitus Typ I.

Insgesamt 101 Kinder und Jugendliche im Alter von 4 bis 16 Jahren wurden in dieser Studie am Medizinischen Zentrum für Kinderheilkunde der Justus-Liebig-Universität Gießen erfaßt. Die Auswahl der Patienten innerhalb einer Krankheitsgruppe geschah per Zufall. Es wurden vier Gruppen chronisch erkrankter Kinder und Jugendlicher und eine Kontrollgruppe akut erkrankter Kinder und Jugendlicher untersucht.

Die vier Gruppen chronisch erkrankter Kinder und Jugendlicher setzten sich wie folgt zusammen:

- Onkologische Gruppe: Diese Gruppe umfaßt 18 Patienten mit akuter lymphatischer Leukämie und fünf Patienten mit Tumoren (Neurinom, Sarkom, Lymphom) (N-Gesamt= 23).

- Mobilitätseingeschränkte Gruppe: Hier finden wir fünf muskeldystrophe Patienten, vier Patienten sind an Spina bifida erkrankt, und zwei Patienten weisen eine Querschnittssymptomatik auf. Diese elf Patienten sind in unterschiedlichem Grad bis maximal 100% immobil.

- Diabetes mellitus: In dieser Gruppe, die insgesamt 24 Patienten umfaßt, werden 16 Patienten nach einer intensivierten und acht Patienten nach einer nicht-intensivierten Therapie mit einer zweimaligen Substitution von Insulin pro Tag behandelt.

- Gruppe der zystischen Fibrose-Patienten: Diese Gruppe besteht aus 20 Patienten.

Die akut erkrankten Patienten wurden wegen einer akuten Erkrankung bei gleichzeitigem Nichtvorliegen einer chronifizierten Erkrankung in der pädiatrischen Einrichtung behandelt (N=23).

Das Durchschnittsalter der Patienten beträgt 9,5 Jahre. Die Alters- und Geschlechtsverteilungen sind homogen, ebenso die Schichtverteilung.

Das Ausmaß an psychopathologischer Symptomatik der erkrankten Kinder und Jugendlichen wurde mit der deutschen Version der "Child Behavior Checklist" von Achenbach & Edelbrock (1983) erhoben. Die elterlichen Einschätzungen betrafen den Zeitraum der vergangenen 6 Monate. Bei diesem Verfahren handelt es sich um das in empirischen Studien häufigste verwendete Verfahren zur Erfassung psychopathologischer Symptomatik durch das Urteil der Eltern. Das Elternurteil erwies sich in verschiedenen Studien als dem klinischen Urteil von Psychotherapeuten ebenbürtig (Lavigne & Faier-Routman, 1992).

Die Scores der elterlichen Einschätzungen der psychischen Störungen ihrer Kinder streuen sehr stark.

Abbildung 2: Mittlere CBCL-Scores (Onk=onkologische Erkrankungen; Mob=mobilitätseinschränkende Erkrankungen; ZF=zystische Fibrose; D.m.=Diabetes mellitus Typ I; KG=Kontrollgruppe) (Hürter & Otten, 1991)

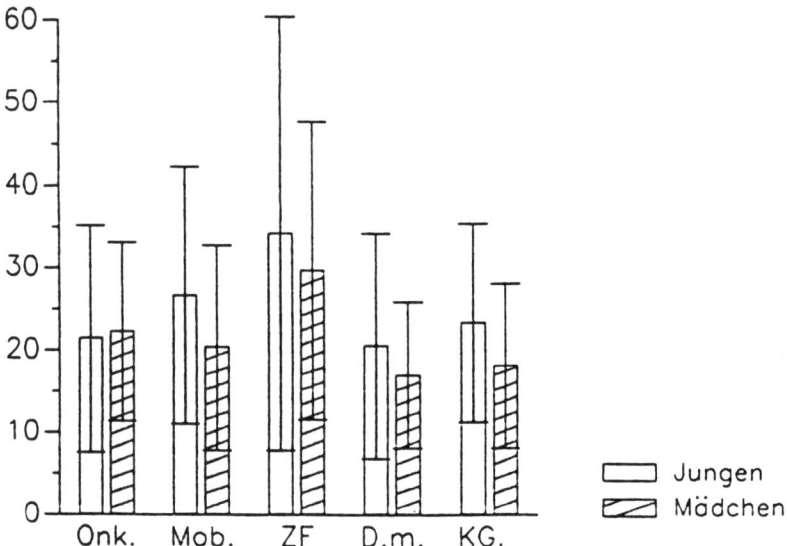

Die größte Streubreite findet sich in der Gruppe der ZF-Patienten. Diese Gruppe weist auch den mit Abstand höchsten Mittelwert von 32,1 Punkten mit einer Streuung von 22,0 Punkten auf.

Es folgen die Gruppen der mobilitätseingeschränkten und der onkologischen Patienten mit Mittelwerten von 24,9 (SD=14,2) und 21,7 Punkten (SD=12,5). Nahezu gleichauf mit Mittelwerten von 18,7 (SD=11,3) und 18,5 (SD=13,0) liegen diabetische Patienten und die Kinder und Jugendlichen der Kontrollgruppe. Diese CBCL-Mittelwertunterschiede sind ein starker Trend, der knapp an der Signifikanzgrenze (p<.05; N=99) scheitert. Unter Kontrolle der Kovariante Alter des Patienten verstärkt sich dieser Trend, verfehlt aber weiterhin knapp die Signifikanzgrenze (p<.05; N=95). Lavigne & Faier-Routman (1992) bestätigen dieses Ergebnis auf der Grundlage einer Analyse von 87 Studien zur psychischen Anpassung chronisch kranker Kinder und Jugendlicher im anglo-amerikanischen Bereich. Kinder und Jugendliche mit einer chronischen Erkrankung gehören also einer Hochrisikogruppe für eine psychopathologische Belastung an. Das höchste Risiko tragen sensorisch-neurologische Erkrankungen (vgl. Lavigne & Faier-Routman, 1992). Es besteht ein statistischer Zusammenhang zwischen CBCL-Score und Gruppenzugehörigkeit von .31.

Das Ausmaß an psychischer und psychosomatischer Belastung ist nicht geschlechtsabhängig. Der leichte Trend zu höherer Belastung bei Jungen ist statistisch nicht signifikant, auch nicht unter Kontrolle des Alterseinflusses. Der statistische Zusammenhang zwischen Geschlecht und CBCL-Score beträgt lediglich .11.

Für die deutsche Fassung der Child Behavior Checklist liegen deutsche Normwerte für die Altersgruppen 6-11 Jahre und 12-17 Jahre, getrennt jeweils für männliche und weibliche Probanden, vor (Remschmidt & Walter, 1990).

Abbildung 3: Massiv belastete Patienten (Hürten & Otten, 1991)

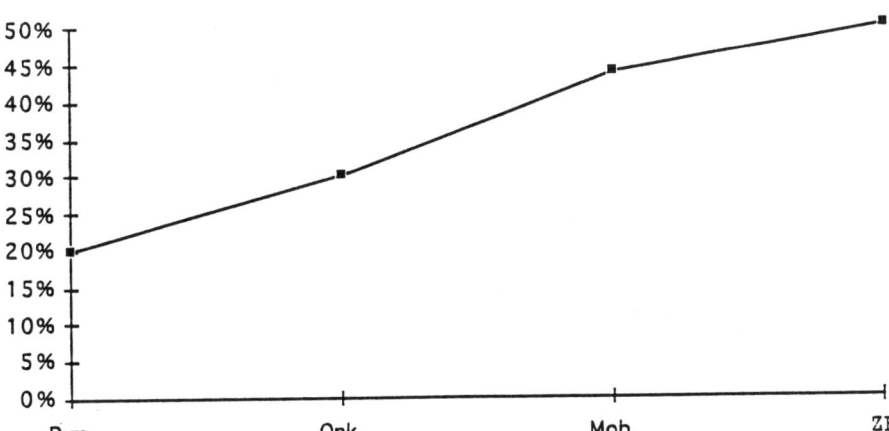

Nach diesen Normwerten sind 33% der untersuchten chronisch kranken Kinder und Jugendlichen im Alter von 6 bis 16 Jahren als überdurchschnittlich (PR > 75) psychisch und psychosomatisch belastet zu bezeichnen. Im einzelnen verteilt sich die Rate der Kinder und Jugendlichen, die nach den Elternbeobachtungen als überdurchschnittlich belastet eingeschätzt werden müssen, wie folgt: Jedes fünfte an Diabetes erkrankte Kind (20%) liegt mit seiner Auffälligkeitsrate über dem Altersgruppen- und Geschlechtsdurchschnitt, in der onkologischen Gruppe sind dies 30,4%, in der Gruppe der mobilitätseingeschränkten Patienten 44,4%, den höchsten Wert weist die ZF-Gruppe mit 50,0% auf.

Im Vergleich mit Normwerten treten also die Unterschiede im Belastungsgrad der Kinder deutlicher hervor als im Mittelwertvergleich. Wir finden diese deutlichen Unterschiede (p< .005; N=87) zwischen neurologischen und lebensbedrohlichen Erkrankungen (zystische Fibrose, mobilitätseinschränkende und onkologische Erkrankungen) sowie Diabetes mellitus (vgl. Lavigne & Faier-Routman, 1992; Lewis et al., 1988; Mulhern et al., 1989; Sawyer et al., 1986; Steinhausen et al., 1981; Steinhausen & Schindler, 1983).

Die Analyse der psychopathologischen Gesamtbelastung nach internalisierenden und externalisierenden Syndromen (überkontrolliert, nach innen gerichtet vs. unterkontrolliert, nach außen gerichtet, Störungen der Aufmerksamkeit, Delinquenz) (vgl. Achenbach & Edelbrock, 1983) ergibt keine Schwerpunkte für chronisch erkrankte Patienten im Vergleich der Krankheitsgruppen untereinander und im Vergleich mit einer Kontrollgruppe (vgl. Lavigne & Faier-Routman, 1992).

Abbildung 4: Abhängigkeit der psychischen und psychosomatischen Belastungen von ausgesuchten Variablen (Hürten & Otten, 1991)

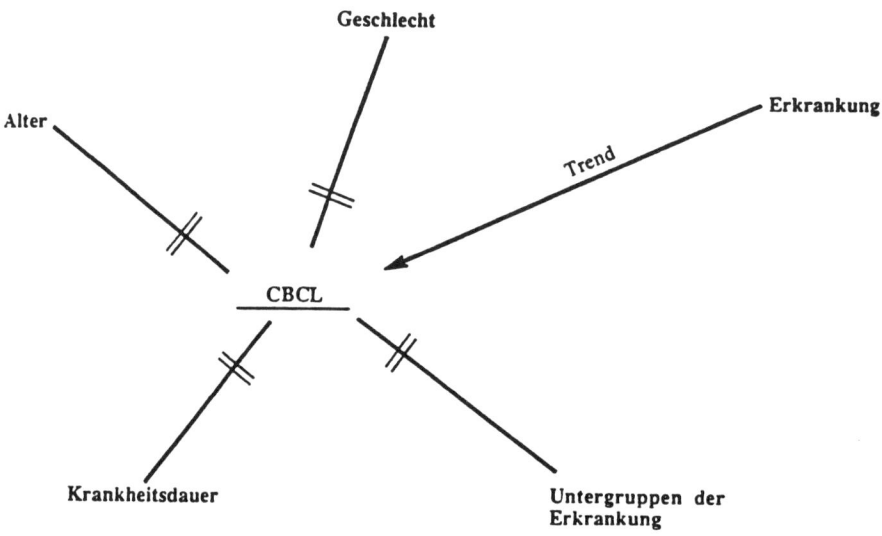

Das Ausmaß der psychopathologischen Symptomatik ist weder von Alter und Geschlecht der Patienten noch von der Krankheitsdauer sondern allein von der Erkrankungsart abhängig. Gleichzeitig bleibt die große Varianz der psychopathologischen Belastung innerhalb einer Krankheitsgruppe bestehen, so daß der individuellen Lebenswelt und dem individuellen Krankheitsverlauf ein eminent wichtiger Erklärungswert zukommt. Hier müssen Präventivmaßnahmen ansetzen. Eine frühzeitige Prävention ist entscheidend wichtig, um spätere und sich stärker manifestierende psychische Störungen abzufangen (Lewis et al., 1988; Remschmidt, 1992). Beispielhaft für die Bedeutung der individuellen Lebensumwelt sei die Arbeit von Kronenberger & Thompson (1990) zitiert. Sie identifizierten das Klima von Familien mit Kindern und Jugendlichen (4-14 Jahre) mit Diabetes mellitus, Krebserkrankung und Spina bifida als wichtiges prognostisches Element psychopathologischer Störungen. Ein das Kind unterstützendes Familienklima, das durch einen höheren familiären Zusammenhalt, das Zulassen von Gefühlsäußerungen, die Gewährung von Eigenständigkeit und eine geringe Konfliktrate gekennzeichnet ist, ist als prognostisch günstig für das Ausbleiben einer psychopathologischen Störung zu beurteilen.

Analyse des Bedarfs Betroffener nach psychologischer Hilfe

Nachdem im vorhergehenden Abschnitt die Notwendigkeit psychologischer Präventionsmaßnahmen anhand der Ergebnisse einer standardisierten Elternbefragung und eines Literaturvergleichs belegt wurde, werden im folgenden die Erwartungen der Eltern und Jugendlichen an psychologische Hilfe systematisch erforscht und vorgestellt werden.

Ergebnisse einer Fragebogenstudie

88 Elternpaare von chronisch erkrankten Kindern und Jugendlichen und 23 Elternpaare einer Vergleichsgruppe akut erkrankter Kinder und Jugendlicher wurden hinsichtlich ihrer Wünsche nach psychologischer und sozialer Hilfe zur Krankheitsbewältigung mittels eines standardisierten Fragebogens befragt (Hürter, 1990). Dieser "Fragebogen zur Erfassung des Wunsches nach psychologischer und sozialer Unterstützung" erfaßt den Wunsch der Eltern nach professioneller psychologischer und sozialer Hilfe für ihr Kind und für sich selbst, nach Hilfe von Seiten der Klinik und die Zeitpunkte für Präventionsmaßnahmen.

Abbildung 5: Wunsch nach professioneller Hilfe für das Kind (Hürten & Otten, 1991)

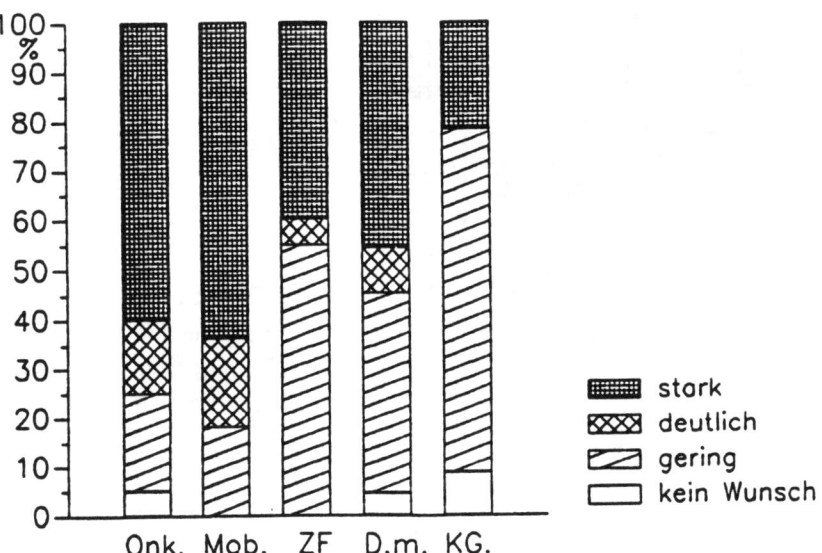

Der elterliche Wunsch nach professioneller Hilfe für das erkrankte Kind bzw. den Jugendlichen ist sehr hoch. Er ist in der stärksten Ausprägung bei den Eltern der onkologischen Patienten zu finden: 48% der Eltern äußern einen starken Wunsch, 43% geben einen deutlichen Wunsch nach Hilfe kund. Lediglich 9% äußern keinen Wunsch. Weniger ausgeprägt ist der Wunsch bei den Eltern ZF-erkrankter Patienten: starker Wunsch 35%, deutlicher Wunsch 35%, 12%iger Anteil geringen Wunsches und 18% ohne Wunsch. Die Eltern mobilitätseingeschränkter Patienten äußern zwar nur zu einem Prozentsatz von 11%, keinen Wunsch zu haben, die Kategorie "deutlicher Wunsch" ist jedoch nicht besetzt. Es wünschen sich 45% der Eltern in starkem Ausmaß und 44% in geringem Ausmaß professionelle Unterstützung für ihr Kind. Die Diabetes-Gruppe (starker Wunsch 23%, deutlicher Wunsch 27%, geringer Wunsch 32%, kein Wunsch 18%) rangiert vor der Kontrollgruppe, in der immerhin 35% der Eltern den starken Wunsch nach einer professionellen Unterstützung ihres akut erkrankten Kindes äußern (deutlicher Wunsch 15%, geringer Wunsch 20%, kein Wunsch 30%). Über alle Krankheitsgruppen hinweg sprechen sich 63% der Eltern in deutlichem bis starkem Maße für eine professionelle Unterstützung ihres Kindes aus, die lediglich von 18% der Eltern abgelehnt wird.

Abbildung 6: Wunsch nach professioneller Hilfe für sich selbst (Hürten & Otten, 1991)

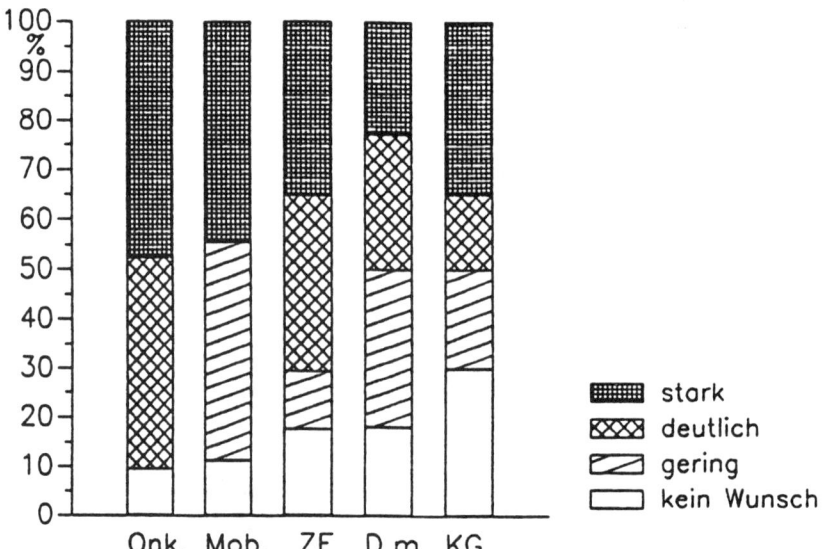

Der Bedarf an professioneller psychologischer Hilfeleistung für sich selbst ist bei den Eltern sehr stark ausgeprägt. Die Unterschiede zwischen den Krankheitsgruppen sind deutlich (p<.01; N=96; korr. Chi^2). Das stärkste Bedürfnis äußern die Eltern aus der Gruppe der mobilitätseingeschränkten Patienten: 64% der Eltern haben einen starken, 18% einen deutlichen und ebenso viele einen geringen Wunsch. Keines der Elternpaare lehnt eine professionelle Unterstützung für sich selbst ab! Es folgt die Onkologie-Gruppe mit 60% - 15% - 20% - 5% - Nennungen. Auf dem dritten Rangplatz liegt die Diabetes-Gruppe mit Werten von 46% - 9% - 41% - 4%. Keines der Elternpaare aus der ZF-Gruppe lehnt eine psychologische Unterstützung ab, statistisch sind ihre Wünsche insgesamt jedoch etwas weniger stark ausgeprägt. In der Kontrollgruppe wünschen immerhin noch 22% der Eltern in starkem Maße und 69% in geringem Maße diese Unterstützung. Nur 4% aller befragten Eltern lehnen professionelle Hilfe für sich selbst ab. D.h. 96% aller befragten Eltern wünschen in geringem und in deutlichem bis starkem Ausmaß Hilfe für sich selbst.

Abbildung 7: Wunsch nach professioneller Hilfe für sich selbst von Seiten der Klinik (Hürten & Otten, 1991)

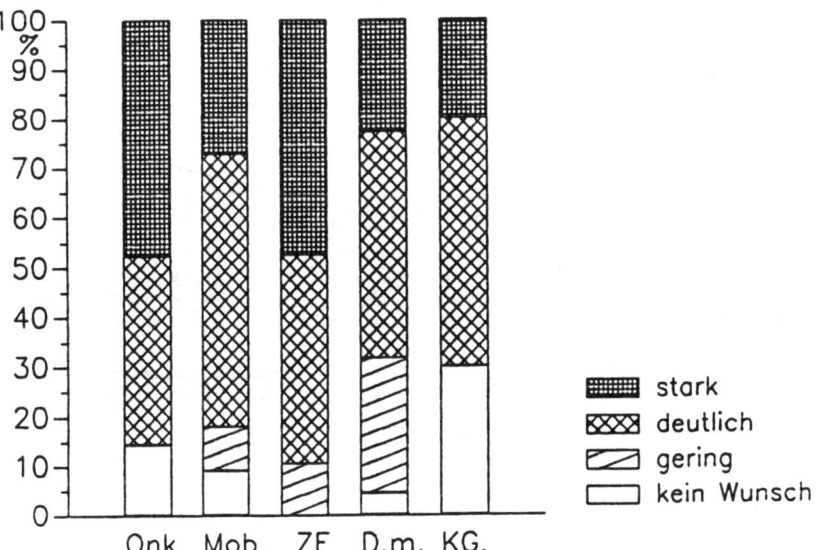

Wurde der Wunsch nach professioneller Unterstützug für die Eltern hinsichtlich ihrer Erwartungen an die Klinik differenziert, so ergeben sich Unterschiede zwischen den Gruppen, die jedoch statistisch nicht signifikant sind. An erster Stelle liegt die ZF-Gruppe, gefolgt von Onkologie, Mobilitätseinschränkung, Diabetes und der Kontrollgruppe. Insgesamt äußern die Eltern zu 33% (Range 20%-48%) einen starken und 45% (Range 42%-55%) einen deutlichen Wunsch. Etwa gleich viele Eltern haben einen geringen (10%) oder keinen Wunsch (12%) nach Hilfe von Seiten der Klinik für sich selbst.

Die Einsicht der betroffenen Eltern in die Notwendigkeit präventiver Maßnahmen für das Kind und sich selbst ist durch diese Studie deutlich belegt. Bei durchschnittlich nur 14% der chronisch erkrankten Kinder wünschen die Eltern keine Hilfe. Ihre eigene Hilfsbedürftigkeit als Eltern ist noch höher ausgeprägt und liegt bei annähernd 100% der befragten Eltern.

Von welchen Faktoren wird dieser starke elterliche Wunsch nach professioneller psychologischer und sozialer Hilfe für das erkrankte Kind und sich selbst beeinflußt? Wir können sie deutlich bestimmen (Hürter, 1990).

Abbildung 8: Bedingungsfaktoren des Wunsches nach psychologischer Hilfe (Hürten & Otten, 1991)

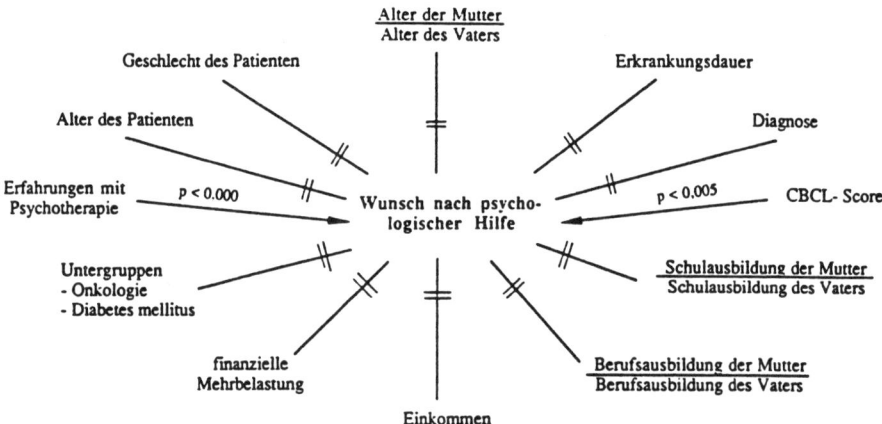

Die erste Analyse gilt den Vorerfahrungen mit psychotherapeutischen Behandlungen in der Familie. Anhand der Angaben der Familien zu ihren Erfahrungen mit Psychotherapie können zwei Gruppen gebildet werden: Familien mit Erfahrung und jene ohne Erfahrung mit Psychotherapie. Je nach Zugehörigkeit zu diesen Gruppen ist der Wunsch nach psychologischer Hilfe hoch signifikant verschieden (p<.000; N=77; zweiseitiger T-Test). Liegen Therapieerfahrungen vor, so wünschen sich die Eltern in stärkerem Maße professionelle psychologische Hilfe. Berücksichtigt man die Kovariate "Alter des Kindes", so erreicht der Gruppenunterschied ein Signifikanzniveau von p<.001 (N=101).

Der 2. Faktor "Ausmaß an wahrgenommener psychopathologischer Belastung des Kindes" beeinflußt den Elternwunsch ebenfalls entscheidend (p<.005; N=79): So besteht ein positiver statistischer Zusammenhang zwischen Wunsch nach psychologischer Hilfe und CBCL-Score in Höhe von .32.

Kontrolliert man zugleich den Einfluß der psychopathologischen Belastung und des Alters des Kindes auf den elterlichen Wunsch nach psychologischer Hilfe, so bleibt nach wie vor ein hoch signifikanter Unterschied (p<.005; N=101) zwischen therapieerfahrenen und therapieunerfahrenen Eltern bzw. Familien im Ausmaß des Wunsches nach psychologischer Hilfe.

Die Krankheits- bzw. Diagnosegruppe steht in einem bemerkenswerten, wenn auch statistisch nicht signifikanten, Zusammenhang zum Gesamtwunsch der Eltern nach psychologischer Hilfe. Die statistische Größe dieses Zusammenhangs beträgt r=.36. In der Reihenfolge der Mittelwerte belegt die onkologische Gruppe den ersten Rang, gefolgt von der Gruppe mit mobilitätseingeschränkten Patienten und ZF-Patienten, ferner der Diabetes-Gruppe und der Kontrollgruppe. Ein möglicher geschlechtsspezifischer Einfluß wurde hierbei kontrolliert. Weder Krankheitssubgruppen, noch die Dauer der Erkrankung sowie Alter und Geschlecht des Patienten haben einen Einfluß auf den Wunsch nach Hilfe. Das Alter der Eltern, ihre schulische und berufliche Ausbildung, Einkommenssituation und finanzielle Mehrbelastungen durch die chronische Erkrankung tragen ebenfalls nicht zur Varianzaufklärung des elterlichen Wunsches nach psychologischer Hilfe bei.

Zusammenfassend läßt sich sagen, daß das große Bedürfnis der Eltern nach psychologischer Hilfe bei der Bewältigung psychischer Belastungen und/oder sozialer Probleme infolge der Erkrankung um so stärker ausgeprägt ist, wenn

1) die psychopathologische Belastung des erkrankten Kindes oder Jugendlichen in der Einschätzung der Eltern hoch ist,

2) die Patienten an einer lebensbedrohlichen oder sensorisch-neurologischen Erkrankung leiden und wenn

3) Vorerfahrungen mit Psychotherapie in der Familie vorliegen.

Die Faktoren 1 (psychopathologische Belastung des Kindes) und 2 (sensorisch-neurologische Erkrankung) treten einerseits überzufällig häufig gemeinsam auf (Hürter, 1990; Mulhern et al., 1989; Lavigne & Faier-Routman, 1992; Sawyer et al., 1986; Steinhausen & Schindler, 1981; Steinhausen et al., 1983), sie sind jedoch auch unabhängig voneinander bedeutsam für den Wunsch nach psychologischer Hilfe (Hürter, 1990).

Bezüglich der Zeitpunkte einer wünschenswerten psychologischen Prävention ergeben die Antworten der Eltern ein eindeutiges Votum für ein frühzeitiges Angebot zum Zeitpunkt der Erstaufnahme und Diagnosestellung in der Klinik (Hürter, 1990, 1993). Sie gelten für alle in dieser Studie erfaßten chronischen Erkrankungen. Fragt man ausschließlich nach der poststationären Unterstützung, so ist der Wunsch deutlich ausgeprägt und entspricht der besonderen Bedürftigkeit chronisch erkrankter Kinder, Jugendlicher und ihrer Familien (vgl. Hürter & Hürter, 1980). 20 Monate nach der Diagnosestellung einer hämatologisch-onkologischen Erkrankung bei Kindern ermittelten Magni et al. (1986) in einer Follow-up-Studie die Persistenz und Stabilität der psychischen Störungen und Belastungen bei den Eltern.

Für die Verwirklichung einer umfassenden psychologischen und sozialen Hilfe für die betroffenen Familien äußern die befragten Eltern differenzierte Vorstellungen. Nach ihren Einschätzungen ist die Mitarbeit eines Psychologen unabdingbar (77% der Nennungen), nahezu jedes zweite Elternpaar erwartet die Hilfestellung durch Sozialarbeiter, ferner wird die Mitarbeit von Lehrpersonen, Erziehern, Ambulanzschwestern und Seelsorgern befürwortet (vgl. Härter, 1993; Hürter, 1990).

Unabhängig von der Zugehörigkeit zu einer Krankheitsgruppe werden klinikinterne Angebote gegenüber klinikexternen Angeboten bevorzugt. Besonders die Eltern von ZF-Patienten scheinen eine enge Bindung an die Klinik zu haben (Hürter, 1990).

Zusätzlich zu einer professionellen psychologichen Hilfe haben 64% der Eltern chronisch kranker Kinder und Jugendlicher das Bedürfnis nach Austausch mit anderen Betroffenen (vgl. Schlack & Diedenhofen, 1993).

Ergebnisse qualitativer Forschung

Aufschlußreiche Hinweise ergibt die Auseinandersetzung der Betroffenen mit psychologischer Hilfe, die von professionellen Behandlern und sozialen Stützsystemen gegeben wird. 15% der Familien mit einem diabeteskranken Kind verfügen über Erfahrungen mit Psychotherapie eines Familienmitgliedes, des Elternpaares oder der gesamten Familie (Seiffge-Krenke et al., 1992). Für Familien mit gut und mit schlecht stoffwechseleingestellten diabeteskranken Jugendlichen gibt es keine Unterschiede hinsichtlich der Erfahrungen mit Psychotherapie. Dies ist deutlich weniger als in Familien mit einem gesunden Jugendlichen (Rate an Psychotherapieerfahrung: 28%). Die Werte entsprechen den von Hürter (1990) berichteten Ergebnissen. Nach diesen verfügen durchschnittlich 18% der Familien mit einem chronisch erkrankten Kind über Psychotherapieerfahrung.

Familien mit chronisch erkrankten Jugendlichen greifen in stärkerem Maße Hilfe im Familienkreis, bei Betroffenen, in der Selbsthilfe oder bei Verbänden und den klassischen Berufsgruppen der medizinischen Therapie, den Ärzten, Schwestern, Krankengymnasten und Diabetesberaterinnen auf (Hürter, 1990; Seiffge-Krenke et al., 1992). Bei genauer Betrachtung zeigt sich, daß gar bei sehr niedriger Selbsteinschätzung der Nutzung professioneller Hilfe für familiäre Schwierigkeiten die tatsächliche Inanspruchnahme von Hilfe bei den klassischen medizinischen Berufsgruppen hoch ist. Dies weist auf eine hohe Handlungsbereitschaft der Familien zur Lösung ihrer Probleme hin. Die Hilfe im Familienkreis, in der Selbsthilfe und bei den klassischen medizinischen Berufsgruppen wird den betroffenen Familien aktiv angeboten. So führt also das Fehlen professioneller psychologischer Hilfsangebote gerade zu Beginn der Erkrankung, d.h. nach der Diagnosestellung, zu einer fortgesetzten Vernachlässigung der psychologischen Hilfe bei der Krankheitsbewältigung, bleibt aber den Eltern als Defizit im Gedächtnis (Hürter, 1990; Seiffge-Krenke et al., 1992). Sie äußern, zum Zeitpunkt der Diagnose psychologische Hilfestellung benötigt zu haben.

Aus der klinischen Arbeit des Autors mit Kindern und Jugendlichen, die an Diabetes mellitus, zystischer Fibrose, mobilitätseinschränkenden- und Krebserkrankungen litten, schälte sich ein psychologischer Aspekt heraus, der in der professionellen psychologischen Praxis vernachlässigt wird: die besondere Bedürftigkeit der Patienten nach Aufmerksamkeit, Verständnis, Geduld und Liebe. Für viele Eltern scheint es selbstverständlich zu sein, diese Liebe ihren Kindern verstärkt zu geben. Im Gegensatz zu ihren Eltern reflektieren Kinder und Jugendliche ihre Krankheitssituation stärker materiell-instrumentell und konzentrieren sich auf die medizinische Therapie wie Inhalationen, Krankengymnastik und Medikation bei zystischer Fibrose oder Insulinsubstitution in Abstimmung mit der Ernährung bei Diabetes mellitus. Speziell bei Diabetes mellitus kommt eine Besonderheit des Krankheitsverlaufs hinzu: Oft besteht vor der Diagnose des Diabetes eine längere Phase schwerer körperlicher und psychischer Beschwerden, so daß der Beginn der Insulintherapie die Jugendlichen "gesunden" läßt und die prädiagnostischen Beschwerden verschwinden. In diesem neuen gestärkten Lebensgefühl, das die Chronizität der Erkrankung noch nicht wahrnimmt, hat das Bedürfnis nach psychologischer Hilfe kaum Platz. Diese Denkweise der Kinder und Jugendlichen ist entwicklungspsychologisch angemessen, denn sie zeigt, daß sich das Denken der Jugendlichen über das konkrete Handeln und die Reflexion mit den Eltern und Behandlern herausbildet. Erfolgreiches psychologisches Bewältigen setzt nicht zwangsläufig eine Metareflexion des Jugendlichen voraus. Daraus folgt, daß die psychologische Hilfe für die Jugendlichen handlungsorientiert sein muß (vgl. Roth, 1986) und die psychosoziale Kompetenz des Jugendlichen indirekt zu verbessern versuchen muß. Unter psychosozialer Kompetenz wird die Bereitschaft verstanden, Hilfe und Unterstützung von der Familie, von Freunden und professionellen Helfern anzunehmen, der Wille, die Krankheit anzunehmen und mit ihr zu leben sowie das Ziel, sich sozial zu integrieren. Die Bereitschaft, psychologische Hilfe zu fordern und sie in Anspruch zu nehmen, ist bei Jugendlichen allgemein niedrig ausgeprägt (Seiffge-Krenke, 1989).

Im Gegensatz zu ihren Eltern (Hürter, 1990) lehnen Jugendliche mit Diabetes mellitus, zystischer Fibrose, mobilitätseinschränkenden - und Krebserkrankungen den Kontakt zu anderen betroffenen Jugendlichen meistens ab. Ergibt sich jedoch ein solcher Kontakt über ein Schulungsangebot oder eine Freizeit, so profitieren diese Jugendlichen sehr stark von der Modellwirkung erfolgreicher Bewältiger und von dem Solidaritätsgefühl der Verbundenheit mit Menschen, die einander verstehen und ihre Situation aus eigenem Erleben kennen.

Zusammenfassung: Die psychologische Routineprävention

Die Erörterungen zum Bedarf nach psychologischer Hilfe sollen in diesem abschließenden Kapitel thesenhaft zu Eckpfeilern einer routinemäßigen Prävention bei chronischer Erkrankung im Kindes- und Jugendalter zusammengefaßt werden. Die Forderung nach einer routinemäßigen psychologischen Hilfe folgt aus der 2-3 fach höheren Prävalenzrate psychopathologischer Störungen der erkrankten Kinder und Jugendlichen und dem großen Wunsch nach psychologischer Hilfe durch die betroffenen Eltern, d.h. aus objektiver und subjektiver Notwendigkeit.

1. Zeitpunkt der Prävention

Die psychologische Prävention muß unmittelbar zum Zeitpunkt der Diagnose und dem Anfang der Therapie beginnen und während des gesamten Krankheitsverlaufs verfügbar sein. Die Diagnosestellung kommt für die Betroffenen einer Katastrophe gleich, die alle Bereiche des Lebens tangiert. In dieser vulnerablen Phase sind die Betroffenen auf psychologische Hilfe angewiesen. Rückblickend legen betroffene Eltern größten Wert auf ein solches Angebot. Die Vernachlässigung psychologischer Aspekte der Krankheitsbewältigung im Anfangsstadium stellt die Weichen für eine chronische Vernachlässigung psychologischer Aspekte. Es bleibt dann der prämorbiden Ausgangssituation der Betroffenen vorbehalten, den Umgang mit psychischen Belastungen festzuschreiben. Hierzu gehören die Hilfe oder das Fehlen von Hilfe von den inner- und außerfamiliären Stützsystemen und die Erfahrungen mit Psychotherapie oder Beratung bzw. das Fehlen professioneller Hilfe. Frühe unbehandelte psychische Störungen besitzen eine schlechte prognostische Valenz für psychopathologische Störungen in der Adoleszenz. Dies gilt im besonderen für die Hochrisikogruppe chronisch erkrankter Kinder und Jugendlicher.

2. Dimensionen der Prävention

Psychologische Hilfe muß die Triade von Person, Krankheit und Umwelt berücksichtigen, denn das Ziel erfolgreicher Krankheitsbewältigung besteht in der Herstellung der "Passung von Person, Krankheit und Umwelt" (Schüßler, 1993). Mit Erreichen der "Passung" ist das größtmögliche psychische, physische und soziale Wohlbefinden möglich. Hierzu ist der Einsatz klinisch-psychologischer, entwicklungspsychologischer, pädagogischer und familiendynamischer Konzepte notwendig.

3. Kontext der Prävention

Professionelle psychologische Hilfe bei chronischen Erkrankungen wird in der Regel in medizinischen Einrichtungen angeboten. Dies erfordert eine besondere Ausrichtung im konkreten psychologischen Handeln (Hürter, 1988). Im Falle einer chronischen Erkrankung mit hohem Selbstmanagementanteil hat sich ein Modell psychologisch-medizinischer Kooperation an der Universitätskinderklinik Gießen bewährt. Dieses Modell sieht vor, daß der Psychologe die Führung des Patienten und seines familiären Umfelds innehat und der Arzt durch Konsultationen zu bestimmten medizinischen Fragen einbezogen wird. Dieses Vorgehen wurde bei der Therapie des Diabetes mellitus und bei funktionalen körperlichen Erkrankungen erprobt (Hürter & Piske-Keyser, 1989).

4. Berücksichtigung der Bedürfnisse der Betroffenen

Die Bedürfnisse der von Krankheit betroffenen Kinder und Jugendlichen und ihrer Eltern und Geschwister sind, wie oben dargestellt, vergleichbar und gleichzeitig sehr verschieden voneinander. Dies ist durch die unterschiedlichen Grade an Betroffenheit bedingt, ebenso durch unterschiedliche Sozialisationserfahrungen, durch Alters- und Geschlechtsunterschiede und Rollenunterschiede. Hilfsangebote, die erfolgreich sein wollen, müssen sich auf die konkrete Bedürfnislage der Betroffenen ausrichten. Es ist daher sehr zu begrüßen, daß die aktuelle Diskussion des Empowermentansatzes in der klinischen Psychologie im allgemeinen und der Therapie des Diabetes mellitus im besonderen (Funnell et al., 1991) diesen Aspekt der Hilfe in den Mittelpunkt rückt.

Es ist dringend geboten, präventive psychologische Hilfe bei chronischen Erkrankungen im Kindes- und Jugendalter flächendeckend anzubieten, denn die Fähigkeit und der Wille, psychologische Hilfe in Anspruch zu nehmen, ist ein Kennzeichen von Familien, die sich erfolgreich mit der Krankheit und ihren Folgen auseinandersetzen, angemessen überleben und gut weiterleben können (Spinetta et al., 1988).

Literatur

Achenbach, T.M., Edelbrock, C. (1983) Manual for the Child Behavior Checklist and Revised Child Behavior Profile. Burlington VT: University of Vermont, Department of Psychiatry

Funnell, M.M., Anderson, R.M., Arnold, M.S. (1991) Empowerment. A winning model for diabetes care. Pract Diabet 10: 16-18

Härter, M. C. (1993) Zielanalyse psychosozialer Betreuung bei chronisch kranken Kindern und Jugendlichen. Sozialpäd 15: 624-628

Harten, G., Hanefeld, F., Stephani, U., Steinhausen, H.-C., Riehm, H. (1984) Kinder mit bösartigen Krankheiten: Neuropsychologische Folgen der Behandlung. In Steinhausen H-C (Hrsg.) Risikokinder. Ergebnisse der Kinderpsychiatrie und -psychologie. W. Kohlhammer, Stuttgart: 73-88

Holroyd, J., Guthrie, D. (1986) Family stress with chronic childhood illness: Cystic Fibrosis, neuromuscular disease, and renal disease. J Clin Psychol 42: 552-561

Hürter, A. (1988) Geachtet oder unnütz: Systemische Reflexion klinisch-psychologischer Konsiliar- und Liaisontätigkeit an einer Universitätskinderklinik. In G Romkopf, W D Fröhlich & I Lindner (Hrsg.) Forschung und Praxis im Dialog. Entwicklungen und Perspektiven. Bericht über den 14. Kongreß für Angewandte Psychologie, Klinische Psychologie, forensische und Kriminalpsychologie. Deutscher Psychologen Verlag, Bonn: 220-225

Hürter, A. (1990) Psychische und soziale Belastungen und der Wunsch nach professioneller Hilfe bei verschiedenen chronischen Erkrankungen. In I Seiffge-Krenke (Hrsg.) Krankheitsverarbeitung bei Kindern und Jugendlichen. Jahrbuch der medizinischen Psychologie, Bd. 4. Springer, Berlin: 127-149

Hürter, A. (1993) Bedingungsfaktoren der psychopathologischen Symptomatik und des Bedarfs nach psychotherapeutischer Hilfe bei chronischen Erkrankungen im Kindes- und Jugendalter. 4. Kongreß d. Dtsch. Gesellschaft f. Verhaltensmedizin. Bonn, 25.-27. März 1993

Hürter, A. (1994) Familiäre Bewältigung chronischer Erkrankungen im Kindes- und Jugendalter. Kontext. Z Famther: i. Dr.

Hürter, A. , Piske-Keyser, K. (1989) Das gemeinsame Muster physiologischer und beziehungsdynamischer Prozesse bei einer langjährigen Enkopresis. Praxis der Kinderpsychologie und Kinderpsychiatrie 38: 171-177

Hürter, A., Otten, A. (1991) Familien mit diabetischen Kindern und Jugendlichen. Psychische und soziale Probleme und der Wunsch nach psychologischer Hilfe im Vergleich mit anderen chronischen Erkrankungen. In Roth, R., Borkenstein, W. (Hrsg.) Psychosoziale Aspekte des diabetes mellitus. Karger, Basel, 150-159

Hürter, H., Hürter, P. (1980) Psychologische Betreuung diabetischer Kinder und Jugendlicher und ihrer Eltern. Ms Kinderh 128: 11-15

Kronenberger, W.G., Thompson, R.J. (1990) Dimensions of Family Functioning in Families With Chronically Ill Children. A Higher Order Factor Analysis of the Family Environment Scale. J Clin Child Psychol 19: 380-388

Kupst, M.J., Schulmann, J.L., Maurer, H., Morgan, E., Honig, G., Fochtman, D. (1983) Psychological Aspects of Pediatric Leukemia: From Diagnosis Through the First Six Months of Treatment. Med Pediatr Onc 11: 269-278

Kupst, M.J., Schulman, J.L., Maurer, H., Honig, G., Morgan, E., Fochtman, D. (1984) Coping with Pediatric Leukemia: A Two-Year Follow-Up. J Pediatr Psychol 9: 149-163

Lavigne, J.V., Faier-Routman, J. (1992) Psychological Adjustment to Pediatric Physical Disorders: A Meta-Analytic Review. J Pediatr Psychol 17: 133-157

Lewis, R.J., Dlugokinski, E.L., Caputo, L.M., Griffin, R.B. (1988) Children at risk for emotional disorders: Risk and ressource dimensions. Clin Psychol Rev 8: 417-440

Magni, G., Carli, M., De Leo, D., Tshilolo, M., Zanesco, L. (1986) Longitudinal Distress in Parents of Children with Malignencies. Acta Paediatr Scand 75: 283-288

Meadows, A.T., Hobbie, W.T. (1986) The Medical Consequences of Cure. Canc 58: 524-528

Mulhern, R.K., Wasserman, A.L., Friedman, A.G., Fairclough, D. (1989) Social Competence and Behavioral Adjustment of Children Who are Long-Term Survivors of Cancer. Pediatr 83: 18-25

Patterson, J.M., Mc Cubbin, H.J. (1983) The Impact of Family Life Events and Changes on the Health of a Chronically Ill Child. Fam Relat 32: 255-264

Petermann, F., Noeker, M., Bode, U. (1987) Psychologie chronischer Krankheiten im Kindes- und Jugendalter. Psychologie Verlags Union, München Weinheim

Remschmidt, H. (1992) Psychiatrie der Adoleszenz. Thieme, Stuttgart

Remschmidt, H., Walter, R. (1990) Psychische Auffälligkeiten bei Schulkindern. Eine epidemiologische Untersuchung. Verlag für Psychologie - Hogrefe, Göttingen

Roth, R. (1986) Verhaltensmedizinische Aspekte des "juvenilen Diabetes". Wiener Med Ws 136: 522-524

Rolland, J.S. (1984) Toward a Psychosocial Typology of Chronic and Life-Threatening Illness. Fam Syst Med 2: 245-262

Sawyer, M., Crettenden, A., Toogood, I. (1986) Psychological Adjustment of Families of Children and Adolescents Treated for Leukemia. Am J Pediatr Hemat/Onc 8: 200-207

Schlack, H.G., Diedenhofen, C. (1993) Formen und Indikationen stationärer Behandlung in Sozialpädagogischen Zentren. Sozialpäd 15: 586-587

Schüßler, G. (1993) Bewältigung chronischer Krankheiten. Konzepte und Ergebnisse. (Monographie zur Zeitschrift für psychosomatische Medizin und Psychoanalyse, Nr. 15) Vandenhoeck & Ruprecht, Göttingen

Seiffge-Krenke, I. (1989) Gesundheitsbezogenes Verhalten und Krankheitsbewältigung: Entwicklungspsychologische Befunde an Jugendlichen. Z Sozialforsch Erziehsoziol 15: 247-263

Seiffge-Krenke, I., Hürter, A., Boeger, A., Moormann, D., Nilles, D., Suckow, A. (1992) Bewältigung chronischer Krankheiten am Beispiel des juvenilen Diabetes. Prospektive Längsschnittstudie an chronisch kranken, akut kranken und gesunden Jugendlichen und ihren Familien. Bericht über die Projektjahre 1991-1992. Bonn

Spinetta, J.J., Murphy, J.L., Vik, P.J., Day, J., Mott, M.A. (1988) Long-Term Adjustment in Families of Children with Cancer. J Psychosoc Onc 6: 179-191

Steinhausen, H.-C. (Hrsg.) (1984) Risikokinder. Ergebnisse der Kinderpsychiatrie und -psychologie. Kohlhammer, Stuttgart

Steinhausen, H.-C., Schindler H-P (1981) Psychosocial Adaption in Children and Adolescents with Cystic Fibrosis. J Devel Behav Pediatr 2: 74-77

Steinhausen, H.-C., Stephan, H., Schindler-Lembenz, H.-P. (1983) Vergleichende Studien zur Psychopathologie bei Asthma bronchiale und cystischer Fibrose. Ms Kinderh 131: 145-149

II. Praxis

Psychosoziale Aspekte der Rehabilitation asthmakranker Kinder und Jugendlicher

Helmut Neumann

Einleitung

Asthma bronchiale ist in den westlichen Industrieländern die häufigste chronische Erkrankung im Kindes- und Jugendalter. Trotz verbesserter medizinischer Behandlungsmöglichkeiten nimmt die Prävalenz dieser Krankheit in letzter Zeit noch zu. Diese Entwicklung ist nicht nur auf eine insgesamt höhere Sensibilität gegenüber allergischen Erkrankungen und auf ihre genauere Diagnostik zurückzuführen, sondern spiegelt eine tatsächliche Vergrößerung der Problematik wider, die an verschiedenen Faktoren ablesbar ist. Könning et al. (1993a) führen hier Steigerungen der stationären Klinikaufenthalte von Kindern mit akuten Asthmasymptomen und die im letzten Jahrzehnt in vielen Ländern angestiegene Mortalitätsrate bei asthmakranken Kindern und Jugendlichen[1] an (vgl. auch Lob-Corzilius, 1993).

Die Häufigkeit der Asthmaerkrankung bei Kindern und Jugendlichen wird in der Literatur weltweit zwischen 0-20% angegeben. Diese große Schwankungsbreite ist sowohl auf tatsächliche Unterschiede in der Erkrankungsrate verschiedener untersuchter Populationen (je nach ethnischer Herkunft und geographischer Region) als auch auf definitorische und untersuchungsmethodische Probleme zurückzuführen (Woolcock, 1991; v. Mutius et al., 1992a; Wjst, 1996).

In neueren bundesdeutschen Untersuchungen werden für Kinder kumulative Prävalenzwerte bis zu 12% berichtet (vgl. v. Mutius et al., 1991, 1992b). ("Kumulative Prävalenz" bezieht sich auf den prozentualen Anteil von Kindern und Jugendlichen an der Gesamtpopulation, die im Laufe ihres bisherigen Lebens Asthmabeschwerden gehabt haben.) Wenn man demgegenüber Zahlen zur Punktprävalenz des Asthma bronchiale betrachtet (Prozentsatz der Kinder und Jugendlichen, die zu einem definierten Zeitpunkt an Asthma erkrankt sind), werden Werte zwischen 1-3% berichtet. Absolut gesehen bedeutete dies für die "alte" Bundesrepublik Deutschland, daß zu einem beliebigen Zeitpunkt ca. 100.000 bis 300.000 Kinder und Jugendliche an Asthma bronchiale erkrankt waren (vgl. Köhl & Völker, 1990). Aus dem angloamerikanischen Sprachraum stammen ähnliche Zahlen zur Prävalenz (Gergen et al., 1988).

---

[1] Der Einfachheit halber verwende ich im folgenden häufiger Begriffe wie "erkranktes bzw. betroffenes Kind" (oder ähnliche Bezeichnungen). Dies soll Jungen und Mädchen einschließen und sich auch auf asthmakranke Jugendliche beziehen.

Die Auswirkungen der Asthmaerkrankung für das betroffene Kind und seine
Familie können erheblich sein, und auch für unser Gesundheitssystem insgesamt
ergeben sich durch chronische Erkrankungen, wie Asthma bronchiale, neue und
gravierende Herausforderungen. Im Umgang mit der Asthmaerkrankung im Kin-
des- und Jugendalter sind neben veränderten Ansätzen der Prävention und der ku-
rativen Behandlung gerade auch differenzierte Vorgehensweisen in der Rehabilitation notwendig.

Das Krankheitsbild

Asthma bronchiale gehört zur Gruppe der allergischen Erkrankungen, zu denen
z.B. auch die Atopische Dermatitis (Neurodermitis), die allergische Rhinitis (allergischer Schnupfen/Heuschnupfen), die Urtikaria (Nesselsucht) oder auch Nah-
rungsmittel- und Medikamentenallergien gehören.

Eine umfassende, vollkommen befriedigende und allgemein anerkannte Definition der Asthmaerkrankung gibt es auch heute noch nicht. Aus klinischer Sicht
kann Asthma bronchiale als "eine variable und reversible Atemwegsobstruktion
(Behinderung der Atmung: Ergänzung des Verfassers) infolge Entzündung und
Hyperreaktivität der Atemwege" (Nolte, 1991, S. 3) auf eine Vielzahl von Reizen
definiert werden[2].

Im nachfolgenden hypothetischen Modell der Asthmaentstehung (vgl. Könning
et al., 1993a und Steinhausen, 1993) sind unterschiedliche ätiopathogenetische
Faktoren, wie genetische Disposition und bronchiale Hyperreaktivität, in ihrem Zusammenhang mit Asthmasymptomen berücksichtigt.

Abbildung 1: Hypothetisches Modell des Asthmaentstehung

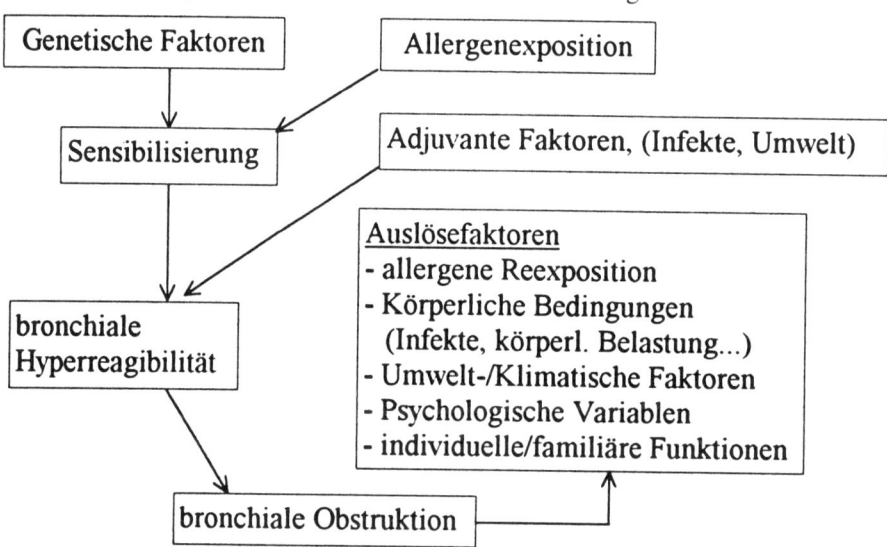

Die Sensibilisierung eines Kindes kann durch eine genetische Prädisposition zusammen mit Allergenkontakt entstehen. Aber nicht jeder sensibilisierte Mensch erkrankt auch an einer Allergie. Kommen "adjuvante Faktoren" hinzu (z.B. frühkindliche Infekte, passives Rauchen), kann sich beim Betroffenen ein hyperreagibles Bronchialsystem entwickeln. Bronchiale Hyperreagibilität bedeutet jedoch auch noch kein manifestes Asthma bronchiale. Manifest werden Asthmasymptome erst, wenn jemand mit einem hyperreagiblen Bronchialsystem mit *seinen* spezifischen Allergenen oder anderen Auslösefaktoren in Berührung kommt (nach Könning et al., 1993a, S. 462f).

Asthmasymptome können durch verschiedene *"Triggerfaktoren"* ausgelöst werden. Die wichtigsten dieser Auslöser sind neben häufigen und schweren Atemwegsinfekten verschiedene Allergene (z.B. Pollen, Tierhaare, Hausstaubmilben(-kot), Schimmelpilze), körperliche Belastung, klimatische und Umweltfaktoren und auch psychische Faktoren. Psychische Variablen haben als Auslösefaktoren bei einem bereits manifesten Asthma bronchiale als Emotionen (z.B. Ärger, Ängste, Wut, depressive Stimmung) und/oder als über Konditionierungsprozesse entstandene Auslösebedingungen eine wichtige Bedeutung (vgl. Könning et al., 1993a; Lob-Corzilius, 1993; Noeker et al., 1993; Petermann et al., 1993b; Steinhausen, 1993).

Nach Kontakt mit den jeweiligen Auslösern können Asthmasymptome zeitlich unterschiedlich

- als Sofortreaktion (nach wenigen Minuten bis zu 2 Stunden) oder
- als Spätreaktion (nach 6-12 Stunden) auftreten.

Das Spektrum asthmatischer Symptome kann sehr verschieden sein und von leichteren Beschwerden, wie häufigem "Hüsteln" oder Räuspern bei körperlicher Anstrengung, über heftige Hustenanfälle bis hin zum akuten Asthmaanfall oder auch zum sog. "Dauerasthma" reichen. "Symptome des manifesten Asthma bronchiale sind eine erschwerte Atmung, Giemen, Pfeifen oder Atemnot" (Könning et al., 1993a, S. 463). Vor allem ist die Ausatmung erschwert.

Beim Asthmaanfall erlebt das Kind subjektiv auch Erstickungsangst. Beim Dauerasthma haben die Patienten längere Zeit (u.U. monatelang) keine normale Atmung.

Zu den Asthmasymptomen gehören also nicht nur die akuten Asthmaanfälle oder eine massiv beeinträchtigte Atemsituation, sondern auch die täglichen weniger schweren Dauerbeschwerden (Lob-Corzilius, 1993).

Asthma kann in unterschiedliche *Formen* eingeteilt werden. So ist das *"Extrinsic-Asthma"* ausschließlich allergisch bedingt. Beim *"Intrinsic-Asthma"* besteht dagegen keine allergische Komponente. Beim sog. *"Mixed-Typ"* des Asthma spielen unterschiedliche Auslösefaktoren eine Rolle. So besteht hier eine allergische Reaktionsbereitschaft, jedoch sind hauptsächlich Virusinfekte Auslöser asthmatischer Beschwerden (allerdings spielen auch andere Auslöserfaktoren eine Rolle; vgl. Riedel & Rieger, 1987; Nolte, 1991). Könning et al. (1993a) halten die Einteilung in verschiedene Asthmaformen allerdings für die Praxis für wenig sinnvoll, da bei etwa 85-90% der Kinder und Jugendlichen die Mischform des Asthma bronchiale besteht.

Je nach Ausprägung der asthmatischen Beschwerden lassen sich verschiedene *Schweregrade der Erkrankung* unterscheiden. Eine allgemein akzeptierte Schwere-

gradeinteilung gibt es allerdings nicht, da eine Klassifikation auf der Grundlage
unterschiedlicher Faktoren möglich ist, wie z.B. Symptomhäufigkeit, subjektive Be-
schwerdeintensität, Lungenfunktionsparameter, Therapieintensität (vgl. hierzu v. d.
Hardt & Hoffmann, 1985; Riedel & Rieger, 1987; Konsensuspapiere der Arbeitsgemeinschaft "Asthmaschulung im Kindes- und Jugendalter", 1993 und 1995). Eine
Schweregradeinschätzung sollte immer auf einem längeren Beurteilungszeitraum
basieren (Monate bis Jahre).

Szczepanski und Schmidt (1994) beziehen sich in ihrer Arbeit auf die 4-stufige
Schweregradeinteilung der "Arbeitsgemeinschaft Asthmaschulung im Kindes- und
Jugendalter" (1993), die in Anlehnung an die WHO-Schweregradklassifikation unter Berücksichtigung der Lungenfunktionsparameter erstellt wurde. Dieses Schema
ist leicht abgewandelt in Tabelle 1 dargestellt. Asthma-Schweregradeinteilungen
sind für die Praxis bedeutsam, weil das therapeutische Vorgehen hierdurch wesentlich mitbestimmt wird (Geisler, 1990).

Tabelle 1: Schweregrade des Asthma bronchiale

Schweregrad	Asthmaanfälle	Lungenfunktion
Grad 1 leichtes Asthma	bis 5 pro Jahr erschwerte Atmung selten Pfeifen keine Atemnot	im symptomfreien Intervall normal
Grad 2 mäßiggradiges Asthma	6-10 pro Jahr erschwerte Atmung häufiger Pfeifen keine Überblähung selten Atemnot	leichtgradige Obstruktion
Grad 3 mittelschweres Asthma	11-20 pro Jahr Pfeifen gelegentlich Atemnot leichte Überblähung	mäßig schwere Obstruktion
Grad 4 schweres Asthma	> 20 pro Jahr Pfeifen häufig Atemnot und/oder deutliche Überblähung Dauerbeschwerden	schwergradige Obstruktion

Psychosoziale Aspekte der Asthmaerkrankung im Kindes- und Jugendalter

Häufig bedeutet die Asthmaerkrankung, besonders wenn sie schwer verläuft, für das betroffene Kind und seine Familie eine erhebliche Belastung mit vielfältigen Anforderungen. Mögliche Belastungen stehen sowohl mit den körperlichen Symptomen und Folgen der Krankheit und ihrer Behandlung in Zusammenhang als auch mit den vielfältigen potentiellen Auswirkungen, die die Erkrankung auf die verschiedenen Bereiche des Alltagslebens des Kindes und seiner Familie hat.

Auf die mit der Krankheit verbundenen körperlichen, psychischen und sozialen Belastungen muß das betroffene Kind, mehr oder weniger gestützt von seiner Familie, reagieren. Auch seine Familie wird u.U. vor schwierige Bewältigungsaufgaben gestellt.

Gerade die Familie verdient besondere Beachtung und muß in alle Überlegungen im Zusammenhang mit der Unterstützung des Kindes einbezogen werden, weil sie
- i.d.R. das wichtigste soziale Umfeld für das Kind darstellt
- aber eben auch 'Mitbetroffene' der Krankheit ist und sich, wie das Kind selbst, darauf einstellen muß.

(vgl. hierzu Petermann et al., 1987; v. Schlippe et al., 1990; v. Schlippe & Lob-Corzilius, 1993; Lecheler & Walter, 1995).

Ausgehend von dem von Petermann et al. (1987) dargestellten allgemeineren Bezugsrahmen krankheitsbedingter Belastungen lassen sich asthmaspezifische Schwierigkeiten für das erkrankte Kind und seine Familie betrachten. Das Belastungsspektrum umfaßt vor allem
- die Notwendigkeit der Bewältigung von Alltagsanforderungen und der Veränderung sozialer Rollen und Bindungen innerhalb der Familie
- Belastungen durch mögliche Klinikaufenthalte
- Belastungen im Zusammenhang mit eventuellen Beeinträchtigungen der körperlichen Verfassung des Kindes im Verlauf der Krankheit und ihrer Behandlung
- Einflüsse der Erkrankung auf kindliche Identitätsentwicklung, Selbstbild, Selbstwertgefühle und Zukunftsperspektiven
- die existentielle Konfrontation mit der Erkrankung und auch mit der Möglichkeit, an ihr zu sterben sowie eventuell Fragen nach den Gründen, dem 'Sinn' der Krankheit und nach der Schuld.

Typische Krankheitsfolgen für das Kind können auf der körperlichen Ebene unmittelbar mit der Asthmaerkrankung bzw. damit verbundenen medizinischen Behandlungsmaßnahmen oder auch präventiven Maßnahmen zusammenhängen (z.B. Atemnot, körperliche Beeinträchtigungen, eventuell angstbesetzte Selbstbeobachtung des körperlichen Zustandes, notwendige Disziplin bei der oft zeitaufwendigen Therapiemitarbeit, eventuelle Nebenwirkungen der Asthmamedikamente, Belastungen durch notwendige medizinische Untersuchungen). Für das betroffene Kind ist die tägliche Auseinandersetzung mit der Erkrankung erforderlich, da es trotz vielleicht subjektiver Beschwerdefreiheit kontinuierlich Medikamente einnehmen oder u.U. bestimmte asthmaauslösende Bedingungen meiden muß. Auch besteht oft eine längerfristige Abhängigkeit von Medikamenten und medizinischen Hilfsmitteln (wie Dosier-Aerosolen oder Inhalationsgeräten).

Belastungen können sich auch durch notwendige Krankenhausaufenthalte und damit verbundene Trennungen von der Familie, dem Freundeskreis und der Schule (auch in Form von Unterrichtsversäumnissen und daraus entstehenden schulischen Defiziten) ergeben. Das Freizeitverhalten des Kindes kann durch die Asthmaerkrankung in besonderer Weise eingeschränkt sein (etwa: weniger freie Zeit zum Spielen; das Kind nimmt an bestimmten Aktivitäten, wie Freizeit-/Schulsport oder mit körperlicher Anstrengung verbundenem Spiel mit Gleichaltrigen nicht teil oder muß z.B. Kontakt zu Tieren vermeiden). Vielleicht erlebt das betroffene Kind wegen der häufig nur schlechten Vorhersagbarkeit und Variabilität des Krankheitsverlaufs auch starke Angst vor erneut auftretenden Asthmasymptomen und beim akuten Asthmaanfall auch Erstickungsangst und Panikgefühle. Weitere emotionale Belastungen können für das Kind in Schamgefühlen, Ärger und Wut über die Erkrankung und Beeinträchtigung seines Selbstwertgefühls oder auch in weiteren psychischen Problemen bestehen. Ängste, depressive Reaktionen und soziale Isolations- und Rückzugstendenzen sind hier häufig. Emotionale Faktoren können selbst wiederum Triggerfaktoren für Asthmasymptome sein.

In der Literatur wird vielfach auf eine hohe Koinzidenz von chronischer Krankheit (besonders bei schwererem Krankheitsverlauf) und der Entwicklung psychischer Probleme hingewiesen. So wird das Risiko, zusätzlich zur chronischen Erkrankung eine psychische Störung zu entwickeln, im Vergleich zu nicht chronisch kranken Kindern als bis zu zwei- bis fünffach höher angegeben (Seiffge-Krenke & Brath, 1990; Blanz, 1994).

Trotz der z.T. erheblichen psychischen Belastungen durch chronisches Kranksein sollte jedoch immer bedacht werden, daß die Mehrzahl der betroffenen Kinder und Jugendlichen, nämlich zwischen 70 und 80%, keine gravierenden psychopathologischen Auffälligkeiten entwickelt.

Eltern asthmakranker Kinder äußern häufig die Sorge, daß ihr Kind wegen seiner Erkrankung in der Familie, der Schule oder auch im Freundeskreis eine Sonderrolle einnimmt und zum Außenseiter wird. Weiterhin berichten sie z.B. auch von erheblichen Ängsten um ihr Kind sowie übermäßigem Mitgefühl, Schamgefühlen und auch Resignation hinsichtlich ihrer Unterstützungs- und Veränderungsmöglichkeiten bzgl. der Erkrankung ihres Kindes. In diesem Zusammenhang spielt auch die schlechte Vorhersagbarkeit des Krankheitsverlaufs eine Rolle.

Die Partnerschaft der Eltern und das Familienleben können schweren Belastungen ausgesetzt sein. In vielen Familien dreht sich das Familienleben zum großen Teil um die Asthmaerkrankung: z.B. oft in Form von Konflikten wegen der notwendigen Medikamenteneinnahme (bspw. das Inhalieren) oder Schwierigkeiten wegen einer vielleicht erforderlichen Diät oder auch Problemen, wenn bei allergischem Asthma auf Kontakt zu Tieren verzichtet werden muß.

Durch die Krankheit des Kindes können neben den Eltern noch andere Familienmitglieder betroffen sein. Durch Umstellungen im familiären Alltag und besondere elterliche Rücksichtnahme und zeitaufwendige Fürsorge für das erkrankte Kind erleben Geschwister möglicherweise einen Mangel an elterlicher Zuwendung und fühlen sich dem kranken Kind gegenüber benachteiligt. Durch eventuell notwendige häufigere Arzt- bzw. Klinikbesuche oder auch stationäre Klinikaufenthalte entstehen für die Familie weitere z.T. erhebliche zeitliche und auch finanzielle Belastungen. (vgl. hierzu: Lecheler & Gauer, 1991; Könning et al. 1993a; Petermann & Brüggemann, 1993; Petermann et al., 1993b, c; Könning, 1994).

Asthmabehandlung - Prognose - Rehabilitation

Weil es sich bei der Asthmaerkrankung um ein komplexes multifaktorielles Geschehen handelt, bei dem sich physiologische, psychische und soziale Faktoren gegenseitig beeinflussen, ist es im Rahmen der Asthmabehandlung unerläßlich, über medizinische Diagnose-, Präventions- und Behandlungsmaßnahmen hinaus besonders darauf zu achten, welche weiteren, und zwar psychosozialen, Interventionen dem Kind und seiner Familie außerdem helfen können, mit der Asthmaerkrankung angemessener umzugehen und sie besser zu bewältigen. Selbst potentiell optimale medizinische Therapiemöglichkeiten bleiben langfristig unzureichend, wenn es nicht gelingt, das erkrankte Kind und seine Familie in die Behandlung aktiv und mit einem hohen Grad an Eigenverantwortung einzubeziehen. Auch muß in der Behandlung die psychosoziale Gesamtsituation des Betroffenen berücksichtigt werden. Entsprechende Interventionskonzepte sind mit der Entwicklung verhaltensmedizinischer Ansätze verbunden (vgl. Miltner et al., 1986; Steinhausen & v. Aster, 1993; Lecheler & Walter, 1995).

In der Asthmatherapie haben diese Erkenntnisse vor einigen Jahren zur Gründung interdisziplinär arbeitender Behandlungsteams geführt. Entsprechende Behandlungsansätze wurden zuerst in den USA und einige Jahre später auch in Westeuropa entwickelt und etabliert. In diesem Rahmen begann man, Schulungskurse für asthmakranke Kinder und ihre Familien durchzuführen.

In diesen Schulungen geht es um die Verbesserung der Krankheitsbewältigung des Asthma bronchiale mit dem Ziel eines angemesseneren Umgehens mit der Krankheit, besserer Compliance der Patienten und ihrer Familien sowie eine insgesamt positive Veränderung des Krankheitsverlaufes.

Gerade auch der Compliancefaktor spielt bei chronischen Erkrankungen eine besondere Rolle, da die Complianceraten hier allgemein niedrig liegen und speziell beim Asthma bronchiale besonders gering sind (vgl. Cluss et al., 1984; Miltner, 1986; Petermann & Deuchert, 1994; Bergmann & Rubin, 1995).

Die Frage nach der Prognose zum Verlauf der Asthmaerkrankung ist für die betroffenen Kinder, Jugendlichen und ihre Familien besonders wichtig. Im Einzelfall ist eine genaue Vorhersage jedoch nicht möglich, da die Krankheitsentwicklung individuell sehr unterschiedlich sein kann. Statistisch gesehen, hat ein großer Teil der Asthmapatienten aber die Chance, bis zur Pubertät symptomfrei zu werden. Als "Faustregel" kann aufgrund epidemiologischer Verlaufsuntersuchungen gelten, daß ca. ein Drittel der Patienten ihre Asthmasymptome mit der Pubertät "verlieren", ein weiteres Drittel vorübergehend symptomfrei werden, bei ihnen später im Erwachsenenalter jedoch wieder Asthmasymptome auftreten. Beim letzten Drittel der Patienten treten dagegen auch nach der Pubertät Asthmasymptome kontinuierlich auf. Die bronchiale Hyperreagibilität bleibt allerdings *in jedem Fall lebenslang*, auch bei klinischer Symptomfreiheit, bestehen (vgl. Szczepanski & Schmidt, 1994).

Eine Heilung des Asthmas, d.h. der bronchialen Hyperreagibilität, ist entgegen dem Wunsch der Betroffenen also nicht erreichbar. Trotzdem sind die Rehabilitationsprognosen für asthmakranke Kinder und Jugendliche eher günstig. Diese Unterscheidung zwischen Heilung und Rehabilitation ist äußerst wichtig (Lecheler, 1990; Lob-Corzilius, 1993). So ist bei adäquater Behandlung eine deutliche Verbesserung der Asthmasymptomatik, bis hin zu langfristiger Symptomfreiheit, und damit verbunden auch eine deutliche Verringerung krankheitsbedingter Belastungen ein erreichbares und realistisches Therapieziel.

Wesentliche Voraussetzungen für günstige Rehabilitationsprognosen sind aber ein möglichst frühzeitiges Erkennen der Asthmaerkrankung und eine darauf aufbauende adäquate Prävention und Behandlung, um so der Progredienz und Chronifizierung der Krankheit entgegenzuwirken.

Von medizinischer Seite erfordert dies eine entsprechende (möglichst frühzeitige und adäquate) Diagnostik und Behandlung. Auf Seiten des Patienten und seiner Familie gehört hierzu ein angemessener Umgang mit der Asthmaerkrankung. So ist es für das betroffene Kind und seine Eltern bspw. wichtig zu erkennen und auch zu akzeptieren, daß das Atemwegssystem der "Problembereich" des Körpers ist. Dies muß jedoch nicht unbedingt bedeuten, zeitlebens "krank" (d.h. symptomatisch) zu sein. Richtet sich der Patient in seinem Verhalten nach seiner Grunderkrankung (zeigt er z.B. ausreichende Compliance, meidet Risikofaktoren wie etwa Rauchen oder Verzicht auf Haustiere, trifft eine adäquate Berufswahl), so bestehen gute Chancen, trotz des überempfindlichen Atemwegssystems ein weitgehend normales Leben zu führen. Im entgegengesetzten Fall jedoch (bei unzureichender Compliance, falscher Berufswahl, Fehlverhalten im Umgang mit der Erkrankung, erheblichen Belastungen durch Umweltfaktoren) kann der Betroffene schwer krank bleiben.

Eine falsche Einschätzung der Krankheit und eine ungünstige Einstellung zu ihr (auch durch falsche Hoffnungen u. unangemessene Ängste) können eine angemessene Krankheitsbewältigung behindern. Eine Unterschätzung der Ernsthaftigkeit der Asthmaerkrankung bzw. ein Ignorieren durch den Patienten, seine Familie, aber auch durch Therapeuten, birgt die Gefahr einer "Unter-Therapie" mit u.U. gefährlichen, eventuell lebensbedrohlichen Konsequenzen (Szczepanski, Schmidt, 1994).

Im Hinblick auf die Rehabilitationsprognosen muß möglichst frühzeitig den sog. "Risikopatienten" besondere Beachtung gelten. Dies sind Kinder und Jugendliche mit problematischem Krankheitsverlauf, die z.B. wiederholt z.T. nicht-vorhersagbare (dann eventuell sogar tödlich verlaufende) Asthmaanfälle erleiden. Zu dieser Risikogruppe gehören vor allem

• Kinder und Jugendliche, bei denen die Asthmaerkrankung schon längere Zeit besteht und die bereits stationäre Klinikaufenthalte wegen schwerer Asthmaanfälle hinter sich haben

• Patienten mit sog. "labilem Asthma" (hier treten große Schwankungen im Peak-flow-Protokoll[3] auf)

• und Patienten mit erheblichen psychosozialen Belastungen.

---

3 Peak-Flow-Meter ist ein leicht handhabbares Gerät zur Messung der Atemwegsbehinderung über die Erfassung der "maximalen Atemstromstärke kurz nach Beginn einer forcierten Expiration" (Geisler, 1990, S. 98).

Besonders für diese Gruppe asthmakranker Kinder und Jugendlicher und ihre Familien ist eine intensive und engmaschige medizinische und psychosoziale Betreuung, gerade auch im Rahmen rehabilitativer Maßnahmen nötig (vgl. Strunk, 1993).

Bei längerfristig ungünstigem Krankheitsverlauf und damit verbundenen erheblichen körperlichen und psychosozialen Belastungen und Risiken, aber nur unzureichenden Möglichkeiten, diese Schwierigkeiten im Rahmen präventiver und kurativer Behandlung zu bewältigen, können u.U. auch längerfristige Rehabilitationsmaßnahmen erforderlich sein.

Ziele von Rehabilitationsmaßnahmen

Konkrete Zielsetzungen in der Rehabilitation asthmakranker Kinder und Jugendlicher sind nach Lecheler (1993, S. 159):

1. "langfristiges sekundär- und tertiärpräventives medizinisches Management, statt bloßer Anfallsbehandlung"

2. Aufarbeitung schulischer Defizite

3. Hilfen im vorberuflichen Bereich, zur Berufsfindung und zum Berufseinstieg (über vorberufliche Förderungskonzepte)

4. Vermittlung altersadäquater asthmabezogener Bewältigungsstrategien

Vor allem soll den an Asthma erkrankten Kindern und Jugendlichen eine gute Lebensqualität ermöglicht werden, so daß sie in der Lage sind, trotz ihrer Erkrankung ein so weit wie möglich "normales Leben" zu führen.

Wegen der multifaktoriellen Ätiologie der Asthmaerkrankung und der großen Bedeutung körperlicher, psychischer und sozialer Faktoren für den Krankheitsverlauf sind möglichst umfassende Rehabilitationskonzepte notwendig. Rehabilitation stellt sich als interdisziplinäre Aufgabe dar, das Rehabilitationsteam sollte multiprofessionell zusammengesetzt sein. Günstig ist die Zusammenarbeit von medizinischem, psychologischem und pädagogischem Bereich sowie den Bereichen Krankengymnastik und Sporttherapie. Unter Umständen sind auch Hilfen auf weiteren Ebenen wichtig (bspw. Sozialarbeit und Ernährungsberatung).

Wohnortnahe und wohnortferne Rehabilitation

Rehabilitation wird bisher meist *wohnortfern*, in der Regel stationär, als Kurz- oder Langzeitmaßnahme (Kurklinik oder Langzeitrehabilitationseinrichtung) angeboten. Wohnortferne stationäre Rehabilitation bedeutet für die betroffenen Kinder und Jugendlichen für eine bestimmte, mehr oder weniger lange Zeit (Wochen, unter Umständen auch bis zu Jahren), immer die Erfahrung einer für sie neuen sozialen Realität. Kontakte zur Familie, zur Schule und zum sonstigen vertrauten Umfeld sind oft nur sehr begrenzt möglich. Dies stellt häufig ein erhebliches Problem dar. Nach Ende der wohnortfernen Rehabilitation bringen Kinder und Jugendliche neue Erfahrungen, Eindrücke, Kenntnisse und Fertigkeiten mit in ihre alte Umgebung, die sich demgegenüber vielleicht nur unzureichend oder noch gar nicht auf die Veränderungen des Kindes eingestellt hat. Unter ungünstigen Bedingungen können z.B. innerhalb des familiären Bereiches Widerstände gegenüber notwendigen Veränderungen im Umgang mit der Asthmaerkrankung entstehen, mit der Gefahr, daß es zu familiären Krisen kommt. Wenn die Familie nicht über adäquate Möglichkeiten verfügt, solche Krisensituationen zu bewältigen, kann dies sogar zu einer Verschlechterung des Situation des kranken Kindes führen.

Findet Rehabilitation wohnortfern statt, sollte deshalb immer versucht werden, die Familie (und wenn nötig, das übrige soziale Umfeld) des Patienten möglichst weitgehend in die Betreuung einzubeziehen. Allerdings bieten sich im Rahmen wohnortferner Maßnahmen hierzu unmittelbar nur relativ geringe Möglichkeiten. Aus diesem Grund ist nach Ende wohnortferner Rehabilitation eine wohnortnahe Nachbetreuung des Kindes und seiner Familie äußerst wichtig (vgl. Petermann et al., 1993a; Weinreich, 1994).

Wohnortnahe Rehabilitationsangebote (ambulante oder auch teilstationäre) bieten gegenüber wohnortferner Rehabilitation wesentliche Vorteile, wie:

1. Vermeidung einer Trennung des Kindes vom häuslichen Umfeld (Familie, Freunde, Schule) und so auch bessere Möglichkeiten, die psychosozialen Umfeldbedingungen zu berücksichtigen und die Angehörigen des erkrankten Kindes kontinuierlich mit in Veränderungsschritte einzubeziehen

2. verteiltes Lernen über mehrere Wochen und für die beteiligten Kinder und ihre Familien unmittelbare Möglichkeiten, das Gelernte innerhalb ihrer vertrauten Umgebung in konkretes Verhalten umzusetzen (Transfer von Wissen und Verhaltenskompetenzen) und so auch für die Patienten die Gelegenheit, kurzfristig Rückmeldungen durch ihre Familie zu erhalten

3. für das Rehabilitationsteam die Möglichkeit, kurzfristig Rückmeldungen durch die Teilnehmer zu erhalten und damit verbunden, bessere Differenzierungsmöglichkeiten bzgl. der angebotenen Inhalte rehabilitativer Maßnahmen

(vgl. Petermann et al., 1993a).

Im Rahmen wohnortnaher Rehabilitation ist außerdem eine engere Kooperation zwischen Rehabilitationseinrichtung und dem betreuenden Haus-/Facharzt sowie die begleitende Nutzung der Betreuungsangebote von Selbsthilfegruppen und ggf. die Teilnahme an Asthmasportgruppen möglich (vgl. Lob-Corzilius & Szczepanski, 1994).

Ambulante wohnortnahe Rehabilitationsangebote sind aus diesen Gründen sicherlich in größerem Umfang als bisher notwendig. Sinnvoll ist dazu eine Veränderung und Erweiterung wohnortferner Rehabilitationsangebote in speziellen Kur- und Fachkliniken um wohnortnahe ambulante und auch teilstationäre Rehabilitationsmöglichkeiten. Solch eine Entwicklung liegt auch in der Zielsetzung neuerer Rehabilitationskonzepte. So hält die Reha-Kommission des Verbandes Deutscher Rentenversicherungsträger neben dem Bereich der stationären wohnortfernen Rehabilitation ausreichende ambulante und teilstationäre Rehabilitationsangebote für erforderlich (vgl. Buschmann-Steinhage & Vogel, 1993).

Petermann et al. (1993a) führen verschiedene, derzeit schon die gesundheitliche Grundversorgung ergänzende, ambulante Hilfen für asthmakranke Kinder und ihre Familien auf, die auch im Rahmen zukünftiger wohnortnaher Rehabilitationskonzepte eine wichtige Rolle spielen können:

- ambulante Asthma-Schulungsprogramme für Kinder und ihre Familien
- Asthma-Sportgruppen
- spezielle Angebote der Berufsberatung in den Arbeitsämtern.

Darüber hinaus spielen in diesem Zusammenhang auch die Betreuungsangebote der Selbsthilfeverbände eine wichtige Rolle.

Eine Veränderung von Strukturen im Bereich der Rehabilitation asthmakranker Kinder setzt aber auch voraus, daß den gesetzlichen Leistungsträgern der Rehabilitation sowie dem Gesetzgeber auch empirisch die Effizienz veränderter Rehabilitationskonzepte nachgewiesen wird.

Anteile verschiedener Berufsgruppen an einem integrativen Rehabilitationskonzept

Die Beiträge wichtiger an einem integrativen Rehabilitationskonzept beteiligter Berufsgruppen möchte ich im folgenden darstellen. Besonders gehe ich dabei auf die psychosoziale Seite ein.

Medizinischer Bereich[4]

Ziel der medikamentösen Asthmatherapie im Rahmen der Rehabilitation ist nicht nur die Behandlung akuter Asthmaanfälle, sondern v.a. längerfristig, die Therapie des für die bronchiale Überempfindlichkeit verantwortlichen Entzündungsprozesses der Atemwegsschleimhaut (Lechler, 1993).

Eine Optimierung der medikamentösen Asthmabehandlung und eine Verbesserung der Patientencompliance im Rahmen der tertiärpräventiven und langfristigen Dauertherapie ist deshalb eine grundlegende Aufgabe. Das Erreichen dieses Zieles ist eine wesentliche Voraussetzung für weitergehende rehabilitative Maßnahmen in anderen Bereichen (bspw. für schulisch-pädagogische, psychologische, berufsfördernde Hilfen) sowie für die Prognose des Asthmas und die Lebensqualität des Patienten insgesamt. Die Langzeittherapie muß deshalb konsequent durchgeführt werden, um dieses zentrale Ziel zu erreichen (vgl. hierzu Bauer, 1993; Strunk, 1993; Wahn & Lecheler, 1993; Lecheler & Walter, 1995).

Schulisch-pädagogischer Bereich

Da bei chronisch asthmakranken Kindern und Jugendlichen häufiger schulische Schwierigkeiten bestehen (v.a. Leistungsprobleme, hohe Schulfehlzeiten, Rückstand in den erreichten Klassenstufen), spielen besonders im Rahmen langfristiger Rehabilitationsmaßnahmen Hilfestellungen im schulischen Bereich eine wichtige Rolle (vgl. Aas, 1981; Geisler, 1990; Lecheler & Gauer, 1991).

---

4   Einige Bemerkungen zur Bedeutung *klimatischer Faktoren* für die Rehabilitation. Nach Lecheler (1993) können für Patienten, bei deren Asthmaerkrankung allergische Faktoren eine Rolle spielen, bestimmte klimatische Bedingungen (wie Hochgebirgs- oder Seeklima) wegen der allergenarmen bzw. -freien Umgebung (z.B. Vermeidung von Hausstaubmilben im Hochgebirge, Reduktion der Pollenzahl) besonders günstig sein. Hierdurch können positive Rehabilitationsvoraussetzungen geschaffen werden. Allerdings sollte die Bedeutung klimatischer Faktoren nicht überbewertet werden.

Gerade in der Langzeitrehabilitation sollte versucht werden, dem Patienten zu helfen, bestimmte schulische Ziele (Schulabschlüsse) zu erreichen. Der Unterricht und die Förderung können hier oft differenzierter als in sogenannten Regelschulen gestaltet werden (etwa wegen eines günstigeren Schüler-Lehrer-Verhältnisses und auch der Möglichkeit sonderpädagogischer Maßnahmen).

Wichtiges Ziel ist es über die unmittelbare Beseitigung schulischer Defizite hinaus außerdem, bei chronisch kranken Kindern und Jugendlichen häufiger bestehende leistungsbeeinträchtigende Verhaltensweisen, die einen erfolgreichen Schulbesuch behindern können, zu verändern. Dies sind z.B. Konzentrationsprobleme, verringerte psychische Belastbarkeit bei Leistungsanforderungen, mit Nervosität, Überforderungsgefühlen und Unsicherheit sowie und unter Streßbedingungen auch das Auftreten von Asthmasymptomen.

Zwischen diesen Verhaltensweisen im schulischen Bereich, aber auch in anderen Lebensbereichen, und der Asthmaerkrankung kann sich ein "circulus vitiosus" ergeben, wenn bspw. das Auftreten von Krankheitssymptomen zur Vermeidung von als negativ erlebten Situationen führt (sekundärer Krankheitsgewinn). Als Folge können sich schulische Defizite ergeben, die nicht allein auf die asthmabedingten Schulfehlzeiten und Lernversäumnisse zurückzuführen sind. Trotz durchschnittlicher oder sogar überdurchschnittlicher intellektueller Begabung erreichen Schüler mit solchen Schwierigkeiten oft nur unterdurchschnittliche schulische Leistungen, bzw. zeigen eine nur unzureichende Leistungsbereitschaft, bis hin zur totalen Leistungsverweigerung (vgl. Lecheler, 1993).

Allerdings haben nicht alle asthmakranken Kinder und Jugendlichen solche schulischen Probleme. Viele zeigen sich im schulischen Sozial- und Leistungsbereich unproblematisch; einzelne Kinder erreichen trotz hoher schulischer Fehlzeiten sogar hervorragende Schulleistungen.

Bei allen Rehabilitationsmaßnahmen ist es nach Lecheler (1993) wichtig, daß die von Asthma betroffenen Kinder und Jugendlichen eine bestimmte "pädagogische Grundhaltung" erfahren. Wenn bei ihnen gesundheitliche und psychische Schwierigkeiten vorherrschen, wie dies bei chronischen Erkrankungen häufig vorkommt, kann dies leicht übersehen werden.

Die pädagogische Betreuung liegt in der stationären Rehabilitation oft in den Händen sozialpädagogisch ausgebildeter MitarbeiterInnen (z.B. SozialpädagogInnen, ErzieherInnen); aber auch das Krankenpflegepersonal hat wichtige pädagogische Aufgaben.

Grundlegend für die pädagogische Arbeit im Rahmen der Rehabilitation ist eine möglichst gute Abstimmung zwischen dem Rehabilitationsteam und dem Elternhaus sowie der Schule, dem Haus-/Facharzt und eventuell anderen wichtigen Bezugspersonen des asthmakranken Kindes. Im Rahmen wohnortferner Rehabilitation ist, wie oben erwähnt, solch eine Kooperation weitaus schwieriger als bei wohnortnahen Maßnahmen. Gelingt eine ausreichende Abstimmung jedoch nicht, kann dies beim betroffenen Kind zu zusätzlichen, u.U. gravierenden, psychischen Belastungen führen.

Eine wichtige Zielsetzung der pädagogischen Arbeit in der Langzeitrehabilitation liegt neben der Bewältigung der alltäglichen erzieherischen Aufgaben, im angemessenen Umgang mit besonderen mit der Asthmaerkrankung verbundenen psychosozialen Problemen. Häufige Problembereiche sind neben den erwähnten Schwierigkeiten im schulischen Bereich z.B.

• übermäßige Schonung bzw. Verwöhnung des asthmakranken Kindes, mit der Entwicklung von Vermeidungsverhalten des Patienten

• Probleme einer realitätsgerechten Selbsteinschätzung, verbunden mit verminderten Möglichkeiten adäquater Krankheitsbewältigung.

Von besonderer Bedeutung auf pädagogischer Ebene ist es nach Ansicht von Lecheler (1993) oft auch, chronisch kranken Kindern und Jugendlichen ein "Geborgenheitsgefühl" zu vermitteln, das im Verlauf ihrer Erkrankung verlorengegangen sein kann. Chronische organische Störungen können beim Betroffenen zu Gefühlen des Andersseins, Ausgeschlossen- und des Nicht-Geborgenseins in seinem sozialen Umfeld führen (vgl. auch Petermann et al., 1987). Deshalb muß von Seiten des Rehabilitationsteams entsprechende Hilfestellung angeboten und Position bezogen werden, da besonders Jugendliche sonst oft irrationale Erklärungsmodelle suchen, die den Rehabilitationserfolg gefährden und eine Pseudobewältigung der Krankheit bedeuten können. Verschiedene Formen solcher "Pseudo-Krankheitsbewältigung" sind im Verlauf chronischer Erkrankungen häufiger anzutreffen, z.B. die Tendenz zur "Flucht in Wunschwelten" und Ablehnung rationaler Bewältigungsstrategien oder Hinwendung zu offensichtlich irrationalen Therapiemethoden. Hierbei wird eine möglichst rasche Heilung gesucht, in dem Sinne, daß die Asthmaerkrankung völlig aus dem Leben "verschwindet". Auch kann solch eine Haltung zu einer Unterschätzung bzw. Fehlbeurteilung der Krankheit führen, die für das Kind gefährlich, u.U. sogar lebensgefährlich, werden kann (vgl. Strunk, 1993; Lob-Corzilius & Szczepanski, 1994; Szczepanski & Schmidt, 1994).

Solche inadäquaten Verhaltensweisen stehen einem angemessenen Umgang mit der Asthmaerkrankung, einer gelingenden Krankheitsbewältigung und einem langfristigen Rehabilitationserfolg entgegen. Sie sollten durch eine entsprechende pädagogische Grundhaltung dem betroffenen Kind bzw. Jugendlichen gegenüber sowie durch gezielte pädagogische Unterstützung möglichst abgebaut bzw. vermieden werden (eventuell sind auch zusätzliche psychologische Hilfen notwendig).

Um die individuellen langfristigen Rehabilitationschancen möglichst günstig zu gestalten, sollte es auch ein wesentliches Ziel pädagogischer Betreuung sein, daß der Patient für sich zu akzeptieren lernt, daß sein Atemwegssystem der Problembereich seines Körpers ist (und bleibt), was aber nicht lebenslanges Kranksein bedeuten muß, und daß der individuelle Krankheitsverlauf ganz entscheidend von der weiteren Lebensführung und der Krankheitsbewältigung abhängt (vgl. Budde, 1984; Lecheler, 1993).

Bereich der beruflichen Förderung

Für asthmakranke Jugendliche ist die Frage der Berufswahl häufig ein schwieriges Problem, besonders wenn allergische Ursachen für ihre Erkrankung bestehen. Eine falsche Berufsentscheidung kann für den Betroffenen langfristig ein erhebliches Gesundheitsrisiko mit entsprechend ungünstiger Asthmaprognose bedeuten.

In der Ausbildung für Berufe, in denen starker Kontakt mit toxischen und allergisierenden Substanzen besteht (z.B. Bäcker, Maler/Lackierer, Arbeit im holzverarbeitenden Handwerk, Tierpfleger) findet man bei Asthmapatienten oft überdurchschnittlich hohe Abbrecherquoten (Aas, 1981; Nolte, 1991).

Lecheler (1993) meint, daß die häufige in der Berufsberatungspraxis der Arbeitsämter anzutreffende Reaktion, eine pauschale Zweiteilung vorzunehmen, in Berufe, die für Asthmatiker geeignet sind (sog. "white collar"-Berufe) und ungeeignete Berufe (praktisch der gesamte handwerkliche Bereich) jedoch problematisch ist. Im Einzelfall ist nicht immer ein guter Kompromiß zwischen den individuellen gesundheitlichen Erfordernissen und der Interessens- und Begabungsstruktur des einzelnen asthmakranken Jugendlichen möglich.

Im Rahmen der Hilfen zur Berufsfindung während der Langzeitrehabilitation sollte es deshalb mit ein wichtiges Ziel sein, berufsfördernde Maßnahmen auf der Basis einer differenzierteren Sichtweise zur Berufsausübung anzubieten. So wird in einigen Rehabilitationseinrichtungen nicht nur zwischen für Asthmatiker geeigneten und ungeeigneten Berufen unterschieden, sondern es wird eine dritte Gruppe von Berufen in Maßnahmen zur Berufsfindung einbezogen. Hierbei handelt es sich um berufliche Tätigkeiten, die dem Asthmatiker zwar gesundheitliche Schwierigkeiten bereiten können, die jedoch im konkreten Einzelfall (nach einer persönlichen Erprobungsphase in Verbindung mit der spezifischen Interessens- und Motivationslage und den jeweiligen Fähigkeiten des Jugendlichen) empfohlen werden können. Dies sind z.B. Berufe aus den Bereichen Elektrotechnik/Elektronik sowie Metall- und Textilverarbeitung (vgl. Lecheler, 1993).

Für asthmakranke Jugendliche werden im Rahmen der Langzeitrehabilitation im Berchtesgadener Asthmazentrum Buchenhöhe folgende berufsfördernde/-vorbereitende Maßnahmen angeboten:

• Maßnahmen der Arbeitserprobung (bei bekanntem Berufswunsch; Dauer: maximal 4 Wochen)
• Maßnahmen zur Berufsfindung (bei unklarem Berufswunsch oder medizinischen Bedenken gegen den angestrebten Beruf; Dauer: maximal: 12 Wochen)
• Berufsförderungslehrgänge (v.a. bei noch nicht berufsreifen Jugendlichen; Dauer: 12 Monate).

Diese berufsfördernden Hilfen erfordern ebenso wie alle anderen Rehabilitationsmaßnahmen eine interdisziplinäre Zusammenarbeit (vgl. Köhl et al., 1991). Nach Abschluß der jeweiligen berufsvorbereitenden Maßnahmen wird im Rehabilitationsteam versucht, möglichst unter Berücksichtigung der Gesamtsituation des Jugendlichen (körperliche und psychosoziale Situation, Interessens- und Motivationslage sowie jeweilige Begabungsstruktur) speziellere Empfehlungen zur Berufswahl zu geben.

Die bisher genannten Angebote innerhalb der Rehabilitation dienen der *vorberuflichen Förderung*, beinhalten aber noch keine direkte Berufsausbildung. Spezielle Berufsausbildungsangebote für chronisch asthmakranke Jugendliche sind in Berufsbildungswerken möglich. Allerdings kann hier nach Meinung von Lecheler (1993) aufgrund der dortigen personellen Situation (v.a. unzureichende medizinische Betreuung, häufig auch keine für die Asthmaerkrankung spezifische Berufsgruppenkonstellation) die Betreuung asthmakranker Jugendlicher oft nicht optimal stattfinden. Wünschenswert wäre es deshalb in größerem Umfang, auch die Berufsausbildung selbst im Rahmen von Langzeit-Rehabilitationseinrichtungen anzubieten. Bisher fehlt hierzu aber (nicht zuletzt aus finanziellen Gründen) eine entsprechende Infrastruktur.

Sporttherapeutischer und krankengymnastischer Bereich

Asthmakranke Kinder und Jugendliche sind oft, gerade wenn bei ihnen auch Anstrengungsasthma ("exercised induced asthma": nach körperlicher Belastung treten asthmatische Symptome auf) besteht, von der Teilnahme am Schulsport befreit. Häufig meiden die Betroffenen ganz allgemein auch körperliche Anstrengung und damit Freizeitsport. Hierdurch können sie zusätzlich in eine soziale Außenseiterposition geraten.

Die immer noch oft praktizierte Schonung von körperlicher Anstrengung und Befreiung von sportlichen Aktivitäten wird heute für falsch gehalten.

In der Rehabilitation bei Asthma ist gezielte Sporttherapie deshalb ein wesentliches Therapieelement. Erreicht werden soll eine verbesserte körperliche Leistungsfähigkeit und Belastbarkeit, um so auch die Auslöseschwelle für anstrengungsinduzierte Asthmaanfälle zu erhöhen. (Näheres zu den besonderen Förderbedingungen und zur Gestaltung sporttherapeutischer Maßnahmen bei Asthma: s. Lecheler, 1990; Lecheler & Fischer, 1990; Lecheler, 1993; Petermann et. al., 1993b; Prass et al., 995).

Sporttherapeutische Betreuung wird im Rahmen der Asthmarehabilitation i.d.R. mit krankengymnastischen Maßnahmen verbunden. Von Seiten der Physiotherapie spielen besonders atemtherapeutische/-gymnastische Hilfen (wie das Erlernen von Atemtechniken und atemerleichternden Körperstellungen) eine Rolle (vgl. Ehrenberg, 1990).

Neben den primär auf die körperliche Ebene bezogenen Zielen sind mit sporttherapeutischen und krankengymnastischen Maßnahmen aber auch weitergehende Ziele (v.a. auf psychosozialer Ebene) verbunden: verbesserte körperliche Leistungsfähigkeit und sportliche Fitneß können z.B. zu einem positiv veränderten Selbstwertgefühl, einer Verbesserung der Leistungsmotivation und insgesamt zu einer verbesserten sozialen Integration des asthmakranken Kindes bzw. Jugendlichen beitragen sowie Auswirkungen auch auf den schulischen und/oder beruflichen Bereich haben.

Somit stellen sporttherapeutische Förderung und krankengymnastische Behandlung im Rahmen der Rehabilitation asthmakranker Kinder und Jugendlicher eine wesentliche Voraussetzung für erfolgreiche Rehabilitation auch in anderen Rehabilitationsbereichen, wie dem medizinischen, schulischen, pädagogischen und psychologischen, dar.

Psychologischer Bereich

Da psychische Faktoren für den Verlauf der Asthmaerkrankung eine wichtige Rolle spielen und außerdem Asthma für das betroffene Kind und seine Familie erhebliche psychosoziale Schwierigkeiten mit sich bringen kann, gehören psychologische Betreuungsangebote unbedingt zu einem umfassenden Rehabilitationskonzept.

Die Bedeutung psychischer Faktoren bei Asthma bronchiale wird heute v.a. im Zusammenhang mit der Krankheitsbewältigung und dem Krankheitsverlauf gesehen. Eine ausschließlich psychogenetische Sichtweise der Asthmaerkrankung, wie sie von einigen psychotherapeutischen Schulen (wie der Psychoanalyse, aber auch der Systemischen Familientherapie) vermutet wurde, wird inzwischen kaum noch vertreten, da sich entsprechende Annahmen empirisch nicht ausreichend belegen ließen. Psychische Prozesse spielen aber als Triggerfaktoren für die Auslösung asthmatischer Beschwerden bei bereits manifester Erkrankung eine Rolle (vgl. Steinhausen, 1993; Petermann, 1993/94; Ullrich & Wolff, 1994; Lecheler & Walter, 1995).

Ich möchte besonders auf zwei Bereiche psychologischer Mitarbeit in der Asthmarehabilitation eingehen.

Psychotherapie bei Asthma bronchiale

Psychologisch beratende oder psychotherapeutische Hilfen bei Asthma bronchiale sind vor allem auf die Bewältigung psychosozialer Folgen der Erkrankung ausgerichtet, mit dem Ziel, psychische Faktoren (etwa: ungünstige emotionale Faktoren oder problematische familiäre Beziehungsmuster) zu verändern, die die Krankheitsverarbeitung und den Krankheitsverlauf negativ beeinflussen.

Psychologische Behandlungsverfahren stammen v.a. aus der verhaltenstherapeutischen, familientherapeutischen und psychoanalytischen Richtung (vgl. Wolff 1985; Jochmus & Schmidt, 1986; Petermann & Brüggemann, 1993; Ullrich & Wolff, 1994). Aber auch im Rahmen anderer Therapieformen, z.B. der Klinischen Hypnose, beschäftigt man sich mit der Asthmaerkrankung (vgl. Kossak, 1989; Kohen, 1993).

In der Praxis der Asthmatherapie spielt in letzter Zeit eine Integration (therapieschulen-)spezifischer Behandlungsansätze in umfassendere verhaltensmedizinisch orientierte Betreuungskonzepte eine wichtige Rolle.

Als *verhaltenstherapeutische Methoden* wurden bei der Behandlung von Asthma Entspannungs- und Biofeedbackverfahren sowie Systematische Desensibilisierung eingesetzt. Ein sehr wichtiger Bereich der Anwendung verhaltenstherapeutischer Verfahren liegt in letzter Zeit besonders in der Förderung des "Selbstmanagement" bei Asthma bzw. der Selbstmanagement-Therapie (vgl. Kanfer et al., 1991; Ullrich & Wolff, 1994; Lecheler & Walter, 1995).

Der *Familientherapie und Familienberatung* kommt aktuell eine zunehmend größere Bedeutung in der Asthmabehandlung zu. Gerade im Rahmen wohnortnaher Rehabilitation sowie in der Verknüpfung wohnortnaher und -ferner Rehabilitationsmaßnahmen (in der wohnortnahen Vor- und Nachbetreuung) bestehen gute Möglichkeiten, das asthmakranke Kind und sein familiäres Umfeld in eine familienorientierte Betreuung einzubeziehen (vgl. v. Schlippe et al. 1990; v. Schlippe & Lob-Corzilius, 1993; Könning et al., 1993a; v. Schlippe & Theiling; 1994; v. Schlippe et al., 1994).

Psychoanalytische Therapiekonzepte haben bei der Behandlung des Asthma bronchiale eine lange Tradition. Ihnen liegen ätiopathogenetische Vorstellungen zugrunde, die Asthma als klassisches Beispiel einer psychosomatischen Erkrankung ansehen. Wie oben erwähnt, haben sich entsprechende Modellvorstellungen zur Psychogenese jedoch empirisch nicht ausreichend bestätigen lassen, so daß heute kaum noch ein Forscher sie ernsthaft vertritt. Weiterhin liegen zur Wirksamkeit psychoanalytischer Therapie bei Asthma bronchiale kaum aktuellere empirische Ergebnisse vor (Petermann & Brüggemann, 1993; Ullrich & Wolff, 1994). Trotzdem haben sich nach Wolff (1985) aus psychoanalytischen Erfahrungen wichtige Beiträge zum Verständnis der Bedeutung der Asthmaerkrankung für das betroffene Kind und seine Familie sowie Anstöße zur (Weiter-)Entwicklung therapeutischer Konzepte (sowohl für die Psychoanalyse als auch für andere Therapierichtungen) ergeben.

Ullrich & Wolff (1994) meinen, daß sich aufgrund einer Asthmaerkrankung nicht automatisch die Notwendigkeit psychologischer Konsultation und eventueller Intervention ergibt. Als Ergebnis ihrer Literaturdurchsicht zur Frage, wann psychologische Hilfen für asthmakranke Kinder und ihre Familien notwendig sind, führen sie jedoch einige Indikationskriterien auf, so v.a.:

- therapieresistentes Asthma (sog. "untractable asthma")
- deutliche Complianceprobleme, psychische Auffälligkeiten des Patienten, familiäre Beziehungsstörungen und gravierende schulische Probleme
- "auffällige psychosoziale Koinzidenzen", d.h. deutliche Hinweise auf psychische Auslöser (Trigger) für Asthmasymptome
- ausgeprägte Fehlhaltungen der Familie und/oder des Patienten gegenüber der Asthmaerkrankung: z.B. übertriebene Schonung, Ängstlichkeit oder auch Gleichgültigkeit; aber auch deutliche Anzeichen für sekundären Krankheitsgewinn: tatsächliche Verbesserungen im Krankheitsverlauf werden z.B. geleugnet oder das Kranksein wird scheinbar "gesucht".

Schulungsprogramme in der Rehabilitation asthmakranker Kinder und ihrer Familien

Ein weiterer Schwerpunkt psychologischer Tätigkeit in der Asthmabehandlung liegt in der Schulung asthmakranker Kinder und ihrer Familien. Von psychologischer Seite stammen grundlegende Beiträge zur konzeptionellen Entwicklung und Etablierung solcher Schulungskonzepte.

Bereits seit Ende der 70er Jahre werden Asthmaschulungen in den USA durchgeführt (Übersichten bei: Thoresen & Kirmil-Gray, 1983; Petermann, 1993). Seit Mitte der 80er Jahre führt man solche Schulungen auch im europäischen Raum durch. Entsprechende Schulungskonzepte sind auch in der Bundesrepublik zu einem wesentlichen Bestandteil des Behandlungskonzeptes bei Asthma im Kindes- und Jugendalter geworden (Neumann, 1993). In Deutschland gab es 1993 bereits etwa 30 verschiedene Gruppen, die Asthma-Schulungen durchführen, inzwischen ist diese Zahl noch größer geworden.

Asthma-Schulungskurse werden für Kinder und Jugendliche unter verschiedenen institutionellen Rahmenbedingungen angeboten. Im Bereich der primären und sekundären Prävention werden sie bisher häufig mit einem kurzen (ca. einwöchigen) stationären Klinikaufenthalt verbunden (z.B. "Puste mal": Kinderklinik Berlin; "Luftiku(r)s": Kinderklinik Osnabrück; "SPAK-Programm": Kinderklinik Köln).

Auch im Rahmen wohnortferner Kurz- oder Langzeitrehabilitation sind entsprechende Schulungen Teil des Behandlungskonzeptes (z.b. "Berchtesgadener Asthma Training").

Ambulante Schulungskonzepte waren demgegenüber anfangs nur wenig verbreitet, etablieren sich jedoch inzwischen zunehmend. An einigen Kliniken für Kinder- und Jugendmedizin werden ambulante Asthmaschulungskurse für Kinder und ihre Familien über einen mehrwöchigen Zeitraum angeboten. Bereits seit 1987 wird an der Universitätsklinik für Kinder- und Jugendmedizin Bochum der Schulungskurs "Aktion Pusteblume" durchgeführt.

Weiterhin bestehen noch andere Organisationsformen ambulanter Asthmaschulung, so z.B. in der Kinderarzt- bzw. pädiatrisch-allergologischen Praxis ober auch in der psychologischen Praxis (z.B. "Fisons LKW"; "Atem-Los":, Berlin; "Aufwind": Oldenburg). (Vgl. insges.: Gebert et al., 1989; v. Schlippe et al., 1990; Wittenmeier, 1990; Theiling et al., 1992; Neumann, 1993; Petermann et al., 1993b; Höfert et al., 1994; Albertz et al., 1994; Petermann et al., 1995b; Szczepanski & Lecheler, 1995).

Im Hinblick auf die unterschiedlichen Organisationsformen von Asthmaschulung muß bedacht werden, daß die Möglichkeiten berufsgruppenübergreifender Zusammenarbeit im Team, bedingt durch die jeweiligen institutionellen Rahmenbedingungen, unterschiedlich gut sind. So ist z.B. innerhalb einer Institution, wie einer Fachklinik, wo verschiedene Berufsgruppen parallel tätig sind, solch eine Zusammenarbeit oft leichter realisierbar als in der Einzelpraxis.

Konzeptionelle Aspekte der Asthma-Schulung

Die grundlegenden Merkmale von Asthma-Schulung möchte ich im folgenden darstellen.

Ziele der Schulung

Die wichtigsten Ziele von Asthma-Schulungskursen für die betroffenen Kinder und ihre Familien sind:

- *vermehrtes Wissen über Asthma und seine Behandlung*
  v.a. in den Bereichen Anatomie und Physiologie, über Symptome und Ursachen der Erkrankung, medikamentöse und nicht-medikamentöse Therapie

- *Einstellungs- und Verhaltensänderungen im Umgang mit der Asthmaerkrankung*
  Wissen allein führt nicht automatisch zu Einstellungs- und Verhaltensveränderungen im Umgang mit der Asthmaerkrankung. Ein weiteres wesentliches Ziel liegt deshalb in einer Verbesserung der Fähigkeiten des Kindes zur Selbstkontrolle und zum eigenverantwortlichen Umgang mit seiner Krankheit. Im familiären Umfeld geht es u.a. darum, entsprechende fördernde Bedingungen für das Kind zu schaffen

- *Verminderung des Schweregrades der Asthmaerkrankung*
  wie: weniger schwere Asthmaanfälle, weniger und kürzere stationäre Klinikaufenthalte bzw. weniger Notfallbehandlungen wegen der Asthmaerkrankung sowie seltenere und kürzere Trennungen von der Familie und dem sonstigen sozialen Umfeld (Freundes-/Bekanntenkreis). Auch: Verringerung schulischer Fehlzeiten und Leistungsverbesserungen im schulischen Bereich

- *langfristig auch: Verringerung der Asthma-Mortalität*

- *insbesondere: eine verbesserte Lebensqualität*
  z.B. Verminderung krankheitsbedingter Belastungen, vermehrte inner- und außerschulische soziale Aktivitäten. Bessere soziale Integration bzw. Reintegration des asthmakranken Kindes und, trotz der chronischen Asthmaerkrankung, mehr Lebenszufriedenheit

- *Einsparung von Krankheitskosten*
  im Bereich unseres gesamten Gesundheitssystems: Für Krankenkassen u.a. gesetzliche Träger der Rehabilitation Kosteneinsparungen durch Verringerung stationärer und ambulanter Klinikbehandlungen. Aber auch für die einzelne Familie, weil chronisches Kranksein zu erheblichen, auch finanziellen Belastungen führen kann.

Das Kind und seine Eltern sollen durch Schulungsangebote unterstützt werden, im Umgang mit der Krankheit auch emotional angemessen(er) zu reagieren. Auf der Ebene der Symptomwahrnehmung und -einschätzung kann dies z.B. bedeuten, daß akute Symptome als weniger angst- oder panikauslösend erlebt bzw. die Symptomatik hinsichtlich ihres Bedrohlichkeitsgrades adäquat(er) eingeschätzt wird. Die Asthmaerkrankung kann so von den Betroffenen auch insgesamt angemessen(er) beurteilt (d.h. weder unter- noch überschätzt) werden. Krankheitsbedingte Belastungen sind vom Kind und seiner Familie eher als zu bewältigende Herausforderungen erlebbar. Gerade dieser Aspekt einer positiven Veränderung der Krankheitsbewältigung ist bei Asthma-Schulungskursen zentral.

Grundlegende theoretische Konzepte zur Asthmaschulung stammen aus der Verhaltensmedizin (insbesondere aus den psychologischen Selbstmanagement- und Selbstkontrolltheorien) sowie aus familientherapeutischen (systemischen) Überlegungen (vgl. Thoresen & Kirmil-Gray, 1983; Kanfer et al., 1991; Könning et al., 1993a; v. Schlippe & Lob-Corzilius, 1993; Steinhausen & v. Aster, 1993; Lecheler & Walter, 1995).

Die konzeptionellen Rahmenbedingungen von Asthmaschulungskursen sind in der folgenden Abbildung zusammengefaßt.

Abbildung 2: Konzeptioneller Rahmen von Asthmaschulungskursen (Neumann, 1993)

Die Komponenten **A,C,D** werden im Rahmen der Asthmaschulung direkt, die Komponente **B** dagegen eher indirekt beeinflußt (vgl. Thoresen & Kirmil-Gray, 1983; Lewis et al., 1984).

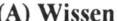

(A) Wissen
z.B. über - Ursachen
          - Symptome
          - Behandlung

(D) Interaktion (veränderte Interaktions-
    /Kommunikationsmuster)
z.B. -Neuverteilung von Verantwortlich-
      keiten im Umgang mit der Krankheit
    - Verbesserte Kommunikation inner-
      halb der Familie des Kindes sowie
      zwischen Familie und 'profes-
      sionellen HelferInnen'

(B) Überzeugungen/Einstellungen
z.B.- über den Schweregrad der
     Erkrankung
  - über die Bedrohlichkeit
     eines akuten Asthmaanfalls
  - Gefühl von "Selbstwirksam-
     keit" im Umgang mit der
     Krankheit
  - vermehrte Krankheits- und
     Behandlungseinsicht

**(E) Verbesserung der Krankheitsbewälti-
gung und Compliance**
z.B. - Kind u. Familie beteiligen sich
    aktiver/selbstverantwortlicher an der
    Therapie
  - Verringerung krankheitsbezogener
    Ängste und Panikgefühle

(C) Fertigkeiten
z.B. - Entscheidungsfähigkeit/Hand-
    lungskompetenzen im Umgang
    mit Asthma
  - genauere Selbsteinschätzung der
    Atemsituation
  - Atemtechniken
  - Entspannungsfähigkeit
  - vermehrte Eigenverantwortung/
    besseres Selbstmanagement im
    Umgang mit der Erkrankung...

Positive Folgen
z.B. Abnahme des Schweregrades der
    Asthmaerkrankung: Verände-
    rungen in der Medikation, weni-
    ger Klinikaufenthalte, bessere
    Lebensqualität...

Praxis der Asthmaschulung

Die **Zielgruppe** für Asthmaschulungen sind in der Regel Kinder (ab dem Alter von etwa 6 Jahren), Jugendliche sowie ihre Familien. (Zu Schulungskonzepten für noch jüngere Kinder, s. Mesters & Meertens, 1995; Petermann et al., 1995b.)

Die Schulung erfolgt gemäß der multifaktoriellen Ätiologie der Erkrankung und wegen des hohen Stellenwertes weiterer körperlicher und psychosozialer Variablen (z.b. auf der Ebene der Krankheitsfolgen oder der Krankheitsbewältigung) möglichst durch ein berufeübergreifendes Team. Dieses sollte aus Ärzten und Ärztinnen (aus dem Bereich pädiatrische Allergologie und Pulmologie), Krankenschwestern bzw. -pflegern, PädagogInnen, KrankengymnastInnen bzw. SporttherapeutInnen und DiplompsychologInnen bestehen.

Dem jeweiligen Entwicklungsstand der teilnehmenden Kinder entsprechend wird die Schulung in einer speziellen, möglichst altershomogenen, Kindergruppe durchgeführt. Bei ambulanter Schulung nehmen die Eltern der asthmatischen Kinder i.d.R. parallel zur Kindergruppe an einer Elterngruppe teil.

Da im Rahmen der wohnortfernen Rehabilitation eine kontinuierliche Einbeziehung des familiären Umfeldes kaum möglich ist, kann der längerfristig erwartete Nutzen von Asthmaschulung beeinträchtigt werden. Bei wohnortfernen Rehabilitationsmaßnahmen wird deshalb versucht, diese Problematik dadurch zu verringern, daß die Eltern zu speziellen Seminaren eingeladen werden oder sie (und andere für das Kind wichtige Bezugspersonen) schriftliche Informationen zur Asthmathematik erhalten (z.B. Eltern- und Lehrerbriefe), um so auch im häuslichen Umfeld für das erkrankte Kind förderliche Bedingungen (in Form von entsprechenden Wissens-, Einstellungs- und Verhaltensänderungen) zu erreichen.

Die *Wissensvermittlung* für die teilnehmenden Kinder erfolgt über eine Mischung aus kindgerechter Information, praktischen Verhaltensübungen und themenbezogenen Spielen (Verhaltenstraining). *Wissen* wird vor allem in folgenden Bereichen vermittelt:

- Krankheitsbild des Asthmas: z.B. Anatomie, Physiologie, Symptome und Verlauf der Erkrankung
- Asthmaauslöser und angemessener Umgang mit unterschiedlichen Auslösern: z.B. Informationen über Allergene und auslösende Situationen, richtiges Umgehen mit Auslösern, rechtzeitiges Erkennen eigener Symptome (über eine verbesserte Körperselbstwahrnehmung)
- Behandlungs- und Bewältigungsmöglichkeiten des Asthmas: z.B. allgemeine Möglichkeiten der medikamentösen Therapie, Wirkungen und Nebenwirkungen von Medikamenten, weitere nicht-medikamentöse sowie nicht-medizinische Behandlungsmöglichkeiten, individueller Behandlungsplan für das betroffene Kind
- Möglichkeiten vermehrter Eigenverantwortung in der Vorbeugung von Asthmaanfällen und angemessenes Verhalten in der Bewältigung akuter Asthmaanfälle ("Notfallmanagement").

Praktisch geübt werden mit den Kindern
- die Selbsteinschätzung der eigenen Atemsituation (Grad der Atemwegsobstruktion) durch Peak-Flow-Messungen und Übungen zur Körperselbstwahrnehmung

- der richtige Umgang mit Medikamenten und Geräten zur Medikamenteneinnahme
- weiterhin werden mit den Kindern z.B. Rollenspiele durchgeführt, etwa zu angemessenem Verhalten in für sie problematischen sozialen Situationen, die einen Bezug zur Asthmaerkrankung haben
- auch werden den Kindern eine Entspannungsmethode (Progressive Relaxation nach Jacobson oder Autogenes Training) und atemtherapeutische Übungen und Atemtechniken (dosierte Lippenbremse, atemerleichternde Körperstellungen) vermittelt.

Die *Eltern* der asthmakranken Kinder erhalten bei ambulanter Schulung in der parallel zur Kinderschulung stattfindenden Elterngruppe Informationen in genau den Bereichen, in denen auch ihre Kinder geschult werden. In der Elterngruppe besteht auch die Möglichkeit, mit anderen Betroffenen über eventuell bestehende Belastungen im Zusammenhang mit der Asthmaerkrankung zu sprechen und gemeinsam Bewältigungsmöglichkeiten für diese Schwierigkeiten zu finden, was sich oft als sehr wichtig und hilfreich erweist.

Wesentliche Elemente der Asthmaschulung

Am Beispiel der Bochumer Schulung "Aktion Pusteblume" (Albertz et al., 1994) möchte ich einige wesentliche Elemente der Asthmaschulung ("Kursbausteine") etwas differenzierter darstellen (Zur Methodik und Didaktik der Kinder-/Jugendlichen- und Elternschulung s. Arbeitsgemeinschaft "Asthmaschulung im Kindes- und Jugendalter", 1995).

1. Baustein: Asthma-Anatomie/-Physiologie/-Symptome/-Behandlung

Kinder lernen in diesem Bereich vor allem:
- wie ihre Atmung funktioniert
- wie Asthma die Atemsituation beeinträchtigt
- das Erkennen eigener körperlicher Symptome (über Möglichkeiten körperlicher Selbsteinschätzung)
- Grundlegendes über medikamentöse und nicht-medikamentöse Asthmabehandlung (z.B. Kennenlernen medikamentöser Behandlungsmöglichkeiten allgemein sowie ihrer eigenen Medikamente: Namen, Anwendungsbereich, Dosierung, Wirkungen und Nebenwirkungen)

Angestrebtes Zielverhalten für die Kinder ist:
- eine selbständigere Medikamenteneinnahme, bzw. bessere Mitarbeit in der Prophylaxe und Behandlung (je nach Alter des betreffenden Kindes in einem unterschiedlich weit gesteckten Rahmen)
- eine adäquate Einschätzung ihrer eigenen körperlichen Befindlichkeit.

Die *Eltern* lernen in diesem Bereich der Schulung die gleichen Konzepte kennen wie ihre Kinder. Angestrebt werden bei den Eltern auch Veränderungen auf den Ebenen der Krankheits- und Behandlungseinsicht.

Zielverhalten für die Eltern ist es, ihr Kind in seiner vermehrten Selbständigkeit im Umgang mit der Asthmaerkrankung zu unterstützen.

2. Baustein: Psychische Faktoren und Asthma/Bewältigung von psychischen Belastungen

Die *Kinder* lernen hier:
- daß psychische Belastungen Einfluß auf ihr Asthma haben können
- verschiedene körperliche und psychische Anzeichen von Streß bzw. Belastungen bei sich zu erkennen
- zu erkennen, was bei ihnen zu emotionalen Belastungen (wie Anspannung, Nervosität, Ärger, Angst) führt
- Möglichkeiten kennen, wie man mit psychischen Belastungen angemessen(er) umgehen bzw. sie bewältigen kann
- die praktische Anwendung einer Entspannungsmethode (Progressive Muskelrelaxation oder Autogenes Training) sowie Atemtechniken und atemerleichternde Körperstellungen kennen.

Konkretes Zielverhalten für die Kinder ist hier das weitere praktische Üben von Atem- und Entspannungstechniken im häuslichen Bereich.
   Wissens- und Einsichtsvermittlung in den o.g. Bereichen ist auch für die betroffenen *Eltern* zentral. Wichtiges Zielverhalten liegt für sie im Aufbau bzw. der Aufrechterhaltung angemessener offener Kommunikation innerhalb der Familie, um einen adäquaten Umgang mit emotionalen Belastungen zu fördern sowie in der Unterstützung ihres Kindes beim Erlernen seiner Entspannung und der atemgymnastischen Übungen und Atemtechniken.

3. Baustein: Asthma-auslösende Faktoren und angemessener Umgang mit Auslösern

Kinder lernen in diesem Schulungsbereich
- ihre persönlichen Asthmaauslöser kennen (auch die psychischen) sowie Möglichkeiten des angemessenen Umgangs mit diesen Auslösefaktoren.

Zielverhalten für die Kinder ist das "Erstellen" und möglichst eigenverantwortliche Befolgen ihres individuellen Präventionsplanes.
   Parallel befassen sich auch die *Eltern* mit der Thematik "Asthmaauslöser und angemessenes Umgehen mit Auslösern". Ziel ist es für sie, Möglichkeiten zu finden, ihr Kind zu unterstützen, seinen persönlichen Präventionsplan zu akzeptieren und zu befolgen sowie mit eventuell damit verbundenen Einschränkungen angemessen umzugehen zu lernen.

4. Baustein: Selbstkontrolle/Umgang mit akuten Asthmasymptomen

Hier geht es für die *Kinder* v.a. um krankheitsbezogene Selbstkontrolle und Verhaltensstrategien bei beginnenden Asthmasymptomen bis hin zu Bewältigungsmöglichkeiten im Notfall (akuter Asthmaanfall). Die Kinder lernen z.B.:

- wie man Asthma anderen (etwa Freunden, Lehrpersonal) erklären kann, ohne dabei die Krankheit als Entschuldigung zu benutzen (um etwa bestimmte Anforderungen zu vermeiden)
- angemessene Verhaltensweisen bei beginnenden Atemproblemen bis hin zum schwerem Asthmaanfall (Erstellen und Befolgen ihres "persönlichen Notfallplanes" bei einem schweren Asthmaanfall).

Zielverhalten für die Kinder ist der weitere, und zwar langfristige, eigenständige und selbstverantwortliche Umgang mit ihrer Erkrankung (Fortsetzung der Selbstkontrolle). *Eltern* lernen in diesem Schulungsbereich Wichtiges über

- Bewältigungsmöglichkeiten bei akuten Asthmasymptomen (bis hin zum Notfall)
- Unterstützungsmöglichkeiten für ihr Kind, wenn es darum geht, seinen persönlichen Notfallplan zu entwickeln und zu befolgen.

Verhaltensziel für die Eltern ist vor allem, die weitere Unterstützung ihres Kindes im eigenständigen und selbstverantwortlichen Umgang mit seiner Krankheit.

Effektivität von Asthmaschulungen

Eine Reihe empirischer Untersuchungen belegen inzwischen die Effektivität der Asthmaschulung (vgl. Richards et al., 1981; Hindi-Alexander & Cropp, 1984; Lewis et al., 1984; Mc Nabb et al., 1985; Wilson-Pessano & Mc Nabb, 1985; Gebert et al., 1989; Beys et al., 1993; Könning et al., 1993b; Petermann et al., 1993a; Renzland 1994; Walter et al., 1994; Schmidt et al., 1993 u. 1994; Mesters & Meertens, 1995; Petermann & Theis, 1995; Petermann et al., 1995a).

Insgesamt gesehen läßt sich aufgrund der bisherigen positiven Erfahrungen mit Asthmaschulungen für Kinder, Jugendliche und ihre Familien sagen, daß eine gut durchgeführte Schulung die geschulten Patienten zu einer realistischeren Einschätzung ihrer Asthmaerkrankung führt und wesentlich zu vermehrter Eigenverantwortung und positiven Veränderungen in der Krankheitsbewältigung beiträgt. Auch direkt auf der körperlichen Ebene können Verbesserungen der gesundheitlichen Situation erreicht werden. Bessere Krankheitsbewältigung und damit verbunden ein insgesamt günstigerer Krankheitsverlauf bedeuten für die Betroffenen auch eine Verringerung des Risikos, psychische Probleme als Folge der Erkrankung zu entwickeln.

Wegen ihrer positiven Effekte sollten Asthmaschulungen gerade auch in der Rehabilitation asthmakranker Kinder und Jugendlicher Bestandteil des Behandlungskonzepts sein.

Die meines Wissens bisher umfassendste bundesdeutsche Evaluationsstudie ("Bosch-Projekt") wurde von Könning et al. (1993b) durchgeführt (vgl. hierzu auch Schmidt et al. 1993 und Hümmeling et al. 1994). Bei Kindern, die mit ihren Eltern über einen einwöchigen Zeitraum an stationär durchgeführter Asthmaschulung teilnahmen, zeigten sich nach einem Katamnesezeitraum von zwölf Monaten deutlich positive Auswirkungen in verschiedenen Bereichen ihrer Krankheitsbewältigung.

Positive Veränderungen traten bei den geschulten Kindern v.a. in folgenden Bereichen auf:

- im Bereich der Körper- und Symptomwahrnehmung: So werden körperliche Beschwerden rechtzeitiger und besser wahrgenommen, was eine wichtige Voraussetzung für adäquates Umgehen mit der Asthmaerkrankung darstellt
- im praktischen Umgang mit der Krankheit: Hier zeigte sich vor allem eine grössere Selbständigkeit und Eigenverantwortlichkeit bei der Durchführung der Dauertherapie, angemesseneres Verhalten beim akuten Asthmaanfall, eine angemessenere Selbsteinschätzung der eigenen Atemsituation und adäquates Verhalten vor und direkt beim Sport
- im Bereich der kognitiven Krankheitsverarbeitung: v.a. in der Einstellung zur Erkrankung und bzgl. asthmaspezifischer Angst: so sind die geschulten Kinder stärker der Ansicht, *selbst* effektiv mit ihrer Erkrankung umgehen zu können und zeigten sich im Zusammenhang mit ihrem Asthma weniger ängstlich.

In der Bosch-Studie konnte auch gezeigt werden, daß durch eine möglichst intensive Einbeziehung der Hausärzte in Asthma-Schulungen (nach entsprechender Qualifizierung der Hausärzte) und durch zusätzliche Nachschulung der asthmabetroffenen Kinder und ihrer Familien die Effizienz von Asthmaschulungen vergrößert wird.

Die Ergebnisse dieser Untersuchung beziehen sich zwar nicht unmittelbar auf den Rehabilitationsbereich, aus zwei Gründen sind sie jedoch auch für diesen Bereich besonders interessant. Zum einen zeigen sie wesentliche Elemente effektiver Betreuung für asthmakranke Kinder, Jugendliche und ihre Familien auf und bestätigen Ergebnisse anderer Untersuchungen, die speziell im Rehabilitationsbereich durchgeführt wurden (vgl. z.B. Walter et al., 1994). Zum anderen weisen die Ergebnisse auf die Wichtigkeit einer rehabilitativen Nachbetreuung hin.

Um den Nutzen rehabilitativer Maßnahmen für das asthmakranke Kind und seine Familie zu erhöhen und längerfristig zu sichern, sollten ausreichende Nachbetreuungsangebote für die Betroffenen vorhanden sein (möglichst ergänzend zur "Vorausbetreuung" der Patienten und ihrer Familien). Bei wohnortferner stationärer Rehabilitation wäre die Verknüpfung wohnortferner und wohnortnaher Betreuungsangebote sinnvoll. Diese Überlegungen zur umfassenden Betreuung gelten ebenso für den Bereich der wohnortnahen Rehabilitation (vgl. Abschnitt "Wohnortnahe und wohnortferne Rehabilitation").

Fallbeispiel

Ich möchte abschließend über die inzwischen 19jährige Sandra (Name geändert) berichten, die seit ihrem 3. Lebensjahr an Asthma bronchiale erkrankt ist.

Bis zum Alter von elf Jahren war ihr Krankheitsverlauf unbefriedigend. So waren trotz medikamentöser Dauerprophylaxe mit Corticosteroiden, DNCG, Beta-2-Mimetika und Theophyllin wegen akuter Asthmasymptomatik häufiger stationäre Klinikaufenthalte als auch notfallmäßig Vorstellungen in der Klinikambulanz notwendig. In diesem Zeitraum mußte Sandra auch zweimal im "status asthmaticus"[5] maschinell beatmet werden.

---

5   Schwerer, lebensbedrohlicher Asthmaanfall, der mit der bisherigen medikamentösen Therapie nicht grundlegend beeinflußt werden konnte; s. Geisler, 1990, S. 168; Nolte, 1991.

Die medizinische Diagnose lautete bei Sandra: "schweres intrinsic Asthma bronchiale mit Anstrengungskomponente". Bei Sandra bestanden keine Allergien.

Der weitere Erkrankungsverlauf war durch eine passagere Verbesserung und Stabilisierung der Asthmabeschwerden gekennzeichnet, was auch durch eine verbesserte Compliance Sandras und ihrer Eltern mitbedingt war. Lediglich infektbegleitend traten bei ihr respiratorische Probleme auf, ansonsten war Sandra in dieser Zeit körperlich gut belastbar und beschwerdefrei.

Im Alter von 14 Jahren kam es jedoch erneut zu einer klinischen Verschlechterung der Erkrankung mit Husten, nächtlicher Atemnotsymptomatik sowie schweren Asthmasymptomen nach körperlicher Belastung. Dies erforderte wieder mehrfache stationäre Klinikbehandlungen. Wegen eines weiteren status asthmaticus war für Sandra - wie bereits zwei mal zuvor in ihrer Kindheit - intensivmedizinische Behandlung mit maschineller Beatmung notwendig. Diese letzte Beatmungssituation erlebte Sandra als äußerst traumatisch; sie habe hierbei "Todesangst" empfunden.

Sandra war durch ihre Krankheit emotional belastet, trotzdem aber in dieser Zeit nicht zu einer ausreichenden Mitarbeit in der Prävention und Therapie bereit. Es bestanden erhebliche Complianceprobleme, wie mangelhafte Mitarbeit bei der medikamentösen Behandlung und ein sehr geringes Maß an Eigenverantwortung im Umgang mit ihrer Krankheit.

Wegen des insgesamt unbefriedigenden Krankheitsverlaufs sollte Sandra auf ärztlichen Rat an einer sechswöchigen Kur teilnehmen, mußte hierzu aber gedrängt werden. Während und auch nach dieser Kur veränderte Sandra ihr Verhalten im Umgang mit ihrer Asthmaerkrankung nicht.

In der darauffolgenden Zeit hatten sich bei der Jugendlichen neben der körperlichen Problematik auch psychosoziale Schwierigkeiten erheblich verstärkt. In der Beziehung zu ihren Eltern bestanden deutliche Probleme. Die Eltern beklagten, daß ihre Tochter sich hinsichtlich der Asthmaerkrankung ihnen gegenüber völlig verschließe und daß es deshalb oft, vor allem wegen der Erkrankung, zu starken Konflikten mit ihr komme. In der Schule war Sandra nicht versetzt worden und sie drohte, in der Klassenwiederholung erneut zu scheitern. Schwierigkeiten bestanden auch in ihrer Beziehung zu Gleichaltrigen. Sie fühlte sich gegenüber anderen Jugendlichen wegen ihres Asthmas als Außenseiterin und glaubte, wegen ihrer Krankheit nicht akzeptiert zu sein.

Auf die Krankheit bezogen, äußerte sie Ärger und Unzufriedenheit (etwa wegen der langfristigen medikamentösen Behandlung mit der Notwendigkeit, auch cortisonhaltige Medikamente einnehmen zu müssen) sowie Ängste (vor den Nebenwirkungen der Medikation und vor einer erneuten Verschlechterung ihrer Erkrankung). Auch fürchtete sie, daß erneut ein status asthmaticus auftreten könnte.

Der Verlauf der Asthmaerkrankung war bei Sandra sowohl von der körperlichen Symptomtik als auch im Hinblick auf ihre psychosoziale Situation (Krankheitsverarbeitung, Therapiemitarbeit, negative psychosoziale Folgen) unbefriedigend. Die Langzeitprognose war für sie dementsprechend ungünstig.

In dieser Situation wurde ärztlicherseits noch einmal vorgeschlagen, daß Sandra an einer Rehabilitationsmaßnahme teilnimmt. Sandra stimmte dieser Empfehlung erst nach langem Zögern und einer Reihe von Konflikten, die mit ihren Eltern um diese Thematik entstanden, zu.

Da Möglichkeiten einer wohnortnahen Rehabilitation nicht vorhanden waren, wurde Sandra über einen Zeitraum von sechs Wochen in einer Fachklinik aufgenommen, wo sie durch ein multidisziplinäres Team betreut wurde. Hier nahm sie erstmals auch an einer Asthmaschulung teil. Nach Ende ihres Klinikaufenthaltes äußerte sie sich entgegen ihrer ursprünglichen Erwartung recht zufrieden über die vergangenen Wochen. Als besonders positiv sah sie die Teilnahme an der Asthmaschulung sowie die sporttherapeutischen Angebote der Klinik an.

Nach Ende der wohnortfernen Rehabilitation wurde Sandra mit ihren Eltern in einer pädiatrischen Klinik am Wohnort weiterbetreut. Hier nahm sie mit den Eltern an einer weiteren ambulanten Asthmaschulung teil. Auch hatte die Familie zeitweilig Kontakt zu einer Selbsthilfegruppe am Wohnort, und über einige Monate fand eine familienpsychotherapeutische Betreuung statt.

Als für sie sehr wichtige Erfahrung innerhalb der stationären Rehabilitation beschrieb Sandra neben der Asthmaschulung und der Sporttherapie die Tatsache, sich mit anderen ebenfalls asthmakranken Jugendlichen unter ihresgleichen gefühlt zu haben. Hierdurch konnte sie bestimmte eigene Probleme relativieren und auch sehen, wie andere mit ihren Schwierigkeiten umgingen. Dies betraf nicht nur asthmabedingte Themen, sondern auch solche alterstypischen Problembereiche wie Selbständigkeitsentwicklung, Konflikte mit den Eltern, Probleme mit der Schule und Fragen zur beruflichen Ausbildung.

Für die Eltern Sandras war es im Rahmen der rehabilitativen Nachbetreuung eine wichtige positive Erfahrung, über die in der Asthmaschulung vermittelten Wissens- und Verhaltenskompetenzen hinaus, sich mit anderen betroffenen Eltern auszutauschen und Unterstützung zu finden.

Die aufeinander aufbauende Betreuung im Rahmen stationärer wohnortferner Kurzzeitrehabilitation und wohnortnaher Hilfen nach Ende des Aufenthaltes in der Rehabilitationsklinik führten für Sandra und ihre Eltern insgesamt zu deutlich positiven Veränderungen. Im Verlauf zeigte sich

- ein deutlicher Wissenszuwachs über die Erkrankung und ihre Behandlung
- vermehrtes Akzeptieren der Erkrankung durch Sandra und größere Bereitschaft, vermehrt Eigenverantwortung im Umgang mit ihrer Krankheit zu übernehmen
- adäquaterer praktischer Umgang mit der Krankheit wie verbesserte Compliance, größere Sensibilität gegenüber körperlichen Symptomen und adäquatere Einschätzung ihrer Atemsituation, Erlernen von Entspannungs- und Atemtechniken
- Insgesamt: deutlich positive Veränderungen in der Krankheitsbewältigung und damit verbunden, eine Verbesserung des Krankheitsverlaufs (sowohl auf körperlicher als auch auf psychosozialer Ebene).

Positive Veränderungen entstanden aber auch in weiteren Lebensbereichen. Im Kontakt zu anderen Jugendlichen verhielt Sandra sich zunehmend selbstbewußter und konnte in der Gruppe, anders als früher, über ihr Asthma sprechen und, wenn notwendig, sich in der Öffentlichkeit krankheitsangemessener verhalten. So verzichtete sie z.B. auf gemeinsame Aktivitäten (wie Discobesuch), wenn sie Asthmasymptome verspürte.

In der Schule bestanden in der ersten Zeit nach Ende der stationären Rehabilitation für Sandra weiter Leistungsschwierigkeiten. Diese Situation verbesserte und stabilisierte sich jedoch mit der Zeit, wobei zeitweise außerschulische Nachhilfe notwendig war.

Bisher waren wegen der Asthmaerkrankung für die Patientin keine stationären Klinikaufenthalte mehr nötig. Inzwischen hat sie ihre Schule erfolgreich beendet und eine Berufausbildung begonnen.

Wohin kann man sich mit Fragen zur Rehabilitation bei Asthma bronchiale im Kindes- und Jugendalter wenden? Eine Auswahl von "Ansprechpartnern"

Ansprechbar für Fragen zur Rehabilitation asthmakranker Kinder und Jugendlicher sind

- die betreuenden Haus- bzw. Fachärzte (in Praxen und Kliniken)
- die Krankenkassen
- u.U. auch die Arbeitsämter (vgl. Handrich-Michels in diesem Buch)
- in bestimmten Fällen die Sozialämter der Stadt- oder Kreisverwaltungen (falls bei nicht bestehender Krankenversicherung Leistungen im Rahmen der Eingliederungshilfe bei Behinderung oder drohender Behinderung notwendig sind).

(vgl. auch Bundesarbeitsgemeinschaft für Rehabilitation, 1994).

Hilfreiche Auskünfte zu Fragen und Möglichkeiten der Rehabilitation bei Asthma bronchiale sind auch durch die Selbsthilfeverbände zu erhalten:

Arbeitsgemeinschaft
Allergiekrankes Kind
Hauptstr. 29
35745 Herborn

Deutscher Allergiker- und
Asthmatikerbund e.V.
Hindenburgstr. 110
41061 Mönchengladbach

Elternvereinigung
asthmakranker Kinder
und Jugendlicher e.V.
Dorotheenstr. 74
22301 Hamburg 60

Literatur

Aas, K. (1981). Das allergische Kind (2. überarbeitete Aufl.). Stuttgart, New York: Thieme-Verlag.

Albertz, A., Gröbel, J., Neumann, H., Neveling-Becker, D., Riedel, F., Schauer, U., Teig, N. (1994). Aktion Pusteblume. Schulung für Kinder und Jugendliche mit Asthma bronchiale und ihre Eltern (3. völlig neubearbeitete Aufl.). Bochum: Klinik für Kinder- und Jugendmedizin.

Arbeitsgemeinschaft Asthmaschulung im Kindes- und Jugendalter. (1993). Konsensuspapiere der Arbeitsgemeinschaft Asthmaschulung im Kindes- und Jugendalter: Medizinische Standards der Schulung asthmakranker Kinder und Jugendlicher. Methodik und Didaktik der Schulung asthmakranker Kinder und Jugendlicher. Evaluation der Schulung asthmakranker Kinder und Jugendlicher. Prävention und Rehabilitation, 5, 2, 47-63.

Arbeitsgemeinschaft Asthmaschulung im Kindes- und Jugendalter. (1995). Konsensuspapiere der Arbeitsgemeinschaft Asthmaschulung im Kindes- und Jugendalter: Medizinische Standards der Schulung asthmakranker Kinder und Jugendlicher. Methodik und Didaktik der Schulung asthmakranker Kinder und Jugendlicher. Methodik und Didaktik der Elternschulung. Qualifikation zum Asthmatrainer im Rahmen der Asthmaakademie - Curriculum. Evaluation der Schulung asthmakranker Kinder und Jugendlicher. Prävention und Rehabilitation, 7, 1, 6-30.

Bauer, C.-P. (1993). Perspektiven der medikamentösen Therapie des Asthma bronchiale im Kindesalter. In F. Petermann & J. Lecheler (Hrsg.), Asthma bronchiale im Kindes- und Jugendalter. Behandlungskonzepte und Krankheitsbewältigung (3.überarbeitete u. erweiterte Aufl.), (S.15-24). München: Quintessenz-Verlag.

Bergmann, K.-C. & Rubin, I.D. (1995). Compliance beim Asthma. In F. Petermann (Hrsg.), Allergie und Asthma (S. 61-75). Göttingen, Bern, Toronto, Seattle: Hogrefe-Verlag.

Beys, M., Brüggemann, S. & Petermann, F. (1993). Asthma-Verhaltenstraining im Sommer-Camp: Konzeption und Ergebnisse. Kindheit und Entwicklung, 2, 96-102.

Blanz, B. (1994). Die psychischen Folgen chronischer Krankheiten im Kindes- und Jugendalter. Kindheit und Entwicklung, 3, 6-15.

Budde, H.-G. (1984). Rehabilitation. In L.R. Schmidt (Hrsg.), Lehrbuch der Klinischen Psychologie. (2. neubearbeitete u. erweiterte Aufl.) (S. 412- 442). Stuttgart: Enke-Verlag.

Bundesarbeitsgemeinschaft für Rehabilitation (Hrsg.). (1994). Die Rehabilitation Behinderter. Schädigung-Diagnostik-Therapie-Nachsorge. Wegweiser für Ärzte und weitere Fachkräfte der Rehabilitation (2. völlig neu bearbeitete Aufl.). Köln: Deutscher Ärzte-Verlag.

Buschmann-Steinhage, R. & Vogel, H. (1993). Medizinische Rehabilitation der Rentenversicherung: Kritik und Weiterentwicklungsansätze. Verhaltenstherapie & psychosoziale Praxis 1, 63-75.

Cluss, P.A., Epstein, L.H., Galvis, S.A., Fireman, Ph. & Friday, G. (1984). Effect of Compliance for Chronic Asthmatic Children. Journal of Consulting and Clinical Psychology, 52, 5, 909-910.

Ehrenberg, H. (1990). Integration krankengymnastischer Atemtechniken in den Sport mit Asthmatikern im Kindes- und Jugendalter. In J. Lecheler & J. Fischer (Hrsg.), Bewegung und Sport bei Asthma bronchiale. Ein Handbuch für Ärzte, Lehrer, Eltern und Erzieher (S. 154-156). Köln: Echo Verlags-GmbH.

Fenner, A. & von der Hardt, H. (Hrsg.). (1985). Pädiatrische Pneumologie. Berlin, Heidelberg, New York, Tokyo: Springer-Verlag.

Gebert, N., Hümmelink, R., Kingeling, C. & Wahn, U. (1989). "Puste mal". Ein Schulungsprogramm für asthmakranke Kinder und deren Eltern. Der Kinderarzt, 20 (3), 351-356.

Geisler, L. S. (1990). Der Asthmakranke. Ein schwieriger Patient. München: Medikon.

Gergen, P.J., Mullally, D. I. & Evans, R. (1988). National survey of prevalence of asthma among children in United States 1976 - 1980. Pediatrics, 81 (1), 1-7.

Hindi-Alexander, M. & Cropp, G. J. A. (1984). Evaluation of a family asthma program. The Journal of allergy and clinical immunology, 74 (4), 505-510.

Höfert, W., Leifeld, B., Schmidt-Fuchs, R., Silbermann, M. & Zander, S. (1994). "Atem-Los", ein Konzept zur ambulanten Schulung asthmakranker Kinder. Prävention und Rehabilitation, 6, 1, 6-12.

Hümmelink, R., Schmidt, S., Gebert, N., Könning, J., Szczepanski, R. & Wahn, U. (1994). Welche Kinder profitieren von der Asthmaschulung? Prävention und Rehabilitation, 6, 1, 33-35.

Jochmus, I. & Schmitt, G.M. (1986). Psychosomatik in der Pädiatrie. In Th. von Uexküll (herausgegeben von J. M. Hermann, K. Köhle, O.W. Schonecke, Th. von Uexküll, W. Wesiak), Psychosomatische Medizin (S. 975-1015). München, Wien, Baltimore: Urban & Schwarzenberg.

Kanfer, F.H., Reinecker, H. & Schmelzer, D. (1991). Selbstmanagement-Therapie. Berlin, Heidelberg, New York: Springer-Verlag.

Köhl, C. & Völker, M. (1990). Asthma und Anstrengungsasthma. Entstehung, Bedeutung und Häufigkeit. In J. Lecheler & J. Fischer (Hrsg.), Bewegung und Sport bei Asthma bronchiale (S. 11-17). Köln: Echo Verlags-GmbH.

Köhl, C., Brill, B. & Lecheler, J. (1991). Berufsvorbereitende Maßnahmen für asthma- und allergiekranke Jugendliche: 1jähriger Förderungslehrgang. Monatsschrift Kinderheilkunde, 139, 597-599.

Könning, J. (1994). Ein multidimensionales Konzept der Bewältigung chronischer Krankheit. In J. Könning, R. Szczepanski & A. von Schlippe (Hrsg.), Betreuung asthmakranker Kinder im sozialen Kontext. Die Bewältigung einer chronischen Krankheit als Herausforderung für Kind, Familie und interdisziplinäres Team (S. 24-44). Stuttgart: Enke-Verlag.

Könning, J., Gebert, N., Niggemann, B. & Wahn, U. (1993a). Asthma bronchiale. In H.-C. Steinhausen & M. von Aster (Hrsg.), Handbuch Verhaltenstherapie und Verhaltensmedizin bei Kindern und Jugendlichen (S. 461-490). Weinheim: Beltz, Psychologie-Verlags-Union.

Könning, J., Schmidt, S., Szczepanski, R., Gebert, N., Hümmelink, R. & Wahn, U. (1993b). Asthmaschulung bei Kindern und ihren Eltern. Eine kontrollierte Studie mit Unterstützung der Robert Bosch Stiftung. Prävention und Rehabilitation, 5,2, 81-91.

Könning, J., Szczepanski, R. & von Schlippe, A. (Hrsg.). (1994). Betreuung asthmakranker Kinder im sozialen Kontext. Die Bewältigung einer chronischen Krankheit als Herausforderung für Kind, Familie und interdisziplinäres Team. Stuttgart: Enke-Verlag.

Kohen, D. P. (1993). Entspannung und mentales Vorstellungstraining (Selbsthypnose) als Hilfe zur Selbsthilfe für Kinder mit Asthma. In S. Mrochen, K.-L. Holtz & B. Trenkle (Hrsg.), Die Pupille des Bettnässers. Hypnotherapeutische Arbeit mit Kindern und Jugendlichen (S. 212-235). Heidelberg: Carl-Auer-Systeme.

Kossak, H.-C. (1989). Hypnose. Ein Lehrbuch. München: Psychologie-Verlags-Union.

Lecheler, J. (1990). Integratives Rehabilitationskonzept bei chronisch asthmakranken Kindern und Jugendlichen. In F. Petermann, U. Bode & H.G. Schlack (Hrsg.), Chronisch kranke Kinder und Jugendliche (S. 61-67). Köln: Deutscher Ärzte-Verlag.

Lecheler, J. (1993). Medizinische, soziale und berufliche Rehabilitation als integratives Langzeitkonzept im Asthmazentrum Jugenddorf Buchenhöhe. In F. Petermann & J. Lecheler (Hrsg.), Asthma bronchiale im Kindes- und Jugendalter. Behandlungskonzepte und Krankheitsbewältigung (3. überarbeitete u. erweiterte Aufl.) (S. 159-176). München: Quintessenz-Verlag.

Lecheler, J. & Fischer, J. (Hrsg.). (1990). Bewegung und Sport bei Asthma bronchiale. Ein Handbuch für Ärzte, Lehrer, Eltern und Erzieher. Köln: Echo Verlags-GmbH.

Lecheler, J. & Gauer, S. (1991). Schuldefizite chronisch asthmakranker Kinder und Jugendlicher. Monatsschrift Kinderheilkunde, 139, 69-72.

Lecheler, J. & Walter, H.-J. (1995). Asthmakranke Kinder und Jugendliche: Medizinische Grundlagen und verhaltensmedizinische Interventionen. In F. Petermann (Hrsg.), Asthma und Allergie (S. 21-59). Göttingen, Bern, Toronto, Seattle: Hogrefe-Verlag.

Lewis, C. E., Rachelefsky, G., Lewis, M. A., de la Sota, A. & Kaplan, M. (1984). A Randomized trial of A. C. T. (Asthma Care Training) for kids. Pediatrics, 74 (4), 478-486.

Lob-Corzilius, Th. (1993). Asthma bronchiale bei Kindern und Jugendlichen - diagnostische und therapeutische Aspekte. Kindheit und Entwicklung, 2, 74-80.

Lob-Corzilius, Th. & Szczepanski, R. (1994). Gesundheits- und sozialpolitische Entwicklungen bei Prävention und Rehabilitation chronischer Erkrankungen. In J. Könning, R. Szczepanski & A. von Schlippe (Hrsg.), Betreuung asthmakranker Kinder im sozialen Kontext. Die Bewältigung einer chronischen Krankheit als Herausforderung für Kind, Familie und interdisziplinäres Team (S. 163-178). Stuttgart: Enke-Verlag.

Mc Nabb, W. L., Wilson-Pessano, S. R., Hughes, G. W. & Scamagas, P. (1985). Self-management education of children with asthma: air-wise. Paper submitted to: American Journal of Public Health.

Mesters, I. & Meertens R.M. (1995). Entwicklung und Effekte eines Patienten-Schulungsprogramms für Eltern sehr junger asthmakranker Kinder. In F. Petermann (Hrsg.), Asthma und Allergie (S. 125-136). Göttingen, Bern, Toronto, Seattle: Hogrefe-Verlag.

Miltner, W. (1986). Befolgung therapeutischer Maßnahmen (Compliance). In W. Miltner, N. Birbaumer, & W.D. Gerber, Verhaltensmedizin (S.477 - 494). Berlin, Heidelberg, New York, Tokyo: Springer-Verlag.

Miltner, W., Birbaumer, N. & Gerber, W.-D. (1986). Verhaltensmedizin. Berlin, Heidelberg, New York, Tokyo: Springer-Verlag.

Mrochen, S., Holtz, K.-L. & Trenkle, B. (Hrsg.). (1993). Die Pupille des Bettnässers. Hypnotherapeutische Arbeit mit Kindern und Jugendlichen. Heidelberg: Carl-Auer-Systeme.

von Mutius, E., Dold, S., Wjst, M., Stiepel, E., Reitmeir, P., Frenkel-Beyme-Bauer, R., Beck, K., Hillebrecht, A., Nicolai, T., Lehmacher, W., von Löffelholz-Colberg., E. & Adam, D. (1991). Münchener Asthma- und Allergiestudie. Münch. Med. Wochenschrift, 133, 675-680

von Mutius, E., Wjst, M., Dold, S., Stiepel, E., Reitmeir, P., Lehmacher, W., von Löffelholz-Colberg, E. & Nicolai, T. (1992 a). Epidemiologie asthmatischer Erkrankungen im Kindesalter. In J. Ring (Hrsg.), Epidemiologie allergischer Erkrankungen (S. 142 -149). München: MMV-Verlag.

von Mutius, E., Fritzsch, C., Weiland, S.K., Roll, G., Magnussen, H. (1992b). Prevalence of asthma and allergic disorders among children in united Germany: a descriptive comparison. Brit. Med. Journal, 305, 1395-1399.

Neumann, H. (1993). Asthma-Schulung im Kindes- und Jugendalter. Verhaltenstherapie & psychosoziale Praxis, 3/93, 349-364.

Noeker, M., Petermann, F., Walter, H.-J., Bochmann, F., Petermann, U. & Biberger, G.A. (1993). Asthma bronchiale im Kindes- und Jugendalter. Krankheitsbelastung und Krankheitsbewältigung. Monatsschrift Kinderheilkunde, 141, 323-329.

Nolte, D. (1991). Asthma (5. Aufl.). München, Wien, Baltimore: Urban & Schwarzenberg.

Petermann, F. (1993). Grundlagen des erfolgreichen Asthma-Managements. In F. Petermann & J. Lecheler (Hrsg.), Asthma bronchiale im Kindes- und Jugendalter. Behandlungskonzepte und Krankheitsbewältigung (3. überarbeitete und erweiterte Aufl.), (S. 33-53). München: Quintessenz-Verlag.

Petermann, F. (1993/94). Psyche und Asthma. Pädiatrische Praxis, 46, 465-470.

Petermann, F. (Hrsg.). (1995). Asthma und Allergie. Göttingen, Bern, Toronto, Seattle: Hogrefe-Verlag.

Petermann, F. & Brüggemann, S. (1993). Asthma bronchiale und Familie. In F. Petermann & J. Lecheler (Hrsg.), Asthma bronchiale im Kindes- und Jugendalter. Behandlungskonzepte und Krankheitsbewältigung (3. überarbeitete u. erweiterte Aufl.) (S. 103-125). München: Quintessenz-Verlag.

Petermann, F. & Lecheler, J. (Hrsg.). (1993). Asthma bronchiale im Kindes- und Jugendalter. Behandlungskonzepte und Krankheitsbewältigung. (3. überarbeitete und erweiterte Aufl.). München: Quintessenz-Verlag.

Petermann, F. & Deuchert, M. (1994). Compliance bei Asthma. Ärztliche Verordnung und Patientenverhalten. Sozialpädiatrie, 16, 8, 467-469.

Petermann, F. & Theis, A. (1995). Erste Evaluationsergebnisse zur Asthmaschulung im Kindes- und Jugendalter. Prävention und Rehabilitation, 7, 1, 34-41.

Petermann, F., Noeker, M. & Bode, U. (1987). Psychologie chronischer Krankheiten im Kindes- und Jugendalter. München, Weinheim: Psychologie-Verlags-Union.

Petermann, F., Bode, U. & Schlack, H.G. (Hrsg.) (1990). Chronisch kranke Kinder und Jugendliche. Köln: Deutscher Ärzte-Verlag.

Petermann, F., Beys, M., Brüggemann, S. & Petermann, U. (1993a). Konzeption und Erfolge des ambulanten Asthma-Verhaltenstrainings. Prävention und Rehabilitation, 5, 2, 70-80.

Petermann, F., Walter, H.-J., Köhl, C. & Biberger, A. (1993b). Asthma-Verhaltenstraining mit Kindern und Jugendlichen (AVT). München: Quintessenz-Verlag.

Petermann, F., Walter, H.-J., Warschburger, P., Beys, M., Köhl, C., Biberger, A., & Lecheler, J. (1993c). Verhaltensmedizin und Patientenschulung: Das Asthma-Verhaltenstraining. Prävention und Rehabilitation, 5, 2, 64-69.

Petermann, F., Niebank, K. & Petro, W. (1995a). Neuere Ergebnisse zur Patientenschulung bei Asthmatikern. In F. Petermann (Hrsg.), Asthma und Allergie (S. 103-123). Göttingen, Bern, Toronto, Seattle: Hogrefe-Verlag.

Petermann, F., Walter, H.-J., Biberger, A., Gottschling, R., Petermann, U. & Walter, I. (1995b). Asthma-Verhaltenstraining mit Vorschulkindern: Konzeption und Materialien. In F. Petermann (Hrsg.), Asthma und Allergie (S. 137-187). Göttingen, Bern, Toronto, Seattle: Hogrefe-Verlag.

Prass, A., Fischer, J., Herhaus,D. & Porstmann, C. (1995). Asthmaschulung im Kindes- und Jugendalter - Umsetzungsmöglichkeiten in der Sporttherapie. Prävention und Rehabilitation, 7, 1, 42-46.

Renzland, J., Herhaus, D. & Buchbender, W. (1994). Schwärzberger Atmungstraining. Ein Programm zum aktiven Verhaltenstraining von Asthmatikern. Prävention und Rehabilitation, 6, 1, 13-21.

Richards, W., Church, J.A., Roberts, M.J., Newman, L.J. & Garon, M.R. (1981). A self-help program for childhood asthma in a residential treatment center. Clin. Ped., 20 (7), 453-457.

Riedel, F. & Rieger, C.H.L. (1987). Asthma bronchiale im Kindesalter - eine aktuelle Übersicht. Praxis und Klinik der Pneumologie, 41, 242-258.

von Schlippe, A., Könning, J., Theiling, S. & Thiele-Wöbse, S. (1990). "Luftiku(r)s" - ein integratives Betreuungskonzept für Familien mit einem asthmakranken Kind. Integrative Therapie, 4, 296-324.

von Schlippe, A. & Lob-Corzilius, Th. (1993). Chronische Krankheit im Kontext der Familie. Familiendynamik, 18 (1), 37-55.

von Schlippe, A. & Theiling, S. (1994). Familienorientierte Arbeit im Kontext chronischer Krankheit. In J. Könning, R. Szczepanski & A. von Schlippe (Hrsg.), Betreuung asthmakranker Kinder im sozialen Kontext. Die Bewältigung einer chronischen Krankheit als Herausforderung für Kind, Familie und interdisziplinäres Team (S. 125-137). Stuttgart: Enke-Verlag.

von Schlippe, A., Fortmann, J. & Theiling, S. (1994). Die Bewältigung chronischer Krankheit im Kontext sozialer Systeme. In J. Könning, R. Szczepanski & A. von Schlippe (Hrsg.), Betreuung asthmakranker Kinder im sozialen Kontext. Die Bewältigung einer chronischen Krankheit als Herausforderung für Kind, Familie und interdisziplinäres Team (S.45-60). Stuttgart: Enke-Verlag.

Schmidt, L.R. (Hrsg.) (1984). Lehrbuch der Klinischen Psychologie (2. neu bearbeitete u. erweiterte Aufl.). Stuttgart: Enke-Verlag.

Schmidt, S., Könning, J., Szczepanski, R., Gebert, N., Hümmelink, R. & Wahn, U. (1993). Asthmaschulung in der Praxis. Evaluation eines integrativen Betreuungskonzeptes unter Einbeziehung des Kinderarztes in der Praxis. Pädiatrische Praxis, 45, 635-641.

Schmidt, S., Könning, J., Szczepanski, R., Hümmelink, R., Gebert, N. & Wahn, U. (1994). Kostenrelevanz einer Asthmaschulung in der Klinik und bei den Hausärzten. Ergebnisse der "Bosch-Studie". Prävention und Rehabilitation, 6,1, 27-32.

Seiffge-Krenke, I. & Brath, W. (1990). Krankheitsverarbeitung bei Kindern und Jugendlichen - Forschungstrends und Ergebnisse. In I. Seiffge-Krenke (Hrsg.), Jahrbuch der medizinischen Psychologie, Bd. 4, Krankheitsverarbeitung bei Kindern und Jugendlichen (S.3-22). Berlin, Heidelberg: Springer-Verlag.

Seiffge-Krenke, I. (Hrsg.).(1990). Jahrbuch der medizinischen Psychologie, Bd.4. Krankheitsbearbeitung bei Kindern und Jugendlichen. Berlin: Springer-Verlag

Steinhausen, H.-C. (1993). Allergie u. Psyche. Monatsschrift Kinderheilkunde, 141, 285-292.

Steinhausen, H.-C. & von Aster, M. (1993). Grundlagen und Konzepte der Verhaltenstherapie und Verhaltensmedizin bei Kindern und Jugendlichen. In H.-C. Steinhausen und M. von Aster (Hrsg.), Handbuch Verhaltenstherapie und Verhaltensmedizin bei Kindern und Jugendlichen (S. 1-12). Weinheim: Beltz, Psychologie-Verlags-Union.

Steinhausen, H.-C. & von Aster, M (Hrsg.). (1993). Handbuch Verhaltenstherapie und Verhaltensmedizin bei Kindern und Jugendlichen. Weinheim. Beltz, Psychologie-Verlags-Union.

Strunk, R. (1993). Psychische Faktoren und ihre Bedeutung für die Prognose des Asthmas. In F. Petermann & J. Lecheler (Hrsg.), Asthma bronchiale im Kindes- und Jugendalter. Behandlungskonzepte und Krankheitsbewältigung (3. überarbeitete u. erweiterte Aufl.) (S. 71-78). München: Quintessenz-Verlag.

Szczepanski, R. & Schmidt, S. (1994). Medizinische Grundlagen des kindlichen Asthma bronchiale. In J. Könning, R. Szczepanski & A. von Schlippe (Hrsg.), Betreuung asthmakranker

Kinder im sozialen Kontext. Die Bewältigung einer chronischen Krankheit als Herausforderung für Kind, Familie und interdisziplinäres Team (S. 5-23). Stuttgart: Enke-Verlag.

Szczepanski, R. & Lecheler, J. (1995). Asthmaschulung im deutschsprachigen Raum - Aktueller Stand. Prävention und Rehabilitation 7,1, 1-3.

Szczepanski, R., Könning, J., Lob-Corzilius, Th., von Schlippe, A.. & Theiling, S (1993). Analyse zur gegenwärtigen Situation der Asthmaschulung für Kinder und Jugendliche im deutschsprachigen Raum. Pneumologie, 47, 583-587.

Theiling,S., Szczepanski, R. & Lob-Corzilius, Th. (1992). Der Luftiku(r)s. Stuttgart: Enke-Verlag.

Thoresen, C.E. & Kirmil-Gray, K. (1983). Self-management psychology and the treatment of childhood asthma. Journal of Allergy and Clinical Immunology, 72 (5,2), 596-606.

von Uexküll, Th. (herausgeg. von J. M. Hermann, K. Köhle, O. W. Schonecke, Th. von Uexküll, W. Wesiak). (1986). Psychosomatische Medizin (3. Aufl.). München, Wien, Baltimore: Urban & Schwarzenberg.

Ullrich, G. & Wolff, G. (1994). Psychologische Aspekte bei Asthma im Kindesalter und das Dilemma des behandelndes Arztes. Monatsschrift Kinderheilkunde, 142, 21-27.

von der Hardt, H. & Hoffmann, D. (1985). Das Asthmasyndrom. In A. Fenner & H. von der Hardt (Hrsg.), Pädiatrische Pneumologie (S. 297-346). Berlin, Heidelberg, New York, Tokyo: Springer-Verlag.

Wahn, U. & Lecheler, J. (1993). Vermeidbare Risiken bei der Behandlung von Asthma bronchiale. In F. Petermann & J. Lecheler (Hrsg.), Asthma bronchiale im Kindes- und Jugendalter. Behandlungskonzepte und Krankheitsbewältigung (3. überarbeitete u. erweiterte Aufl.), (S. 25-31). München: Quintessenz-Verlag.

Walter, H.-J., Köhl, C., Biberger, A., Bochmann, F., Petermann, F. & Lecheler, J. (1994). Konzeption und Erfolge des stationären Asthma-Verhaltenstrainings. Prävention und Rehabilitation 6, 1, 2-5.

Weinreich, U. (1994). Auf dem Wege zu einer flächendeckenden Asthmaschulung. Prävention und Rehabilitation, 6,1, 22-26.

Wilson-Pessano, S.R. & Mc Nabb, W.L. (1985). Air wise and air power: Research Results. Paper presented at the Symposium of pediatric asthma self-management. New Orleans, Lousiana.

Wittenmeier, M (1990). SPAK (Spielprogramm für asthmakranke Kinder). Köln: Kinderkrankenhaus Köln.

Wjst, M. (1996). Epidemiologie von Asthma im Kindesalter im internationalen Vergleich. Allergologie, 19, 5, 234-243

Wolff, G. (1985). Psychologische Aspekte beim Asthma bronchiale. In A. Fenner & H. von der Hardt (Hrsg.), Pädiatrische Pneumologie (S. 346-353). Berlin, Heidelberg, New York, Tokyo: Springer-Verlag.

Woolcock, A.J. (1991). The problem of asthma worldwide. European Respiratory Review, 1 (4), 243-246.

Typ-I-Diabetes - Psychosoziale Aspekte

Günter Gutezeit

Definition und wichtige Merkmale des Typ-I-Diabetes

Der Typ-I-Diabetes ist eine komplexe Störung des Kohlenhydrat-Lipid-Eiweißstoff-wechsels, welche durch Hyperglykämie - einen vermehrten Gehalt an Glukose im Blutserum >120 mg% - infolge absoluten Insulinmangels gekennzeichnet ist.

Es besteht eine Insulinabhängigkeit (insulin-dependent diabetes mellitus, IDDM). Früher wurde der Typ-I-Diabetes mellitus als juveniler Diabetes mellitus bezeichnet.

Die Prävalenz des Typ-I-Diabetes liegt in den Industrieländern bei 0,03-0,3 Prozent. In den letzten Jahren wurde eine Zunahme der Krankheitsfälle beobachtet (Hürter, 1985, Zuppinger, 1986). Das Manifestationsalter des Typ-I-Diabetes reicht von frühester Kindheit bis etwa zum 30. Lebensjahr. Hauptanlaß für die meist akut beginnende und innerhalb weniger Tage und Wochen sich vollziehende Erkrankung sind Virusinfektionen (Mumpsvirus, diabetogene Coxsackie-B4-Stämme).

Die Konkordanzrate in Familien mit Typ-I-Diabetes PatientInnen ist relativ niedrig. Sie beträgt bei Geschwistern 6%, bei monozygoten Zwillingen etwa 50% und bei eigenen Kindern etwa 1-2%.

Die Behandlung muß immer mit Insulin, Diät und Muskelarbeit erfolgen.

Ätiologie und Pathogenese des Typ-I-Diabetes

Beim Typ-I-Diabetes wird vom Vorliegen einer genetischen Prädisposition ausge-gangen. Exogene Faktoren wie toxische Einflüsse oder Viruserkrankungen wirken am Ausbruch der Erkrankung mit. Vermutlich kommt es infolge einer Virusinfek-tion, z.B. durch die speziell diabetogenen Coxsackie-B4-Stämme, zur Auslösung eines Autoimmunprozesses, mit der Folge einer allmählichen Zerstörung der Insu-lin produzierenden B-Zellen der Langerhans'schen Inseln des Pankreas. Gestützt wird die Hypothese der Autoimmunreaktion durch den Befund eines hohen Anteils im Blutplasma zirkulierender Inselzellantikörper von 80-85% zum Beginn der Er-krankung (Zuppinger, 1986).

Zur Wirkung des Insulins

Von den im Pankreasgewebe des Menschen gefundenen verschiedenen Zelltypen der Inselzellen, produzieren die B-Zellen das Insulin (Buddecke, 1980). Glukose bewirkt als physiologischer Stimulus der B-Zellen die Synthese und Ausschüttung von Insulin. Vom Glukagon und dem Wachstumshormon geht ein fördernder Einfluß auf die Insulinsynthese aus. Die Sekretion von Insulin wird ebenso durch andere Zucker, durch Aminosäuren und Fettsäuren angeregt.

Die auffallendste Wirkung des Insulins auf den Gesamtorganismus ist eine Senkung des normalen oder überhöhten Blutglukosespiegels. Sie kann bei genügend hoher Insulindosierung zum völligen Verschwinden der Glukose aus dem Blut führen. Dabei kommt es zum hypoglykämischen Schock.

Pathophysiologie des Typ-I-Diabetes

Die geschädigten B-Zellen des Pankreas reagieren zuerst auf die Glukosestimulation, später auf andere Stimulationen nicht mehr mit einer Insulinsekretion. Der daraus resultierende Insulinmangel führt zur Abnahme des Glukoseeintritts in Muskel- und Fettzellen und bewirkt intrazellulär eine verminderte Glykogensynthese und eine gesteigerte Glykogenolyse und Glukoneogenese in der Leber. Daraus entsteht eine zunehmende Hyperglykämie mit Hyperosmolarität. Da bei Anstieg des Blutglukosespiegels über Werte von 170-180 mg/100 ml (Nierenschwelle) die Rückresorbation der Glukose in der Niere nicht mehr vollständig ist, kommt es zur Glukosurie und als Folgeerscheinung zur Polyurie (Kasper, 1982). Hierdurch bedingt kommt es zur fortschreitenden Dehydration und zu Störungen im Elektrolythaushalt. Bei Insulinmangel wird durch den zellulären Glukosemangel der Fettsäureabbau gesteigert, während die Lipidsynthese vermindert wird. Die Stoffwechselzwischenprodukte können nicht auf die übliche Art abgebaut werden und werden deshalb in der Leber zu Ketonkörpern synthetisiert. Die Überproduktion der Ketonkörper und deren Abgabe in das Blut ist mitverantwortlich für die metabolische Azidose - Senkung des Blut-PH-Wertes unter 7,38 -. Bewirkt wird dies einerseits durch vermehrtes Auftreten von Azetessigsäure und Beta-Hydroxybuttersäure (Hürter, 1985) und andererseits durch die Überbeanspruchung der Alkalireserve, da durch die Ketonurie z.B. Kalium und Natrium verlorengehen.

Das heute nur selten beobachtete Coma diabeticum entsteht infolge Dehydration, Hyperosmolarität, Azidose und Elektrolytstörung (Zuppinger, 1986).

Verlauf des Typ-I-Diabetes, Prognose und Spätkomplikationen

Nach Hürter (1985, S.60) ist der klinische Verlauf des Typ-I-Diabetes durch "5 voraussehbare Phasen gekennzeichnet, die im ursächlichen Zusammenhang mit dem Insulinbedarf stehen."

• 1. Phase der Initialbehandlung.
  Hier ist der Insulinbedarf, die Anzahl der täglich zu injizierenden Einheiten Insulin pro Kilogramm Körpergewicht des Patienten, relativ groß (0.5 - >1.0 I.E./ kg Körpergewicht/Tag. Er ist abhängig vom Ausmaß der Stoffwechselstörung bzw. vom Grad der pathophysiologischen Veränderungen zum Zeitpunkt der Manifestation.

- 2. Phase der partiellen (stabilen) Remission.
  In dieser Phase geht der anfängliche Insulinbedarf wegen einer Erhöhung der Eigenproduktion für die Dauer von einigen Monaten bis zu 2 Jahren erheblich zurück (< 0,5 I.E./kg KG/Tag). Die endogene B-Zell-Restaktivität nimmt bald wieder ab, insbesondere bei Patienten in der Pubertät.

- 3. Phase des absoluten Insulinmangels oder Postremissionsphase.
  Dieser Phase geht meist eine labile Phase der Remission voraus, in der der Insulinbedarf etwa 0,5-0,8 I.E./kg KG/Tag beträgt. In der danach folgenden Postremissionsphase, auch als Phase des "totalen" Diabetes bezeichnet, ist die B-Zell-Residualfunktion völlig erloschen. Der Insulinbedarf liegt nun zwischen 0,8-1,0 I.E./kg KG/Tag.

- 4. Pubertätsphase.
  Aufgrund des Wachstumsschubes und der einsetzenden Sexualreife besteht in der Pubertätsphase eine besondere Stoffwechsellabilität und ein durchschnittlich erhöhter Insulinbedarf um durchschnittlich 25%. Der tägliche Insulinbedarf kann auf über 1,0 I.E./kg KG/Tag ansteigen.

- 5. Phase der Beruhigung (Adoleszenzphase)
  Mit dem Erreichen der Erwachsenengröße und der Sexualreife setzt in der Adoleszenzphase eine Beruhigung des Stoffwechsels - dynamische Stabilität - ein. Der Kalorienbedarf und häufig auch der Insulinbedarf gehen zurück.

Bei guter Einstellung und Therapieüberwachung ist die Frühprognose im allgemeinen günstig. Spätkomplikationen sind allerdings selbst bei gutem Verlauf nie ganz auszuschließen. Zu nennen ist vor allem die durch arteriosklerotische Gefäßveränderungen bedingte diabetische Angiopathie (Hürter, 1985, Kasper, 1982). Bei diabetischer Mikroangiopathie - Befall der kleinen Gefäße - kommt es vorwiegend zu Erkrankungen an der Netzhaut des Auges, Retinopathia diabetica (mit Gefahr der Erblindung) sowie an der Niere, Nephropathia diabetica (mit Gefahr der Niereninsuffizienz). Die Sklerose größerer Gefäße an Extremitäten, Koronar- und Hirngefäßen wird als diabetische Makroangiographie bezeichnet. Hier wäre z.B. das Problem des "diabetischen Fußes" zu nennen (Mehnert, 1985).

Ebenso kann es zur Neuropathie kommen, die in Sensibilitätsausfällen, Lähmungen und Störungen des autonomen Nervensystems ihren Ausdruck findet (Zuppinger, 1986).

Nach Hürter (1985) und Zuppinger (1986) läßt sich ein eindeutiger Zusammenhang zwischen dem Auftreten der Spätfolgen und 1. der Dauer des Diabetes und 2. dem Ausmaß der mittleren Hyperglykämie feststellen. Bei 20jähriger Diabetesdauer und durchgehend schlechter Stoffwechsellage fand Kasper (1982) in 91% der Fälle diabetische Angiopathien vor, während bei durchgehend guter metabolischer Kontrolle nur 7% davon betroffen waren.

Simon (1991) weist auf eine vom Zeitpunkt der Manifestation der Erkrankung an im Vergleich zu Stoffwechselgesunden um 25% verringerte Lebenserwartung hin, während Haslbeck (1988) bei Erkrankung vor dem 30. Lebensjahr sogar von um etwa 33% reduzierter Lebenserwartung spricht. Die Bedeutung einer guten Stoffwechseleinstellung wird somit im Hinblick auf die Zukunft der Betroffenen

unterstrichen. Da die Verläufe von vielen Faktoren abhängen, erfordert die Prognose in jedem einzelnen Fall eine individuelle Beurteilung.

Akutkomplikationen

Zu den Akutkomplikationen zählen die Hypoglykämien, die Hyperglykämien, die
Ketoazidose und Candidainfekte.

Selbst bei optimaler Diabeteseinstellung lassen sich gelegentliche leichte Hypoglykämien nicht vermeiden und gehören zum Erfahrungsgut bei fast allen Patient-
Innen mit Typ-I-Diabetes (Haslbeck, 1988, Hürter, 1985). Schwere, von PatientInnen nicht mehr allein beherrschbare, Hypoglykämien treten in 8-10% der Fälle pro
Jahr auf und sind auf Insulinüberdosierungen (33%), Fehler der PatientInnen wie
mangelnde Nahrungszufuhr oder körperliche Überanstrengung (33%) zurückzuführen. Bei einem weiteren Drittel waren die Ursachen nicht erkennbar (Haslbeck,
1988). Für ein rechtzeitiges Eingreifen ist das Erkennen der Frühsymptome - Kon-
zentrationsschwäche, Kopfschmerzen, Schweißausbrüche, Zittern, Blässe, Herz-
klopfen, gelegentlich Sehstörungen und Heißhunger (letzteres nach Altinsulin-In-
jektionen) - wichtig. Bei rascher Zufuhr von Kohlehydraten in Form von Obst oder
Traubenzucker bilden sich diese Symptome zurück. PatientInnen mit Typ-I-Diabetes sollten daher immer ein Stück Traubenzucker wegen seiner schnellen Resorpti-
on bei sich tragen (Hürter, 1985).

Bei Fortschreiten der Hypoglykämie kommt es zu Benommenheit mit gelegentlichen Verwirrtheitszuständen und schließlich zum hypoglykämischen Koma mit
Krämpfen (Hürter, 1985). Da bei Nichtbehandlung der Tod eintreten kann und
Schäden am Zentralnervensystem von der Schwere und Dauer des hypoglykämischen Zustandes abhängen, sollten Eltern und Betreuer (Schullager, Ferienlager)
die Verabreichung von Glukagen (1 mg i.m.) beherrschen (Zuppinger, 1986) und
den oder die PatientInnen sofort einer ärztlichen Weiterbehandlung zuführen, da
anschließend Glukose intravenös unter Umständen über mehrere Stunden zuzufüh-
ren ist (Hürter, 1985). Nächtliche Hypoglykämien, bei denen Kinder oft unruhig
schlafen und tags darauf erschöpft und stimmungslabil sind, werden häufig übersehen.

Seltener als Hypoglykämien treten Hyperglykämien und Ketoazidose auf, die
zum diabetischen Koma führen können. Sie sind auf unzureichende Insulinzufuhr,
akute Infektionen und schwere Diätfehler zurückzuführen. Schnell wirkendes Insulin ist bei Bestätigung eines hohen Blutzuckerwertes mittels Teststreifen unverzüg-
lich nachzuspritzen. Beim diabetischen Koma ist die sofortige Klinikeinweisung
erforderlich, wo die kontinuierliche, intravenöse Zufuhr von Normalinsulin, ein
adäquater Flüssigkeits- und Elektrolytersatz und die Korrektur der Azidose im
Vordergrund stehen (Haslbeck, 1988). Erfahrung und Sorgfalt des erstbehandeln-
den Arztes sind hierbei für die weitere Prognose entscheidend.

Bei ausgeprägter Glukosurie und mangelhafter Hygiene kommt es zu häufiger zur
chronisch rezidivierenden Candida vulvitis - Pilzerkrankung der Vulva und Vagina -,
seltener zu Balanitis candidamycetica - Entzündung der Eichel und/oder Vorhaut des
Penis. Hier ist eine hygienische Anleitung, die Gabe spezifischer Candidamedika-
mente und eine bessere Einstellung des Diabetes erforderlich (Zuppinger, 1986).

Therapie

Zur Vermeidung der Akutkomplikationen und zur Verhinderung oder mindestens Hinauszögerung von Langzeitkomplikationen ist beim Typ-I-Diabetes die Behandlung mit Insulin, Diät und Muskelarbeit angezeigt und eine Schulung von Kind und Eltern hierzu notwendig.

Insulintherapie

Zur Insulintherapie stehen Schweineinsuline sowie Humaninsuline zur Verfügung. Hinsichtlich der Wirkungsdauer werden Alt- und Normalinsuline, die sich als Kurzzeitinsuline durch schnellen Wirkungseintritt und kurze Wirkungsdauer auszeichnen, von Verzögerungs- bzw. Depotinsulinen unterschieden (Hürter, 1985). Bei einem erhöhten Insulinbedarf >0,5 I.E./kg KG/Tag werden wegen der Gefahr ausgeprägter Glukoseerkrankungen letztere in der Regel nicht allein verwendet. Vielmehr gelangen ausschließlich Mischinsuline zur Anwendung, entweder als fertig gemischtes Kombinationsinsulin oder als "individuell angepaßte Mischung aus Kurzzeit- und Verzögerungsinsulin" (Hürter, 1985, S. 137). Die Auswahl und Dosierung des Insulins hat den individuellen Gegebenheiten deshalb Rechnung zu tragen, weil die Insulinauswertung im Organismus von einer Vielzahl von Faktoren wie der B-Zell-Restaktivität, der psychischen Belastung der Kinder, ihrer körperlichen Betätigung, ihrer Ernährung und zusätzlichen somatischen Erkrankungen abhängig ist (Zuppinger, 1986). Die Injektionstechnik des Insulins ist von den PatientInnen mit Typ-I-Diabetes und - je nach Altersstufe - von ihren Eltern zu erlernen.

Diätmaßnahmen

Eine Kostregelung ist zur Vermeidung größerer Schwankungen des Blutzuckers und der Harnzuckerausscheidung immer erforderlich. Das Ziel der Diät ist eine normale Gewichtszunahme und eine Anpassung der Diät an die individuellen Bedürfnisse des Patienten.

Als Standarddiät werden 45-50% der Kalorien als Kohlehydrate, 35-38% als Fett und 15 -20% als Eiweiß empfohlen, wobei rasch resorbierbare Zucker (Glukose, Saccharose und Maltose) vermieden werden (Haslbeck, 1988, Hürter, 1985). Für die Ermittlung des Kalorienbedarfs wird die Orientierung am Somatogramm nach Tunner et al. (siehe Hürter, 1985) empfohlen, mit dem aufgrund der ermittelten Körpergröße des Kindes sein Sollgewicht bestimmt wird und mit dem von Droese und Stolley angegebenen Kalorienbedarf der entsprechenden Altersstufe multipliziert wird. Die Kost kann unter Verwendung von Austauschtabellen (1 Broteinheit = 12 g Kohlehydrate) abwechslungsreich gestaltet werden. Auf ausreichende Ballaststoffzufuhr (z.B. Getreide- u. Vollkornprodukte, faserreiches Gemüse und Obst) sollte geachtet werden, da sich günstige metabolische Einflüsse von Ballaststoffen in der Nahrung aufzeigen ließen (Haslbeck, 1988). Diabetische PatientInnen sollten 3 Hauptmahlzeiten und 3-4 Zwischenmahlzeiten zu sich nehmen, wobei die Verteilung der Nahrungsmittel an die Insulinpräparation anzupassen ist.

Vor jeder Stunde Sport sollten zusätzlich 10-20 g Kohlehydrate verzehrt werden (Hürter, 1985, Zuppinger, 1986).

Muskelarbeit

Regelmäßige und wegen der Selbstanpassung der Diät im vorhinein planbare körperliche Aktivität wie Schwimmen, Radfahren, Gymnastik und ähnliches hat günstige Auswirkungen auf die Stoffwechsellage. Sportliche Betätigung führt zu einer Verbesserung der Glukosetoleranz durch Zunahme der Muskelmasse und Reduzierung des Fettgewebes, Erhöhung der Ansprechbarkeit des Muskels auf Insulin und Erhöhung der insulinabhängigen Glukoseaufnahme des Muskels. Muskelarbeit führt daher bei PatientInnen mit Typ-I-Diabetes regelhaft zu einem insulineinsparenden Effekt (Hürter, 1985). Zusätzlich trägt die sportliche Aktivität zu einem höheren Selbstwertgefühl und stabileren Kontrollüberzeugungen auf Seiten des/der PatientInnen bei. Nach längerer schwerer körperlicher Betätigung ist für die darauffolgende Nacht mit einer Hypoglykämie zu rechnen. Dem kann mit einer Kalorienzugabe oder einer Reduktion der abendlichen Insulindosis begegnet werden (Zuppinger, 1986).

Kontrolle der Stoffwechsellage

Um eine gute Stoffwechsellage zu gewährleisten, ist die Mitarbeit der PatientInnen und/oder deren Eltern notwendig, da Stoffwechselkontrollen mehrmals täglich erforderlich sind. In größeren Abständen durchgeführte ärztliche Kontrollen sind nicht ausreichend. Bei jüngeren Kindern mit normalen HbA1-Werten genügt die 3-4 mal täglich durchzuführende Bestimmung der Harnglukose als indirekter Maßstab für die Höhe des Blutzuckerspiegels mittels Teststreifen oder Testtabletten. Bei hoher Glukoseausscheidung im Harn ist dieser zusätzlich mittels eines Schnelltests auf Ketonkörper zu untersuchen (Haslbeck, 1988, Hürter, 1985).

Einen genauen und unverfälschten Einblick in die Stoffwechselsituation gestattet jedoch die Blutglukosebestimmung als wichtigste Methode der Stoffwechselselbstkontrolle. Diese Methode ist angezeigt, wenn die Bestimmung der Harnglukose nicht ausreichend ist oder wenn die Warnsymptome einer Hypoglykämie vermindert sind oder fehlen. Ältere Kinder und Jugendliche, denen das Abnehmen eines Bluttropfens mindestens 3-5 mal täglich zugemutet werden kann, erstellen mit Hilfe von Schnelltests und Reflektometer genaue Tagesprofile bezüglich ihrer Blutglukosewerte. Hierzu sind sorgfältige methodische Einweisungen in die Testungen notwendig, um Fehlbeurteilungen weitestgehend zu vermeiden. Eintrag in ein Diabetikertagebuch, Beurteilung der Ergebnisse durch Patienten oder Eltern und das Ziehen therapeutischer Konsequenzen im Sinne einer Anpassung der Insulinsubstitution und der Diät an die Ergebnisse der Stoffwechselkontrollen stellen hohe Anforderungen an das instrumentelle Coping (Hürter, 1985).

Neben Längenwachstum, Gewichtszunahme und Pubertätsentwicklung, die bei guter Einstellung normal verlaufen sollten, bestimmt der Arzt in regelmäßigen Abständen das glykosylierte Hämoglobin (HbA$_1$), das den mittleren Blutglukosespiegel der vergangenen 4-8 Wochen widerspiegelt. Durch 4-6 HbA$_1$-Bestimmungen pro

Jahr erhält der Arzt einen guten Einblick in die Stoffwechsellage. Kontrollen der Nierenfunktion und des Augenfundus zur Früherfassung von Spätkomplikationen sind jährlich durchzuführen (Zuppinger, 1986).

Schulung der PatientInnen mit Typ-I-Diabetes und ihrer Eltern

Die hohen Anforderungen samt Verantwortungsübertragung auf die jungen Patienten/innen und/oder deren Eltern im Rahmen der Behandlung des Typ-I-Diabetes setzen eine eingehende Schulung voraus, der mehrere Nachschulungen in angemessenen Abständen folgen sollten (Waadt & Duran, 1988).

Neben dem Wesen und der Ätiologie der Erkrankung sollten schwerpunktmäßig die Grundlagen der Behandlung dargelegt und transparent gemacht werden. Die Wirkungsweise des Insulins ist zu besprechen und das Aufziehen und Spritzen von Insulin zu üben. Zur Einführung in die Diättherapie gehört die Vermittlung der Broteinheit- (BE), Fett- und Eiweißberechnung ebenso wie die Benutzung der BE-Austauschtabellen. Die Bedeutung körperlicher Aktivität für die metabolische Kontrolle wird dargestellt und die Durchführung und Beurteilung der Urin und Blutglukoseteste müssen aktiv erlernt werden. Wenn Schulung zu guter Lebensqualität und möglichst normaler Lebensweise beitragen soll, muß sie auf die intellektuellen Fähigkeiten, Denkweisen, Bedürfnisse, Veränderungskapazitäten, Belastungen und soziale Kompetenz der PatientInnen abgestimmt sein (Lange, 1994). Als standardisiertes auf 6-10jährige Kinder zugeschnittenes Schulungsprogramm, das entwicklungspsychologischen Bedingungen Rechnung trägt, sei hier auf das "Diabetisches Schulungsprogramm für Kinder" (Hürter et al. 1989) und auf das Anschlußprogramm "Diabetes bei Jugendlichen: ein Schulungsprogramm" (Lange et al. 1994) verwiesen. Auf die Bedeutung derartiger Schulungen weist eine Studie von Johnson et al. (1982) hin, nach der über 80% der untersuchten Kinder bedeutsame Fehler beim Urintesten unterliefen. Das Erlernen selbständiger und flexibler Reaktionen auf die Krankheit, wie Insulindosisanpassung bei vermehrter körperlicher Anstrengung, richtiges Verhalten bei zusätzlichen Erkrankungen und beim Auftreten von Akut- und Spätkomplikationen sind ebenfalls in die Schulung und vor allem Nachschulung einzubeziehen (Waadt & Duran, 1988).

Die Schulung soll kurze, handliche aber dennoch vollständige Informationsvermittlung in systematischer Unterrichtung und Einübung in einem Zeitrahmen von 15-20 Stunden erreichen und interdisziplinär von ÄrztInnen, DiätassistentInnen und DiabetesberaterInnen durchgeführt werden (Waadt & Duran, 1988). Nach Lange (1994) ist es wesentlich, daß im Rahmen der Schulung typische kindliche Befürchtungen wie z.B. "Krankheit ist Strafe für Fehlverhalten" oder "Diabetes ist ansteckend" angesprochen und abgebaut werden.

Die kurzfristige Effektivität derartiger Schulungsprogramme im Hinblick auf eine Verbesserung der Metabolik und einer Reduktion der Behandlungskosten wurde nachgewiesen und führt bei der Mehrzahl der Patienten/innen auch zu längerfristigen Erfolgen, weil "ein Großteil der Jugendlichen ihren Diabetes selbstbewußt und problemlos behandelt" (Roth & Borkenstein, 1990). Bei in Sommercamps durchgeführten Schulungen mit Freizeitangeboten konnte zumindest bei älteren Kindern (12-15) ein Wissenszuwachs nach dem Ende des Camps festgestellt werden (Harkavy et al. 1983). Die lange vertretene Ansicht eines direkten und eindeutigen Zusammenhanges zwischen angesammeltem Wissen einer Person und ihrer Compliance und einer daraus ableitbaren besseren und metabolischen Kontrolle des Diabetes (Waadt & Duran, 1988) kann heute nicht im vollen Umfang akzeptiert werden. So konnten bereits Garner & Thompson (1976) keine Beziehung zwischen der diabetischen Kontrolle und dem Wissen über den Diabetes und seinem Management aufdecken. Ergebnisse von Hamburg & Inoff (1982), die bei Kindern und Jugendlichen während eines Sommercamps eine negative Beziehung zwischen der metabolischen Kontrolle und dem Wissen der Patienten fanden, belegen, daß weitere Faktoren eine Rolle spielen. So betrachtet Johnson (1984) das in Schulungen erworbene Wissen als notwendige aber nicht hinreichende Voraussetzung für eine gute Compliance und metabolische Einstellung. Auf Vermutungen hinsichtlich der Bedeutungen psychosozialer Faktoren (Jacobsen & Leibovich, 1984) wird im folgenden eingegangen.

Psychosoziale Aspekte

Einfluß von Persönlichkeitsmerkmalen

Mit der Verfügbarkeit über Insulin im Jahre 1929 und die dadurch bedingte längere Überlebenschance wurde ein zunehmend breiteres psychologisches Interesse an dieser Krankheit beobachtet. Von psychoanalytischen Theorien beeinflußt, begann die Suche nach einer für die Krankheit prädisponierenden diabetischen Persönlichkeit. Ein kritischer Rückblick auf die entsprechende Literatur von 1940-1980 gab keinen Hinweis für das Vorliegen einer diabetischen Persönlichkeit, die einzig und allein direkt mit dem Typ-I-Diabetes assoziiert ist (Cerreto u. Travis, 1984). Heute ist allgemein akzeptiert, daß eine spezifische "diabetische Persönlichkeit" nicht belegbar ist (Cierpka, 1982; Jochmus, 1971; Johnson, 1984).

Nach Johnson (1984) richtet sich das Interesse mehr auf jene Variablen, die für die Gesundheit und Anpassung innerhalb einer kranken Population von Bedeutung sind. Dies trägt der Tatsache Rechnung, daß einige PatientInnen offensichtlich gut mit ihrer Erkrankung zurechtkommen, während andere erhebliche Anpassungsschwierigkeiten darbieten, die ihre Gesundheit mehr als notwendig gefährden. Die Frage, ob Persönlichkeitsunterschiede innerhalb einer diabetischen Population Einfluß auf die Güte der metabolischen Kontrolle haben, fand bisher keine befriedigende Beantwortung. Während Börner (1976) bei Extravertierten im Vergleich zu Introvertierten eher eine schlechtere metabolische Kontrolle nachwies, konnten Bäck et al. (1984) keine Unterschiede bezüglich der Dimensionen Neurotizismus und Extraversion-Introversion zwischen schlecht und gut bis befriedigend kontrollierenden Kindern und Jugendlichen mit Typ-I-Diabetes finden.

Gross et al. (1983) deckten bei Jugendlichen ebenfalls keinerlei Beziehungen zwischen der Güte metabolischer Kontrolle und irgendeiner der von ihnen gemessenen Persönlichkeitsvariablen (Selbstkonzept, Locus of Control, Health Locus of Control) auf.

Demzufolge erscheint es zweckmäßiger, sich an Modellen zu orientieren, die spezifische Variablen - Wissen um die Erkrankung, Einstellung und Verhalten ihr gegenüber - im Zusammenhang mit dem Gesundheitsstatus und der psychologischen Anpassung erfassen (Johnson, 1984).

Typ-I-Diabetes als Streß

Das Auftreten jeder ernstlichen Erkrankung löst bei der Mehrzahl der Menschen einen initialen Schock aus. Das Ausmaß des Schocks hängt bei Kindern von ihrem jeweiligen Entwicklungsstand und der davon abhängigen Einsicht in die unmittelbaren und langfristigen Konsequenzen und immer von der Betroffenheit der Eltern ab, die sich vor allem auf jüngere Kinder überträgt. Das Ausmaß der Bedrohung einer Erkrankung wird gemäß dem transaktionalen Streßmodell durch deren Bewertung seitens der Kinder oder der betroffenen Jugendlichen und deren Eltern mitbestimmt (Cohen u. Lazarus, 1979, Lazarus u. Launier, 1981).

Moos u. Tsu (1977) sehen sieben Hauptaufgaben - "major adaptive tasks" -, mit denen sich die PatientInnen im Rahmen der durch die Erkrankung ausgelösten Lebenskrise auseinandersetzen müssen. Es wird zwischen krankheitsbezogenen Problemen, die ein instrumentelles Coping notwendig machen und allgemeinen adaptiven Anforderungen, die ein palliatives Coping erfordern, differenziert.

Krankheitsbezogene Anforderungen

• *1. Bewältigung der Schmerzen und der körperlichen Funktionsausfälle.*
Die Auseinandersetzung mit akutem Schmerz ist mit der täglichen Insulininjektion und der Stoffwechselkontrolle über die Blutglukosewerte erforderlich. Die Kinder, die gegenüber Schmerz sensibel reagieren, haben natürliche Hemmschwellen zu überwinden (Gutezeit, 1989). Die vom Kind erwartete Selbstzufügung oder Duldung von Schmerzen würde in anderen Zusammenhängen als Autoaggression oder als Masochismus gewertet werden. Im gleichen Maße haben Mütter von Kleinkindern Schwierigkeiten, diesen entgegen ihren natürlichen Intentionen mit der Insulininjektion Schmerzen zuzufügen.

Die befürchteten Funktionsausfälle beim Typ-I-Diabetes sind vor allem für die Eltern belastend, während Kinder sich hierüber noch nicht im gleichen Maße Gedanken machen.

• *2. Anpassung an die Klinikumgebung und spezielle Behandlungsprozeduren.*
Klinikaufenthalte sind bei der Erstmanifestation des Typ-I-Diabetes und bei gelegentlichen Stoffwechselneueinstellungen oder -krisen nicht zu umgehen. Dies ist jeweils mit Umstellungen im Tagesablauf und Neuanpassung an die Klinikbedingungen verbunden. Kinder im Schulalter und Jugendliche bewältigen dies besser als Kleinkinder. Schwierig unter heutigen Erziehungsmaßstäben ist für viele Kinder die langfristige Beachtung von Regeln, die ein hohes Maß an Disziplin erfordern. Der einzuhaltende Rhythmus bei der Insulininjektion und der Blutglukosekontrolle oder Harnkontrolle, die regelmäßige kontrollierte Nahrungsaufnahme mit Naschverbot, die gelegentlich notwendige Unterbrechung spannender Spielsituationen und die gut dosierte physische Aktivität verlangen von Kindern wie Jugendli-

chen ein hohes Maß an Selbstdisziplin und Selbstkontrolle und/oder erfordern von Eltern das Ergreifen restriktiver Maßnahmen im Rahmen ihrer Erziehung. Die Erkrankung bedeutet in jedem Fall die Aufgabe liebgewordener Eßgewohnheiten, von denen sich Kinder wie Eltern nur ungern trennen. So ist bekannt, daß die Diäteinhaltung langfristig zum schwierigsten Bereich der Selbstbehandlung des Typ-I-Diabetes wird (Friele et al. 1990, Glasgow et al. 1986).

• 3. *Entwicklung und Aufrechterhaltung adäquater Beziehungen zum medizinischen Personal.*

PatientInnen mit Typ-I-Diabetes benötigen lebenslang ärztliche Mitbehandlung. Es ist daher wichtig, zu den Ärzten und medizinischen Betreuungskräften ein tragfähiges und vertrauensvolles Verhältnis zu entwickeln und aufrechtzuerhalten. Dies gilt ebenso für Eltern. Eine derartige Beziehung wirkt sich positiv auf die Selbstbehandlung aus und fördert die Akzeptanz der Stoffwechselerkrankung. Der Arzt/die Ärztin stehen hier jedoch ebenso in der Pflicht, haben Untersuchungen doch nachgewiesen, daß bei gleichem Wissensstand um den Diabetes vor allem die Persönlichkeit des Arztes und die Fähigkeit in seiner Vermittlung und Anleitung den Erfolg der Behandlung ausmachen.

• 4. *Allgemeine Anforderungen.*

Bewahren bzw. Wiedergewinnung der emotionalen Balance. Den durch die Krankheit ausgelösten Ängsten, depressiven Reaktionen und Abhängigkeitsgefühlen sollte mit Gefühlen der Hoffnung begegnet werden. Dies kann bereits im Rahmen der ersten Schulung aufgegriffen werden, indem den Kindern und Müttern wie Vätern die ersten erfolgreichen Schritte verdeutlicht werden; dies verleiht Sicherheit und motiviert zur weiteren aktiven Aneignung des repräsentativen Wissens und der prozeduralen Abläufe. Was richtig gemacht wird, ist höher zu bewerten als gelegentliche Fehler. Letztere sollten jedoch nicht verharmlost werden, sondern sind konstruktiv im Kontext mit bereits erreichten Erfolgen zu besprechen und zu korrigieren. Hierdurch wird die Motivation und das Gefühl, auf dem richtigen Weg zu sein, angesprochen. So gewinnen die erkrankten Kinder und die betreuenden Eltern das Gefühl, die Krankheit kontrollieren zu können und reduzieren damit Ängste, Verstimmungen, Abhängigkeits- und Hilfslosigkeitsgefühle. Werden diese Gefühle in der Behandlung nicht beachtet, so ist die Akzeptanz der Erkrankung und damit das palliative Coping in Frage gestellt. Ängstlichkeit, Irritierbarkeit, Gehemmtheit und Depressivität können somit zu einem Hemmnis in der Behandlung führen, indem sie die Basis für Non-Compliance und schlechte Stoffwechselkontrolle bilden (Petermann et al, 1987, Roth u. Borkenstein, 1990).

• 5. *Bewahrung des Selbstwertes und Aufrechterhaltung von Kompetenzgefühlen.*

Die möglichst schnelle Bewältigung instrumenteller Schritte im Umgang mit der Erkrankung wurde bereits erwähnt. Dabei ist zu beachten, daß der Patient bzw. die Patientin nicht überfordert wird, weil dies eher eine Abneigung gegen die Selbstbehandlung hervorruft. Zu frühe und zu späte Anforderungen sind zu vermeiden. Dies bezieht sich vor allem auf Insulininjektionen, die nach eigenem Bekunden Kinder erst ab zehn Jahren ausführen möchten (Kovacs et al. 1985). Die Selbstbehandlung ist individuell in zumutbaren Schritten einzuführen, um somit das Gefühl von Kompetenz zu vermitteln. Die Patienten/innen sollen möglichst bald zu positiven Attributionen im Umgang mit ihrer Erkrankung gelangen. Das Selbstbild gerät immer dann in Gefahr, wenn erhebliche Korrekturen in der Lebensplanung und in den Selbstkonzepten notwendig sind. Hier sollte vorsichtig und mit Verständnis auf neue Ziele hingearbeitet werden - z.B. Anstreben eines neuen Berufes, der ebenfalls die Interessen des Jugendlichen tangiert. Solche Korrekturen sind möglich, wenn der Patient unter langfristiger Betreuung die Krankheit als Herausforderung akzeptiert.

• *6. Aufrechterhaltung der sozialen Beziehungen.*
Bei Kindern bleibt die Einbindung in die Familie erhalten, jedoch wird ihre Position deutlich verändert, wenn ihre Erkrankung allzusehr in den Mittelpunkt der Familie rückt (Cierpka, 1982). Davon werden vor allem die Beziehungen zu den Geschwistern berührt, die ihnen diese Position nach anfänglichem Verständnis neiden. Es ist die Aufgabe der Familie, mit der Krankheit so "normal" wie möglich umzugehen (Koski et al. 1976). Beim Jugendlichen können die durch das Behandlungsregime auferlegten Restriktionen zu Protesthaltungen sowie einem Rückzug von der Familie und damit von unerwünschter Fremdkontrolle führen. Hier hat es der Arzt seines Vertrauens oft leichter, zum Jugendlichen Zugang zu finden und die notwendigen Maßnahmen mit ihm zu besprechen.

Wird die Erkrankung mit Scham verarbeitet und schuldhaft erlebt, findet häufig ein Rückzug von Freunden/innen und aus anderen sozialen Vernetzungen (z.B. Jugendgruppe, Sportverein) statt. Hier sind Kinder wie Jugendliche daraufhin anzusprechen, daß der Umgang mit ihrer Erkrankung bei anderen eher Respekt auslöst und sie so viel mehr Anerkennung finden. In der Klasse sollte das unter diesem Aspekt thematisiert werden. Ist dies der Fall, sind die Mehrzahl der Kinder mit Typ-I-Diabetes in ihren Schulklassen gut integriert, obwohl sie im Vergleich zu Gesunden keine "Starpositionen" einnehmen (Gutezeit, 1983). Die Aufklärung in Schule und Freundeskreis dient dem Abbau von Vorurteilen und Fehlverhalten seitens der Lehrer und Schüler.

• *7. Vorbereitung auf die Zukunft.*
Das Auftreten von Spätkomplikationen sollte in vorsichtigen Schritten und nicht mit erhobenem Zeigefinger vermittelt werden. Das Hinauszögern oder Vermeiden solcher Spätkomplikationen durch eine gute Selbstbehandlung und die Wahrnehmung regelmäßiger ärztlicher Kontrolle sollte im Vordergrund stehen. Gerade beim Typ-I-Diabetes sind die Möglichkeiten, derartige Komplikationen durch eine angemessene Compliance und eine entsprechende instrumentelle und palliative Bewältigungsarbeit zu begrenzen, als optimistisch zu bewerten. Hierin liegt ein wichtiger Anlaß zu einer angemessenen Einstellung und guten Motivation zur Behandlung.

Das Bewältigungsverhalten beeinflussender Faktoren

Die Krankheitsverarbeitung hat einen spürbaren Einfluß auf das Bewältigungsverhalten sowohl im Hinblick auf die betroffene Person als auch auf die mit der Krankheit konfrontierte Familie. Johnson (1984) weist auf drei psychologische Korrelate für einen gesundheitsfördernden Umgang mit dem Typ-I-Diabetes hin, nämlich Wissen über den Diabetes, Einstellung gegenüber der Erkrankung und Compliance-Verhalten, ohne dabei weitere Aspekte wie familiäres Milieu, streßhafte Lebensereignisse und Verhalten der medizinischen Betreuer aus dem Auge zu verlieren.

Einstellung gegenüber der Erkrankung und Compliance Verhalten

Die Einstellung des Patienten gegenüber der Erkrankung trägt wesentlich zum Umgang mit ihr bei, obwohl es noch nicht völlig geklärt ist, wie die Beziehungen zwischen der Einstellung, der Compliance, dem Gesundheitsstatus und der psychologischen Anpassung sich im einzelnen darstellen (Johnson, 1984). Negative Einstellung gegenüber der Erkrankung und emotionaler Streß können die metabolische Kontrolle des Patienten sowohl über Noncompliance mit der erforderlichen Behandlung als auch direkt über die Freisetzung von Streßhormonen, welche eine Anhebung des Glukosespiegels und der Konzentration der freien Fettsäuren bewirken, ungünstig beeinflussen (Barglow et al. 1984, Close et al. 1986, Kovacs et al. 1986). Hinsichtlich der Kontrollüberzeugungen liegen ebenfalls widersprüchliche Ergebnisse vor. Hamburg und Inoff (1982) fanden für Mädchen eine positive Korrelation mit guter Stoffwechseleinstellung bei einem internen Locus of control, während bei Jungen dieser mit schlechter Stoffwechseleinstellung korreliert. Es ist die Frage, ob hieraus ein geschlechtsspezifisch determinierter Umgang mit Streß abzuleiten ist, wie es die Autoren annehmen, oder ob Jungen und Mädchen mit den restriktiven Anforderungen gerade beim Typ-I-Diabetes unterschiedlich fertig werden. Johnson (1984) fand bei Patienten mit internem Locus of control, wenn sie mit negativen Lebensereignissen konfrontiert wurden, eine schlechtere metabolische Kontrolle. Andererseits konnten Gross et al. (1985) keine Beziehung zwischen der metabolischen Kontrolle und generalisierten Kontrollüberzeugungen nachweisen. Hier ist zu fragen, ob in bestimmten Entwicklungsphasen und bei bestimmten Lebensereignissen ein Wechsel des Locus of control stattfindet oder bereichsspezifische Aspekte Einfluß darauf haben, ob eher interne oder externe Kontrollüberzeugungen genutzt werden. La Greca (1988) und Brath u. Seiffge-Krenke (1990) weisen darauf hin, daß univariate Ansätze der Komplexität des Krankheitsgeschehens und der Krankheitsverarbeitung nicht gerecht werden. Kinder und Jugendliche, die eine gute Compliance zeigen, indem sie ärztliche Anweisungen befolgen, haben eine gute Stoffwechseleinstellung (Klippstein, 1989). Dafür ist jedoch eine Vielzahl von Faktoren mitverantwortlich, die nicht nur im Kinde, sondern ebenso auf der Betreuerseite und in der Familie zu suchen sind.

Der Einfluß der Familie auf das Bewältigungsverhalten

Generell ist davon auszugehen, daß Familien mit gutem Konfliktlösungspotential und Erfahrung in Problemsituationen eher mit einer Erkrankung umgehen können, als Familien, die nicht oder kaum darüber verfügen. Dies ist für das Bewältigungsverhalten im Umgang mit dem Diabetes übereinstimmend nachgewiesen worden (Börner, 1976, Klusa et al. 1983 u. Koski et al. 1976). Dabei spielt das kommunikative bzw. psychosoziale "Funktionieren" der Familie oder die Zuwendung und Unterstützung seitens der Mutter eine wesentliche Rolle (Caldwell u. Pickert, 1985, Cierpka, 1982, Kirk u. Savage, 1985, White et al. 1984). Bei der Zuwendung der Mutter ist das Ausmaß bedeutsam. So fanden Bäck et al. (1984), daß bei erhöhter Zuwendung zum Kinde seitens der Mütter die Stoffwechseleinstellung eher unbefriedigend war. Hierzu paßt der Befund, daß die Kinder berufstätiger Mütter eine bessere Stoffwechseleinstellung aufwiesen (gemessen am HbA_1-Wert) als Kinder nicht berufstätiger Mütter (Klippstein, 1989).

Es besteht weitgehend Übereinstimmung darüber, daß Patienten mit guter metabolischer Kontrolle aus Familien mit einem kohäsiven und konfliktarmen Familienklima stammen. In diesen Familien waren Rollen und Verantwortlichkeiten klar strukturiert und es wurde den Patienten viel Selbständigkeit zugebilligt (Brath u. Seiffge-Krenke, 1990). Solche Familien haben häufig einen autoritativen Erziehungsstil, der nach Berk (1989) zwar durch Kindzentriertheit, jedoch gleichzeitig durch angemessene Forderungen an das Kind gekennzeichnet ist und die Entwicklung zur Selbständigkeit und Reife fördert. Besteht bereits vor Krankheitseintritt ein rigiditätsorientierter Stil oder sind in der Familie dysfunktionale Copingstile wie Abneigung gegen Kontrolle, emotionale Überreaktionen z.B. "Nun ist alles vorbei" oder Hilflosigkeit auszumachen, bedingt dies unterschiedliche Strategien, die in der Schulung bereits zu berücksichtigen sind, und besondere Betreuungsformen bis hin zur Familientherapie.

Zur beruflichen Eingliederung von Jugendlichen mit Typ-I-Diabetes

Für die Akzeptanz der Erkrankung über eine lange Lebensspanne kommt einer befriedigenden beruflichen Eingliederung der diabetischen Jugendlichen eine wesentliche Bedeutung zu. Dabei spielen die intellektuellen Voraussetzungen, der schulische Erfolg aber ebenso die Bereitschaft in der Gesellschaft zur Eingliederung eine entscheidende Rolle.

Geistige Leistungsfähigkeit und Schulerfolg diabetischer Kinder und Jugendlicher

Sieht man von Einzelfällen mit mehrmaligen Schockzuständen (Jochmus, 1971) ab, so gilt die Annahme einer stoffwechselbedingten Minderung der intellektuellen Leistungsfähigkeit als widerlegt, wurde doch in zahlreichen Untersuchungen eine durchschnittliche bis überdurchschnittliche Gesamtintelligenz bei Kinder mit Typ-I-Diabetes festgestellt (Jochmus, 1971, Fallström, 1974, Börner, 1976, Swift et al. 1967). Es wird jedoch in einigen Untersuchungen darauf verwiesen, daß bei frühem Auftreten der Erkrankung - vor dem 5. Lebensjahr - die intellektuelle Leistungsfähigkeit Beeinträchtigungen unterliegt (Gilhaus et al., 1973, Ryan et al., 1985). Geringere Leistungen wurden sowohl bezüglich der Gesamtintelligenz, der Schulleistung, der visuo-spatialen Fähigkeiten, der Gedächtnisspanne, des motorischen Tempos und der Auge-Hand-Koordination erzielt. Die ursächlichen Zusammenhänge für die spezifischen Defizite, die bei hoher Lernabhängigkeit eher mit der Dauer der Erkrankung und bei ungewöhnlichen Lösungsstrategien und nonverbaler Informationsverarbeitung eher mit dem Alter, in dem die Erkrankung einsetzte, einhergehen, konnten nicht erklärt werden.

Andererseits zeigt die Mehrzahl der Typ-I-Diabetiker eher gute Leistungen im abstrakt-logischen Denken, in der numerischen Rechenfertigkeit, im Wahrnehmungstempo und in der Konzentrationsleistung (Börner, 1976, Gutezeit, 1976).

Zum Schulerfolg liegen keine signifikanten Unterschiede zwischen diabetischen und gesunden Kindern vor (Jochmus, 1971). Dies weist darauf hin, daß von diabetischen Kindern Fehlzeiten- und krankheitsbedingte vorübergehende Beeinträchtigungen im Rahmen der Schule weitgehend kompensiert werden.

Berufliche Begrenzungen und Schwierigkeiten

Die Berufswahl des diabetischen Jugendlichen muß den durch die Erkrankung gegebenen Tatsachen Rechnung tragen, um eine erfolgreiche Adaption an das Berufsleben zu gewährleisten. Hierzu gehören eine geregelte Arbeitszeit, eine möglichst gleichmäßig verteilte physische Belastung, die Möglichkeit zur Diäteinhaltung (Möglichkeit mehrerer Mahlzeiten) und zur regelmäßigen Stoffwechselkontrolle.

Als optimale Berufe werden von der Deutschen Diabetesgesellschaft Heil- und Heilhilfsberufe beurteilt, als gut Verwaltungs- und kaufmännische Berufe im Innendienst sowie kirchliche und pädagogische Berufe. Als ausreichend werden technische Berufe wie z.B. Mechaniker und Informatiker sowie bestimmte handwerkliche Berufe wie z.B. Gärtner, Schlosser, Gebrauchsgraphiker eingestuft (Petrides et al. 1972, Petzold u. Schöffling, 1974).

Berufe, die für Jugendliche mit Typ-I-Diabetes bedenklich sind, werden in vier Gruppen zusammengefaßt (Petzold u. Schöffling, 1974):

1. Berufe, die von Diabetikern aus Gründen der Sicherheit ihrer Mitmenschen und ihrer Umwelt nicht ausgeübt werden dürfen: z.B. Lokomotivführer, Flugzeugführer, Berufskraftfahrer und Schrankenwärter;

2. Berufe, von denen Diabetikern um ihrer eigenen Sicherheit willen abzuraten ist: z.B. Dachdecker, Schornsteinfeger, Feuerwehrmann, Hochofenarbeiter;

3. Berufe, bei denen Patienten mit ihren Diätrichtlinien leicht in Schwierigkeiten geraten können: z.B. Gastwirt, Koch, Bäcker;

4. Berufe, bei denen sich eine unregelmäßige Lebensweise nachteilig bemerkbar macht: z.B. Handelsvertreter, Berufe mit Schichtarbeit, Künstler (vor allem auf Tournee).

In vielen Fällen werden die vorgegebenen Einschränkungen durch die Berufswahl diabetischer Jugendlicher bereits berücksichtigt. So bleibt der gewohnte Umgang der Kinder und Jugendlichen mit Ärzten und medizinischem Personal nicht ohne Einfluß. So wählten 53% von ihnen eine Laufbahn im medizinischen oder pflegerischen Bereich, 39% führten an, daß der Diabetes ihren Berufswunsch beeinflußte und 22% wurden durch Personen aus dem medizinischen Bereich zu dieser Berufswahl angeregt (Davis et al. 1965). In katamnestischen Untersuchungen wurde dieser Einfluß zur Berufswahl ebenfalls deutlich (Korp u. Weikmann, 1968).

Leistungsminderung durch die Krankheit sind selbst bei Berücksichtigung der Berufsempfehlungen nicht gänzlich zu vermeiden. Von den Jugendlichen werden überwiegend Symptome der Hypoglykämie und seltener der Hyperglykämie als leistungsmindernd erlebt. Ebenso klagten jugendliche Diabetiker, die schwerere körperliche Arbeit verrichteten (z.B. in Landwirtschaft und Bauberufen), über stärkere Berufsbehinderungen durch Hypoglykämie. Dabei konnte festgestellt werden, daß ratsuchende Diabetiker mit beruflichen Problemen öfter größere Lücken im Wissen über Diabetes, im Umgang mit ihrer Erkrankung und in der medizinischen Überwachung aufwiesen. Die Angaben über den Anteil von diabetesbedingter beruflicher Beeinträchtigung schwankt je nach dem Qualifizierungsniveau innerhalb der Stichproben zwischen 15-50% (Kantrow, 1963 u. Korp u. Weikmann, 1968). Die Fehlzeiten liegen bei der Mehrzahl der Diabetiker (70%) nicht über denen bei gesunden Arbeitnehmern. Soweit die Fehlzeiten erhöht sind, betrifft dies nur wenige schlecht eingestellte Diabetiker. Berufliche Schwierigkeiten von PatientInnen mit Typ-I-Diabetes resultieren nicht allein aus der Erkrankung und den damit verbundenen Problemen bei der Adaption an den Berufsalltag, sondern sind ebenso Folge der Einstellung des Arbeitgebers gegenüber der Beschäftigung von Diabetikern. So kommt es seitens der Arbeitgeber immer noch zu Ablehnungen bei der Bewerbung, zur Abwertung der Arbeitskraft und es findet sich Unverständnis für die regelmäßigen Stoffwechselkontrollen und notwendigen Neueinstellungen. Die Zahl derer, die sich abgelehnt fühlen, ist mit 3% allerdings recht gering (Boos u. Engelhardt, 1970). Die Angst abgelehnt zu werden, ist jedoch weiter verbreitet. Dies führt dazu, daß DiabetikerInnen ihre Krankheit bei Bewerbungen am Arbeitsplatz verschweigen, um Schwierigkeiten vorzubeugen (Lorenz, 1975). Diese Praxis des Verheimlichens schadet auf längere Sicht sowohl dem Diabetiker, da stoffwechselbedingte Schwankungen in der Arbeitseffizienz als Unwilligkeit und Unzuverlässigkeit eingestuft werden, als auch dem Arbeitgeber, dem durch das Verheimlichen die Möglichkeit besserer Einsatzplanung für den Diabetiker genommen wird. Das Verheimlichen wäre nicht notwendig, wenn Arbeitgeber DiabetikerInnen wegen ihrer Erkrankung nicht ablehnen würde, soweit die Arbeitsplatzbedingungen für diese angemessen sind.

Befragungen in Industrie- und Handwerksbetrieben

Die bisherigen Befragungen bei relativ geringen Rücklaufquoten (Tetrik u. Colwell, 1971, Weinstock u. Haft, 1974) besagen, daß in Unternehmen, die groß genug sind, um einen Betriebsarzt zu beschäftigen, die pauschale Ablehnung von Diabetikern selten angetroffen wird und einer differenzierten Haltung Platz gemacht hat, die den Schweregrad des Diabetikers und die Art der Arbeit berücksichtigt. In welchem Umfang dies auf die Bundesrepublik zu übertragen ist, bleibt offen, da nur wenige Unternehmen einen Betriebsarzt beschäftigen (Lorenz, 1975). Ebenso ist zu erfragen, ob die Personalabteilungen und Vorgesetzten einen entsprechenden Informationsstand haben, der eine differenzierte und abgewogene Entscheidung hinsichtlich der Ausbildung und Einsatzmöglichkeiten von Jugendlichen mit Typ-I-Diabetes gestattet. Informationsblätter für Schulen wurden demgegenüber bereits entwickelt (Bürger-Büsing u. Liebermeister, 1994).

Eigene Umfragen bei 800 Betrieben im Bereich der Industrie- und Handelskammer Kiel (Rücklaufquote 300) und bei 1000 Handwerksbetrieben im Bereich der Handwerkskammer Lübeck (Rücklaufquote 567) weisen darauf hin, daß Handwerksmeister und Ausbilder in Industrie und Gewerbebetrieben über einen sehr niedrigen Informationsstand über den Typ-I-Diabetes und die dadurch bedingten Probleme der jugendlichen DiabetikerInnen verfügen. Ebenso bestanden noch erhebliche Vorbehalte gegenüber der Ausbildung und Beschäftigung von Jugendlichen mit Typ-I-Diabetes. Aufgrund des Mangels an Kenntnissen über die Belastbarkeit und Leistungsfähigkeit dieser Jugendlichen bestanden erhebliche Vorbehalte, die nicht konkreten Tatsachen entsprachen, sondern vielmehr allgemein gehalten wurden - z.B. weniger stabile Arbeitshaltung, erhöhtes Risiko für den Betrieb, den Anforderungen des Arbeitsplatzes nicht gewachsen. Bei Nichtaufklärung ist zu befürchten, daß diese Vorbehalte sich zu Vorurteilen verfestigen. Die zur Ausbildung bereiten Betriebe machen jedoch ebenfalls Bedenken geltend, wenn es um die Frage der Übernahme in ein Dauerarbeitsverhältnis geht. Im Vergleich waren die Ausbildungserfahrungen mit Jugendlichen mit Typ-I-Diabetes in Handwerksbetrieben zu 65% und in Industrie- und Gewerbebetrieben nur zu 30% positiv. Demzufolge war bei Handwerksmeistern eine größere Bereitschaft zur Wiederausbildung von DiabetikerInnen zu finden als in Industrie- und Gewerbebetrieben. Es wird angenommen, daß das Ausbildungsverhältnis in Handwerksbetrieben eine persönliche Beziehung gewährleistet und somit von größerem gegenseitigen Vertrauen getragen wird, das mehr Offenheit zuläßt. Das Arbeitsumfeld im Handwerksbetrieb bietet somit bessere psychosoziale Voraussetzungen als der Industrie- und Gewerbebetrieb (Gutezeit, 1984, 1987).

Die Ausbildungsschwierigkeiten bei Jugendlichen sind nicht nur auf den bereits erwähnten Informationsmangel zurückzuführen. Die Ausbildungsphase fällt insbesondere für Hauptschüler mit einer Phase starker Instabilität des Stoffwechsels mit Insulinüberempfindlichkeit zusammen (Hürter, 1985), wodurch Leistungsschwankungen bedingt sind. Zudem ist mit dem Ausbildungsbeginn ein Wechsel im Tagesrhythmus verbunden, der ebenfalls Stoffwechsellabilisierungen und streßbedingtes Fehlverhalten provozieren kann (Krawitz et al 1971). Da man PatientInnen mit Typ-I-Diabetes die Behinderung nicht ansieht, werden öfter falsche und nicht angemessene Anforderungen gestellt und die Frühsymptome der Hypoglykämie bei den Jugendlichen als renitent und arbeitsunwillig bewertet, wodurch die negativen Einstellungen bei Arbeitgebern bestätigt und verfestigt werden.

Schlußfolgerungen für eine bessere berufliche Eingliederung

Den durchaus bestehenden Benachteiligungen der diabetischen Jugendlichen im Berufs- und Arbeitsleben kann nur mit umfangreichen Maßnahmen begegnet werden, die bereits in der Erziehung und der schulischen Bildung zu beachten sind.
1. Bei allen Restriktionen, die zur Bewältigung der Stoffwechselkrankheit den Kindern und Jugendlichen auferlegt sind, sollten Eltern ihnen in anderen Bereichen

dafür Freiheiten und Entscheidungsspielraum einräumen, um die Heranreifung zur Selbstverantwortung und selbstbewußten Persönlichkeit zu ermöglichen.

2. Um ein breiteres Angebot beruflicher Ausbildung wahrnehmen zu können, ist eine bestmögliche schulische Qualifikation in Zusammenarbeit mit Eltern, Schule und betreuenden Ärzten anzustreben.

3. Eine rechtzeitige Vorbereitung auf die Berufsmöglichkeiten mit Lenkung in realisierbare Bahnen sollte unrealistischen Erwartungen entgegenwirken.

4. Arbeitgeber, Ausbilder und Handwerksmeister sollten über Industrie- und Handelskammern und Handwerkskammern eine bessere und sachbezogenere Information in Zusammenarbeit mit Arbeitsmedizinern und Betriebspsychologen über den Typ-I-Diabetes einschließlich des Umgangs mit den davon betroffenen Auszubildenden erhalten.

5. Im Rahmen von Ferienlagern könnten Betriebspraktika eingeplant und überwacht werden, um Berufsmöglichkeiten zu erproben. Ebenso könnten hier Bewerbungsstrategien erlernt und in Spielszenen eingeübt werden.

6. Es sollte für Ausbilder und Jugendliche eine Anlaufstelle geschaffen werden, die im Konfliktfall aufklärend und beratend zur Seite steht.

7. Weitere Untersuchungen mit genauer Analyse der auftretenden Ausbildungshemmnisse unter Heranziehung verschiedener Informationsquellen wie Arbeitgeber, Ausbilder, Diabetiker, Arbeitsmediziner usw. sind durchzuführen. Sinnvoll wäre ein Modellversuch, bei dem diabetische Jugendliche unter arbeitsmedizinischer und psychosozialer Betreuung in ausgewählten Betrieben eine wissenschaftlich begleitete Ausbildung erfahren.

All diese Maßnahmen sollten dazu beitragen, daß die diabetischen Jugendlichen ihr Anrecht auf eine ihrer Qualifikation angemessene Ausbildung und eine entsprechende nachfolgende Eingliederung in das Berufsleben realisieren können. Dies wäre eine wesentliche Hilfe, sich zu einer selbständigen und selbstbewußten Persönlichkeit zu entwickeln und ihrem Leben Sinnhaftigkeit zu verleihen.

Die Aufgaben der PsychologInnen im Rahmen der Betreuung diabetischer Kinder und Jugendlicher

PsychologInnen haben in erster Linie eine beratende Funktion bei der Schulung diabetischer Kinder und Jugendlicher unter Einschluß der Familie einzunehmen.

1. Sie haben bei der altersgemäßen Gestaltung und Umsetzung des Schulungsprogramms mitzuwirken und darauf zu achten, daß die entwicklungspsychologischen Aspekte sowohl im Hinblick auf die kognitiven als auch auf die emotionalen und sozialen Voraussetzungen berücksichtigt werden (Lange et al. 1995).

2. PsychologInnen haben im Team auf die besonderen Merkmale des Einzelfalls hinzuweisen und differentielle Aspekte der Persönlichkeit und der Familiendynamik darzustellen.

3. Voraussetzung ist, daß PsychologInnen bei der Erstmanifestation ein differenziertes Bild von der Persönlichkeit des Kindes und der familiären Interaktionsmuster erheben.

4. PsychologInnen haben verhaltensmedizinische Aspekte in der Führung der PatientInnen und ihrer Familien einzubringen und gegebenenfalls das Team entsprechend zu schulen.
5. In Einzelfällen wird eine begleitende Psychotherapie durch die jeweiligen PsychologInnen notwendig sein, die in Absprache mit dem die Behandlung durch-
   führenden Arzt und dem erweiterten Team durchzuführen ist. Darüber hinaus
   wird eine aktive durch soziale und fachliche Kompetenz sich auszeichnende
   Persönlichkeit erwartet, die sich in den Methoden der behavioralen Pädiatrie
   auskennt.

Literatur

Bäck, M., Otto, S., Borkenstein, H. & Huber, H.P. (1984) Psychologische Aspekte der Stoffwechseleinstellung bei juvenilen Diabetikern. Zeitschrift für Klinische Psychologie, 13 (4),
   263-275.

Barglow, P., Hatcher, R., Edidin, D.V. & Sloan-Rossiter, D. (1984) Stress and Metabolic Control in Diabetes: Psychosomatic Evidence and Evaluation of Methods. Psychosomatic Medicine, 46, (2), 127-144.

Berk, L.E. (1989) Child Development. Boston, London, Toronto: Allyn & Bacon.

Börner, S. (1976) Der juvenile Diabetes mellitus - eine psychologische und sozialpädiatrische
   Studie. Phil.Diss. Hamburg.

Boos, R. & Engelhardt, K. (1970) Persönliche, familiäre und berufliche Probleme bei Diabetikern. Die Rehabilitation, 9, 8-19.

Brath, K. & Seiffge-Krenke, I. (1990) Krankheitsbewältigung bei juvenilen Diabetes. In: I.
   Seiffge-Krenke (Hrsg.) Jahrbuch der medizinischen Psychologie Bd. 4 Krankheitsverarbeitung bei Kindern und Jugendlichen. Berlin, Heidelberg: Srpringer-Verlag, S. 150-169.

Buddecke, E. (1980) Grundriß der Biochemie (6.Aufl.) Berlin. Walter de Gruyter.

Bürger-Büsing, T. & Liebermeister, H. (1994) 4 Millionen Diabetiker - Stiefkinder im Gesundheitswesen? Diabetes/Hallo - Du auch, 4, 53-56.

Caldwell, S.M. & Pickert, J.W. (1985) Systems Theory Applied to Families with a Diabetic
   Child. Family Systems Medicine, 3 (1), 34-44.

Cerreto, M.C. & Travis, L.B. (1984) Implications of Psychological and Family Factors in the
   Treatment of Diabetes. Pediatric Clinic North America, 31 (3) 689-710.

Cierpka, M. (1982) Der juvenile Diabetiker und seine Familie. Zeitschrift für Psychosomatische Medizin, 28, (4), 263-284.

Close, H., Davies, A.G., Price, D.A. & Goodyer, I.M. (1986) Emotional difficulties in diabetes
   mellitus. Archives of Disease in Childhood, 61, 337-340.

Cohen, F. & Lazarus, R.S. (1979) Coping with the stresses of illness. In: C.C. Stone, F. Cohen
   & N.E. Adler (Eds.) Health Psychology. A Handbook: Theories, Applications and Challenges
   of a Psychological Approach to the Health Care System (217-254) San Francisco: Jossey-
   Bass.

Davis, D., Shipp, J. & Pattishall, E. (1965) Attitudes of diabetic boys and girls toward diabetes. Diabetes, 14, 106-109.

Fallström, K. (1974) On the personality structure in diabetic school-children. Acta paediatrica Scandinavica, Supp. 251.

Friele, R., Niewind, A., Chantelau, E. & Hautrast, J. (1990); Probleme der Diabetes-Diät: Der Effekt unterschiedlicher Diätanforderungen auf die Prävalenz von Diätbarrieren. Verhaltensmodifikation und Verhaltensmedizin, 11, 3-4, 216-228.

Garner, A.M. & Thompson, C.W. (1976) Psychological Factors in the Management of Juvenile Diabetes. Journal of Clinical Child Psychology, 23, 43-45.

Gillhaus, K.H., Daweke, H. & Lülsdorf, H.G. (1973) EEG-Veränderungen bei diabetischen Kindern. Dtsch.Med.Wochenschrift, 98, 1449-1454.

Glasgow, R.E., Mc Caul, K.D. & Schäfer, L.C. (1986) Barriers to regime adherence among persons with insulin-dependent diabetes. Journal of Behavioral Medicine, 9, 65-77.

Gross, A.M, Delcher, H.K., Snitzer, J., Bianchi, B. & Epstein, S. (1983) Personality Variables and Metabolic Control in Children with Diabetes. The Journal of Genetic Psychology, 146 (1), 19-26.

Gutezeit, G. (1976) Psychodiagnostische Befunde bei diabetischen u. adipösen Kindern u. Jugendlichen. Klinische Pädiatrie, 188, 1, 35-41.

Gutezeit, G. (1983) Social acceptance of diabetic children and adolescents. In: Laron,Z. (Ed.): Pediatrics and Adolescent Endocrinology, rd.11,6-9, Basel, Karger.

Gutezeit, G. (1984) Erhebungen zur beruflichen Integration diabetischer Jugendlicher. Sozialpädiatrie in Klinik u. Praxis, 6, 71-78.

Gutezeit, G. (1987) Bemerkungen zur Eingliederung diabetischer Jugendlicher in das Berufsleben. Zeitschrift für personenzentrierte Psychologie u. Psychotherapie. 6, (3), 239-249.

Gutezeit, G. (1989) Der Beitrag der Psychologie in der Pädiatrie, dargestellt am Beispiel der Operationsvorbereitung von Kindern. In D. Dörner & W. Michaelis (Hrsg.) Idola fori et idola theatre. Festschrift aus Anlaß der Emeritierung von Prof. Dr. phil. Dr. med. H. Wegener, 245-262, Hogrefe, Göttingen.

Gutezeit, G. (1994) Pädiatrisch-psychologische Aspekte der Krankheitsverarbeitung und Krankheitsbewältigung bei Kindern. In: W.-D. Gerber, H.-D. Basler & U. Tewes (Hrsg.) Medizinische Psychologie. 215-228, München, Urban & Schwarzenberg.

Hamburg, B. & Inoff, G.E. (1982) Relationships between Behavioral Factors and Diabetic Control in Children and Adolescents: A Camp Study. Psychosomatic Med, 44 (4), 321-339.

Harkary, J., Johnson, S.B., Silverstein, J., Spillar, R., Mc Callum, M. & Rosenbloom, A. (1983). Who Learns What at Diabetes Summer Camp. J of Pediatric Psy, 8, (2), 143-153.

Haslbeck, M. (1988) Grundlagen, Möglichkeiten und Risiken der somatischen Diabetestherapie. In: F. Strian, R. Hölzl & M. Haslbeck (Hrsg.) Verhaltensmedizin und Diabetes mellitus - Psychobiologische und verhaltenspsychologische Ansätze in Diagnostik u. Therapie (1-61) Berlin; Springer Verlag.

Hürter, P. (1985) Diabetes bei Kindern u. Jugendlichen - Klinik-Therapie-Rehabilitation. (3. Aufl.) Berlin; Springer Verlag.

Hürter, P., Jastram, H.-U., Regling, B. (1989) Diabetes Schulungsprogramm für Kinder. Köln: Deutscher Ärzte Verlag.

Jacobson, A.M. & Leibovich, J.B. (1984) Psychological issues in diabetes mellitus. Psychosomatics, 25, (1), 7-15.

Jochmus, J. (1971) Die psychische Entwicklung diabetischer Kinder und Jugendlicher. Beihefte zum Archiv für Kinderheilkunde, Heft 66.

Johnson, S.B. (1984) Knowledge, Attitudes, and Behavior: Correlates of Health in Childhood Diabetes. Clinical Psychological Review, 4, 503-524.

Johnson, S.B., Pollavk, R.T., Silverstein, J.H. Rosenbloom, A.L. Spillar, R., Mc Callum, M. & Harkary, J. (1982) Cognitive and Behavioral Knowledge About Insulin-Dependent Diabetes ..... Children and Parents. Pediatrics, 69, (6), 708-713.

Kantrow, A.H. (1963) A vocational and counseling service for diabetes. Diabetes, 12, 454-457.

Kasper, H. (1982[4]) Ernährungsmedizin und Diätetik. München: Urban & Schwarzenberg

Kirk, C.R. & Savage, D.C. (1985) The diabetic with a diabetic parent. Archives of Disease in Childhood, 60 (6), 572-586.

Klippstein, D. (1989) Zusammenhang von Copingstrategien und physiologischer Stoffwechsel-einstellung bei juvenilen Diabetikern. Unveröffentlichte schriftliche Hausarbeit zur Diplom-Hauptprüfung in Psychologie, Kiel.

Klusa, Y., Habbik, B.F. & Abernathy, T.J. (1983) Diabetes in Children. Family responses and control. Psychosomatics, 42, (1) 12-26.

Korp, W. & Weikmann, E. (1968) Sozialmedizinische Probleme des jugendlichen Diabetikers im Erwachsenenalter. In: Die Betreuung des diabetischen Kindes. Archiv für Kinderheilkunde, Suppl. 58, 53-58.

Koski, M.L., Ahlas, A. & Kumento, A. (1976) A Psychosomatic Follow-up Study of Childhood Diabetes. Acta Pädopsychiatrica, 42, (1), 12-26.

Kovacs, M., Feinberg, T.L. Paulanskas, S., Finkelstein, R., Pollock, M. & Crouse-Novak, M. (1985) Initial coping response and psychosocial characteristics of children with insulin-dependent diabetes mellitus. The Journal of Pediatrics, 106, (5) 827-834.

Kovacs, M. Brent, D., Steinberg, T.F. Paulanskas, S. & Reid, J. (1986) Children's Self-Reports of Psychological adjustment and Coping Strategies During First year of Insulin-Dependent Diabetes Mellitus. Diabetes Care, 9, (5), 472-479.

Kravitz, A.R., Isenberg, R.L., Shore, M.F. & Bamett, D.M. (1971) Emotional factors in diabetes mellitus. In: Marble,A. (Ed.) Diabetes mellitus. 767-782, Philadelphia: Lea & Febinger.

La Greca, A.M. (1988) Children with diabetes and their families: Coping and disease management. In: T.Field, P.M. Mc Cabe & N. Schneiderman (eds.) Stress and coping along development. 139-159, Hillsdale: Erlbaum.

Lange, K. (1994) Psychologische Konzepte in der Theorie des Diabetes mellitus. In: W.-D. Gerber, H.-D. Basler & U. Tewes (Hrsg.) Medizinische Psychologie, 191-199, München; Urban & Schwarzenberg.

Lange, K., Burger, W. & Haller, R. (1994) Diabetes bei Jugendlichen: ein Schulungsprogramm. Mainz: Kirchheim.

Lange, K., Schütz, W.v. & Hürter, P. Diabetesschulung für Kinder, Jugendliche u. Eltern.

Monatsschr. Kinderheilkd (1995) 143 (Suppl. 1) S. 54-61.

Lazarus, R. ,S. & Launier, R. (1981) Streßbezogene Transaktionen zwischen Person und Umwelt. In: J. Nitsch (Hrsg.) Streß, Theorien, Untersuchungen, Maßnahmen (213-259) Bern: Verlag Hans Huber.

Lorenz, C. (1975) Diabetes mellitus - Betreuung am Arbeitsplatz. Unveröffentlichte Dissertation, Tübingen.

Mehnert, H. (1985) Diabetes mellitus. In: H.Mehnert (Hrsg.) Stoffwechselkrankheiten - Grundlagen - Diagnostik - Therapie (3.Aufl.) 113-245, Stuttgart: Georg Thieme Verlag.

Moore, R.H. & Buschbom, R.L. (1976) Work absentism in diabetics. Diabetes, 23, 957-961.

Moos, R.H. & Tsu,V.D. (1977) The Crisis of Physical Illness: An Overriew. In: R.H. Moos (Ed.), Coping With Physical Illness, 3-21, New York, Plenum Medical Book Company.

Petermann, F. Noecker, M. & Bode, U. (1987) Psychologie chronischer Krankheiten im Kindes- und Jugendalter. München, Weinheim: Psychologie Verlags Union.

Petrides, P., Weiß, L., Löfler, G. & Wieland, O. (1972) Diabetes mellitus. München: Urban & Schwarzenberg.

Petzold, R. & Schöffling, K. (1974) Sozialmedizinische Aspekte beim Diabetes mellitus. In: H. Mehnert u. K. Schöffling (Hrsg.) Diabetologie in Klinik und Praxis. 529-548, Stuttgart: G. Thieme Verlag.

Roth, R. & Borkenstein, M. (1990) Problematisches Eßverhalten bei diabetischen Kindern und Jugendlichen. Verhaltensmodifikation und Verhaltensmedizin, 11, 3-4, 243-257.

Ryan, C., Vega, A. & Drash, A. (1985) Cognitive deficits in adolescents, who developed diabetes early in life. Pediatrics, 75, 921-927.

Simon, C. (1991) Pädiatrie - Lehrbuch der Klinikheilkunde. Stuttgart: Schattauer Verlag.

Swift, C.R., Seidman, F. & Stein, H. (1967) Adjustment problems in juvenile diabetes. Psychosomatic Medicine, 29, 555-571.

Tetrik, L. & Colwell , J.A. (1971) Employment of the diabetics subject. Journal of Occupational Medicine, 13, 386-393

Waadt, S. & Duran, G. (1988) Praktische verhaltensmedizinische Probleme beim Diabetes mellitus. In: F.Strian, R.Hölzl & M.Haslbeck (Hrsg.) Verhaltensmedizin und Diabetes mellitus - Psychobiologische und verhaltenspsychologische Ansätze in Diagnostik und Therapie. 72-94. Berlin: Springer Verlag.

Weinstock, M. & Haft, I.I. (1974) The effect of illness on employment opportunities. Archives of Environmental Health, 29, 79-83.

White, K., Kolmen, M.L., Wexler, P., Polin, G. & Winter, R.J. (1984) Unstable Diabetes and unstable families: A psychosocial evaluation of diabetic children with recurrent ketoacidosis. Pediatric, 73, (6), 749-755.

Zuppinger, K. (1986) Diabetes mellitus. In: E. Rossi (Hrsg.) Pädiatrie. 237-246. Stuttgart: Georg Thieme Verlag.

Behandlung und Rehabilitation?

Überlegungen zum Stellenwert und zur Eigenart psychosozialer Versorgung bei Mukoviszidose/Cystischer Fibrose (CF)

Gerald Ullrich, Ulrike Hellmann-Backhaus &

Hans Jürgen Bartig

"Hat der Patient das absolute Recht, das Interview unberührt, unaufgerührt oder unverändert zu verlassen? (...) Falls wir diese Frage nicht bejahend beantworten können, müssen wir weiter fragen: an welchem Punkt beginnt die *unberechtigte* Verletzung der Integrität des Patienten?"
(Balint & Balint, 1962, S. 244; Hv. d.Verf.)

Mukoviszidose oder auch Cystische Fibrose (CF) ist eine bislang unheilbare angeborene Erkrankung des Kindesalters, und zwar eine der häufigsten (Stephan & Wiesemann, 1985). Dies mag überraschen, denn im Vergleich zu anderen seltenen Erkrankungen, etwa dem Krebs im Kindesalter oder dem kindlichen Autismus, entspricht die Bekanntheit der CF in der Öffentlichkeit eher nicht ihrer Inzidenz (ca. 1:2500 Neugeborene) und ihrer Tragweite, auch wenn sich diese Aufmerksamkeit in den letzten Jahren durch spektakuläre (Herz-) Lungentransplantationen bei erwachsenen CF-Patienten sowie v.a. durch die Schirmherrin, Frau Bundespräsidentin Herzog, deutlich erhöht haben dürfte.

Bevor wir auf die Frage der psychosozialen Implikationen der Erkrankung sowie auf die Bedeutung für spezielle Hilfsangebote eingehen wollen, möchten wir kurz auf einige medizinische Aspekte der CF aufmerksam machen (siehe auch die Einleitung des Beitrages von Dittrich-Weber in diesem Band).

Medizinische Aspekte

Die Mukoviszidose ist eine autosomal rezessiv vererbte Stoffwechselerkrankung, der eine Störung des Ionentransportes auf zellulärer Ebene zugrunde liegt in der Form, daß alle körpereigenen Drüsen ein wasserarmes und dadurch zu zähflüssiges Sekret produzieren. Dies hat je nach beteiligtem Organ (-system) recht unterschiedliche Konsequenzen, weshalb die CF als eine Multiorganerkrankung bezeichnet werden kann. Es kommt in der Mehrzahl der Fälle zu Verdauungsstörungen infolge einer Minderfunktion der Bauchspeicheldrüse, es kommt zu einer mangelhaften natürlichen Selbstreinigung der Lungen und so zu einer besonderen Anfälligkeit für und Häufung von Infekten, die als chronische, über Jahre verlaufende Lungeninfektion für 95% der Todesfälle verantwortlich sind (Batten & Matthew, 1983). Daneben kann es im frühen Erwachsenenalter zu sekundärem Diabetes mellitus und zu fibrotischen Gewebsveränderungen in der Leber kommen. Auch die Fertilität ist infolge des Grundleidens eingeschränkt, nur ca. 5% der Männer sind zeugungsfähig (während die Fertilität der Frauen nicht prinzipiell eingeschränkt ist).

Im Vordergrund dieser progressiven Multiorganerkrankung steht die defekte Bauchspeicheldrüsenfunktion, die eine fortwährende Enzymersatztherapie (bis zu 60 Kapseln täglich!) nötig macht, sowie die physiotherapeutische und medikamentöse Therapie der Atemwegskomplikation, deren Verlauf lediglich verzögert, jedoch nicht gestoppt werden kann, weshalb die CF nicht nur nicht heilbar, sondern als progressive Krankheit auch tödlich ist. (Einen aktuellen Überblick über die relevanten medizinischen Aspekte vermittelt Heft 4 des British Medical Bulletin von 1992, deutschsprachig sind die Arbeiten von Steinkamp, 1992a-c und 1993a-b empfehlenswert, und in laienverständlicher Darstellung am detailliertesten ist der "Ratgeber für Erwachsene. Teil I" der CF-Selbsthilfe Bundesverband e.V.)

Neben dem bereits erwähnten Vererbungsmodus und dem tödlichen Ausgang der Krankheit, möchten wir unter unserem Blickwinkel der psychosozialen Implikationen der CF, die im nächsten Abschnitt diskutiert werden, noch auf die folgenden Aspekte besonders aufmerksam machen:

1. die Notwendigkeit der Dauertherapie,
   die weit überwiegend als eine *häusliche* Therapie (medikamentös und durch Physiotherapie seitens der Eltern oder später des Betroffenen selbst) praktiziert wird. In der Verlagerung der Therapie in den häuslichen Bereich sehen Dietzsch, Gottschalk und Mittenzwey (1978) nicht zu Unrecht einen der größten Fortschritte für die Therapie, der jedoch einen erheblichen Preis hat: nach den Ergebnissen einer multizentrischen Studie an über 700 Patienten aus vier deutschen Behandlungszentren (Ullrich, 1993a; Ullrich, Gronholz und von der Hardt, 1991) ergab sich ein durchschnittlicher Therapieaufwand von 90 Minuten täglich, immerhin jede 5. Familie gab Therapiezeiten von mehr als zwei Stunden pro Tag an! Auch wenn der Vergleich hinken mag, kann dies in Relation zu der Disziplin, die uns die drei bis fünf Minuten für unser tägliches Zähneputzen bedeuten, den enormen Aufwand an Selbstdisziplinierung innerhalb dieser Familien ansatzweise veranschaulichen, weshalb wir von einer *Verpflichtung* der CF-Familie *zur Funktionstüchtigkeit* sprechen (a.a.O.).

2. das Problem der Unterernährung CF-Kranker,
   das sich aus einem vermutlich krankheitsbedingten (Atemmehrleistung) um bis zu 50% gesteigerten Kalorien*bedarf* ergibt, dem ein häufig infektionsbedingter Appetitmangel gegenübersteht (es also bestenfalls zu einer durchschnittlichen Kalorienaufnahme kommt), so daß im Effekt eine Mangelernährung ergibt resultiert (Durie & Pencharz, 1992; Booth, 1991; Koletzko & Koletzko, 1993). Diese schlägt sich in einer Verzögerung des Wachstums sowie der Geschlechtsreifung nieder und kann insbesondere (bzw. ausgerechnet!) in der Pubertät zu deutlichen Abweichungen im Erscheinungsbild gegenüber Gleichaltrigen führen. In der be-

reits erwähnten multizentrischen Studie (Ullrich, 1993a; Ullrich et al., 1991) zeigte sich, daß 30% bis 50% der über 12jährigen Patienten untergewichtig waren gemessen an ihrem Längensollgewicht. Bei ca. ein Drittel der Patienten bestanden z.T. deutliche Verzögerungen der Pubertätsentwicklung.

3. die durch medizinischen Fortschritt verbesserte Lebenserwartung,
   die zu einem kontinuierlichen Anstieg der Zahl erwachsener CF-Patienten geführt hat. Während 1938, zu Zeiten der Erstbeschreibung der Krankheit, noch ca. 80% der Betroffenen im ersten Lebensjahr verstarben (Hodson, 1984), ergab eine an 17.000 Patienten durchgeführte aktuelle Studie (FitzSimmons, 1993), daß sich der Anteil *erwachsener* CF-Patienten von 1969 bis 1992 von 8% auf heute 33% vervierfacht hat und sich das mediane Überlebensalter im gleichen Zeitraum auf 28 Jahre verdoppelte. Fragen z.B. der Berufswahl oder auch die nach eigener Familiengründung (vgl. den Beitrag von Dittrich-Weber in diesem Band) werden somit *überhaupt erst durch* diese Fortschritte zu einem Problem (während man früher daran nicht zu denken wagte).

Nicht unerwähnt lassen möchten wir zum Abschluß dieser Ausführungen zu medizinischen Aspekten der CF, daß die *Hoffnungen* der "CF-Gemeinde" im wesentlichen auf *weiteren medizinischen* Errungenschaften ruhen. Hierbei stehen im Vordergrund die Gentherapie, verbesserte Antibiotika im Kampf gegen die Lungeninfektion sowie - als ultima ratio - die (Herz-) Lungentransplantation.

Letztlich ist es das "Hoffen auf den Tag X", an dem man aus dem Schicksal der CF als einer unheilbaren Erkrankung entlassen ist. Gerade die bisherigen Errungenschaften scheinen diese Hoffnung zu rechtfertigen und geben ihr beständig Nahrung. Dies ist wichtig insofern, als das "Prinzip Hoffnung" in der Tat in der "CF-Gemeinde" einen zentralen Stellenwert besitzt (Waddell, 1983) und wir gerade wegen der Erfolge, die erzielt wurden, vorsichtig sein sollten, in dieser Blickrichtung allzu schnell z.B. die Verdrängung einer Auseinandersetzung mit dem Schicksal frühzeitigen Sterbens zu problematisieren.

Psychosoziale Implikationen

Entlang der zuvor hervorgehobenen medizinischen Aspekte sollen nun deren psychosoziale Implikationen diskutiert werden. Sie können zugleich als Ansatzpunkte für spezifische Hilfen ("Behandlung und Rehabilitation") betrachtet werden.
Es geht also um die Bedeutung und um die Folgen
• der CF als Erbkrankheit,
• der intensiven häuslichen Therapie,
• der Ernährungsproblematik und der (in der Adoleszenz) verzögerten Reifung,
• der Herausforderungen des Erwachsenenalters,
• des frühzeitigen Todes.

Die genetische Verursachung der Krankheit enthält neben dem Diagnoseschock selbst (Quittner, DiGirolamo, Michel & Eigen, 1992; vgl. allg. Lambeck, 1992) eine unheilvolle Dynamik, insofern die Ursache nicht in ein Außen projiziert werden kann, dem gegenüber sich die Familie dann als Einheit formieren könnte (Friedrich, 1981). Die Frage der Schuld und ihrer Verarbeitung seitens der Eltern ist also, nicht zuletzt auch als partnerschaftliche Bewältigung, von besonderer Bedeutung (Burton, 1975; vgl. allg. Riedesser & Wolff, 1985). Mitunter findet eine Schuldsuche über die Erkrankungsfälle in der jeweiligen Verwandschaft statt. Es kann dann zu langanhaltenden und damit folgenschweren Spannungen dergestalt kommen, daß einem Elternteil - trotz der medizinischen Aufklärung über den rezessiven Erbmodus, der jedoch nicht selten unzureichend verstanden bzw. behalten wird (McCrae, Cull, Burton & Dodge, 1973) - die Hauptschuld angelastet wird (vgl. Burton, 1975).

Vor allem die Mütter können sich in intensiverer Weise von irreversiblen Defekten "ihres" Kindes betroffen fühlen, insofern sie es leiblich hervorgebracht haben. Sie sind so besonders empfänglich dafür, dem Kind gegenüber etwas "wiedergutmachen" zu wollen, was jedoch zu verzerrten und langfristig unguten Beziehungen beiträgt.

Sehr belastend kann auch die Frage nach weiteren Kindern werden sowie insbesondere die Frage, wie im Falle einer nochmaligen Schwangerschaft bei einer intrauterinen Diagnose der CF entschieden werden sollte. Hier macht sich die elterliche Stellung in diesem Verursachungs-Schuld-Konflikt unmittelbar bemerkbar (und wird gerade in jüngster Zeit von humangenetischer Seite intensiv beforscht, vgl. Wertz, Rosenfield, Janes & Erbe, 1991; Evers-Kiebooms, Denayer & Van den Berghe, 1990).

Besonders naheliegend sind psychosoziale Implikationen der Integration zeitaufwendiger und komplexer therapeutischer Anforderungen in den Alltag der Familie (häusliche Therapie). Hier springen die erheblichen Restriktionen, die die kindliche Expansion und seine Autonomiebestrebungen betreffen, ins Auge. Burton (1975), die als eine der wenigen (!) den häuslichen Belastungen durch Therapieanforderungen nachgegangen ist, spricht von einer Atmosphäre häuslicher Spannungen ("aura of tension at home"; S. 88), und verschiedentlich (z.B. Möllering, 1986) wurde auch das Problem der elterlichen "overprotection" angesprochen, die sowohl mit dem zuvor genannten Aspekt der Schuldverarbeitung wie mit diesen objektiv schwierigen Therapieanforderungen verknüpft sein dürfte. Andererseits haben zahlreiche Studien, die sich dem "psychosocial functioning" CF-Kranker gewidmet haben, eher nicht den frühen klinischen Eindruck bestätigen können, daß die kindliche Entwicklung durch die CF nachhaltig gestört würde (vgl. dazu kritisch Mador & Smith, 1989; Steinhausen, 1981; Ullrich, 1993a). So fanden etwa Gayton, Friedman, Tavormina und Tucker (1977) anhand standardisierter und semiprojektiver Testverfahren keine Unterschiede zwischen den CF-kranken Kindern und ihren gesunden Geschwistern oder gegenüber einer altersgematchten Kontrollgruppe (vgl. Drotar et al., 1981). Eine neuere Studie von Thompson, Gustafson, Hamlett und Spock (1992), die der Frage nach Mediatoren kindlicher Störungen nachging, fand deutliche Hinweise, daß von vorrangiger Bedeutung der Einfluß der mütterlichen Krankheitsbewältigung sei ("impact of maternal psychological adjustment on child adjustment"; S. 753).

Mit der enormen elterlichen Anforderung durch aufwendiges Therapiemanagement ist aber auch ein weiteres familiäres Thema verknüpft, nämlich die Gesundheit der "gesunden" Geschwisterkinder. Neben erheblichen Rivalitätskonflikten durch die ungleiche Aufmerksamkeit kann es hier zu einer problematischen Vernachlässigung und eher "stillen" Symptomen der Geschwisterkinder kommen, die Burton (1975) aufgrund ihrer Eindrücke aus Familieninterviews daher bündig als "Schattenkinder" bezeichnet.

Die Mütter können in einen für sie aufreibenden Loyalitäts- und Schuldkonflikt geraten, indem sie sich permanent insuffizient und vernachlässigend erleben, sei es dem kranken, sei es dem gesunden Kind gegenüber. So verwundert es nicht, daß frühzeitig auch die elterliche, insbesondere mütterliche (larvierte) Depression thematisiert wurde (Gayton et al., 1977), für die jedoch Walker, Ford und Donald (1987) und Tavormina, Boll, Dunn, Luscomb und Taylor (1981) keine überzeugenden Nachweise fanden. Tavormina et al. (1981) sprechen stattdessen von normaler elterliche Konstitution bei unnormalen familiären Belastungen.

Die Ernährungsproblematik, die sich in der Adoleszenz, also einer Zeit wachstumsbedingt erhöhten Kalorienbedarfs (Booth, 1991), häufig in einer chronischen Mangelernährung mit körperlicher Reifungsverzögerung manifestiert, kann auf zweierlei Weise weitreichende Bedeutung in psychosozialer Hinsicht haben: es kann a) zu frühen Beziehungsstörungen im Zusammenhang des elterlichen Ausagierens von Zukunftsängsten kommen und es können b) in der Adoleszenz aufgrund von Abweichungserfahrungen zunehmend stigmabezogene Probleme für den jugendlichen Patienten zutage treten.

Den Hintergrund für den ersten Problemkomplex bildet eine bahnbrechende Studie von Corey, McLaughlin, Williams und Levison (1988), in der gezeigt werden konnte, daß die deutlich bessere *Überlebensrate* der Patienten des Zentrums in Toronto gegenüber einem vergleichbaren Zentrum in Boston (mit jeweils ca. 500 Patienten) allein in der besseren Ernährungssituation der erstgenannten Patienten begründet schien. Diese Ergebnisse haben nicht nur die früher fettarme (und dadurch kalorienarme) Diät der CF-Patienten, die außer in Toronto überall angestrebt wurde, nachträglich als iatrogene Schädigung erscheinen lassen (Durie & Pencharz, 1992), sie haben auch zu einer besonderen *prognostischen* Bewertung des Körpergewichts und des Ernährungszustandes geführt (ebd.; vgl. Koletzko & Koletzko, 1993). Mit der Diversifikation dieses neuen medizinischen Wissens bis in die betroffenen Familien hinein steht - bildlich gesprochen - nicht nur das Essen, sondern mit ihm auch ein Teil Lebensprognose auf dem Tisch. Die aus Appetitlosigkeit rührende Unwilligkeit des Kindes, den notwendigen hohen Kalorienbedarf zu decken, bekommt vor diesem Hintergrund eine existentielle Färbung, woraus häusliche Konflikte resultieren (können), die leicht als Machtkonflikte neurotischer Eltern-Kind-Beziehungen erscheinen (bzw. mißverstanden werden) können.

Nur kurz diskutieren möchten wir die auf der Hand liegenden psychosozialen Probleme, die mit den z.T. erheblichen Abweichungen des körperlichen Erscheinungsbildes jugendlicher und junger erwachsener Patienten verbunden sind (vgl. Ullrich, 1993a, S. 43, 82ff). Auf gravierende Verzerrungen des Körperselbstbildes und einen Mangel an libidinöser Besetzung des Körpers verweisen Boyle, Di Sant' Agnese, Sack, Millican und Kulczycki (1976), nicht minder bedeutsam sind demoralisierende Erfahrungen im direkten Kontakt mit Gleichaltrigen: Während Heranwachsende und insbesondere die jungen Erwachsenen innerhalb der "CF-Gemeinde" eine große Beachtung finden, weil sie als erwachsen Gewordene zugleich *Hoff-*

nungsträger für die auf Hoffnungszeichen angewiesene "CF-Gemeinde" sind, wird denselben Erwachsenen in der allgmeinen Öffentlichkeit ihr Erwachsensein zuweilen abgesprochen oder in Frage gestellt. Daraus können sehr ernste Konflikte für die Identitätsbalance oder auch für die Therapiecompliance resultieren.

Mit dem Erreichen des Erwachsenenalters ist bei CF einerseits ein Triumph über das Diktum eines frühzeitigen Todes verbunden: ein 23jähriger CF-Kranker äußerte hierzu einmal in eher typisch schwarz-humoriger Weise, daß er "eigentlich schon längst tot sein" müßte, wenn es nach den Prophezeiungen seines Hausarztes gegangen wäre... Andererseits tritt der Alltag mit neuartigen und schwierigen Anforderungen an den erwachsenen CF-Kranken heran, insofern die berufliche Bewährung sowie die persönliche Verselbständigung vom Elternhaus altersangemessene und auch von CF-Betroffenen hoch geschätzte Ziele sind, die jedoch aufgrund der dann nicht selten schon sehr weit fortgeschrittenen Grunderkrankung erheblich mit den realen Möglichkeiten in Konflikt geraten.

Frauen scheint die Ablösung vom Elternhaus im übrigen besser zu gelingen als CF-kranken Männern (Cowen et al., 1984; Ullrich, 1993a). Shepherd et al. (1990) stellen in ihrer Studie fest, daß ein erheblicher Teil der CF-Kranken in durchaus angemessener Weise die normativen Anforderungen des Erwachsenenlebens bewältigt, während ein anderer Teil (ca. 30%) krankheits**un**abhängig extrem unselbständig bleibe ("highly dependent roles", S. 1316). Angesichts des unweigerlichen Auseinanderklaffens zwischen altersangemessenen Zielsetzungen und Erwartungen einerseits und andererseits dem unaufhaltsamen Versiegen der Kräfte der Betroffenen, diese zu erfüllen, überrascht der Befund von Cowen et al. (1984) nicht, daß der Anteil an psychisch auffälligen Erwachsenen über dem aller anderen Altersgruppen liegt. (Zu weiterführenden Aspekten psychologischer Probleme erwachsener CF-Patienten vgl. die Übersichten von Levison, Garner, MacMillan & Cowen, 1987; Ullrich, 1992 sowie insbesondere die ausführliche Studie von Schmitt, 1991)

Schließlich wollen wir kurz die naheliegende psychologische Problematik erwähnen, die aus dem Versiegen der Lebensaktivität in der terminalen Phase und aus der Unweigerlichkeit des frühen Todes resultiert (am ausführlichsten behandelt im Kongreßband von Patterson, Denning und Kutscher, 1973). Der psychosoziale Helfer mag hier, nämlich in der "Sterbebegleitung" sowie der "Bearbeitung" des frühzeitigen Todes, ein besonderes Betätigungsfeld für sich sehen, da die öffentliche Diskussion um humanes Sterben und die relative Inkompetenz "der" Medizin gegenüber nicht technologisch befriedigbaren Bedürfnissen Sterbender die Ansprüche und Ideale der helfenden Berufe erheblich erhöht hat.

Progredienz und drohender Tod lassen aber auch das Problem vorwegnehmender Trauer seitens der Eltern anklingen, wenn diese das langsame Hinsiechen ihres Kindes nicht ertragen können und sich sozusagen vorzeitig von ihm lösen. Vor allem kann man auf Probleme der vorweggenommenen Trauer in Familien treffen, die das unerklärliche Wiederaufleben eines vielleicht auch schon von den Ärzten aufgegebenen CF-Kindes miterlebt haben. Dies scheint gerade bei CF keineswegs selten vorzukommen und wurde von Patterson (1973) einmal als "Lazarus-Phänomen" apostrophiert.

Neben der "Sterbebegleitung" und der Problematik vorweggenommener Lösung und Trauer können auch Nachsorgeaspekte von Bedeutung sein. Nicht selten nämlich kommt es in der terminalen Phase zu Prozessen, die zumindest dem Außenstehenden als Spaltungen erscheinen: die Mutter gerät zunehmend in eine "Symbiose" mit ihrem sterbenden Kind, während die Restfamilie für sie vollkommen in den Hintergrund tritt und nach dem Tod des Kindes das Problem auftreten kann, daß die Trauer in der Familie von sehr unterschiedlichen Positionen aus bewältigt werden muß und sich zum Beispiel mit der Wut vermischt, von der Mutter zugunsten des sterbenden Kindes aufgegeben und verlassen worden zu sein, oder daß eine Art Stillstand innerhalb der Restfamilie eintritt, sie sich aus loyaler Bindung an das verlorene Kind nicht mehr dem Leben zuzuwenden wagt.

Wir haben - notwendig auf einige unter weiteren Themen beschränkt - die psychosozialen Implikationen der CF bzw. ihre psychologischen Dimensionen aufzuzeigen versucht, die anhand von Studien belegt oder aufgrund allgemeiner psychologischer Vorkenntnisse aus den objektiven (teils medizinischen teils therapeutischen) Charakteristika der CF erschlossen werden können. Diese psychologischen Dimensionen der CF werden insbesondere dem mit der Krankheit noch nicht vertrauten Helfer als Ansatzpunkte seiner Hilfe erscheinen. Er wird, insofern *seine Kompetenz* im "Helfen" liegt, so fast unweigerlich dazu neigen, diese und andere potentielle *Defizite* und Störungen seitens der Betroffenen (Patient, Angehörige) zum Gegenstand seiner Angebote zur "Behandlung" oder "Rehabilitation" zu machen.

Weil wir eben darin in den allermeisten Fällen einen ersten Schritt zum *Scheitern* von potentiell hilfreichen Beziehungen sehen, werden wir im nächsten Abschnitt zunächst auf die therapeutische Grundhaltung bei CF eingehen, die wesentlich auf die *Art der Krankheitsbewältigung* bei CF Rücksicht zu nehmen hat. Diese therapeutische Grundhaltung sehen wir als wichtiger an als einzelne Hilfsangebote, die wir abschließend vorstellen werden.

Folgerungen für die Praxis

Wenn wir nun auf praktische Folgerungen eingehen, müssen wir vorab klären, *welche* Praxis wir dabei vor Augen haben. Grob möchten wir vier Praxisbereiche unterscheiden, in denen ein psychologischer Behandler mit CF-Patienten und/oder ihren Problemen in Berührung kommen kann:

1. er wird als niedergelassener Psychotherapeut oder Mitarbeiter einer spezifischen, z.B. Erziehungsberatungsstelle von einer Familie *aufgesucht;*
2. er wird als Fachmann von einem behandelnden Arzt (in der Klinik) hinzugezogen, um *diesen* bezogen auf Probleme innerhalb der Behandlungsbeziehung zu beraten (Balint-analoge Konstellation);
3. er wird als Konsiliar auf die CF-Station gerufen, um dort irgendwelche Probleme mit dem Patient und/oder den Angehörigen zu klären;
4. er ist selbst regulärer *Mitarbeiter* eines CF-Teams und sieht in dieser Funktion mehr oder weniger regelmäßig den Patienten und/oder die Familie ("begleitende" Versorgung).

Aus Gründen, die im Verlaufe unserer Darlegungen noch deutlicher werden, beziehen sich unsere Hinweise zur therapeutischen Grundhaltung primär auf die vierte

Konstellation, am wenigsten auf die ersten beiden. Insbesondere für die erstge-
nannte Konstellation ist anzumerken, daß unsere hier zusammengetragenen Erfahrungen zwar ergänzend informativ sein können, daß sie jedoch *nicht* das *konven-
tionelle* Setting des jeweiligen Therapeuten berühren müssen, da die Familie selbst
durch ihr Erscheinen bereits einen genügend klaren *Auftrag* erteilt hat (was bei den
unter 3. und 4. genannten Bedingungen *nicht* der Fall ist).

Objektive Belastungen und Hilfeversuchungen oder: Die Frage der therapeutischen Grundhaltung

Als therapeutische Grundhaltung bei CF (und anderen chronisch somatischen Erkrankungen?) behaupten wir ein Vorgehen dergestalt, psychosoziale Versorgung an
dem Gesichtspunkt auszurichten, daß sie als Hilfeleistung den Eindruck der Hilfsbedürftigkeit seitens der Betroffenen *minimiert* (vgl. Ullrich & Hellmann-Backhaus, 1992, S. 13). Dies schließt ein, daß der Helfer lernen muß, den mit den
psychosozialen Implikationen konvergierenden *Versuchungen* zum "Intervenieren"
oder "Bearbeiten" usw. *nicht* nachzugeben - was keineswegs heißt, dem Patienten
oder seinen Angehörigen nicht zu helfen.

   Diese nicht auf Anhieb einleuchtende Grundhaltung läßt sich plausibel machen,
wenn außer dem professionstypischen Blick auf Defizite und psychologische Risiken (psychiatrische Morbidität) die familiären Strategien der Bewältigung von Belastungen berücksichtigt werden. Dies wollen wir in einem kurzen Exkurs tun.

Exkurs: Bewältigungsstrategien bei Mukoviszidose - "Neutralisierung" und "Normalisierung"

Im Hinblick auf die Krankheitsbewältigung interessiert uns hier weniger das aus
der Streßforschung populär gewordene Coping-Modell von Lazarus (1966; vgl.
Petermann, Noecker & Bode, 1987), da es auf intra-individuelle (psychologische)
Mechanismen und weniger auf interaktionelle Aspekte fokussiert. Letztere werden
z.B. von Anderson (1981) als (familien-)kulturelle *Konstruktion* der Krankheit thematisiert. Für die CF halten wir zwei Konzepte für wichtig, die sich auf zwei
grundlegende Aufgaben beziehen, denen sich die Familie nach der Diagnosestellung gegenübersieht:

1. der Umgang mit der potentiell demoralisierenden Diagnose und Prognose der
   CF;
2. die Integration eines aufwendigen Therapieplans in das Familienleben.

In einer Feldstudie konnte Waddell (1982, 1983) zeigen, daß das erste Problem von
den Betroffenen in Interaktion mit ihren *medizinischen* Behandlern gelöst (bzw.
genauer: in einem konstruktiven Fließgleichgewicht gehalten) wird. Aus diesem
Grund haben die medizinischen Behandler auch fortdauernd eine herausragende
Bedeutung auch für die *emotionale* Balance der Betroffenen. Diesen Prozeß bezeichnet Waddell (1982, 1983) als "Prozeß der Neutralisation", in dem die Betroffenen lernen, gezielt solche Aspekte zu betonen, die Sicherheit und Kompetenz

vermitteln. Umgekehrt werden jene Informationen und Aspekte in ihrer Bedeutung (und damit in ihrer Wirkung) entwertet, die geeignet sind, den Glauben und das Vertrauen in die Nützlichkeit der Therapie zu unterminieren. So wird die potentiell demoralisierende Prognose der CF über die Hoffnung auf medizinische Fortschritte sowie über die Unvergleichbarkeit (Einzigartigkeit) jedes einzelnen Falles *gemeinsam* neutralisiert. Oder das Schicksal des Lebens mit CF wird im Vergleich mit "schlimmeren" Krankheiten, bei denen man sich z.B. nicht eigenständig fortbewegen kann, "verbessert" (ibd.). Daneben ist die Studie von Waddell (1982, 1983) für die Fragen psychosozialer Betreuung auch insofern von Bedeutung, als sie den in der Psychologie einigermaßen vernachlässigten Aspekt der *Hoffnung* (gegenüber dem bevorzugt behandelten der Verdrängung und Verleugnung) betont bzw. sogar in den Mittelpunkt rückt (vgl. hierzu auch Breznitz, 1985). Die Wiedereinsetzung der Hoffnung, die nach dem Diagnoseschock (meist) beginnt, faßt Waddell (1983) als eine Art Tauschbeziehung ("faith/hope exchange") auf: der Glaube und das Vertrauen in die Therapie wird mit Hoffnungen auf ein sozial erfülltes Leben getauscht. Dieser Austausch bzw. dieses Fließgleichgewicht zwischen dem Glauben an die Nützlichkeit der Behandlung und den auf das soziale Leben gerichteten Hoffnungen und Zielen ist beständig Erschütterungen ausgesetzt. Sie ergeben sich durch die Krankheit selbst (Progression) und durch ihre sozialen Begleiterscheinungen (z.B. Stigmatisierung). Es handelt sich also um ein ebenso vital relevantes wie prekäres Gleichgewicht.

Der auf das Problem diagnoseinduzierter Demoralisierung bezogenen Strategie der "Neutralisierung" entsprechen strukturell auch jene Maßnahmen, die es erlauben, mit der Krankheit und ihrer Therapie im Alltag zurechtzukommen. Auch hier könnte man daher von einer "Neutralisierung" sprechen. Wir möchten dafür jedoch den bereits geprägten Begriff der "normalization" bzw. "Normalisierung" übernehmen (Knafl & Deatrick, 1986).

Knafl & Deatrick (1986) nennen fünf wesentliche Strategien dieser "Normalisierung" (die sie in ihrer Übersicht als die häufigste Form des managements bei Familien mit einem behinderten oder chronisch kranken Kind, und also als krankheits**un**spezifisch, betrachten):

1. die Betonung gewöhnlicher elterlicher Verhaltensweisen ("engaging in normal parental activities", S. 217), womit gemeint ist, daß mit und am Kind nicht nur das krankheitsbedingt Besondere, sondern das normale Kindliche gesucht und betont wird - wodurch die Eltern sich zugleich selbst wieder als für die Versorgung ihres Kindes ausreichend kompetent fühlen können. (In moderner psychologischer Terminologie könnte man hier auch von einem spontanen elterlichen "empowerment" sprechen);

2. die Abgrenzung von Mitbetroffenen, also eine der Selbsthilfe geradezu entgegengesetzte Strategie, die gewährleisten soll, daß die Familie von anderen (oder internalisierten anderen) nicht mit Krankheit und Unglück identifiziert wird - und worin gerade die Ambivalenz der Betroffenen gegenüber organisierter Selbsthilfe (mit-) begründet ist;

3. die Normalisierung des Erscheinungsbildes, die sich bei unterernährten CF-Patienten z.B. in der Auswahl weit geschnitter Kleidung äußert;

4. die Vermeidung von kritischen Situationen, nämlich solchen, die die Gefahr beinhalten, das Bild wiedergewonnener Normalität zu stören;

5. die Informationskontrolle, also die Vermeidung von Informationen, die andere zu bedrohlichen Nachfragen veranlassen könnten.

Daneben wurden von Anderson (1981) und von Krulik (1980) noch weitere familiäre Strategien der Normalisierung beschrieben, auf die wir hier jedoch ebensowenig näher eingehen wollen (vgl. Ullrich & Hellmann-Backhaus, 1992) wie auf Beispiele, mit denen man die Neutralisierung und Normalisierung bei CF verdeutlichen und konkreter belegen könnte (vgl. Ullrich, 1989a und 1993a, S. 20ff). Entscheidend erscheint uns, daß die Aufrechterhaltung bzw. Wiedererlangung (des Ansehens) familiärer und individueller Normalität ein wesentliches Moment der Bewältigungsbemühungen der von CF Betroffenen ist. In dem Maße, wie es ihnen gelingt, ein sozial weitgehend normales Leben zu verwirklichen - und nach den Ergebnissen der multizentrischen Studie scheint die CF-Familie in der Tat eher eine enorme Energien aufbringende "Trutzburg" zu sein, als ein "Scherbenhaufen", den zu kitten Aufgabe psychosozialer Mitarbeiter wäre (Ullrich et al., 1991) - in dem Maße befestigt sich der Glaube an die Wirksamkeit der Therapie ebenso wie die Hoffnung, von der gefürchteten Endphase der Krankheit noch weit entfernt zu sein.

Wenn wir nach diesem Exkurs auf die Ausgangsfrage nach der therapeutischen Grundhaltung zurückkehren, dann dürfte sofort deutlich werden, daß ein konventionelles psychologisches oder psychotherapeutisches Hilfsangebot diesem Bewältigungsmuster eher genau widerspricht! Ein psychotherapeutisches Angebot oder ein auch nur zu deutlich bekundeter Hinweis auf die Wichtigkeit von Hilfsangeboten (Behandlung, Rehabilitation) muß vor dem Hintergrund, daß die CF-Familie um die *Wieder-Erlangung* von Normalität ringt, als Infragestellung und Entwertung des von ihr bisher Erreichten erscheinen. Der Helfer gerät so, obzwar wohlmeinend, unversehens in die Position, die Familie zu destabilisieren, indem ihr neue Veränderungszumutungen angetragen werden (vgl. Balck, Dvorák & Speidel, 1983). Nicht von ungefähr taucht bei CF verschiedentlich und mehr oder weniger offen thematisiert die Frage der *Kontraindikation* der Psychotherapie auf (vgl. z.B. Denning, Gluckson & Mohr, 1976, indirekt auch Cowen et al., 1984). Ihre Diskussion steht jedoch in der Gefahr, das Kind sozusagen mit dem Bade auszuschütten (vgl. Ullrich, 1993a, S. 27ff).

Anstelle einer pauschalen Ausklammerung der Psychotherapie möchten wir vorschlagen, als therapeutische Grundhaltung zunächst einmal den zuvor genannten Gesichtspunkt zu beherzigen, den Eindruck der Hilfsbedürftigkeit der Betroffenen bei allen Interaktionen möglichst zu minimieren. Es muß also in gewissem Sinne um eine Art "Normalisierung" der Psychotherapie oder allgemein des Helfens gehen! Weiter kann das bedeuten, die eingangs erläuterten psychosozialen Implikationen der CF nicht als implizite Arbeitsaufträge zu begreifen, von deren Wichtigkeit resp. Indikation im Zweifelsfall die Betroffenen selbst erst noch überzeugt werden müssen (vgl. gewissermaßen als warnendes Beispiel den Erfahrungsbericht der CF-Erwachsenen Black, 1990, über die *unerwünschte* "Bearbeitung" ihrer düsteren Prognose im Rahmen einer Psychotherapie - deren Abbruch das Heilsamste gewesen sein könnte). Stattdessen möchten wir empfehlen, diese impliziten oder plausibel zu vermutenden Probleme als *Themen* aufzufassen, mit denen man mit der Familie *ins Gespräch* kommen kann, hierbei eine erkundigende und lernbereite Position einzunehmen, die es den Betroffenen erlaubt darzustellen, wie sie es *geschafft* haben, mit unerhörten Schwierigkeiten und einem unnormalen Schicksal fertig zu werden.

Für solche unvoreingenommenen, nicht spezifisch problemorientierten Gespräche sind uns noch zwei quasi "behandlungstechnische" Bemerkungen wichtig, die das *Gefühl scheinbarer Belanglosigkeit* oder *vermeintlicher dynamischer Durchbrüche* betreffen.

Wenn man sich in der von uns vorgeschlagenen Weise mit den Familien ins Gespräch begibt, kommt mitunter beim Behandler angesichts der Alltäglichkeit und Randständigkeit des dann Mitgeteilten ein Gefühl der Belanglosigkeit auf, man ist vielleicht gar gelangweilt, fühlt sich jedenfalls entschieden unterfordert, weil den Alltagserzählungen die Ansatzpunkte fehlen, wo ein Gespräch z.B. über die emotionale Tragweite und Bearbeitung einzelner Aspekte in Gang kommen und einsetzen könnte. In dem Maße jedoch, wie die zuvor geschilderte Normalisierungsstrategie und prekäre Hoffnungsbalance in den Mittelpunkt der Betrachtungen gerückt wird, können solche Gespräche erkannt werden als (weitere) Maßnahmen der Betroffenen, sich selbst der Kompetenz zu versichern, den Alltag bewältigen und mit allem (allein) zurechtzukommen. Der psychologische Gesprächspartner, der sich so von der Familie führen läßt, anstatt diese auf die Bearbeitung implizit präsenter Probleme zu lenken, wird dann als (wichtiger!) "Zeuge" für die Wirksamkeit dieser Normalisierungsbestrebungen benutzt. Man kann als Behandler mitunter ins Schwanken geraten über den Wert solcher Gespräche, weil man dann die Kompetenz seines Gegenübers deutlicher spürt als die eigene. Dies ist zwar unbequem, aber u.E. nützlich, weil solche Kontakte auch eine Grundlage dafür schaffen, daß die Familie zu irgendeinem späteren Zeitpunkt bereit sein wird, jene Themen anzusprechen, die für die Balance und das Gefühl ausreichender Kompetenz bedrohlich werden können - und für deren Bearbeitung in der Tat Hilfe von außen sinnvoll ist, die aber von diesen multipel belasteten Familien nur schwer angenommen werden kann. (Diesen Sachverhalt behutsamer Entwicklung prekärer Themen dürfte Miller, 1988, in einem der wenigen explizit versorgungsbezogenen Beiträge gemeint haben, wenn er davon spricht, daß im engeren Sinne therapeutisches Arbeiten bei CF erst dann möglich werde, wenn eine Vertrautheit ["sound familiarity", S. 126] entstanden sei)

Auch der umgekehrte Fall kann vorkommen, nämlich daß anstelle vermeintlich belangloser Alltagserzählungen sich plötzlich wie man so sagt "Abgründe" auftun, die tiefe Einblicke in das Leid vermitteln, das trotz aller Normalisierungsbestrebungen vorhanden ist. Solche Offenbarungen mögen dann als dynamisch bedeutsame "Durchbrüche" aufgefaßt werden, und sie legen die Erwartung nahe, man könne beim nächsten Kontakt an eben jenen Aspekten "weiterarbeiten". Dem ist in aller Regel nicht so! Auch hier verhilft die Berücksichtigung des Normalisierungsaspekts zu der erforderlichen Geduld. Es wird so verständlich, weshalb der potentiell destabilisierende Effekt, den solche Mitteilungen als *Veröffentlichungen von Leid* für die Betroffenen haben können, durch darauffolgende Gespräche ausbalanciert wird bzw. werden muß, in denen (wieder) eher an Aspekten der alltäglichen Kompetenz und Normalität angeknüpft wird.

In beiden Fällen, also gegenüber dem Eindruck scheinbarer Belanglosigkeit wie auch vermeintlicher Durchbrüche, erscheint es uns ratsam, auf die konstruktive Funktion der Normalisierungsbemühungen zu vertrauen, anstatt diese unter dem Aspekt der psychischen Abwehr zu einem Problem zu machen. Nach unserer Erfahrung wird man wohl mit nichts Anderem bei CF mehr erreichen können, als sich zu bewähren als ein Gesprächspartner, der unvoreingenommen neugierig ist auf die Kunst eben dieser Familie, ihr Schicksal zu *meistern*.

Praktische Aspekte und Beispiele psychosozialer Versorgung

Wie wir bereits erwähnt haben, erscheint uns die Frage der Grundhaltung gegenüber einer Auflistung dessen, was in der Versorgung dieser Patientengruppe bereits erprobt wurde, vorrangig. Wir haben ihr deshalb so breiten Raum gegeben.

Wenn auch LASK in einem Übersichtsreferat auf der Internationalen CF-Konferenz in Dublin (1992) zu Recht feststellte, daß das Gros psychosozialer Publikationen eher auf verschiedene Populationsaspekte bezogen ist als auf Interventionsaspekte, so lassen sich aber dennoch im Überblick einige brauchbare Ansätze anführen (vgl. Jedlicka-Köhler & Götz, 1989; Miller, 1988; Ullrich, 1993b u. 1993a, S. 25ff.).

Neben der individuellen Begleitung der Familien, für die Miller (1988) wie gesagt eine lange Phase des warming-up und eine enge Einbezogenheit des Behandlers in die jeweilige CF-Arbeitsgruppe voraussetzt (vgl.a. Smrekar & Ellemunter, 1993), und für die wir die zuvor beschriebene (supportive) "therapeutische Grundhaltung" als zumindest nützlich erachten, gibt es einige Angebote, in denen der Akzent stärker ein edukativer als ein psychotherapeutischer ist.

So stellte Walton (1988) ein Programm vor, mit dem Eltern nach der Diagnosestellung besser unterstützt und angeleitet werden sollen. Auch Jedlicka-Köhler & Götz (1988) betonen die Notwendigkeit, die Diagnosemitteilung, die immerhin meist der Ausgangspunkt einer langjährigen, mitunter jahrzehntelangen Behandlungsbeziehung ist, nach psychologisch-didaktischen Gesichtspunkten zu verbessern (vgl. dazu auch Lambeck, 1992).

Von Cohen, Danson, Woods und Freeman (1988) wurde eine Art Workshop für jugendliche Patienten vorgestellt, mit dem diese auf die Anforderungen des selbständigen Lebens und Haushaltens ganz praktisch vorbereitet werden sollen, indem die Kursteilnehmer etwa gemeinsam Kochen lernen usw. Hier dürften weniger die konkreten Fertigkeiten hilfreich sein als die implizite Unterstützung der Jugendlichen in ihrer Ablösung von den Eltern, von denen sie sich zumeist stärker als Altersgenossen abhängig fühlen. Dies liegt nicht zuletzt an der intensiven Bindung vermittelt über die Therapie und über die (gemeinsame) Sorge vor der Zukunft (Progression der CF!).

Ebenfalls als eine Art Workshop, in dem die Informationsvermittlung und Hilfen zur emotionalen Auseinandersetzung im Vordergrund stehen, wird von Mitarbeitern des CF-Zentrums Hannover in Zusammenarbeit mit der Mukoviszidose e.V. (DGzBM) regelmäßig ein Seminar für Patienten und deren Angehörige angeboten, bei denen aufgrund des fortgeschrittenen Standes der Erkrankung eine (Herz-) Lungentransplantation in Betracht gezogen werden muß. Der Schwerpunkt liegt bei dieser Patientengruppe jedoch bei weitem in der Einzelbetreuung (vgl. Wellendorf, 1993; Ullrich, Wellendorf & Bartig, 1992), während das Seminar eher im Vorfeld angesiedelt ist und als Hilfestellung zur Annäherung an die schwierige Entscheidung für (oder gegen) die Transplantation zu betrachten ist.

Für systematischere Ansätze bei CF zur Sicherstellung eines ausreichenden Krankheits- und Behandlungswissens plädieren Bartholomew, Seilheimer, Parcel, Spinelli und Pumariega (1989), wodurch eine solidere Grundlage geschaffen würde für ein adäquates "self-management" (womit z.B. bei Asthma bronchiale die selbstverantwortliche Regulierung und Durchführung der häuslichen Therapie bezeichnet wird; vgl. Creer, Harm & Marion, 1988). Allerdings sind uns bei CF keine Patientenschulungen im engeren Sinne bekannt, wie sie sich etwa schon seit Jahren bei Asthma bronchiale bewährt haben, in denen systematisch das Krankheitswissen, Techniken des "self-managements" sowie Möglichkeiten der emotionalen Bewältigung krankheitsbedingter Streß- und Konfliktsituationen vorgestellt und eingeübt werden (vgl. Creer et al., 1988; Neumann, 1993). Es besteht jedoch u.E. kein Zweifel, daß solche Beiträge - als Schulungskurse für Eltern von Kleinkindern und auch als Schulkinderkurse - bei CF ebenso ihre Berechtigung und ihren Nutzen haben.

Neben solchen eher edukativ orientierten Ansätzen gibt es einige an der Gruppenpsychotherapie orientierte Angebote, bei denen das Bemühen im Vordergrund steht, die Verbalisierung persönlicher Erfahrungen mit der CF zu erleichtern und so die wechselseitige emotionale Unterstützung unter den Betroffenen zu fördern (z.B. Strauss, Pedersen & Dudovitz, 1979; Bryce, Rodgers & Rodnan, 1984; Griffiths & Grimshaw, 1988; Lippincott, Wery & Stone, 1988). Diese Angebote richten sich überwiegend an jugendliche und junge erwachsene CF-Kranke, die zunehmend dem emotionalen Halt des Elternhauses entwachsen und in der Gruppe Gleichbetroffener die beschwichtigende (normalisierende!) Erfahrung machen, daß andere vor ähnlichen Problemen stehen usw.

Schmitt (1991), der wie Strauss et al. (1979) über die positive Resonanz solcher Gesprächsgruppen bei erwachsenen CF-Patienten berichtet, stellt als besonderen (und einzeltherapeutisch wegen der Dissonanz mit den Normalisierungsbestrebungen kaum erreichbaren) Erfolg heraus:
"- Gruppengespräche ermutigen den Patienten, über eigene Ängste und Sorgen zu sprechen.
- Sie bieten ihnen die Möglichkeit zu erfahren, wie andere mit ihren Problemen fertig werden.
- Dem anderen mit Zuhören und Ratschlägen zu helfen, verstärkt das Selbstgefühl.
- Soziale Kompetenzen werden entwickelt, weil in einer solchen Gruppe auch kontrovers diskutiert wird und auch zum Teil aggressiv-gefärbte Konflikte gelöst werden müssen. Das Wachsen solcher Fähigkeiten kann in Gruppengesprächen gefördert werden.
- Unsere Gruppe entwickelte einen starken Sinn für humorvolle Situationen; es wurde viel gelacht, was zu einer entängstigenden und supportiven Atmosphäre beitrug" (Schmitt, 1991, S. 147).

Während diese Beiträge die Auffassung von Steinhausen (1981) nicht zu bestätigen scheinen, der wegen der ungünstigen Prognose der CF ausdrücklich von Gruppengesprächen mit den Betroffenen abgeraten hatte, sprechen auch Strauss et al. (1979) von zumindest passagéren Belastungen der Teilnehmer, ohne diese allerdings (wie auch Schmitt, 1991) als ein ausreichendes Argument gegen die Nützlichkeit solcher Angebote zu bewerten.

Auch "Elternabende", die wir (G.U. und H.J.B.) in Hannover z.B. zum Thema der psychosozialen Problematik der "Pseudomonasinfektion" oder zur Rolle der "gesunden" Geschwister usw. angeboten haben, fanden durchweg eine positive Aufnahme. Sie scheinen Bedürfnissen entgegenzukommen, die weder zureichend im Rahmen der ärztlichen Sprechstunde noch elterlicher Selbsthilfe befriedigt werden.

Im Hinblick auf diese Gruppenangebote ist vor dem Hintergrund der um Normalität bemühten CF-Betroffenen der Aspekt wichtig, daß in einem solchen Kontext jeder Teilnehmer die Möglichkeit hat, Probleme anzusprechen, die *für die Gruppe* (bzw. für "jemanden" in der Gruppe) von Bedeutung sein könnten, *ohne* sogleich als jemand zu erscheinen, der *selbst* diese Probleme hat. Es ist insofern gewiß nicht zufällig, daß Gruppenangebote, zumal thematische bzw. *nicht* explizit therapeutisch ausgerichtete, bei CF-Betroffenen relativ gute Resonanz finden. (Daß dies im übrigen nicht nur für die CF gilt, sondern z.B. als Fazit auch aus der Versorgung bei Krebserkrankungen im Kindesalter gezogen wurde, verdeutlicht Schmitt: "Die bislang publizierten Erfahrungen mit Elterngruppen sind so vielversprechend in ihrer therapeutischen Hilfe, daß man jeder Station für pädiatrische Onkologie solche Möglichkeiten wünschen möchte", 1983, S. 47f)

Was die Wertigkeit der verschiedenen Angebote anbetrifft, erscheint uns die Stellungnahme von Bryce et al. (1984) angemessen, die bzgl. ihrer Gruppenangebote für Eltern feststellen, daß man bei CF nicht von einer grundsätzlichen Priorität z.B. edukativer über therapeutische Angebote sprechen könne und umgekehrt. Vielmehr variiere im Verlaufe der Betreuung ihre Relevanz, weshalb es insbesondere auf die Flexibilität im Umgang mit unterschiedlichen Strategien ankomme ("The therapeutic focus which is appropriate to some stages is too intense for others. Supportive or educational groups become ineffective in the demands of a crisis or intense illness", a.a.O., S. 227).

Insgesamt gesehen findet (zumindest in Deutschland) nach unserem Eindruck der größte Teil der Versorgung bei CF in der Form der "Begleitung", also als Einzelbetreuung, statt, wobei hier supportive Elemente ganz im Vordergrund stehen. Daneben aber entwickeln sich zunehmend auch edukative und thematische Gruppenangebote, die den Umgang mit der Krankheit und ihren erheblichen psychosozialen Begleitumständen erleichtern und die Isolation verhindern sollen, die bei (zumal schon in der Kindheit beginnender) chronischer Krankheit ein erhebliches Problem darstellt (vgl. z.B. Korsch, 1973).

Im Vergleich etwa zur Situation in der pädiatrischen Onkologie befindet sich die psychosoziale Versorgung bei CF aber immer noch eher in den Anfängen, weshalb eine kritische Evaluation der Angemessenheit und Effektivität einzelner Angebote noch kaum möglich ist.

Schlußbemerkung

Wir haben im ersten Teil unserer Ausführungen deutlich zu machen versucht, daß die CF und ihre aufwendige Therapie zweifellos zahlreiche mehr oder weniger naheliegende Bewältigungs- und Entwicklungsprobleme für die Betroffenen aufweist.

Zumindest indirekt sollte aber auch unsere Vermutung deutlich geworden sein, daß ein mit CF noch nicht vertrauter Behandler angesichts der Schwere der Krankheit und der objektiv gegebenen (und nicht primär neurotisch erzeugten) Schwierigkeiten erheblich verunsichert sein dürfte und daher um so mehr geneigt ist, nach Aspekten "Ausschau" zu halten, die zu seinen Kompetenzen "passen" (vgl. Ullrich, 1989b). Es wird sich so eine Interaktion anbahnen, die leicht zum *Scheitern* einer hilfreichen Beziehung führt, indem die Funktionstüchtigkeit und das Ringen um Normalisierung der Betroffenen übergangen werden bzw. es strategisch unberücksichtigt bleibt, daß man es mit einer, wie Miller (1988) sagt, eigentlich *nicht* psychiatrischen Population zu tun hat ("primarily non-psychiatric population", S. 124). Aus diesem Grund erschien uns auch im Titel ein Fragezeichen hinter "Behandlung und Rehabilitation" gerechtfertigt. Beide Begriffe lassen vor allem die *professionelle Kompetenz* anklingen, der gegenüber die Leistungen des betroffenen Subjekts verschwinden bzw. letzteres eigentlich als *Objekt* professioneller Fürsorge erscheint. Diese Konnotation gilt insbesondere für den Begriff "Rehabilitation" und wird den Realitäten der CF in keiner Weise gerecht, wenn man sich vor Augen führt, daß die (meisten) CF-Kranken wirklich extreme und für Außenstehende kaum noch nachvollziehbare Willens- und Kraftanstrengungen unternehmen, um z.B. ihre Berufstätigkeit aufrechtzuerhalten usw. (vgl. Mearns, 1986). Dementsprechend heißt es in der Bilanz der bereits erwähnten multizentrischen CF-Studie: "nicht eine allgemeine soziale und/oder berufliche *Rehabilitation* steht im Vordergrund der (psychosozialen; d. Verf.) Versorgung, sondern es muß gerade im Hinblick auf den primär endogenen, aber psychosozial überformten Verlauf der CF vorrangig darum gehen, eine Unterstützung und *Sicherung der jeweils (noch) möglichen Lebensaktivitäten* zu betreiben und also die Lebensqualität für Patient und Familie *zu erhalten*" (Ullrich, 1993a, S. 145; Hv. im Original).

Was wir zur "therapeutischen Grundhaltung" ausgeführt haben, kann als Umschreibung und Begründung eines supportiven Vorgehens betrachtet werden, das a) den eigenständigen Bewältigungsbemühungen der Betroffenen Rechnung tragen soll (Neutralisierung, Normalisierung) und b) als häufig *nicht* von den Betroffenen selbst beauftragtes professionelles Engagement - in noch größerem Maße als es ohnehin der Fall sein sollte - die Gefahr "unberechtigter Verletzung der Integrität des Patienten" zu berücksichtigen versucht (Balint & Balint, 1962, S. 244).

Neben diesen grundsätzlichen Überlegungen, die vor allem für die Einzelfallbetreuung wichtig sind, sollten die Beispiele aus der bisherigen Praxis psychosozialer Versorgung bei CF deutlich machen, welche Angebote aussichtsreich und für Weiterentwicklungen geeignet erscheinen.

Literatur

Anderson, J (1981) The social construction of illness experience: families with a chronically-ill child. *J Adv Nurs*, 6, 427-434.

Balck, F, Dvorák, M und Speidel, H (1983) Überlegungen zu einem Konzept der Psychotherapie bei chronisch körperlich Kranken. In: Studt, H H (Hsg.) Psychosomatik in Forschung und Praxis. Urban & Schwarzenberg, München, 377-387.

Balint, M und Balint, E (1962) Psychotherapeutische Techniken für die Medizin. Klett, Stuttgart.

Bartholomew, L K, Seilheimer, D K, Parcel, G S, Spinelli, S H und Pumariega, A J (1989) Planning patient education for cf - application of a diagnostic framework. *Patient education and counseling*, 13, 57-68.

Batten, J C und Matthew, D J (1983) The respiratory system. In: Hodson, M E, Norman, A P und Batten, J C (Hsg.) Cystic fibrosis. Bailliere Tindall, London, 105-131.

Black, P (1990) Along the way - Grimaldi. *IACFA Newsletter*, 22, 16-20.

Booth, I W (1991) The nutritional consequences of gastrointestinal disease in adolescence. *Acta Paediatr Scand* (Suppl) 373, 91-102.

Boyle, I R, Di Sant'Agnese, P A, Sack, S, Millican, F und Kulczycki, L L (1976) Emotional adjustment of adolescents and young adults with cystic fibrosis. *J Pediatr*, 88, 318-326.

Breznitz, S (1985) Denial versus Hope: Concluding remarks. In: Breznitz, S (Hsg.) The denial of stress. 2. Auflage , International Universities Press, Inc., New York, 297-302.

Bryce, M M, Rodgers, D und Rodnan, J B (1984) Group intervention techniques with parents of chronically ill children. In: Lawson, D (Hsg.) Cystic Fibrosis: Horizons. John Wiley & Sons, Chichester, New York, Brisbane, Toronto, Singapore, 227.

Burton, L (1975) The Family Life of Sick Children: A study of families coping with chronic disease. Routledge & Kegan Paul, London, Boston.

Cohen, J, Danson, S, Woods, R K und Freeman, E (1988) Independent living skills workshop for young adults with cystic fibrosis. In: Mellis, C M und Thompson, S (Hrsg.) 10th International Cystic Fibrosis Congress: Sydney, Australia, 5-10 March 1988. Congress Abstracts. Asia Pacific Congress Series 74, Excerpta Medica, 151-152.

Corey, F J, McLaughlin, F J, Williams, M und Levison, H (1988) A comparison of survival, growth, and pulmonary function in patients with cystic fibrosis in Boston and Toronto. *J Clin Epidemiol*, 41, 583-591.

Cowen, L, Corey, M, Simmons, R, Keenan, N, Robertson, J und Levison, H (1984) Growing older with cystic fibrosis: Psychological adjustment of patients more than 16 years old. *Psychosommed*, 46, 363-376.

Creer, Th L, Harm, D L, Marion, R J (1988) Childhood Asthma. In: Routh, D K (Hsg) Handbook of Pediatric Psychology. The Guilford Press, New York und London, 162-189

Denning, C R, Gluckson, M M und Mohr, I (1976) Psychological and social aspects of cystic fibrosis. In: Mangos, J A und Talamo, R C (Hsg.) Cystic Fibrosis. Projections into the future. Stratton, New York, 127-149.

Dietzsch, H J, Gottschalk, B und Mittenzwey, K W (1978) Über die Mitarbeit der Eltern chronisch kranker Kinder dargestellt am Beispiel der Mukoviszidose. *Kinderärztl Prax*, 46, 337-340.

Drotar, D, Doershuk, C F, Stern, R C, Boat, T F, Boyer, W und Mathews, L (1981) Psychosocial functioning of children with cystic fibrosis. *Pediatrics*, 67, 338-343.

Durie, P R und Pencharz, P B (1992) Nutrition. *Br Med Bull*, 48, 823-846.

Evers-Kiebooms, G, Denayer, L und Van den Berghe, H (1990) A child with cystic fibrosis: II Subsequent family planning decisions, reproduction and use of prenatal diagnosis. *Clin Genet*, 37, 207-215.

FitzSimmons, S C (1993) The changing epidemiology of cystic fibrosis. *J Pediatr*, 122, 1-9.

Friedrich, H (1981) Familiensoziologische Aspekte von Copingstrategien bei chronischen Krankheiten. In: Angermeyer, M C und Döhner, O (Hsg.) Chronisch kranke Kinder und Jugendliche in der Familie. Enke Verlag, Stuttgart, 9-19.

Gayton, W F, Friedman, S B, Tavormina, J B und Tucker, F (1977) Children with cystic fibrosis: Psychological test findings of patients, siblings, and parents. *Pediatrics*, 59, 888-894.

Griffiths, H und Grimshaw, M (1988) Seminars for adolescents with cystic fibrosis. In: Mellis, C M und Thompson, S (Hsg.) 10th International Cystic Fibrosis Congress: Sydney, Australia, 5-10 March 1988. Congress Abstracts. Asia Pacific Congress Series 74, Excerpta Medica, 151.

Hodson, M E (1984) Cystic fibrosis. *Postgraduate Med Journal*, 60, 225-233.

Jedlicka-Köhler, I und Götz, M (1988) Communicating the CF diagnosis: The effect of cognitive changes on the process of understanding. In: Mellis, C M und Thompson, S (Hsg.) 10th International Cystic Fibrosis Congress: Sydney, Australia, 5-10 March 1988. Congress Abstracts. Asia Pacific Congress Series 74, Excerpta Medica, 140-141.

Jedlicka-Köhler, I und Götz, M (1989) Psychologische Betreuung von Patienten und Familien mit Cystischer Fibrose. *Monatss Kinderheilkd,* 137, 62-66.

Knafl, K A und Deatrick, J A (1986) How families manage chronic conditions: An analysis of the concept of normalization. *Research in Nursing & Health*, 9, 215-222.

Koletzko, S und Koletzko, B (1993) Zystische Fibrose - Normalernährung oder Ernährungstherapie? In: Koletzko, B (Hsg.) Ernährung chronisch kranker Kinder und Jugendlicher. Springer Verlag, Berlin, Heidelberg, New York, 167-190.

Korsch, B M (1973) Effects of chronic illness on adolescents and young adults. In: Mangos, J A und Talamo, R C (Hsg.) Fundamental problems of cystic fibrosis and related diseases. Symposia Specialists, Miami, Florida, 371-376.

Krulik, T (1980) Successful 'normalizing' tactics of parents of chronically-ill children. J Adv Nurs, 5, 573-578.

Lambeck, S (1992) Diagnoseeröffnung bei Eltern behinderter Kinder. Verlag für Angewandte Psychologie, Göttingen, Stuttgart.

Lazarus, R S (1966) Psychological stress and the coping process. McGraw-Hill, New York.

Levison, H, Garner, D G, MacMillan, H und Cowen, L (1987) Living with cystic fibrosis: Patient, family, and physician realities. Compr Ther, 13, 38-45.

Lippincott, C, Wery, K und Stone, R T (1988) CF Teen girls support group. In: Mellis, C M und Thompson, S (Hsg.) 10th International Cystic Fibrosis Congress: Sydney, Australia, 5-10 March 1988. Congress Abstracts. Asia Pacific Cong. Series 74, Excerpta Medica, 146-147.

Mador, J A und Smith, D H (1989) The psychosocial adaptation of adolescents with cystic fibrosis. A review of the literature. *J Adolesc Health Care*, 10, 129-135.

McCrae, W, Cull, A, Burton, L und Dodge, J (1973) Cystic fibrosis. Parents' response to the genetic basis of the disease. *Lancet*, 141-143.

Mearns, M B (1986) Special problems for the teenager with cystic fibrosis. *J Soc Med*, 79, (Suppl. 12), 51-54.

Miller, M S (1988) Role of the mental health professional in cystic fibrosis. In: Mellis, C M und Thompson, S (Hsg.) 10th International Cystic Fibrosis Congress: Sydney, Australia, 5-10 March 1988. Congress abstracts. Asia Pacific Congress Series 74, Excerpta Medica, 124-129

Möllering, M (1986) Krankheitsbewältigung in Familien mit Mukoviszidose-Kindern. *Klin Padiatrie*,198 369-373.

Neumann, H (1993) Asthma-Schulung im Kindes- und Jugendalter. *Verhaltentherapie & Psychosoziale Prax*is, 25, 349-364

Patterson, P R (1973) Psychosocial aspects of cystic fibrosis. In: Patterson, P R, Denning, C R und Kutscher, H A (Hsg.) Psychosocial aspects of cystic fibrosis. A model for chronic lung disease. The foundation of thanatology (distr. by: Columbia University Press), New York, London, 3-12.

Patterson, P R, Denning, C R und Kutscher, H A (Hsg.) (1973) Psychosocial aspects of cystic ifbrosis. A model for chronic lung disease. The foundation of thanatology (distr. by: Columbia University Press), New York, London.

Petermann, F, Noecker, M und Bode, U (1987) Psychologie chronischer Krankheiten im Kindes- und Jugendalter. Psychologie Verlags Union, München, Weinheim.

Quittner, A L, DiGirolamo, A M, Michel, M und Eigen, H (1992) Parental response to cystic fibrosis: a contextual analysis of the diagnosis phase. *J Pediatr Psychol*, 17, 683-704.

Riedesser, P und Wolff, G (1985) Das elterliche Schulderleben bei Erkrankungen ihrer Kinder. *Monatss Kinderheilkd*, 133, 657-662.

Schmitt, G M (1983) Die psychologische Betreuung des krebskranken Kindes. Vandenhoeck & Ruprecht (Beiheft zur *Prax Kinderpsychol Kinderpsychiat*, Nr.25), Göttingen.

Schmitt, G M (1991) Cystische Fibrose. Leben mit einer chronischen Krankheit. Hogrefe Verlag, Göttingen, Toronto, Zürich.

Shepherd, S L, Hovell, M F, Harwood, I R, Granger, L E, Hofstetter, C R, Molgaard, C und Kaplan, R M (1990) A comparative study of the psychosocial assets of adults with cystic fibrosis and their healthy peers. *Chest*, 97, 1310-1316.

Smrekar, U und Ellemunter, H (1993) Interdisziplinäre Teamarbeit in der Behandlung der zystischen Fibrose: Modell einer psychosomat. Kooperation. *Padiatr & Padol*, 28, 76-86.

Steinhausen, H -C (1981) Familiäre Adaptation bei Cystischer Fibrose. In: Angermeyer, M C und Döhner, O (Hsg.) Chronisch kranke Kinder und Jugendliche in der Familie. Enke Verlag, Stuttgart, 50-58.

Steinkamp, G (1992a) Praktische Aspekte der Diagnostik und Therapie der Mukoviszidose. Teil III: Gastrointestinale und andere Sonderprobleme. *Der Kinderarzt*, 23, 601-608.

Steinkamp, G (1992b) Praktische Aspekte der Diagnostik und Therapie bei Mukoviszidose. Teil I: Ambulante Diagnostik und Therapie. *Der Kinderarzt,* 23, 186-192.

Steinkamp, G (1992c) Praktische Aspekte der Diagnostik und Therapie der Mukoviszidose. Teil II: Stationäre Therapie und pulmonale Sonderprobleme. *Der Kinderarzt*, 23, 380-387.

Steinkamp, G (1993a) Mukoviszidose - kein Thema für Pneumologen? *Pneumolog*ie, 47, 311-314.

Steinkamp, G (1993b) Mukoviszidose. Therapiestrategien und Überleben. *Monatss Kinderheilkd,* 141, 386-391.

Stephan, U und Wiesemann, H G (1985) Mukoviszidose (zystische Fibrose). In: Fenner, A und von der Hardt, H (Hsg.) Pädiatrische Pneumologie. Springer Verlag, Berlin, Heidelberg, New York, Tokyo, 363-380.

Strauss, G D, Pedersen, S und Dudovitz, D (1979) Psychosocial support for adults with cystic fibrosis: a group approach. *Am J Dis Child*, 133, 301-305.

Tavormina, J B, Boll, T J, Dunn, N J, Luscomb, R L und Taylor, J R (1981) Psychosocial effects on parents of raising a physically handicapped child. *J Abnorm Child Psychol*, 9, 121-131.

Thompson Jr., R J, Gustafson, K E, Hamlett, K W und Spock, A (1992) Psychological adjustment of children with cystic fibrosis: the role of child cognitive processes and maternal adjustment. *J Pediatr Psychol*, 17, 741-755.

Ullrich, G (1989a) Lebensentwürfe und (Non-)Compliance. Haben Patienten Wünsche und Hoffnungen? (Unveröffentlichtes Manuskript)

Ullrich, G (1989b) Die Entwertung von wievielen seiner Lebensentwürfe muß ein Mensch symptomlos ertragen, um eine normale Konstitution zu haben? *Verhaltenstherapie & Psychosoziale Praxis*, 21, 345-352.

Ullrich, G (1992) Mukoviszidose im Erwachsenenalter: eine Forschungsübersicht. *Kinderärztl Prax*, 60, 75-80.

Ullrich, G (1993a) Psychosoziale Versorgung bei Mukoviszidose. Ergebnisse einer multizentrischen Studie. (Reihe: Studien zur Jugend- und Familienforschung, Bd. 12, Hrsg. F. Petermann). Peter Lang Verlag, Frankfurt a.M., Bern, New York, Paris.

Ullrich, G (1993b) Rolle und Aufgaben psychosozialer Mitarbeiter in der Kinderklinik: (II) Psychosoziale Versorgung heißt Experimentieren. *Prax Kinderpsychol Kinderpsychiatr*, 42, 299-308.

Ullrich, G, Gronholz, J und von der Hardt, H (1991) Ergebnisse und Konsequenzen aus dem multizentrischen Projekt zur psychosozialen Versorgung bei Mukoviszidose (BMA-Studie). In: Schumacher, H (Hsg.) Elfte Ambulanzärztetagung der Deutschen Gesellschaft zur Bekämpfung der Mukoviszidose 1990. Deutsche Gesellschaft zur Bekämpfung der Mukoviszidose (Cystische Fibrose) e.V., Erlangen, 39-50.

Ullrich, G und Hellmann-Backhaus, U (1992) Psychosoziale Versorgung beim mukoviszidosekranken Kind. (Vortragsmanuskript; Fortbildungsveranstaltung der Ärztlichen Akademie für Psychotherapie von Kindern und Jugendlichen in Brixen, 5.-9. 8. 1992). (Unveröffentlichtes Manuskript)

Ullrich, G, Wellendorf, E und Bartig, H J (1992) Les aspects psycho-sociaux de la transplantation synchronique coeur-poumon et celle des poumons chez des malades de la mucoviscidose (CF): réflexions psychologique sur l'intéret et clinique et scientifique-méthodique du problème [Psychosoziale Aspekte der (Herz-) Lungentransplantation bei Mukoviszidose (CF): klinische und methodische Überlegungen]; unveröff. Vortragsmanuskript zum 2. Treffen der CF Psycho-Social Research Group, European Section, Paris, 20.-21.5.1992.

Waddell, Ch (1982) The process of neutralisation and the uncertainties of cystic fibrosis. *Sociology of Health and Illness*, 4, 221.

Waddell, Ch (1983) Faith, hope and luck. A sociological study of children growing up with a life-threatening illness. University Press of America, Washington.

Walker, L S, Ford, M B und Donald, W D (1987) Cystic fibrosis and family stress: effects of age and severity of illness. *Pediatrics*, 79, 239-246.

Walton, M K (1988) Educational outpatient programme for parents of children recently diagnosed with cystic fibrosis. In: Mellis, C M und Thompson, S (Hsg.) 10th International Cystic Fibrosis Congress: Sydney, Australia 5-10 March. Congress Abstracts. Asia Pacific Congress Series 74, Excerpta Medica, 143.

Wellendorf, E (1993) Mit dem Herzen eines fremden Menschen leben? Die seelischen Folgen der Organtransplantation. Kreuz-Verlag, Stuttgart.

Wertz, D C, Rosenfield, J M, Janes, S R und Erbe, R W (1991) Attitudes toward abortion among parents of children with cystic fibrosis. Am J Public Health, 81, 992-996.

Sozialrechtliche Aspekte in der Rehabilitation von Patienten mit CF

Heike Dittrich-Weber

Einleitung

Mit der entscheidenden Verbesserung der Lebensqualität und der Verlängerung der Lebenserwartung von Patienten mit Mukoviszidose haben Fragen der Bewältigung der existentiellen Krise und Probleme der Integration in das Alltagsleben in zunehmenden Maße an Bedeutung gewonnen.[1]

Trotz der Schwere der Erkrankung ist es das Ziel, die Patienten "so normal" wie möglich groß werden zu lassen. So gehen die meisten Kinder mit Mukoviszidose in den Kindergarten, absolvieren einen möglichst hochwertigen Schulabschluß, um dann eine Berufsausbildung oder ein Studium zu beginnen, das den jeweiligen individuellen Neigungen entspricht.

Die berufliche und die soziale Integration sind Schwerpunkte der psychosozialen Betreuung der Patienten und deren Familien.

Im folgenden werden Hilfestellungen, die nach den speziellen Bedürfnissen der Mukoviszidose-Patienten ausgearbeitet wurden, beschrieben. Selbstverständlich sind die grundsätzlichen Regelungen wie Schwerbehindertenrecht, berufliche Rehabilitation, Regelungen der medizinischen Rehabilitation, soweit nicht explizit anders benannt, auch auf Patienten mit anderen chronischen Erkrankungen übertragbar.

Psychosoziale Belastungen und mögliche sozialrechtliche Hilfestellungen

Rehabilitation bei Mukoviszidose unter dem Aspekt der sozialen Rehabilitation

Es scheint mir notwendig, zunächst die Bedeutung des Begriffes Rehabilitation zu beleuchten. In Meyers großem Handlexikon wird im traditionellen Sinn unter Rehabilitation die *"gesellschaftliche Rückgliederung von Strafgefangenen, Kranken, Kriegs- oder Unfallverletzten"* verstanden (1988, S. 711).

Auch im Fremdwörterlexikon wird eindeutig von einer **Wieder**eingliederung gesprochen: *"Rehabilitation: Gesamtheit der Maßnahmen, die mit der Wiederein-*

---

[1]   Zu den medizinischen Aspekten siehe auch G. Ullrich et al. in diesem Band.

gliederung von durch Krankheit oder Unfall Geschädigten in die Gesellschaft zusammenhängen..." (1974, S. 623).

Rehabilitation wird in der aktuellen Diskussion in einer erweiterten Form verstanden, nämlich den Patienten - so weit es geht - ein normales Leben in der Gesellschaft zu ermöglichen (Leienbach & Jung, 1986, S. 89).

Es geht also um Hilfestellungen zur Eingliederung in die Gesellschaft. Diese Hilfen sind vielschichtig und verändern sich je nach Bedarf ständig. Bei chronisch kranken Menschen mit progredientem Krankheitsverlauf, wie dies bei Mukoviszidose der Fall ist, muß deshalb der Begriff der Rehabilitation entsprechend den verschiedenen, oft wechselnden Bedürfnissen der Patienten immer wieder neu interpretiert werden.

Um dem Ziel, die Patienten optimal in das gesellschaftliche Leben zu integrieren, nahezukommen, ist eine psychosoziale Begleitung der gesamten Familie von den ersten Lebensjahren der Patienten an notwendig. Ziel ist es, den Familien Unterstützung anzubieten. Dies erfolgt primär durch die psychosozialen Mitarbeiter der Spezialambulanz, im weiteren aber auch durch Ärzte, Physiotherapeuten oder Mitarbeiter des Pflegedienstes.

Diese Hilfe reicht von Gesprächen, in denen sich die Eltern emotional entlasten können bis zu lebenspraktischen Unterstützungen. Das Vertrauen der Familien in ihre eigenen kreativen und sozialen Fähigkeiten soll stabilisiert werden, um einen Umgang mit der Angst vor den Problemen der Erkrankung überhaupt zu ermöglichen.

Viele Eltern bewältigen diese Zeit auch sehr gut allein oder mit anderer Unterstützung. Anderen ist es aufgrund der emotionalen Belastung nicht möglich, über Probleme zu sprechen.

In dieser Zeit werden die Weichen gestellt für die spätere Selbsteinschätzung der Patienten, wie leistungsfähig oder belastbar sie sein können. Daraus wiederum sollte eine realistische Einschätzung hinsichtlich des Berufswunsches und des weiteren Lebensplanes entstehen.

Hilfestellungen nach Diagnose

Mit der Eröffnung der Diagnose Mukoviszidose ändert sich das Leben in den Familien. Die Angst, all das (noch) Unbekannte bewältigen zu können, die eigene Lebensplanung umgestalten zu müssen, stellt für die Eltern zumeist eine massive Belastung dar. Die Tatsache, daß es sich bei der Mukoviszidose um eine Erberkrankung handelt, löst bei vielen Eltern zunächst Schuldgefühle aus (Mensing & Petermann, 1989a, S. 539). Auch die Angst, durch einen frühen Tod des Kindes frühzeitig verlassen zu werden, ist eine massive, tiefgreifende Bedrohung. Es ist hier zu beobachten, daß manche Eltern die Beziehung zu ihren kranken Kindern aus großem emotionalen Abstand heraus aufbauen.

Eine Mutter berichtete uns von folgender Reaktion: Nachdem sie über die eingeschränkte Lebenserwartung ihrer Tochter im Diagnosegespräch erfahren hatte, wünschte sie sich, daß ihr Baby sehr bald sterben möge, damit sie keine Beziehung zu ihrem Kind aufbauen könne, um sich dann wieder von ihm trennen zu müssen. Inzwischen um die Lebenschance ihres Kindes wissend, belastet sie noch jetzt, fünf

Jahre nach der Diagnosestellung, ein schlechtes Gewissen, überhaupt jemals so gedacht zu haben. Sie stellt sich die Frage, ob sie, mit solchen Gedanken behaftet, jemals eine gute Mutter sein könne!

Diese Gefühle zu verbalisieren und mit Freunden oder Mitarbeitern der Klinik zu sprechen, kostet sehr viel Kraft; eine vertrauensvolle Beziehung ist hier notwendig. Denn was diese Mutter sehr offen zum Ausdruck bringen konnte, erleben viele Eltern ohne darüber sprechen zu können. Die belastenden Gefühle werden dann unterdrückt und häufig mit Übergenauigkeit in der Therapie in den ersten Lebensjahren zu kompensieren versucht.

Über den seelischen Beistand hinaus ist eine Aufklärung der Familien hinsichtlich sozialrechtlicher Möglichkeiten notwendig. Hier ist zunächst die Beantragung eines Schwerbehindertenausweises zu empfehlen.

Der Gesetzgeber erkennt bis zum vollendeten 16. Lebensjahr der Mukoviszidose-Patienten den Eintrag "H" für 'hilflos' im Schwerbehindertenausweis an. Durch diesen Eintrag ist der Grad der Behinderung (GdB), der in Prozenten ausgedrückt wird, nicht relevant, da "H" die Höchstgrenze darstellt.

Das Schwerbehindertenrecht bietet für die Familien bis zum 16. Lebensjahr des Patienten folgende steuerliche Vergünstigungen (siehe Handbuch des Behindertenrechts),

- Lohnsteuerfreibetrag von DM 7.200 jährlich
- Aufwendungen für Haushaltshilfe bis zu DM 1.800.- jährlich
- Kinderbetreuungskosten
  - mit Nachweis bis zu DM 4000.- jährlich
  - ohne Nachweis DM 480.- jährlich
- Vergünstigungen bei Rundfunk/Telefon mit dem Eintrag "RF"

Für die Eltern ist es erfahrungsgemäß sehr wichtig zu wissen, daß der Ausweis jederzeit beim Versorgungsamt zurückgegeben werden kann oder nicht mehr verlängert werden muß. Wir haben festgestellt, daß häufig Befürchtungen hinsichtlich einer Stigmatisierung des Kindes durch die Einstufung "schwerbehindert" bestehen.

Desweiteren ist es wichtig, Informationen über Pflegegeld von Krankenkassen oder Sozialämtern zu vermitteln und über Interessensverbände und Selbsthilfegruppen zu informieren. Jedoch muß jeder Familie überlassen bleiben, ob und wann sie etwaige Anträge stellt oder Kontakt zu anderen Betroffenen aufnimmt.

Integration in den Kindergarten

Über die Informationen bezüglich sozialrechtlicher Möglichkeiten hinaus ist die Unterstützung der Familien notwendig, wenn es um alltägliche Probleme geht. So kann z.B. die Angst vor immer wiederkehrenden Infekten bei den Eltern eine überbehütende Erziehungshaltung prägen, die dazu führt, das Kind möglichst wenig unbeaufsichtigt zu lassen. Dies führt häufig zu einer ständigen Kontrolle, ob das Kind genügend Nahrung zu sich genommen hat, warm genug angezogen ist, wenn es aus dem Haus geht etc. Kommen Patienten aus solch überbehüteten Familien dann in den Kindergarten, spüren Erzieherinnen häufig große Bedenken, es den Eltern überhaupt recht machen zu können.

Erfahrungsgemäß bemühen sich die Fachkräfte dann umso mehr, den Anforderungen gerecht zu werden und die Kinder bekommen dann sehr schnell eine Sonderrolle in der Gruppe. Wenn hier nicht gelernt wird, sich in eine Gruppe einzuleben, ohne jeweils 'besonders' behandelt zu werden, so ist in der Schulzeit nur eine geringe Frustrationstoleranz zu erwarten (Mensing & Petermann, 1989b).

Die Kindergartenzeit der Patienten bietet für die Familien ein gutes Übungsfeld, das Kind loslassen zu können, da die Möglichkeit besteht, das Kind ohne formale Probleme (wie z.B. die Schulpflicht) gelegentlich zu Hause lassen zu können.

Informationen über die Erkrankung an das pädagogische Personal in den Einrichtungen werden in den meisten Fällen von den Eltern vermittelt. Wir erleben hier zwei Positionen hinsichtlich der Verhaltensweisen von Eltern.

Wir erleben Familien, die nicht möchten, daß die Erzieherinnen im Kindergarten über die Erkrankung ihres Kindes informiert sind. Sie geben keine Informationen an die zuständigen Personen, teilen uns mit, daß sie aus Angst vor Stigmatisierung ihres Kindes mit einem Informationsgespräch nicht einverstanden sind. Auch die notwendigen Pankreasenzymkapseln werden den Kindern nicht in die Kindergartentasche gegeben, oder den Erzieherinnen ausgehändigt. Eher werden dann die Kinder dazu angehalten, bei Kindergeburtstagen oder anderen Festen keine Mohrenköpfe, Kuchen o.ä. zu essen.

Dem pädagogischen Personal im Kindergarten ist es somit nicht möglich, sich zu informieren, um angemessen mit krankheitsimmanenten Problemen umzugehen. So kann es zu verletzenden Aussagen für Kinder und Eltern kommen. Es werden dann zum Beispiel Hinweise gegeben, daß die Kinder immer so viel husten und doch endlich mal zum Kinderarzt gehen sollen; oder es bestehen unnötige Ängste oder Unsicherheiten hinsichtlich der Ansteckungsgefahr für die anderen Kinder in der Einrichtung.

Andere Eltern wiederum übertragen ihre Ängste durch überzogene Schilderungen der Erkrankung an die Erzieherinnen, mit dem Wunsch, daß das Personal sich dann besonders um das kranke Kind kümmern möge. Hier bestehen bei dem pädagogischen Personal häufig Bedenken, ob sie in der Lage sind, diesen Anforderungen gerecht zu werden. In Gesprächen mit dem psychosozialen Dienst der Ambulanz wird dann häufig den Befürchtungen Ausdruck verliehen, inwieweit die Kinder unter Anfällen zu leiden haben, was passiert, wenn dem Kind nicht mehr Aufmerksamkeit gegeben werden kann, als den anderen Kindern, ob das Kind alleine auf Toilette gehen kann etc.

In manchen Einrichtungen bleibt den Kindern der Anspruch auf einen Kindergartenplatz versagt, weil die Erzieherinnen sich aufgrund der diffusen Informationen der Eltern überfordert sehen, mit einem kranken Kind zu arbeiten. Aus der Befürchtung vor einer unerträglichen Mehrbelastung werden keine Gespräche mit den Mitarbeitern der Mukoviszidose-Ambulanz gesucht, um für die Kinder eine positive Lösung herbeizuführen.

Im günstigen Fall bietet die Kindergartenzeit für die Eltern und Patienten die Möglichkeit zu lernen, mit anderen Menschen über die Erkrankung zu sprechen und in einem angemessenen Miteinander leben zu können, ohne die Erkrankung verheimlichen zu müssen.

Integration in der Schule

Die Schulzeit stellt für die Familien eine große Herausforderung dar. Da niemand den individuellen Verlauf der Erkrankung voraussagen kann, ist es für die Patienten wichtig, einen für sie möglichst optimalen Schulabschluß zu erlangen. Daß dies ebenso eine massive Belastung für die gesamte Familie darstellen kann, ist einleuchtend. Neben der täglichen aufwendigen Therapie fordert nun noch die Schule die Kraft und Aufmerksamkeit des Patienten. Da sie meist unter häufigeren und schwereren Infekten als ihre gesunden Altersgenossen zu leiden haben, sind längere Fehlzeiten zu verzeichnen. So kommt es, daß die Schulzeit bei vielen Patienten länger ist, als bei gesunden Kindern.

Hinzu kommt, daß viele Patienten den gesteigerten Kalorienbedarf nicht decken können, da sie oft aufgrund von Infekten an Appetitlosigkeit leiden. Daraus resultiert eine Wachstumsverzögerung; sie sind dann kleiner und schwächer als die altersgleichen Klassenkameraden. Viele kommen auch erst mit Verzögerung in die Pubertät.

Da Mukoviszidose-Patienten das gleiche Intelligenzniveau wie Gesunde aufweisen, ist der Besuch einer Sonderschule nicht aufgrund der Erkrankung selbst, sondern - in seltenen Fällen - durch zusätzliche Komplikationen begründet. Erfahrungen haben allerdings gezeigt, daß das körperliche Handicap oft durch überdurchschnittliche Leistungen kompensiert wird (Ullrich, 1990, S. 9).

Chronische Lungeninfekte und die körperliche Verschlechterung der Patienten bedingen häufig, daß am Sportunterricht nicht mehr in vollem Umfang teilgenommen werden kann. Da körperliche Betätigung aber ein wichtiger Aspekt der Therapie für Mukoviszidose-Patienten darstellt, wäre es unangemessen, die Patienten bei eingeschränkter Leistungsfähigkeit grundsätzlich vom Sportunterricht zu befreien. Hier ist das Verständnis des Sportlehrers wichtig. Wünschenswert wäre hier, daß er den Patienten entsprechend der jeweiligen Leistungsfähigkeit am Sportunterricht teilnehmen läßt und ihn dann nicht im Verhältnis zu den gesunden Klassenkameraden benotet, oder von einer Benotung absieht.

Eine besondere Bedeutung kommt der schulischen Betreuung bei langer, krankheitsbedingter Abwesenheit zu. Zunächst ist es sicherlich möglich, die Beziehungen zur Schule durch Besuche von Klassenkameraden aufrechtzuerhalten. Ist allerdings eine längere Abwesenheit des Betroffenen vorauszusehen, so ist es sinnvoll, einen Hausunterricht in Erwägung zu ziehen. Dieser sollte jedoch aufgrund der sozialen Integration in der Klassengemeinschaft so lange wie nötig und so kurz als möglich genutzt werden. Die Reintegration in den Klassenverband ist für manche Patienten sonst nur schwer durchführbar.

Um dies zu verdeutlichen, möchte ich das Beispiel eines 12jährigen Schülers aufzeigen, der zur Zeit der Kontaktaufnahme in die dritte Klasse der Grundschule eingeschult war, die Schule jedoch seit langer Zeit nicht besuchte.

Die Mitarbeiter der Ambulanz wurden von der Mutter darum gebeten, ein Attest auszustellen, damit der Junge zu Hause beschult werden kann. Dadurch wurden sie auf die Problematik des Patienten aufmerksam; dieser verweigerte den Schulbesuch konsequent.

Eine Hausbeschulung war seitens der Klinik nie befürwortet worden, und es stellte sich heraus, daß dieses Kind schon seit über einem dreiviertel Jahr nicht mehr in die Schule ging. Statt dessen leistete eine Lehrerin der Schule für Kranke einmal täglich für je eine Stunde einen Hausbesuch ab, obwohl dies aus medizinischen Gründen nicht als notwendig erachtet wurde. Immer, wenn eine Rückführung seitens dieser Fachkraft angestrebt wurde, klagte der Junge über Übelkeit und Erbrechen, Bauch- und Kopfschmerzen.

Da die Hausbeschulung keine angemessene Lösung zu sein schien, um den Jungen in das Regelleben zu integrieren, sondern nur seine Rolle als Einzelgänger unterstützte, wurde das Attest für eine weitere Hausbeschulung nicht erstellt.

Es wurde daher das Ziel gesetzt, das Kind mit der Unterstützung der pädagogischen Mitarbeiter der Mukoviszidose-Ambulanz zur erneuten Schulfähigkeit zu führen. Intensive Kontakte mit der Schule einerseits und heilpädagogische Maßnahmen andererseits konnten dazu führen, daß der Junge zwei Jahre die Regelschule besuchte; jedoch konnte nie erreicht werden, daß er regelmäßig und im ganzen Umfang am Unterricht teilnahm. Wir nahmen somit Abstand von dem Modell der ambulanten Versorgung und überwiesen nach langer, intensiver Vorarbeit das Kind in ein Rehabilitationszentrum, in dem die notwendige Therapie durchgeführt werden konnte und auch Hilfestellungen geleistet werden konnten, den Patienten in angemessenen Umfang zu beschulen.

Nach zwei Jahren wurde der Aufenthalt im Rehabilitations-Zentrum auf Wunsch des Patienten und seinen Eltern entgegen unserer Vorstellungen abgeschlossen. Derzeit ist eine Beschulung in vollem Umfang möglich; die Zeit, in der der Junge außerhalb der Familie lebte, ließ ihn lernen, Verantwortung für sich selbst zu übernehmen. Voraussichtlich wird er in zwei Jahren seine Schule mit Mittlerer Reife abschließen, um dann einen Beruf im Computerwesen zu erlernen.

Es ist festzustellen, daß Patienten mit Mukoviszidose bezüglich des Schulabschlusses im Vergleich zur Normalbevölkerung eine eher überdurchschnittliche Qualifikation erreichen und so die Möglichkeit für viele Patienten gegeben ist, einen 'weißen Beruf' (d.h. Berufe ohne schwere körperliche Tätigkeiten) zu erlernen oder ein Studium zu beginnen.

Wie schon erwähnt, haben die Patienten mit Mukoviszidose das Recht, einen Schwerbehindertenausweis zu führen. Einerseits bedeutet dies für die Familien eine finanzielle Erleichterung, vor allem bei Steuerzahlungen, zum anderen allerdings ist die Klassifizierung als Schwerbehinderter für viele Familien nicht erträglich. Eine behutsame Aufklärung über die Möglichkeit, den Ausweis zu nutzen, ist hier notwendig und wird von den psychosozialen Mitarbeitern geleistet. Dennoch gibt es immer wieder Familien, die sich die Schwerbehinderung nicht anerkennen lassen, aus Bedenken, das Kind zu stigmatisieren.

Während der Schulzeit der Kinder ist dann vor allem der steuerliche Nachteilsausgleich und die Ermäßigung im öffentlichen Nahverkehr für die Familien wichtig. Auch wenn ein Patient zu studieren anfangen möchte, ist ihm aufgrund dieses Ausweises ein sofortiger Antritt seines Studiums als Nachteilsausgleich möglich. Die Zugangseinschränkungen durch den Numerus Clausus sind für Studienbewerber mit Mukoviszidose nicht relevant.

Freizeitgestaltung

Mukoviszidose-Patienten können ihre Freizeit so gestalten wie gesunde Menschen auch. Sicherlich ist die Freizeit viel geringer, da die aufwendige Therapie sehr viel Zeit in Anspruch nimmt.

Viele Patienten betätigen sich in ihrer Freizeit sportlich, was einen therapeutischen Nutzen mit sich bringt. So kennen wir Patienten, die sogar sportliche Erfolge verzeichnen können (Robert, 1992, S. 39.).

Es sollte jedoch nicht außer acht gelassen werden, daß sportliche Aktivitäten somit wieder in direktem Zusammenhang zur Erkrankung stehen. Sie können als Ergänzung und mitunter auch als Ersatz der Physiotherapie angesehen werden. Der Sport bekommt so einen therapeutischen Stellenwert. Darüber hinaus ist es für die meisten Patienten ebenso wichtig, im sportlichen Umfeld soziale Kontakte zu pflegen und auch außerschulische Integration zu erfahren.

Läßt allerdings die Leistungsfähigkeit aufgrund der verschlechterten Lungensituation nach, kann es zu massiven psychischen Problemen und dem Beginn eines sozialen Rückzugs kommen.

Beispielhaft sei hier das Schicksal eines 22jährigen Mannes geschildert, der in seiner Freizeit leidenschaftlich gerne mit seinem Motorrad fuhr und in einem Schützenverein mit seiner Mannschaft so manchen Meistertitel errungen hatte. Er schoß mit einem schweren Kaliber, das sehr kraftaufwendig zu handhaben war.

Aufgrund mehrerer aufeinanderfolgender Ereignisse eines Pneumothorax (Luft dringt in den Pleuraraum und verursacht so plötzliche Atemnot und Schmerzen) mußte er wiederholt in kurzen Abständen stationär behandelt werden. Die Verschlechterung seiner körperlichen Belastungsfähigkeit war für den Patienten äußerst niederschmetternd. Seine ganze Lebensgestaltung fand bisher Ausdruck in seiner Berufstätigkeit und seinen Hobbys, denen er sehr engagiert nachgegangen war. Möglichkeiten, sich nach anderen Freizeitbeschäftigungen zu orientieren, kamen für ihn nicht in Frage. Auch die Vorstellung, im gleichen Verein mit leichterem Kaliber zu trainieren, war für ihn unmöglich, da er seine sozialen Kontakte nun einmal zu der anderen Mannschaft aufgebaut hatte. Von der Lebenslust, die ihn bislang begleitete, war nichts mehr zu bemerken. Er sah in seinem gesamten Leben keinen Sinn mehr. Schon als junger Mensch von seinen Hobbys Abschied nehmen zu müssen, erschien ihm überhaupt nicht möglich.

Der junge Mann hat diese Situation sehr aktiv bewältigt, indem er über nunmehr noch mehr Therapie und intensiven Training wieder in der Lage ist, mit seinem Motorrad in den Urlaub zu fahren und die nächsten Meisterschaften in seiner Klasse im Verein mitzubestreiten.

Familiengründung und Lebensplanung

Der Familienstand und die Wohnsituation der erwachsenen Patienten spiegelt die problematische Situation dieser Patientengruppe wider. Aufgrund der chronischen Erkrankung und dem Wissen um eine verkürzte Lebenserwartung haben bisher wenige Patienten den Mut gefunden, eine eigene Familie zu gründen. Bedingt durch die intensiven therapeutischen Maßnahmen, bei denen die Patienten zum Teil von der Hilfe Dritter abhängig sind, lebt ein Großteil der Patienten noch im Elternhaus.

Diese Situation wird sich sicherlich mit besserer Behandlungsmöglichkeit und dadurch mehr Lebensqualität und höhere Lebenserwartung für die Patienten ändern. Ein Großteil der erwachsenen Patienten lebt derzeit mit deutlich eingeschränkter körperlicher Leistungsfähigkeit und fühlt sich daher nicht in der Lage, alleine zu wohnen oder eine Beziehung einzugehen.

Rehabilitation bei Mukoviszidose unter dem Aspekt der beruflichen Rehabilitation

Berufsfindung

Zunächst werden die Patienten sich damit auseinandersetzen müssen, welchen Beruf sie auch mit ihrer Erkrankung perspektivisch ausüben können. So fallen häufig Wunschberufe aus der Wahlliste heraus, häufig auch unter massivem Druck der Eltern. Ein Abwägen zwischen einem erfüllten Berufsleben und einem Beruf, der der Gesundheit nicht schadet, ist hier ein wesentlicher Aspekt in der Berufsberatung. Hinsichtlich der Umgebungsbedingungen empfehlen wir die Vermeidung von Aufenthalten in Räumen mit hoher Luftfeuchtigkeit, giftigen Dämpfen oder anderer Art von starker Luftverschmutzung. Starke körperliche Belastung ist ebenfalls zu vermeiden. Einer Berufswahl mit Publikumsverkehr steht aus medizinischer Sicht nichts entgegen.

Häufig erleben Patienten hier zum ersten Mal in ihrem Leben einer Sonderstellung durch das Schwerbehindertenrecht, da sie als Schwerbehinderte eine eigene Beratungsstelle in Anspruch nehmen müssen (Sauer-Kluttig, 1993, S.384-386). Die Bedenken, die hier bei den Patienten bestehen, sind immer wieder massiv.

Eine 19jährige Patientin in relativ gutem Gesundheitszustand wollte eine Berufsberatung auf dem Arbeitsamt in Anspruch nehmen. Nachdem sie zu einem Eignungstest eingeladen wurde, überkamen sie große Bedenken, daß sie als Schwerbehinderte einen anderen Test mitmachen müsse, als gesunde Menschen dies tun. Sie ließ den Termin verstreichen, und bemühte sich von nun an selbständig intensiv um eine Ausbildungsstelle, die sie dann als Arzthelferin in einer Arztpraxis fand. Erst lange Zeit nachdem sie die Stelle hatte, konnte sie sich zugestehen, Angst vor einem "Idiotentest" gehabt zu haben.

Nun hatte diese Patientin das Glück, relativ schnell eine Ausbildungsstelle zu finden. In der derzeitigen Arbeitsmarktsituation gestaltet sich die Ausbildungsstellensuche häufig sehr viel schwieriger.

Es gibt, finanziert vom Arbeitsamt, auch die Möglichkeit der Berufsfindungsmaßnahmen, wobei es hier Ziel ist, Zukunftsperspektiven für den Patienten zu schaffen (ZB, 1995). Hierbei werden zunächst die Wünsche und Vorstellungen des Patienten, aber auch die Erwartungen der Familie zu klären sein; unter Berücksichtigung des schulischen Werdegangs des Patienten und der sozialen Situation der gesamten Familie werden dann Perspektiven entwickelt, die eine individuelle und möglichst optimale berufliche Karriere des Patienten ermöglichen soll.

Es stehen in diesem Rahmen verschiedene Möglichkeiten für den Patienten zur Verfügung, die ihm helfen sollen, den "richtigen" Beruf zu ergreifen:

- Berufsfindungsmaßnahmen (dreimonatig)
- Berufsvorbereitungsmaßnahmen
  (einjährig, oder in besonderen Fällen zweijährig)
- Ausbildungszuschuß für den Arbeitgeber
  bei Schaffung einer Stelle für einen Schwerbehinderten.
- Berufsfindung und/oder Ausbildung in Berufsbildungszentren.

Berufsausbildung

Die Zeit der Berufsausbildung ist für viele Mukoviszidose-Patienten sehr anstrengend. Einige Patienten befinden sich in einem körperlich schlechteren Zustand als gesunde Menschen und haben häufig mehr Fehlzeiten zu verzeichnen. Andere arbeiten trotz mancher Infekte und gefährden so ihre Gesundheit, alleine aus dem Grund, nicht mehr als ihre Arbeitskollegen am Arbeitsplatz zu fehlen. Dies belegt auch eine Studie von Walters u.a., Birmingham, von 1992 (Walters et al, 1993, S. 549-552). Statistisch gesehen fallen bei Mukoviszidose-Patienten sogar weniger Fehlzeiten am Arbeitsplatz an, als bei ihren gesunden Kollegen.

Aber nicht nur die Anwesenheit am Arbeitsplatz ist relevant. Die Patienten empfinden häufig den Streß, den sie vor Klausuren oder Prüfungen haben, als sehr massiv. Wie schon mehrmals erwähnt, ist die Zeit, die den Patienten zum Lernen verbleibt, durch die aufwendige Therapie vergleichsweise kurz.

Dennoch schließen die meisten Patienten ihre Berufsausbildung mit Erfolg ab und finden eine Arbeitsstelle. Dies ist ein Zeichen von guten Abschlüssen und Prüfungsergebnissen.

An sozialen Hilfestellungen kommen schon während der Ausbildung begleitende Hilfen im Arbeits- und Berufsleben in Frage. So haben die Patienten z.B. die Möglichkeit, ein Kraftfahrzeug oder die Kostenübernahme der Führerscheinausbildung beim zuständigen Arbeitsamt zu beantragen. Diese Rehabilitationsmaßnahmen sollen einerseits dazu dienen, daß der Patient seine Arbeitsstelle möglichst zeitsparend erreicht und andererseits nicht bei jeder Witterung der Gefahr ausgesetzt ist, sich einer erneuten Infektion auszusetzen.

Nimmt der Patient ein Studium auf, so ist ihm, wie schon erwähnt, aufgrund seines Status als Schwerbehinderter ein sofortiger Antritt seines Studiums auch ohne Beschränkung durch den Numerus Clausus als Nachteilsausgleich möglich. Auch die Wahl des Studienortes wird im Einvernehmen mit dem Patienten getroffen. Der wichtigste Aspekt wird hier vor allem die kompetente medizinische Betreuung am Studienort sein.

Mukoviszidose-Patienten sind nicht zwingend an die Regelstudienzeit gebunden. Es ist möglich, sich mit einem ärztlichen Attest des behandelnden Arztes Krankensemester anrechnen zu lassen.

Auch Studenten haben die Möglichkeit, ein Kraftfahrzeug oder die Kostenübernahme der Führerscheinausbildung zu beantragen. Da dies allerdings während des Studiums als Sozialhilfeleistung gezahlt wird, und derzeit eine Verknappung der Ressourcen unübersehbar ist, haben wir in den letzten eineinhalb Jahren keine positiven Bescheide mehr registrieren können.

Berufstätigkeit

Ist die Berufsausbildung oder das Studium abgeschlossen, so hat der Patient die Möglichkeit, sich beim zuständigen Arbeitsamt über den Arbeitsmarkt zu informieren. Jedes Arbeitsamt hat hierzu Beratungsstellen für Schwerbehinderte eingerichtet.

Auf einem Arbeitsmarkt, auf dem schon gesunde Menschen schwer vermittelbar sind, ist die Chance für Behinderte noch viel geringer. Diese Beobachtung müssen wir seit einiger Zeit verstärkt machen. Wobei hier zu bemerken ist, daß bislang noch keinem Patienten offen gesagt wurde, daß er aufgrund seines Status als Schwerbehinderter abgelehnt wurde. Es werden entweder andere, nicht immer nachvollziehbare Gründe angegeben, oder die Patienten bekommen keine Begründung, wenn eine Ablehnung mitgeteilt wird.

Diese Erfahrung mußte auch ein 20jähriger Mukoviszidose-Patient machen, der einen guten Schulabschluß mit mittlerer Reife vorweisen konnte, sich darüber hinaus in einem guten gesundheitlichen Zustand befand, so daß ihm die Erkrankung nicht anzusehen war.

Der Patient informierte pflichtgemäß bei seinen Bewerbungen über seinen Status als Schwerbehinderter und bekam immer wieder Absagen ohne für ihn plausible Gründe. Als er dann immer mehr zu der Überzeugung kam, daß wohl der Schwerbehindertenausweis ein vermeintlicher Grund für die Nichtanstellung sein könnte, ließ er die Angaben über seinen Status im nächsten Bewerbungsverfahren weg. Er bekam die Stelle, und ist noch heute, nach seiner Ausbildung, in der gleichen Firma tätig. Nachdem er sich der Zufriedenheit seines Vorgesetzten sicher sein konnte, gab er dann auch seinen Schwerbehindertenausweis an.

Wir sind uns der Ambivalenz sehr bewußt, in der die Patienten bei Bewerbungen leben. Einerseits sagt das Gesetz ganz klar aus, daß der Besitz eines Schwerbehindertenausweises anzugeben ist - auch wenn nicht explizit danach gefragt wird. Andererseits lassen die oben beschriebene Erfahrungen auf Dauer ein sehr viel defensiveres Vorgehen angeraten sein.

Ist der Patient im Besitz eines Schwerbehindertenausweises, so kommt für ihn ein besonderer Kündigungsschutz zum Tragen. Dieser besteht darin, daß die Kündigung des Arbeitsverhältnisses durch den Arbeitgeber der vorherigen Zustimmung der Hauptfürsorgestelle bedarf.

Neben diesem besonderen Schutz hat der Patient, wie jeder andere Arbeitnehmer auch, den allgemeinen Kündigungsschutz nach dem Kündigungsgesetz.

Schwerbehinderte haben Anspruch auf einen bezahlten zusätzlichen Urlaub von fünf Arbeitstagen im Urlaubsjahr. Verteilt sich die regelmäßige Arbeitszeit auf weniger als fünf Arbeitstage in der Kalenderwoche, so vermindert sich der Zusatzurlaub entsprechend.

Da die Patienten nur bis zum 16. Lebensjahr den Eintrag "H" für 'hilflos' im Schwerbehindertenausweis vermerkt bekommen, ändern sich ab diesem Zeitpunkt auch die finanziellen Möglichkeiten durch das Schwerbehindertenrecht. Nun ist der Grad der Behinderung (GdB) relevant. Je nach Einstufung in den GdB im Schwerbehindertenausweis können Steuerfreibeträge jährlich bei der Lohn- oder Einkommensteuer geltend gemacht werden (siehe Handbuch des Behindertenrechts).

Die Höhe dieser Pauschalen ergibt sich aus folgender Tabelle:

GdB von...bis	in DM
45- 54%	1110
55- 64%	1410
65- 74%	1740
75- 84%	2070
85- 90%	2400
91-100%	2760

Darüber hinaus können, je nach Gesundheitszustand des Patienten, noch folgende Merkzeichen in Betracht kommen:

- G.............. - erhebliche Gehbehinderung
- aG........... - außergewöhnliche Gehbehinderung
- B............. - Notwendigkeit ständiger Begleitung
- RF.......... - Befreiung von der Rundfunkgebührenpflicht

Der Umfang des Nachteilsausgleich richtet sich nach dem Grad der Behinderung und dem gesundheitlichen Merkmal.
Der Nachteilsausgleich kann bestehen in (Ratgeber für Behinderte, 1995):
- steuerliche Erleichterungen (s.o.)
- Erleichterungen im Personen-, Nah- und Fernverkehr
- Vergünstigungen bei Rundfunk/Telefon
- Vergünstigungen im Zusammenhang mit dem Wohnen
- Schutz des Schwerbehindertengesetz im Arbeitsleben

Rente

• *Rente wegen Berufsunfähigkeit*
Wer nicht mehr in der Lage ist, seinen Beruf auszuüben, kann bei der Rentenversicherungsanstalt einen Antrag auf Berufsunfähigkeitsrente stellen (siehe die Broschüren 'Rentenreform '92' des Bundesministers für Arbeit und Sozialordnung, 1991 und 'Renten an Versicherte wegen verminderter Erwerbsfähigkeit' der BFA, 1993). Diese soll die Lohnminderung ausgleichen, die durch die verringerte Erwerbskraft im erlernten oder bisher ausgeübten Beruf eingetreten ist. Diese Rente ist um ein Drittel weniger als eine Rente wegen Erwerbsunfähigkeit (s.u.). Der Versicherte hat von Rechts wegen die Möglichkeit, mit der ihm verbliebenen Arbeitskraft noch berufstätig zu sein und so - zusätzlich zur Rente - Lohneinkommen zu beziehen. Bei Mukoviszidose-Patienten wird diese Regelung wohl selten Anwendung finden, da eine Berentung fast immer aufgrund gesundheitlicher Gründe angestrebt wird, und eine Mehrarbeit nicht leistbar ist.

Berufsunfähigkeit besteht nicht schon bei einem allgemeinen Leistungsabfall. Auch wenn das Leistungsvermögen noch die Hälfte desjenigen eines gesunden Versicherten beträgt, d.h., wenn noch eine normale Halbtagsbeschäftigung verrichtet werden kann, liegt noch keine Berufsunfähigkeit vor. Erst wenn die Leistungskraft im erlernten oder ständig ausgeübten Beruf auf weniger als die Hälfte herabgesunken ist, kann Berufsunfähigkeit angenommen werden. Das Leistungsvermögen wird nicht im Verhältnis zu der Arbeitskraft des Versicherten beurteilt, als er noch gesund war, sondern immer im Vergleich mit anderen Versicherten, deren beruflicher Werdegang dem des Antragstellers entspricht.

Die Rente wegen Berufsunfähigkeit soll nur die Lohnminderung ausgleichen, die durch die verringerte Erwerbskraft im erlernten oder bisher ausgeübten Beruf eingetreten ist. Der Rentenempfänger kann deshalb im Umfang seiner verbliebenen Berufsfähigkeit berufstätig sein und Arbeitseinkommen erzielen.

Anspruchsvoraussetzungen für eine Berufsunfähigkeitsrente sind:
- Der Beruf kann nicht mehr in ausreichendem Umfang ausgeführt werden
- Es wurden mindestens drei Jahre Pflichtbeiträge in den letzten fünf Jahren gezahlt
- Erfüllung der allgemeinen Wartezeit von fünf Jahren

Um das oben Beschriebene zu verdeutlichen, möchte ich das Beispiel einer 24jährigen Patientin schildern, die eine Ausbildung zur Bankkauffrau abgeschlossen hatte und ihren Beruf seither ausübte.

Ihre Lungensituation gestaltete sich nach vierjähriger Berufstätigkeit sehr problematisch. Die Patientin litt unter häufigen Infekten und mußte mehrmals stationär zur intensiven Antibiotika-Therapie aufgenommen werden. Sie konnte im Einvernehmen mit ihrem Arbeitgeber ihren Arbeitsplatz zunächst so gestalten, daß sie wenig mit Kunden in Kontakt kam. Einerseits konnte so der erhöhten Infektanfälligkeit bei Publikumsverkehr begegnet werden, andererseits wurde es der jungen Frau so erspart, sich unangemessene Kommentare hinsichtlich ihres Hustens anhören zu müssen. Aus der Befürchtung heraus, andere Menschen mit ihrem Husten zu stören, zog sie sich ohnehin immer mehr zurück.

Trotz der Bemühungen, durch die Umstrukturierung den Arbeitsplatz entsprechend den Bedürfnissen der jungen Frau zu gestalten, konnte sie ihren Beruf nicht mehr in vollem Umfang ausüben.

In Zusammenarbeit mit der gesetzlichen Krankenversicherung wurde sie noch halbtags beschäftigt, der Lohnausfall für die andere Hälfte wurde von der Krankenkasse erstattet. Diese Maßnahme konnte nur gewährt werden, weil das Ziel bestand, die Patientin durch diese Rehabilitation nach einem halben Jahr wieder in vollem Umfang beschäftigen zu können. Entgegen aller Hoffnung, eine Stabilisierung des Gesundheitszustandes zu erreichen, mußte die Patientin schließlich die Rente auf Berufsunfähigkeit beantragen. Diese wurde ihr gewährt, so daß sie nunmehr mit dem Gehalt aus reduzierter Arbeitszeit und den Rentenerträgen ihren Unterhalt bestreiten muß.

• *Rente wegen Erwerbsunfähigkeit (EUR)*

Nach dem Gesetz ist ein Versicherter dann erwerbsunfähig, wenn er infolge Krankheit oder Behinderung eine dauernde regelmäßige Erwerbstätigkeit nicht mehr ausüben kann oder nur noch ein geringes Arbeitseinkommen erzielen kann. Die Rente wegen Erwerbsunfähigkeit ist um die Hälfte höher als eine Berufsunfähigkeitsrente und hat die Funktion des "Lohnersatzes" für Versicherte, deren Erwerbskraft nahezu oder völlig weggefallen ist. Deshalb ist es dem Rentner in der Regel nicht mehr möglich, Arbeitsverdienste zu erzielen; erlaubt sind daher nur geringe Nebenverdienste.

Anspruchsvoraussetzungen für eine Erwerbsunfähigkeitsrente sind:
• Starke gesundheitliche Beeinträchtigung, so daß der Versicherte nur noch sehr wenig arbeiten kann.
• Es wurden mindestens drei Jahre Pflichtbeiträge in den letzten fünf Jahren gezahlt.
• Erfüllung der allgemeinen Wartezeit von fünf Jahren.

Um festzustellen, ob ein Versicherter berufsunfähig oder erwerbsunfähig ist, benötigt der Rentenversicherungsträger Gutachten eines Arztes. Danach wird ein sozialmedizinischer Sachverständiger eine Beurteilung anfertigen.

Nach diesem Gutachten wird zunächst geprüft, ob und ggfs. welche Möglichkeiten der Rehabilitation bestehen, um die Arbeitskraft des Versicherten wiederherzustellen.

Denn: REHABILITATION HAT VORRANG VOR RENTE!

Rehabilitation bei Mukoviszidose unter dem Aspekt der medizinischen Rehabilitation

Kuren

Viele Patienten nehmen die Möglichkeit einer Kur in Anspruch. Sie können hier ihre Kenntnisse und Fähigkeiten der Therapie überprüfen oder ggfs. therapeutische Techniken neu erlernen. Insofern haben diese Kuren für die Patienten eine große Bedeutung.

Es gibt verschiedene Arten von Kuren, die jugendliche und erwachsene Mukoviszidose-Patienten in Anspruch nehmen können (Baumann, 1993, S. 604-606):
• ambulante Vorsorgekuren (z.B. §23 II SGB V)
• stationäre Vorsorgekuren (z.B. §23 IV SGB V)
• ambulante Rehabilitationskuren (z.B. §§40 I SGB V, 15 I SGB VI)
• stationäre Rehabilitationskuren (z.B. §§40 II SGB V, 15 SGB VI)

Ambulante Vorsorge- und Rehabilitationskuren fallen unter die Kann-Leistungen der Kasse. Das heißt, daß die Krankenkassen nicht dazu verpflichtet sind, entsprechende Anträge der Patienten zu genehmigen. Es handelt sich hierbei um offene Badekuren, bei welchen die ärztliche Behandlung, Physiotherapie, Bäder und Massagen vom Leistungsträger übernommen werden. Der Patient hat dann die vorgesehenen Zuzahlungen (Rezeptgebühr), Fahrtkosten, Kurtaxe, Unterbringung und Verpflegung selbst zu zahlen.

Stationäre Vorsorge- und Rehabilitationskuren werden bis auf die gesetzlich festgelegten Zuzahlungen von den jeweiligen Leistungsträgern (Krankenkassen oder Rentenversicherungsträger) finanziert (Möller, 1994, S. 1-4)

Viele Patienten führen solche Rehabilitationsmaßnahmen regelmäßig einmal jährlich durch und machen sehr gute Erfahrungen. Einerseits ist in der Regel eine Stabilisierung des Gesundheitszustandes zu beobachten, andererseits ist es für viele Patienten auch eine große Hilfe, über einen Zeitraum von vier bis sechs Wochen mit Menschen zusammen zu leben, die an der gleichen Erkrankung leiden. Hier können dann Erfahrungen ausgetauscht werden und es gibt häufig neue Anregungen, die die weitere Bewältigung der eigenen Probleme erleichtern.

Heil- und Hilfsmittel

Die gesetzlichen Krankenkassen gewähren im Rahmen der Krankenhilfe Heil- und Hilfsmittel aufgrund ärztlicher Verordnung.

Heilmittel werden zur Behandlung von Krankheit eingesetzt und überwiegend äußerlich angewendet, ohne Arzneimittel zu sein. Bei Mukoviszidose fallen alle Maßnahmen der physikalischen Therapie, die zur Entfernung des Bronchialsekrets und der Sauerstoffversorgung dienen, unter die erstattungsfähigen Heilmittel.

Ferner hat der Versicherte Anspruch auf Ausstattung mit Hilfsmitteln, die erforderlich sind, um einer drohenden Behinderung vorzubeugen, den Erfolg der Heilbehandlung zu sichern oder eine körperliche Behinderung auszugleichen, soweit sie nicht als allgemeine Gebrauchsgegenstände des täglichen Lebens anzusehen sind.

Der Anspruch umfaßt auch die notwendige Änderung, Instandsetzung und Ersatzbeschaffung von Hilfsmitteln.

Der Bedarf an Hilfsmitteln bei Mukoviszidose-Patienten ist groß. Dies sind z.B. Gymnastikball, Trampolin, Flutter-Atemtherapiegerät, Pep-Maske, Inhalationsgerät, Sauerstoffkonzentrator und vieles anderes mehr.

Die Spitzenverbände der Krankenkassen haben sich auf einen Hilfsmittelkatalog geeinigt, der ständig überarbeitet wird. Hilfsmittel, die darin noch nicht verzeichnet sind, sind nicht automatisch ausgeschlossen. Eine ausführliche und schlüssige, auf die Therapie- und Pflegeerfordernisse bei Mukoviszidose bezogene Verordnungsbegründung ist dann notwendig, um eine Kostenübernahme dieses Hilfsmittels zu erwirken.

Konsequenzen für die Mukoviszidose - Patienten aus dem "GSG"

Mit dem Gesundheitsstrukturgesetz (GSG), das zum 1.1.1994 in Kraft getreten ist, kommt auf die Mukoviszidose-Patienten ein vielfaches an Kosten zu. Versicherte, die das 18. Lebensjahr erreicht haben, müssen nun eine immens hohe Rezeptgebühr entrichten. Unter dem Aspekt der häufig eingeschränkten Arbeitsfähigkeit und einer daraus resultierenden finanziellen Einbuße stellt dies eine große Belastung für die Patienten dar.

Für Mukoviszidose-Patienten, die auf sehr viele lebensnotwendige Medikamente angewiesen sind bedeutet die Regelung des GSG's häufig eine große finanzielle Belastung. Es fallen für einen erwachsenen Mukoviszidose-Patienten durchschnittlich DM 350,00 an Rezeptgebühr pro Vierteljahr an. Dies kann sich noch, je nach benötigten zusätzlichen Antibiotika bei akuten Infekten, erhöhen!

Diese Belastung ist unverhältnismäßig hoch, da die Sozial- oder Härteklausel derart niedrig festgelegt ist, daß nur relativ wenige Patienten davon profitieren können (s. die 'Härtefallregelungen der gesetzlichen Krankenversicherung', 1994).

Bei den derzeitigen Preissteigerungen wird jeder mit einem "Durchschnittseinkommen" ohnehin jeden Pfennig mehrmals umdrehen müssen, bevor er ihn ausgibt. Bei den derzeitigen Mieten, Preisen für Lebensmittel, Kleidung etc. ist es undenkbar, massive Zuzahlungen zu leisten.

Es ist daher jedem chronisch Kranken, der auf viele Medikamente angewiesen ist, zu empfehlen, im Vorfeld zu seiner Krankenkasse zu gehen und die individuelle Befreiung von der Rezeptgebühr zu beantragen.

Vollständig befreit von Zuzahlungen zu Arznei-, Verband- und Heilmitteln, stationären Kuren, Zahnersatz und Fahrtkosten sind ledige Patienten in den alten Bundesländern, die 1993 ein Einkommen von weniger als DM 1.484,00 hatten. Für Ehepaare und Familien gelten entsprechend höhere Einkommensgrenzen. Diese werden aus der folgenden Übersicht deutlich:

Sozialklausel	Alte Länder	Neue Länder
Ledige	1.484,00	1.092,00
Verheiratete	2.040,50	1.501,50
Verheiratete mit 1 Kind	2.411,50	1.774,50
Verheiratete mit 2 Kindern	2.782,50	2.047,50
Verheiratete mit 3 Kindern	3.153,50	2.320,50

Überforderungsklausel	Alte Länder	Neue Länder
Ledige	5.400,00	3.975,00
Verheiratete	5.956,50	4.384,50
Verheiratete mit 1 Kind	6.327,50	4.657,50
Verheiratete mit 2 Kindern	6.698,50	4.930,50
Verheiratete mit 3 Kindern	7.069,50	5.203,50

Einkommen darunter: Zuzahlung bis 2%
Einkommen darüber: Zuzahlung bis 4%

Obwohl das Gesundheitsstrukurgesetz schon zum 1.1.1994 in Kraft getreten ist, konnten noch keine Lösungen hinsichtlich der hohen Zuzahlungen (Rezeptgebühren) mit den Krankenkassen gefunden werden. Hier sind weiterhin die Selbsthilfeverbände aufgefordert, aktiv zu bleiben oder zu werden, damit die notwendige medizinische Versorgung auch weiterhin für alle Menschen gewährleistet ist.

Pflegegeld nach dem Pflege-Versicherungsgesetz

Die soziale Pflegeversicherung ist eine neue Säule in unserer Sozialversicherung; sie soll dazu beitragen, die soziale Absicherung von Pflegebedürftigen und den Pflegepersonen zu verbessern. Hierdurch soll die Integration in das gesellschaftliche Leben weiter gefördert werden (siehe die Borschüre 'Die Pflegeversicherung kommt' des Bundesministeriums für Arbeit und Sozialordnung, 1994).

Die neue Pflegeversicherung ist am 1.1.95 in Kraft getreten.

Einen sozialversicherungsrechtlichen Schutz wie im Falle der Krankheit gab es trotz der zwischen Pflege und Krankheit oftmals fließenden Grenzen bisher nicht. Die mit der Pflege verbundenen Belastungen mußten bisher jeweils von den Familien aufgefangen werden, so daß es häufig zu finanziellen Überlastungen kam; die dann Ansprüche an Sozialhilfe bedingten.

Pflegebedürftige sind Personen, die wegen einer körperlichen, geistigen oder seelischen Krankheit oder einer Behinderung für die gewöhnlichen und regelmäßig wiederkehrenden Verrichtungen im Ablauf des täglichen Lebens auf Dauer (mindestens 6 Monate) in erheblichem Maße der Hilfe bedürfen. Die Hilfe besteht in der Unterstützung, in der teilweisen oder vollständigen Übernahme der Verrichtungen im Ablauf des täglichen Lebens oder in der Beaufsichtigung oder Anleitung mit dem Ziel der eigenständigen Übernahme dieser Verrichtungen.

Die pflegebedürftigen Menschen werden nach Häufigkeit des Hilfebedarfs in drei Pflegestufen unterteilt:

Pflegestufe I: Erheblich pflegebedürftig = Hilfebedarf mindestens einmal täglich für wenigstens zwei Verrichtungen

Pflegestufe II: Schwerpflegebedürftig = Hilfebedarf mindestens dreimal täglich zu verschiedenen Tageszeiten.

Pflegestufe III: Hilfebedarf rund um die Uhr.

Bei Kindern ist für die Zuordnung zur Pflegestufe der zusätzliche Hilfebedarf gegenüber einem gleichaltrigen Kind maßgebend.

Die Feststellung, ob und in welchem Umfang Pflegebedürftigkeit vorliegt, erfolgt durch den Medizinischen Dienst der Krankenkassen.

Die Leistungen der Pflegeversicherung richten sich danach, ob häusliche oder stationäre Pflege erforderlich ist.

- *Häusliche Pflege ab 1.4.1995*

Die Leistungen in der häuslichen Pflege werden nach dem Grad der Pflegebedürftigkeit gestaffelt. Als Sachleistung zur Pflege (z.B. Pflegeeinsätze zur ambulanten Dienste) übernimmt die Pflegekasse monatlich
- für erheblich Pflegebedürftige bis zu 750.- DM
- für Schwerpflegebedürftige bis zu 1.800.- DM
- für Schwerstpflegebedürftige bis zu 2.800.- DM
- in besonderen Härtefällen können die Sachleistungen bis zu 3.750.- DM betragen.

Das Pflegegeld im Sinne von Geldleistungen beträgt monatlich
- für erheblich Pflegebedürftige 400.- DM
- für Schwerpflegebedürftige 800.- DM
- für Schwerstpflegebedürftige 1.300.- DM

Pflegegeld und Pflegesachleistungen können auch kombiniert in Anspruch genommen werden. Bei Verhinderung der Pflegeperson übernimmt die Pflegekasse einmal jährlich für vier Wochen die Kosten für eine Ersatzpflegekraft bis zu 2.800.- DM.

Soziale Sicherungen der häuslichen Pflegepersonen

Um die Pflegebereitschaft im häuslichen Bereich zu fördern und den Einsatz der Pflegepersonen anzuerkennen, die wegen der Pflegetätigkeit oft ganz oder teilweise auf eine Berufstätigkeit verzichten, wird die soziale Sicherung der Pflegepersonen über die mit der Rentenreform 1992 beschlossenen Maßnahmen hinaus verbessert.

Für Personen, die wegen der Pflege nicht mehr als 30 Stunden wöchentlich erwerbstätig sind, zahlt die Pflegeversicherung Beiträge zur gesetzlichen Rentenversicherung.

Die Höhe der Beiträge ist von der Stufe der Pflegebedürftigkeit und dem Umfang der Pflegetätigkeit abhängig.

Pflegestufe des Pflegebedürftigen	Wöchentlicher Pflegeaufwand in Stunden	Beitragshöhe in DM West	Beitragshöhe in DM Ost
I	14	200,70	157,70
II	14	267,60	210,26
	21	401,41	315,39
III	14	301,06	236,54
	21	451,58	354,82
	28	602,11	473,09

Die Unfallversicherung der Pflegekräfte wird ebenso durch die Pflegeversicherung sichergestellt.

Die Beitragszahlung an die gesetzliche Rentenversicherung muß bei den gesetzlichen Krankenversicherungen beantragt werden.

Die Diagnose Mukoviszidose führt nicht "automatisch" zur Bewilligung von Pflegegeld. Ob Schwerpflegebedürftigkeit bzw. Pflegebedürftigkeit gegeben ist, ist nach den jeweiligen Umständen festzustellen.

Zum einen kommt es auf den zeitlichen Umfang an, zum anderen auf die Art der Hilfeleistungen an.

Die Feststellung der Schwerpflegebedürftigkeit ist nicht nur eine rein medizinische Frage. Es sind alle Umstände des Einzelfalles zu werten. Entscheidend für die Abwägung ist insbesondere, welche Pflegemaßnahmen im Ablauf des täglichen Lebens notwendig sind und welchen Umfang sie haben. Jeder kann zur Durchsetzung des Anspruchs dadurch beitragen, indem ein genaues Tagesprotokoll über den gesamten Therapieaufwand erstellt.

Folgende Aspekte sollten hierin Eingang finden:

1. Pflegetätigkeit durch Überwachung der Medikamenteneinnahme
2. Pflegetätigkeit durch physikalische Maßnahmen
3. Pflegetätigkeit durch die Wartung und Reinigung von Geräten
4. Pflegetätigkeit durch Zubereiten und Überwachung der Ernährung
5. Notwendige Begleitung zur Schule/Freizeit
6. Weitere Tätigkeiten der Pflegepersonen

Da dieses Gesetz erst seit kurzer Zeit in Kraft ist, sind noch nicht sehr viele Erfahrungen gemacht worden. Leider deutet sich aber derzeit ein Trend an, daß Pflegegeld eher abgelehnt wird; auch hier werden die Selbsthilfeverbände noch einen harten Weg zu gehen haben.

Aktueller Stand und Konsequenzen

Da Rehabilitationsmaßnahmen und andere sozialrechtlichen Möglichkeiten zum einen von der Gesetzgebung, zum anderen aber auch stark von konjunkturellen Bedingungen abhängig sind, ist die Gewährung vieler Anträge in den letzten Jahren merklich zurückgegangen.

Dies sollte jedoch keinen Patienten davor zurückschrecken lassen, Anträge auf Leistungen zu stellen, die ihm zustehen.

Wichtige Hilfestellungen hierfür sind bei den sozialen Diensten der Spezialambulanzen, den Selbsthilfeverbänden und bei Beratungsstellen, die sich explizit mit Belangen von chronisch kranken Menschen beschäftigen, zu erhalten.

Eine optimale Rehabilitation setzt immer die Zusammenarbeit mit verschiedenen Institutionen voraus; nur so ist das eigentliche Ziel der Rehabilitation, die gesellschaftliche Integration, letztendlich sicherzustellen.

Literatur

Baumann, A. (1993). Von der Kinderkur zur Rehabilitation. Die Situation nach dem Gesundheitsstrukturgesetz und dem Rentenreformgesetz. *Sozialpädiatrie*, 15. Jg. /10, S. 604-606

Das Fremdwörterbuch (1974), Duden Band 5, 3. Auflage, S. 623

"Die Pflegeversicherung kommt" Herausgeber: Bundesministerium für Arbeit und Sozialordnung, Referat Öffentlichkeitsarbeit, Juni 1994

Handbuch des Behindertenrechts, Herausgeber: VdK, Bonn, 1986

Härtefallregelungen der gesetzlichen Krankenversicherung - Ergänzung zur Broschüre "Die gesetzliche Krankenversicherung". Herausgeber: Bundesministerium für Gesundheit, Referat für Öffentlichkeitsarbeit, Bonn 1994

Leienbach, V., Jung, M. (1986). Die Angebotsstruktur der gesetzlichen Rentenversicherung im Bereich des Gesundheitswesens, S. 89f. In: Oppl, H., Weber-Falkensammer, H. (Hrsg.): Gesundheitswesen und Recht

Mensing, H. Petermann, F. (1989a). Krankheitsbewältigung in Familien mit einem an Mukoviszidose erkrankten Kind. *Sozialpädiatrie*, 11. Jg /9, S. 539

Mensing, H. Petermann, F. (1989b). Psychosoziale Belastungen bei Kindern mit Mukoviszidose. *Sozialpädiatrie*, 11. Jg/8

Meyers großes Handlexikon (1988), 15. Auflage, S. 711

Möller, G. (1994). Leitfaden für Betroffene. *Soziale Rechte*, 11, S. 1-4

Ratgeber für Behinderte, Herausgeber: Der Bundesminister für Arbeit und Sozialordnung, 1995

Rentenreform '92; Herausgeber: Der Bundesminister für Arbeit und Sozialordnung, 1991

Renten an Versicherte wegen verminderter Erwerbsfähigkeit, BFA-Information Nr. 5, Januar 1993

Richtlinien der Spitzenverbände der Pflegekassen über die Abgrenzung der Merkmale der Pflegebedürftigkeit und der Pflegestufen sowie zum Verfahren der Feststellung der Pflegebedürftigkeit vom 6.9.1994

Robert, S. (1992). "Manchmal könnte ich das Inhalationsgerät zum Fenster rauswerfen". Wie Betroffene versuchen, sich mit der Krankheit zu arrangieren. *Forschung Frankfurt* 2, S. 39

Sauer-Kluttig, R. (1993). Vorbereitung der beruflichen Eingliederung chronisch kranker Jugendlicher - ein Schwerpunkt in der klinischen Sozialarbeit. *Sozialpädiatrie*, 15. Jg./6, S. 384-386

Ullrich, G. (1990). Psychosoziale Versorgung bei Mukoviszidose - Abschlußbericht der multizentrischen, versorgungsorientierten Studie, gefördert vom Bundesministerium für Arbeit und Sozialordnung, Referat Va3 (43346-21/2), S. 9

Walters, S.. Britton, J., Hodson, M. (1993). Demographic and social characteristics of adults with cystic fibrosis in the United Kingdom. Institute of Public and Environmental Health, University of Birmingham. *Br. Med., J* 306, S. 549-552

ZB (Zeitschrift Behinderte im Beruf) - ZB 2/95 Herausgeber: Landeswohlfahrtsverband Hessen, Hauptfürsorgestelle, Juni 1995

Aspekte rheumatischer Erkrankungen bei Kindern und Jugendlichen

Helmut Schwind

Krankheitsbild

Epidemiologie, Pathogenese

Rheuma ist ein Sammelbegriff! Er umschreibt verschiedene schmerzhafte Erkrankungen des Bewegungsapparates. Dabei können die Beschwerden von den Gelenken, Muskeln, Sehnen, Bändern und Knochen ausgehen. Von rheumatischen Erkrankungen sind meistens Erwachsenen betroffen, eher selten sind Erkrankungen des Kindes und Jugendlicher. Dabei sind die akuten Formen, die durchaus bei 5 bis 10% der Schulkinder vorkommen können - aber wieder abklingen - von den chronischen zu unterscheiden. Im Vordergrund steht in den meisten Fällen die Gelenkentzündung (Arthritis). Das Gelenk schwillt an, ist überwärmt, es kommt zu Schmerzen und fast immer zu Funktionseinschränkungen.

Juvenile rheumatische Beschwerden sind zu 80% akute Arthritiden. Die eher seltene Erscheinungsform der chronischen Gelenkentzündung wird als juvenile chronische Arthritis (JCA) bezeichnet.

Nach der European League Against Rheumatism (EULAR) wird die JCA als eine Arthritis definiert, die vor dem 16. Lebensjahr beginnt, mit Gelenkschwellung und Schmerzen oder Gelenkschwellung und Funktionseinschränkung oder Gelenkschwellung und Überwärmung einhergeht und mindestens drei Monate anhält. Die chronische Gelenkentzündung birgt die Gefahr schwerer Gelenkschädigung, bis hin zur Gelenkzerstörung und damit schwerer körperlicher Behinderung.

Nach Truckenbrodt (1990) sind in der Bundesrepublik derzeit etwa 4000 bis 5000 Kinder und Jugendliche von einer chronisch rheumatischen Erkrankung betroffen (Prävalenz). Die Inzidenz dürfte bei 350 bis 400 Kindern im Jahr liegen.

Die Klassifikation der JCA in Subgruppen wird von der Symptomatik in den ersten Monaten beeinflußt. In Abhängigkeit von Alter und Geschlecht, systemischen Zeichen, Mitbefall der Augen und Muster des Gelenkbefalls sind fünf Subgruppen zu unterscheiden (Tab. 1).

Tabelle 1: Subgruppen der Juvenilen Chronischen Arthritis (JCA) (Schwind, Becker, 1993):

Beginnform	Gelenke	Extraartikuläre Symptome	m,w	Alter	Häufig-keit (%)
1. Systemisch	Polyarthritis	Fieber, Exanthem Hepatosplenomegalie LK-Schwellung, Polyserositis Myokarditis	m=w	Klein-kinder	10
2. Polyarthritis					
a) seronegativ (kindliche Form)	große und kleine Gelenke,	leichtes Fieber,	m<w	gesamte Kindheit	30
b) seropositiv (Erwachsenen-Form)	symmetrische Anordnung	Hepatosplenomegalie möglich	m<w	beginnende Pubertät	5
3. Oligoarthritis					
a) Typ I Früher Beginn	überwiegend große Gelenke, asymmetrisch	chronische Iridozyklitis 24%	m<<w	Klein-kinder	30
b) Typ II Später Beginn	mehr untere Extremität Hüftgürtel Enthesiopathien	Akute (chronische) Iridozyklitis 10-15%, Kindheit 25% gesamt	m>>w	ab Schulalter	25

• *Systemische Juvenile Chronische Arthritis (SJCA)*

Die etwa bei 10% der Kinder auftretende SJCA beginnt bei Kleinkindern im 2.-5. Lebensjahr. Anfänglich stehen außerordentlich hohe Fieberschübe, meist in den Morgenstunden, im Vordergrund, die dann wieder abklingen. Diese wiederkehrenden Fieberschübe können über Wochen hinweg anhalten. Charakteristisch ist die Mitbeteiligung innerer Organe. Es kann zu Leber- und Milzschwellungen (Hepatosplenomegalie) kommen, bei 30% der Patienten tritt eine Entzündung des Herzbeutels (Perikarditis) oder eine Herzmuskelentzündung (Myokarditis) auf. Die massive Schwellung der Lymphknoten (LK) bietet ebenso einen Hinweis auf den systemischen Befall. Die SJCA ist eine sehr schwere, zum Teil sogar lebensbedrohende Erkrankung. Im späteren Verlauf treten Fieber und Organbeteiligung in den Hintergrund. Es verstärkt sich dann die Symptomatik an den Gelenken. Der größte Teil der Betroffenen entwickelt eine Polyarthritis, eine Entzündung vieler großer und kleiner Gelenke. Durch den frühen Erkrankungsbeginn und die langanhaltende Entzündungsaktivität besteht die Gefahr eines Minderwuchses, sowie die Bildung einer krankhaften Eiweißsubstanz (Amyloidose), die bis zum Nierenversagen führen kann.

• *Seronegative Polyarthritis*

Bei der Polyarthritis erkranken große Gelenke, wie Hüft-, Knie- und Sprunggelenke, Ellbogen, Schulter- und Handgelenke. Aber auch Finger-, Zehen- und Kiefergelenke können befallen sein. Definitionsgemäß sind in der Regel acht bis zehn Gelenke entzündet. Der Gelenkbefall ist symmetrisch, beide Körperhälften sind gleichermaßen betroffen. Es kann weiterhin zu einer Sehnenscheidenentzündung kommen, wobei die Gefahr der Verklebung der Sehne in ihrer Umhüllung sehr groß ist und zur Bewegungseinschränkung führen kann. Der Erkrankungsbeginn liegt meist unter zehn Jahren. Die Diagnostik ist erschwert, denn es ist kein Rheumafaktor im Blut nachweisbar, deswegen auch seronegative Polyarthritis. Insgesamt führt die Polyarthritis zu einer massiven Einschränkung in der Alltagsaktivität des Kindes/Jugendlichen.

• *Seropositive Polyarthritis*

Bei dieser Subgruppe ist labortechnisch der sogenannte "Rheumafaktor" nachweisbar, deswegen auch seropositive Polyarthritis. In der Regel sind Mädchen mehr betroffen als Jungen. Die seropositive Polyarthritis stellt den frühesten Beginn der Polyarthritis des Erwachsenen dar. Sie verläuft insgesamt schwerer und führt oft zu massiven Destruktionen an den Gelenken. Ähnlich der seronegativen Form erkranken große und kleine Gelenke gleichermaßen.

• *Frühkindliche Oligoarthritis (Oligoarthritis Typ I)*

Diese Form der JCA beginnt im frühen Kindesalter, zwischen dem 1. und 6. Lebensjahr. Mädchen sind dabei mit etwa 80% häufiger betroffen als Jungen. Aus diesem Grund wird diese Subgruppe auch "Kleinmädchenform" genannt. Das Befallsmuster der Arthritis ist asymmetrisch, die Gelenke beider Körperhälften sind nicht gleichmäßig betroffen. Vor allem die Entzündung der Sprung- oder Kniegelenke ist typisch. Die Prognose dieser Verlaufsform ist insgesamt günstig. Durch eine intensive ärztliche und physiotherapeutische Behandlung kann auf längere Sicht die Erkrankung, ohne bleibende Gelenkschäden, zum Stillstand gebracht werden.

Besondere Aufmerksamkeit ist auf die Gefahr einer chronischen Augenentzündung, der chronischen Iridozyklitis zu richten. Über die Hälfte der Kinder mit einer Oligoarthritis Typ I erkranken an dieser Begleiterscheinung. Die Entzündung der vorderen Augenabschnitte führt unbehandelt zu schweren Schädigungen am Auge (Synechien) - bis hin zur Erblindung. Nur durch monatliche Kontrolluntersuchungen beim Augenarzt kann dies vermieden werden.

• *Oligoarthritis Typ II (Großjungenform)*

Diese, mehr Jungen ab dem Schulalter betreffende, Subgruppe beginnt in der Regel an den Gelenken der unteren Extremitäten, wie Knie- und Sprunggelenke, sowie der Hüfte. Auch einzelne Zehengelenke können entzündet sein. Typisch ist, ähnlich der "Kleinmädchenform", der asymmetrische Gelenkbefall. Darüber hinaus klagen mehr als die Hälfte der Kinder über heftige Schmerzen der Sehnenansatzstellen (Enthesopathien). Auch hier kann es zu einer Augenentzündung kommen, jedoch nur in Form einer akuten Iridozyklitis. Eine weitere Besonderheit dieser Subgruppe ist die Entzündung der Kreuz-Darmbeingelenke, die Sakroiliitis. Bei einer bestehenden Sakroiliitis wird die Erkrankung dann als juvenile Spondarthritis bezeichnet. Schreitet sie fort, etwa bei 10-15% der Patienten, entwickelt sich daraus das Bild eines Morbus Bechterew. Dabei handelt es sich um eine Entzündung der Wirbelsäule mit der Neigung zur Versteifung.

Behandlung und Versorgungsstruktur

Die Behandlung der JCA besteht wie Häfner und Truckenbrodt (1993) es fordern, aus einem Zusammenspiel von medikamentöser Therapie, Physio- und Ergotherapie sowie der psychosozialen Betreuung.

Die Auswahl der einzusetzenden Medikamente ist von der Subgruppe, von der Entzündungsaktivität und dem Alter des Kindes abhängig. Ziel der medikamentösen Behandlung ist, den Entzündungsprozeß zur Ruhe zu bringen. Von Anfang an gilt es bleibende Schäden an den Gelenken, inneren Organen und Augen zu vermeiden. Drei Gruppen sind bei der medikamentösen Therapie bedeutend, die je nach Erkrankungssituation auch nebeneinander verordnet werden:

1. Nichtsteroidale Antirheumatika (NSAR)
   NSAR wirken entzündungshemmend, schmerzlindernd und fiebersenkend. Die schmerzlindernde und fiebersenkende Wirkung setzt sehr schnell, innerhalb weniger Stunden, ein. Die Entzündungshemmung setzt erst nach regelmäßiger Einnahme der Präparate ein. Der Einsatz der NSAR ist als symptomatische Therapie anzusehen.
2. Basistherapeutika
   Diese Präparate werden auch als Langzeitantirheumatika bezeichnet. Der Wirkungseintritt zeigt sich erst nach Wochen bis Monaten. Die Basistherapeutika haben eine tiefergehende Wirkung auf den rheumatischen Entzündungsprozeß.
3. Immunsuppressiva/Zytostatika
   Diese Präparate werden nur mit größter Zurückhaltung eingesetzt. Mögliche Indikation ist die systemische Beteiligung oder schwer destruierende Polyarthritiden.

Eine große Gefahr der JCA ist neben der möglichen entzündungsbedingten Gelenkzerstörung, die Entstehung von Gelenkfehlstellungen. Ausgangspunkt der Gelenkfehlstellung (Achsabweichung) ist immer der Schmerz. Das entzündete Gelenk verursacht dem Kind Schmerzen, es bewegt dann reflektorisch das Gelenk in einer anderen Stellung, um dem Schmerz auszuweichen. Typischerweise klagen Kinder wenig über Schmerzen an den Gelenken, denn durch die Schonhaltung erfahren sie eine Schmerzentlastung. Je nachdem welche Gelenke befallen sind, hinken die Kinder, greifen anders, verändern die Bewegungsabläufe bei alltäglichen Verrichtungen oder vermeiden das Abstützen mit der Handfläche. Anfänglich fallen diese Fehlbelastungen kaum auf, denn das Kind wird diese ganz unbewußt geschickt in seinen Bewegungsablauf integrieren. Wird das falsche Bewegungsmuster nicht durchbrochen, so verändern sich Gelenkstrukturen. Muskeln, Bänder und andere Weichteile kontrahieren - das Gelenk weicht von seiner physiologischen Achse ab. Diesen Kreislauf zu unterbrechen, Gelenkfehlstellungen zu beseitigen und verhindern, stellt die Hauptaufgabe der kinderrheumatologisch spezifischen Krankengymnastik dar.

Die Therapie muß als Einzeltherapie erfolgen, denn das pathologische Bild der JCA erfordert individuelles Eingehen auf den Betroffenen. Die Behandlungsgesichtspunkte nach v. Altenbockum et al. (1993) sind wie folgt zusammenzufassen:

1. Über Entspannung des Kindes soll das Herabsetzen der erhöhten Muskelspannung erreicht werden, die das Gelenk in der Schonhaltung fixiert.
2. Gezieltes Dehnen der Muskelgruppe, die das Gelenk in seiner Beweglichkeit einschränkt.
3. Aktivieren der Muskeln, die der Gelenkfehlstellung entgegenarbeiten.
4. Wiedererlernen von normalen Bewegungsabläufen des Alltags.

Hinzu kommen physikalische Anwendungen wie Eisbeutel, um die Entzündung und Schmerzen zu nehmen und Warmpackungen, um die, für das Krankheitsbild typische, Morgensteifigkeit der Gelenke zu mildern. Die konsequente Entlastung der Gelenke durch Hilfsmittel, wie Dreirad, Unterarmstützen, Rollstuhl und den mit einem Sitz ausgestatteten orthopädischen Roller, ist der wichtigste Teil der Therapie. Nur so kann eine progressive Gelenkzerstörung vermieden werden. Kinder mit JCA dürfen kaum längere Wegstrecken zu Fuß zurücklegen, Treppensteigen ist ebenso kontraindiziert.

Die Ergotherapie ergänzt die Maßnahmen der Physio- und physikalischen Therapie. Im Rahmen spielerischer und handwerklicher Gestaltung wird die richtige (schonende) Gelenkfunktion geübt. Das Kind muß, nachdem sich durch die Schonhaltung falsche Bewegungsabläufe über längere Zeit manifestiert haben, eine Über- und Fehlbelastung der Gelenke vermeiden (Weigert, 1992). Es muß lernen, wie es seine Kraft am wirkungsvollsten, aber auch am gelenkschonendsten einsetzt. Hilfsmittel des täglichen Lebens (Griffverdickung beim Schreiben, ergonomisch geformtes Besteck usw.) und individuell angefertigte Handschienen schützen zusätzlich das Gelenk.

All diese therapeutischen Maßnahmen müssen in das tägliche Leben eingebaut und internalisiert werden. Ob es die morgendliche Wärmeanwendung ist, zwischenzeitliche Eispackungen, Benutzen der Hilfsmittel, regelmäßige Untersuchungen oder das Einnehmen der Medikamente, die Krankheit erfordert eine Umstellung des Lebensalltages. Die Familie muß in die Therapie mit einbezogen werden. Bei der Behandlung der Kinder in der Rheuma-Kinderklinik Garmisch-Partenkirchen wird großer Wert auf die Anleitung der Eltern gelegt. Es genügt eben nicht, zweimal in der Woche zur Krankengymnastik zu gehen - die Übungen und Maßnahmen müssen täglich zu Hause durch Eltern oder auch Geschwister fortgesetzt werden.

Die Besonderheit des Erscheinungsbildes der JCA, sowie ihre interdisziplinäre spezialisierte Behandlung, erschwert die Versorgung der Kinder vor Ort. Ambulante Behandlung beim Kinderarzt und stationäre Behandlung im kinderrheumatologischen Zentrum muß sich gegenseitig ergänzen. Schwierig ist die Diagnostik der insgesamt seltenen JCA in der häuslichen Praxis. Beim geringsten Verdacht einer chronisch rheumatischen Erkrankung muß eine Überweisung in die Spezialklinik erfolgen. Oft genug werden über Monate hinweg Versuche der Behandlung gestartet - erst bei sichtbaren Fehlstellungen wird an eine Einweisung gedacht. Aber durch eine sofortige spezialklinische Behandlung wären schwere Folgeschäden zu vermeiden gewesen. Derzeit existiert die Rheuma-Kinderklinik Garmisch-Partenkirchen als einziges Zentrum, das sich ausschließlich der Behandlung rheumakranker Kinder und Jugendlicher annimmt. Sie blickt auf über 40 Jahre Erfahrung und über 5000 dokumentierte Patienten zurück. In den Rheumakliniken Sendenhorst, Bad Bramstedt und Berlin Buch bestehen seit einigen Jahren Kinderabteilungen. Eine wichtige Aufgabe der Zentren neben der Behandlung, ist die Aus- und Weiterbildung der niedergelassenen Kinderärzte, wenn sie rheumakranke Kinder in ihrer Betreuung haben. Regelmäßige Schulungen für niedergelassene Physiotherapeuten und Ergotherapeuten verbessern die schwierige spezielle Behandlung der Kinder vor Ort. Insgesamt kann die Behandlung der Kinder und Jugendlichen nur durch kooperatives Zusammenspiel der verschiedenen Therapeuten in Klinik und Praxis optimiert werden.

Psychosoziale Aspekte

Kinder und Jugendliche mit rheumatischen Erkrankungen sowie deren Familien sehen sich mit besonderen psychosozialen Belastungen konfrontiert. Dabei können die körperlichen, seelischen und sozialen Anteile nicht voneinander getrennt werden. Sie bedingen einander, stehen in Wechselwirkung und müssen dementsprechend bei der Behandlung einbezogen werden. Psychosoziale Belastungen stehen laut Wiedebusch (1992) als krankheitsbezogene negative Erfahrungen an zweiter Stelle, nach den aktuellen Beschwerden.

Psychodynamik

Wichtigstes Charakteristikum der Therapie rheumatischer Erkrankung ist die Umstellung bisheriger Lebensgewohnheiten, insbesondere des Tagesablaufs. Dies impliziert eine neue Zeitdimension. In vielen Gesprächen berichten Familien, daß sich dies in den ersten Monaten nach der Krankheitsmanifestation als ein Hauptproblem darstellt, die Erkrankung wird bestimmend über den Lebensalltag des Kindes und der Familie. Physikalische Anwendungen, Arztbesuche und Krankengymnastik erfordern zusätzlichen Zeitaufwand, denn es ist nicht nur mit der täglichen Einnahme der Medikamente getan, wie der folgende Bericht einer Patientin beschreiben soll.

Tagesablauf eines rheumakranken Kindes

Morgens um fünf Uhr schlucke ich meine Tabletten, damit ich später besser aufstehen kann. Um halb sieben klingelt der Wecker. Nach dem Aufstehen setze ich mich ein paar Minuten auf mein Bett, da meine Gelenke trotzdem noch ein bißchen steif sind. Während ich frühstücke, mache ich für meine entzündeten und dicken Gelenke Eisbeutel. Die Kälte in der Frühe finde ich schrecklich, aber wenn es für meine Gelenke gut ist, kann man es aushalten. Nach dem Essen muß ich, zusätzlich zu den Tabletten von heute morgen, auch noch einige andere Medikamente schlucken.

Jetzt ist es Zeit für die Schule. Meine Mutter fährt mich mit dem Auto in die Schule. Normalerweise fahre ich selbst mit dem Roller dorthin, aber heute morgen finde ich es zu anstrengend. In der Klasse sitze ich ziemlich weit vorne, weil ich von hinten nicht so gut sehen kann. In den ersten Stunden kann ich nicht so schnell schreiben, denn es braucht schon eine Weile, bis ich beweglicher bin.

Nach der Schule holt meine Mutter mich wieder ab. Zu Hause esse ich zu Mittag und mache nebenbei wieder meine Eisbeutel. Auch meine Tabletten darf ich nicht vergessen. Dann setze ich mich über meine Hausaufgaben. Danach mache ich für ein bis zwei Stunden Mittagspause, um mich von dem Vormittag zu erholen.

Am Nachmittag gehe ich eigentlich immer zu meiner Freundin, aber heute rolle ich mit meinem Roller zu meiner Hausärztin. Dort muß ich alle zwei Wochen zur Kontrolle hin. Nach dem Arztbesuch fahre ich mit dem Roller zur Krankengymnastik. Dort werden die Gelenke behandelt, die am meisten betroffen sind. Jetzt geht es wieder nach Hause.

Beim Abendessen mache ich wieder meine Eisbeutel und denke auch an meine Tabletten. Nach dem Essen mache ich "Schlinge" (Schlingenaufhängung). Dabei werden meine Hüften ohne Belastung bewegt. Während ich "Schlinge" mache, lese ich ein bißchen, sonst ist es so langweilig. Wenn ich fertig bin, macht meine Mutter mir meine Beinschienen an und ich schaue dabei Fernsehen, weil ich mit den Schienen nicht laufen darf. Die Zeit nach den Beinschienen bis zum Schlafengehen nutze ich für alles, was mir gerade Spaß macht. Bevor ich schlafen gehe, mache ich dann an meine Hände die Nachtschienen an, die meine Mutter in der Nacht irgendwann abmacht. Jetzt schlafe ich bis morgens um fünf Uhr.

So wie beschrieben sieht in etwa der Tagesablauf bei den meisten rheumakranken Kindern und Jugendlichen aus. Die Dominanz der Erkrankung ist besonders durch die täglichen Therapieerfordernisse spürbar. Darin liegen zwei Dimensionen, denn zum einen verhüten Anwendungen und Übungen eine Verschlimmerung der Erkrankung, zum anderen führen diese zu einem Verlust sozialer Aktivität. Besonders Jugendliche empfinden diese Einschränkungen ihrer Mobilität. So gaben 48% von 114 befragten Jugendlichen an, seit "Krankheitsausbruch weniger Zeit für Freunde und Unternehmungen zu haben". Der Zeitfaktor der Therapie steht dabei nicht alleine als Negativum, das Defizit an "normaler" körperlicher Leistungsfähigkeit sowie notwendige, oft wochenlange Krankenhausaufenthalte trennen von Aktivitäten der peer-group. So beschreiben Kriegel, Ropers, Sangha und Konietzny (1992) in einer umfangreichen Studie den "Ausschluß sozialer Aktivitäten" als besonderes krankheitsbedingtes Problem in der Schule. Nach Specht und Dickhaut (1979) können fast 65% der rheumakranken Schüler nicht am Schulsport teilnehmen, 35,8% krankheitsbedingt nicht an Schulausflügen und Wandertagen. In die Betrachtung des zeitweiligen Ausschlusses von Aktivitäten der sozialen Bezugsgruppe (Beutel, 1988) und des Verlustes bestehender sozialer Kontakte muß wohl die Schwere der Erkrankung und der Grad der Bewegungseinschränkung einbezogen werden. Der Faktor des Krankheitsausmaßes geht bei Billings, Moos, Miller und Gottlieb (1987) als signifikante Bezugsgröße ein. Kinder und Jugendliche mit deutlich schwerem Verlauf fühlen sich weniger sozial integriert und nehmen seltener an Aktivitäten teil, als Betroffene mit leichterem Krankheitsverlauf.

Eine Situation, die besonders Jugendliche immer wieder problematisieren. Umfrageergebnisse aus der Fachklinik (Schwind & Becker, 1993) ergeben tiefe Stimmungsschwankungen bei jugendlichen Rheumatikern bis hin zur häufigen "Niedergeschlagenheit" (45,6%) beim Nachdenken über die eigene Situation. Raspe und Mattussek (1986) bestätigen häufig zu beobachtende Stimmungstiefs rheumakranker Patienten, abhängig vom Krankheitsverlauf. Gerade bei der juvenilen chronischen Arthritis ist der Krankheitsverlauf sehr schlecht zu prognostizieren. Die Befragung von Wiedebusch (1992) zeigt, daß dies eine "angstmachende Situation" darstellt, 63% der erfaßten Jugendlichen stehen dem zukünftigen Krankheitsverlauf angstvoll gegenüber. Auch wenn die Wahrscheinlichkeit einer schweren Progredienz durch das strikte Einhalten der Therapie eigentlich als gering betrachtet werden muß, kann es immer wieder zu einer Reaktivierung der Arthritis kommen, verbunden mit längeren Krankenhausaufenthalten, Schmerzen, Umstellung der Medikamente usw.

Je länger und schwerer sich der Krankheitsverlauf manifestiert, sind Änderungen im körperlichen Erscheinungsbild nicht auszuschließen. Sichtbare Krankheitszeichen sind zum einen als direkt zu bezeichnen, wie bei Gelenkdeformitäten, Hautveränderungen oder einem cortisonbedingten morbus cushing. Als indirekte Krankheitszeichen sind vordringlich die zu benutzenden Hilfsmittel zu betrachten.

Bei Kindern mit rheumatischen Erkrankungen stellt die Störung des Körperbildes nach bisherigen Erfahrungen kaum ein Problem dar. Dies liegt wohl auch in der Tatsache, daß Gelenkdeformitäten in der Regel erst später auftreten. Im Umgang mit Hilfsmitteln liegt der spielerische Akzent im Vordergrund. Wichtig ist nicht das Tragen der Handschienen, sondern das Aussuchen der Farbe der Klettverschlüße. Hilfsmittel zur Gelenkentlastung der unteren Extremitäten, wie Roller, Pferdchen und Dreirad, sind so kindgerecht, daß eher Kämpfe um den Besitz ausbrechen.

Jugendliche Rheumakranke hingegen benennen die körperliche Veränderung als negative Auswirkung auf ihr Leben (Wiedebusch, 1992). Gerade in der Zeit, wo der ästhetische Aspekt in der körperlichen Entwicklung eine große Rolle spielt (Petermann, Noeker & Bode, 1987), wird das eigene Körpererleben erschwert. So ist die compliance von Jugendlichen in Bezug auf Hilfsmittel verständlicherweise sehr gering. Bei der Wahrnehmung der Veränderung des Aussehens sind geschlechtsspezifische Unterschiede zu beobachten. Bei weiblichen Rheumatikern ist tendenziell eine größere Unzufriedenheit mit dem Aussehen auszumachen (Henze, 1989), wogegen bei Jungen die Einschränkung der körperlichen Leistungsfähigkeit im Vordergrund steht.

Einschränkungen der Aktivität führen zu einem weiteren Akzent der rheumatischen Erkrankung. Petermann et al. (1987) stellen die Abhängigkeit von Dritten als besondere psychosoziale Belastung heraus. Die Notwendigkeit der Fremdhilfe, die durch Schmerzen und Bewegungseinschränkungen gegeben ist, führt zu einem Verlust bisheriger Selbständigkeit.

Ein kleines Kind erfährt beim Auftreten der Erkrankung den Verlust erster Unabhängigkeit, die es im Zusammenhang mit seinen Autonomiebestrebungen bereits erworben hatte. Sein Bewegungsdrang muß aus therapeutischen Gründen eingeschränkt, zumindest auf die Benutzung von Hilfsmitteln kanalisiert werden. Für die Eltern des Kindes eine schwierige Situation, denn ihnen obliegt das Fingerspitzengefühl zwischen Gelenkschutz und berechtigter Agilität des Kindes hin- und herzupendeln. Das elterliche Schonverhalten steht später im Gegensatz zu der Entwicklung von Eigenständigkeit Jugendlicher. Laut eigener Umfrage (Schwind & Becker, 1993) fühlen sich 73 von 114 befragten Jugendlichen als "kleines Kind behandelt" und 87 werden "ständig ermahnt, vorsichtig zu sein". Der Unabhängigkeitsverlust (Henze, 1989) jugendlicher Rheumatiker entsteht u.a. durch elterliche Überfürsorglichkeit.

In den meisten Bereichen des Umfeldes dominiert eine defizitorientierte Sichtweise, die kranke und behinderte Menschen auf den behinderten Körper und das "Anderssein" reduziert.

Besonderen Einfluß nimmt die Schule mit ihren oft starren Strukturen auf die Betroffenen und ihre Familien. Fehlende Informationen über die Erkrankung führen zu Unverständnis bei Mitschülern und Lehrern. Die für das Krankheitsbild typische Morgensteifigkeit der Gelenke, die am späten Vormittag abnimmt, läßt z.B. leicht vermuten, daß das Kind seine Erkrankung zum Vorteil einsetzt. Um nicht eine Sonderrolle einzunehmen, verbergen Schüler ihre Beschwerden. Die Weigerung, Handschienen zu tragen oder den orthopädischen Roller in der Schule zu nutzen, ist Indiz dafür. Gelegentlich ist ein Ausgrenzungsverhalten zu beobachten, wie der Rat, das Kind in eine Schule für Körperbehinderte zu schicken. Im Gegensatz dazu stehen Erfahrungen über einfühlsame Lehrer, denen es gelingt, dem rheumakranken Mitschüler Verständnis für sein Krankheitsspezifikum entgegenzubringen, und sie in den Klassenverband zu integrieren.

Nicht viel besser ist die Akzeptanz der Krankheit im weiteren Umfeld. Rheuma (im Alter) ist zwar als Volkskrankheit bekannt, mit der JCA aber in keinster Weise gleichzusetzen. Kinder mit Rheuma - dieser Satz ruft wohl eher Heiterkeit hervor. So sind rheumakranke Kinder und Jugendliche stets zum Bekenntnis gezwungen, müssen ihre Erkrankung dauernd erklären, sich gleichsam für ihren Zustand entschuldigen. Das andere Extrem liegt in den guten Wünschen und Ratschlägen. Rheuma - da helfen Wickel und Salben, Aromalämpchen und Ernährungsumstellung. Henze (1989) beschreibt deutlich die Betroffenheit von Patienten über beleidigende und herabwürdigende Äußerungen der Umwelt.

Die defizitorientierte Sichtweise des Umfelds stigmatisiert chronisch Kranke, indem sie mit Maßstäben der angeblich "Gesunden" gemessen werden. Die Ideale heißen "Gesundheit", "Schönheit" und "Leistungsfähigkeit". Ein Rheumakranker kann diesen Ansprüchen kaum gerecht werden, die Akzeptanz der Behinderung als Teil der Persönlichkeit wird dadurch zusätzlich erschwert.

Belastungen der Familie

"Die Diagnose war für uns wie ein Schock! Was haben wir falsch gemacht? Warum gerade wir? Was kommt auf uns zu?" - typische Aussagen und Fragen von Familien im ersten Gespräch. Die Anforderungen an die Familie sind hoch. Sie wird gezwungen, sich auf eine völlig neue Lebenssituation einzustellen. Bisherige aus dem Familienverband heraus gewachsene Lebensgewohnheiten, Lebensziele und damit das Selbstkonzept der Familie sind zwangsläufig in Frage gestellt. Zusätzlich ist die Krankheitsentwicklung unvorhersagbar und damit angstmachend. Schuster (1985) beschreibt dies als Fehlen des Ersatzes sinnspendender Zukunftsvisionen. Auch das Unwissen über die Krankheit an sich und den Krankheitsverlauf verstärkt die Unsicherheit und vertieft Ängste.

Die meisten Familien haben schon einen längeren Weg hinter sich, bis endlich die richtige Diagnose gestellt wird. Laut Elternumfrage in der Rheuma-Kinderklinik Garmisch-Partenkirchen (Schwind & Becker, 1993) lag der Zeitpunkt der Diagnosestellung bei etwa 50% über einem halben Jahr nach Erkennen der ersten Symptome. Zusätzliche Verunsicherung besteht durch die äußerst schwere Diagnostik. Nicht jeder Arzt ist fähig, eine juvenile chronische Arthritis zu erkennen, sofern sie ihm überhaupt bekannt ist. So sind oft schon Fehlstellungen entstanden oder schwere Augenschäden, bis der Weg in die Spezialklinik gegangen wird.

Während der Krankenhausbehandlung des Kindes befinden sich die Eltern (meist Mütter) in einer Ausnahmesituation. Wichtigstes Ziel ist die bestmögliche Behandlung des Kindes. Eigene Bedürfnisse, auch Bedürfnisse der Restfamilie werden unterdrückt. Es muß die Trennung vom gewohnten sozialen Umfeld in Kauf genommen werden, um dem kranken Kind volle Aufmerksamkeit zu schenken. So sind Eltern bei den ersten Aufenthalten eher angepaßt, harmoniebestrebt und ganz den Wünschen des Personals angepaßt (Petermann et al., 1987). Sie müssen sich dem Klinikalltag mit seinen Regeln anpassen, denn es "soll ja nichts am Kind ausgelassen werden". Dieses "Sichaufgeben" und die stete Sorge um das Kind führen häufig zu reaktiven Stimmungstiefs, die aber in Gegenwart des Kindes kaum gezeigt werden. Petermann et al. (1987) beschreiben, daß Emotionen vor dem Kind zurückgehalten werden, um das Kind nicht zu entmutigen. So wird der Mitaufenthalt am Behandlungsort nach und nach zu einer äußerst belastenden Zeit. Die Antworten auf das Befinden während des Klinikaufenthaltes fallen dementsprechend (65,5% von 104 befragten Eltern) negativ aus. Nur einem kleinen Teil der Befragten gelingt es, in der Trennung von zu Hause, etwas Positives ("kleiner Urlaub, Erholung") zu sehen.

Krankenhausaufenthalte bekommen eine weitere Dimension, wenn der zeitliche und finanzielle Aspekt einfließt. Der Aufenthalt am Ort der Fachklinik ist kostenintensiv: die Unterkunft - eine Mitaufnahme ist aus Kapazitätsgründen nur bei Kindern unter 5 Jahren möglich - und Verköstigung übersteigt meist das häusliche Budget. Der umfangreiche Behandlungsplan erschwert eine Tätigkeit beider Elternteile, die Erkrankung erhöht die Ausgaben und verringert die Einnahmen. Der Gesetzgeber hat mit seinen restriktiven Bestimmungen die Lebensqualität von Familien mit rheumakranken Kindern nicht gerade erhöht. So wurde die Möglichkeit der Verschreibung von Aplikationshilfen gestrichen, Fahrten zu ambulanten Behandlungen werden nur unter Berücksichtigung eines sehr hohen Eigenanteils (Sozialklausel) erstattet und zuletzt wird für die Anwesenheit der Eltern am Behandlungsort keinerlei Kostenerstattung gewährt.

Neu entstandene Anforderungen an die Familie bedingen die Veränderung im Beziehungsgeflecht, deren sich keiner entziehen kann - weder die Eltern, das erkrankte Kind, noch die Geschwister. Es entsteht eine neue Dynamik, die nach Beutel (1988) die "Harmonie und Stabilität" der Familie gefährdet. Dies ist kaum bewußt. So sehen nur 72% (n=104) der befragten Eltern eine Veränderung in ihrer Beziehung zum kranken Kind. 21 Eltern sprechen bewußt von einer "übertriebenen Verwöhnung" des Kindes. Leider wird darin kaum ein Negativum in Form eines zu großen Krankheitsgewinns gesehen. Zu viele positive Reize überlagern dann ein bewußtes Erkennen von Krankheit als zu bewältigende Aufgabe. Im anderen Extrem kann eine (unbewußte) Schuldzuschreibung der entstandenen Probleme auf das erkrankte Kind entstehen. Auch hier verändert sich die Beziehung, die in gleicher extremen Weise die Krankheitsbewältigung beeinflussen wird. Der Betroffene wird seiner Familie gegenüber kaum aus dem Gefühl der Schuld herauskommen können, eine psychische Instabilität kann sich verschlimmern. Durch die Erkrankung des Kindes fühlen sich die Hälfte der befragten Elternteile eingeschränkt. Bei Nachfragen hat sich bei 10% die Beziehung zum Kind deutlich verschlechtert.

Die Belastungen greifen ebenso in die Partnerschaft der Eltern ein. Die Auseinandersetzung mit der Erkrankung überlagert Konflikte, die unbearbeitet bleiben. Oft fehlt der sinnvolle Umgang mit der neuen Situation. Andererseits bringt das Tragen gemeinsamen Leids eine positive Intensivierung der Beziehung mit sich (Petermann et al, 1987). Ein Viertel der befragten Eltern sieht ihre Beziehung insgesamt positiver seit Erkrankungsausbruch.

Geschwister rheumakranker Patienten erfordern besondere Aufmerksamkeit. Sie erleben eine Familiendynamik, ihnen wird oft eine neue Rolle zugeschrieben. Die Geschwister müssen Verantwortung übernehmen, die sie letztendlich überfordern wird (Wiedl, 1986). Ihre Vernachlässigung ist vorprogrammiert, da die Aufmerksamkeit der Eltern und die Zeitintensität für die Behandlung wenig Raum für sie selbst läßt. Schuster (1987) nennt dies ein "Schattenkinderdasein". Ein Drittel der befragten Eltern sieht dieses Problem und nennt die "Vernachlässigung der Geschwister" als tiefe Veränderung innerhalb der Familie.

Psychosoziale Praxis

Ausgehend vom Bedarf einer psychosozialen Betreuung von Familien mit chronisch kranken Kindern förderte die Bundesregierung 1988 eine "Beratungsstelle für Eltern und Patienten" in der Rheuma-Kinderklinik Garmisch-Partenkirchen als Modellprojekt für zwei Jahre. Die erfolgreiche Arbeit rechtfertigte nach dieser Zeit die Kostendeckung durch den Pflegesatz. Organisatorisch ist die Abteilung selbständig, direkt der Klinikleitung zugeordnet - wohl eher eine Seltenheit in der klinischen Hierarchie. Inzwischen entwickelte sich aus der Beratungsstelle mit einem Sozialpädagogen, eine interdisziplinäre Abteilung mit insgesamt vier Mitarbeitern

Zielsetzung, methodischer Ansatz

Die Beratungsstelle für Patienten und Angehörige wird von zwei Sozialpädagogen und einer Psychologin geführt. Mehrere Hinweise in der Klinik informieren über die Möglichkeit einer Beratung durch die Mitarbeiter und deren Funktion als Ansprechpartner für alle nicht-medizinischen Fragen.

Der Erstkontakt geht meist von der Beratungsstelle aus - alle Familien, die zum ersten Mal zur Behandlung aufgenommen werden, werden nach wenigen Tagen auf der Station besucht. Der persönliche Kontakt soll Schwellenängste abbauen und die Basis für weitere Gespräche ermöglichen. Während des Erstkontakts übernimmt der Berater die Initiative, stellt die inhaltlichen Schwerpunkte vor und sondiert das Interesse für weitere Kontakte. Die Folgegespräche werden terminiert und finden in der Regel im Büro der Beratungsstelle statt. Etwa 80% der Patienten bzw. der Eltern nützen das Angebot einer Beratung.

Das Informationsdefizit der Familien wird durch das Angebot umfangreichen Informationsmaterials so gut wie möglich gedeckt. Diese Schriften und Bücher wurden fast ausschließlich von Mitarbeitern der Klinik verfaßt. Der persönliche Kontakt zwischen Eltern, Patienten und Autoren vermittelt ein Gefühl der Nähe. Inhaltlich wird auf die verschiedensten Fragen und verschiedenen Aspekte der rheumatischen Erkrankung eingegangen. Einen besonderen Stellenwert im Gespräch und desweiteren im Informationsmaterial nimmt die Möglichkeit und Notwendigkeit ein, aktiv am Behandlungsprozeß teilzunehmen, gleichzeitig wird die Behandlung, die Folgen der Erkrankung und die Notwendigkeit eigenen Handelns transparent. So wird die persönliche Verantwortung im Behandlungsprozeß erkannt und die Motivation, medizinische und therapeutische Maßnahmen einzuhalten gesteigert. Ziel ist eine positive herausfordernde Umgangsweise mit der Erkrankung als Grundeinstellung.

Weiterhin wird durch fachspezifische Fortbildungen und Informationsveranstaltungen über verschiedene Aspekte der Erkrankung und deren Behandlung sowie durch die Anleitung zur Co-Therapie ein höchstmöglichstes Maß an Partizipation erreicht. Die Bereitschaft, eine aktive Beteiligung am Behandlungsprozeß zu fördern, ist die Aufgabe erster Gespräche. Gleichzeitig ist es wichtig, die Gefahr einer möglichen Überforderung zu erkennen und abbauen zu helfen.

Im Gespräch müssen behutsam Lösungsmodelle zur weiteren Lebensgestaltung besprochen werden. Dabei gilt es im ersten Schritt, die Organisation des Familienalltags zu analysieren und mögliche Konsequenzen zu durchdenken. Im weiteren Verlauf ist das Ziel, Selbsthilfekompetenzen der Familie zu mobilisieren und zu unterstützen. Weiterer Inhalt ist die Aufklärung über sozialrechtliche Möglichkeiten, um eine Verringerung der finanziellen Belastung zu erreichen.

Beratungen im schulischen und beruflichen Bereich geben den Jugendlichen und Eltern Auskunft über ihre gesetzlich verankerten Ansprüche gegenüber staatlichen Organisationen. Sie werden befähigt, ihre Rechte durchzusetzen oder sich entsprechende Hilfe zu holen. Dies bietet Gelegenheit, aktiv zu werden und erkennbar Belastungen zu reduzieren.

Etwa ein Drittel der Beratungsgespräche gehen über familienorganisatorische und sozialrechtliche Fragen hinaus. Den Anforderungen im Sinne einer positiven Krankheitsbewältigung ist nicht jeder Patient und nicht jede Familie gewachsen. Indiz dafür sind tiefe Verstimmungen und Konflikte innerhalb der Familie. Durch den über Jahre hinweggehenden, intensiven Kontakt mit Eltern und Patienten gelingt es meist, ein hohes Maß an Empathie zu erreichen. Dadurch wird es einfacher, Konflikte und Probleme zu analysieren und gemeinsam nach Lösungsstrategien zu suchen. Die Beratung wird familienorientiert verstanden, versucht so gut es geht, die gesamte Familie einzubeziehen.

Schulische und berufliche Integration

Das Informationsdefizit von Lehrern und Mitschülern führt oft genug zur Fehleinschätzung der besonderen Situation rheumakranker Schüler. Hier obliegt es den Eltern, sich das nötige Fachwissen anzueignen und die Informationen dementsprechend zu streuen. Hilfen bieten Broschüren, die die spezielle Zielgruppe "Lehrer" ansprechen und umfangreich über die Erkrankung informieren.

Ideenreich müssen Möglichkeiten in der Schule gefunden werden, für eine Integration des Schülers /der Schülerin zu sorgen:

- Die schonungsbedürftigen Gelenke dürfen durch das Treppensteigen nicht belastet werden. Das Klassenzimmer sollte in das Erdgeschoß verlegt werden oder über einen Aufzug zu erreichen sein. Wichtig ist, daß der Schüler/die Schülerin seine/ihre Klasse ohne fremde Hilfe erreichen kann. Nur in Notfällen ist die Organisation eines Hilfsdienstes sinnvoll.
- Schwere Schultaschen belasten die Gelenke unnötig. Ein zweiter Satz Schulbücher, der in der Schule bleibt, erspart das Hin- und Hertragen der schweren Bücher.
- Die Einschränkung der Handgelenke und die Notwendigkeit des Tragens von Handschienen behindern unter Umständen beim Schreiben, die eingeräumte Zeit für Klassenarbeiten reicht dann meist nicht aus. Die Zeit für Klassen- und Prüfungsarbeiten kann auf Antrag verlängert werden. Möglich ist auch der Einsatz technischer Hilfsmittel, wie Computer oder Diktiergerät.
- Liegt eine Befreiung vom Sportunterricht vor, muß die Möglichkeit der Stundenplanänderung bedacht werden. Sinnvoll ist eine Verlegung des Unterrichts auf die ersten oder letzten Stunden. Eine Zeit, die für Therapie oder Hausaufgaben genutzt werden kann. Auf die Anwesenheit im Sportunterricht als Zuschauer oder "Weitsprungmesser" sollte sich auf keinen Fall eingelassen werden. Auch versicherungstechnische Einwände können bedenkenlos zerstreut werden, wenn die Eltern für diese Zeit die Aufsichtspflicht übernehmen.
- Lern- und Wissensdefizite, ausgelöst durch krankheitsbedingte Fehlzeiten, können mittels Sonder- und Hausunterricht angegangen werden. Nach der gesetzlichen Regelung ist die Voraussetzung dafür dann gegeben, wenn eine bestimmte Anzahl von zu erwartenden oder eingetretenen Krankheitstagen vorliegt.
- Lange Verkehrswege und überfüllte Transportmittel erschweren die Fahrt zur Schule, oft läßt auch der Gesundheitszustand die Fahrt mit öffentlichen Verkehrsmitteln nicht zu. Die Kosten für Fahrten mit dem PKW oder auch Taxi können beim zuständigen Schulamt geltend gemacht werden.

Eine intensive schulische Förderung ist sinnvoll, denn körperlich belastende Berufe sind bei fast allen Formen der JCA nicht empfehlenswert. Je höher der Schulabschluß, desto besser sind die Aussichten bei der Berufswahl (vgl. auch Handrich-Michels in diesem Band).

Bischoff und Rathgeber (1987) beschreibt ein Problem Körperbehinderter, das rheumakranke Jugendliche gleichermaßen betrifft: "Nach Erfüllung der Schulpflicht gleich anschließend einen Ausbildungsplatz zu bekommen - das ist für die meisten Schulabgänger ein Glücksfall, für behinderte Jugendliche aber ein besonders seltener".

Wichtig bei der Berufswahl ist, den Zeitfaktor nicht zu unterschätzen. Rechtzeitig, etwa zwei Jahre vor Schulabschluß müssen erste Gespräche geführt werden, erste Anträge gestellt werden. Die Erfahrung zeigt, daß dieser Zeitraum das Mindestmaß für einen flüssigen Übergang in das Berufsleben ist. Schon während der ersten Kontakte werden Eltern und Jugendliche auf die Notwendigkeit einer rechtzeitigen beruflichen Beratung hin sensibilisiert. Die Beratungsstelle führt in Zusammenarbeit mit dem örtlichen Arbeitsamt eine offizielle Berufsberatung durch. Dies bietet den Vorteil einer professionellen Berufsberatung in Abstimmung mit den Fachkräften der Klinik. Die heimatlichen Arbeitsämter sind über diese Amtshilfe eher erfreut. Sie erkennen die "rheumatische Fachkompetenz" ihres Arbeitsamtkollegen an und sind eher für konkrete Berufsvorschläge dankbar, denn gekränkt ob der "Einmischung". Nach Abschluß ergeht an die örtlich zuständigen Ämter ein ausführlicher Bericht. Bei längerem Aufenthalt können die vom Arbeitsamt geforderten Untersuchungen und psychologischen Tests vor Ort stattfinden. Zur besseren Einschätzung der Möglichkeiten wird von den Mitarbeitern der Beratungsstelle ein individuelles Berufsprofil erstellt (Tab.2).

Tabelle 2: Entwicklung eines Berufsprofils bei juveniler chronischer Arthritis

Aspekte eines Berufsprofils

1. Sozialanamnese
Familienstruktur / familiäre Situation
Schulausbildung / -abschluß
Bisherige Praktika
Bisherige Reha-Maßnahmen
Berufliche Vorstellungen / Wünsche
Hobbys / besondere Fähigkeiten

2. Medizinische Stellungnahme
Diagnose
Gelenkbefund
weitere medizinische Maßnahmen
Kontraindikationen

3. Physiotherapeutische Beurteilung
Funktionsanalyse
Abhängigkeit von Hilfsmitteln

4. Gesamtbeurteilung / Berufsvorschlag

Ziel ist, eine realistische Begutachtung für den zukünftigen Beruf zu finden. Verschiedene Aspekte fließen in die Beurteilung ein. Die Entwicklung der rheumatischen Erkrankung und ihre Prognose werden berücksichtigt, auch die Einschränkungen durch Hilfsmittel. In Zusammenarbeit mit der Krankengymnastin gibt die Funktionsanalyse genauen Aufschluß über den Gelenkstatus und bestehende Kontraindikationen. Geprüft wird weiterhin die rheumagerechte Adaption des Ausbildungs-/Arbeitsplatzes durch die Ergotherapeutin. Eine große Rolle spielen eigene Vorstellungen und Wünsche des Patienten. Meistens schätzen sie ihre körperlichen Möglichkeiten ganz realistisch ein und besitzen schon konkrete Berufsbilder. Aber auch unkonventionelle Überlegungen und Wünsche können im Einzelfall durchaus überlegenswert und nicht unrealistisch sein.

V. ist 23 Jahre alt. Nach einem mühevollem Schulabschluß "mußte" er den Beruf des Großhandelskaufmanns erlernen. Von verschiedenen Seiten wurde sein Traumberuf, Friseur, als zu gelenkbelastend und daher nicht denkbar abgelehnt. V. leidet an einer chronischen Polyarthritis, die besonders die Hüfte in Mitleidenschaft gezogen hat. Während seines neunzehnten Krankenhausaufenthalts wurde schließlich die rechte Hüfte durch eine Vollplastik ersetzt. In mehreren Gesprächen während seiner Krankenhausaufenthalte erzählte er von seiner Frustration bezüglich der beruflichen Situation. Er fühlte sich an seinem Schreibtisch denkbar unwohl, wollte die Ausbildung sechs Monate vor Beendigung abbrechen. An eine spätere Übernahme in den Betrieb war nicht zu denken, V. konnte sich nicht vorstellen, diesen Beruf über Jahre hinweg auszuüben.

Die Intervention des Beraters bestand nun darin, Lösungsmöglichkeiten zu finden, seine tiefe Verstimmung aufzugreifen und abzubauen. Eine Ausbildung so kurz vor Abschluß abzubrechen, wäre eine schlechte Lösung gewesen, da auch eine entsprechende Alternative nicht zur Verfügung stand. Hier galt es im gemeinsamen Gespräch Vor- und Nachteile eines Abbruchs abzuschätzen. Die Gespräche konnten nur direktiv sein, denn die Herabsetzung von V.´s Gefühlskontrolle erforderte beherztes Eingreifen. Ihm war im Moment alles egal, seine Zukunft sah er in dunklen Schleiern. Im zweiten Schritt mußten Alternativen zu seinem jetzigen Beruf gefunden werden. Wieder kam die Idee der Friseurlehre zur Sprache. Von seiner Motivation aus gesehen, wäre dies wohl wirklich der Traumberuf. Im interdisziplinären Gespräch mußten nun Vor- und Nachteile abgewägt werden. Durch den Hüftersatz war eine optimistische Stabilisierung seines Gesundheitszustandes erreicht. Dennoch müssen die Gelenke der unteren Extremitäten weiterhin größtenteils entlastet werden. Ein spezieller Stuhl, der genügend Bewegungsfreiheit läßt, dennoch entlastet, bot eine mögliche Lösung. Die Ergotherapeutin fertigte spezielle Schienen, um die Handgelenke zu schonen. Unter diesen Auflagen sollte sich V. nach einer Lehrstelle umsehen, mit der Bitte, den Kontakt zwischen Ausbilder und Beratungsstelle herzustellen, falls Schwierigkeiten auftreten. V. fand in einem modernen Haarstudio seine "Traumlehrstelle". Der Geschäftsinhaber erkannte die Motivation V.´s, stellte ihn ein und entwickelte zusammen mit einer niedergelassenen Ergotherapeutin weitere Entlastungshilfen für die tägliche Arbeit. Darüber hinaus bekam V. die Erlaubnis, wenn nötig, zusätzliche kürzere Erholungspausen einzulegen, die er aber kaum in Anspruch nimmt.

Dieses Beispiel soll Indiz für ein erweitertes Berufsspektrum rheumakranker Jugendlicher sein. Durch den Einsatz der Beratungsstelle konnte das jahrelang vorherrschende typische Berufsbild des Rheumakranken - Technischer Zeichner oder Bürokraft - revidiert werden; auch weniger denkbare Berufe für Rheumatiker dürfen durchaus einer Überlegung wert sein. Wenig denkbar sind Berufe, die in Kälte und Nässe ausgeübt werden, sowie extrem körperlich belastende Berufe. Insgesamt soll die allgemeine Nennung rheumagerechter Berufe vermieden werden, denn nur im Berufsprofil werden sämtliche Punkte einer "rheumagerechten Einschätzung" berücksichtigt und der Individualität Rechnung getragen.

Ist eine betriebliche Ausbildung nicht möglich, stehen rheumakranken Jugendlichen die gleichen Möglichkeiten der institutionellen beruflichen Rehabilitation wie allen anderen Jugendlichen mit Körperbehinderungen offen. Für die, deren Berufsvorstellung unklar ist, bzw. eine genauere Prüfung der körperlichen und geistigen Möglichkeiten nötig ist, empfehlen sich Maßnahmen wie die Arbeitserprobung, der Förderungslehrgang oder die Berufsfindung in einem Berufsbildungswerk (vgl. Handrich-Michels)

Sozialrechtliche Aspekte

Dieses Element der Beratung dient der Aufklärung über die Rechte Rheumakranker und ihren Angehörigen, sowie der konkreten Hilfestellung bei der Durchsetzung. Es ist nicht selbstverständlich, seine Rechte von vornherein zu erlangen, vielmehr sind lange Wege nötig, um sie durchzusetzen. Die finanzielle Belastung ist, wie schon erwähnt, für Familien mit rheumakranken Kinder ein großes Problem und ist Zündstoff für viele Konflikte in der Familie. Die Sorge um das kranke Kind wird in vielen Fällen von existentiellen Befürchtungen begleitet. Der Gesetzgeber ist verständlicherweise nicht in der Lage, alle zusätzlichen Ausgaben auszugleichen, einige Möglichkeiten sind dennoch auszuschöpfen (Tab.3).

Tabelle 3: Möglichkeiten der Inanspruchnahme sozialrechtlicher Leistungen

Krankenkasse / Pflegeversicherung
- Fahrtkosten zur stationären Behandlung
- Fahrtkosten zur ambulanten Behandlung nur im Rahmen der Härtefallregel
- Bei Erkrankung des Kindes 10 Tage/Jahr pro Kind (max. 25 Tage) sogenanntes "Kinderkrankengeld"
- Kosten für eine Haushaltshilfe bei Erkrankung des Kindes und Mitaufnahme der Mutter
- Pflegegeld und Sachleistungen für schwerpflegebedürftige Kinder und Jugendliche
- Härtefallklausel regelt Zuzahlungen über der zumutbaren Eigenbelastung

Arbeitsamt / Hauptfürsorgestelle
Zuschüsse oder Darlehen sind u.a. möglich bei:
- Arbeitsplatzgestaltung / Arbeitshilfen incl. Wartung
- Kostenübernahme für Führerschein und Beschaffung eines PKW
- Behindertengerechter Umbau des PKW
- Darlehen zur Gründung einer beruflichen Existenz
- Hilfe zum Wohnen
- Hilfen zur Erweiterung der beruflichen Kenntnisse

Sozialamt (Einkommensabhängig!)
- Leistungen zur Hilfe zum Lebensunterhalt
- Eingliederungshilfe für Behinderte

Ein behutsam anzusprechendes Thema ist die Möglichkeit des Behindertenausweises, der doch einige Entlastungen bietet. Grundsätzlich besteht für alle Kinder und Jugendlichen mit einer JCA die Möglichkeit, diesen Ausweis zu beantragen. Er beinhaltet die Berechtigung, abhängig vom Grad der Behinderung und den zugeordneten Merkzeichen, gesetzliche Ansprüche durchzusetzen. Ein Vorteil, andererseits wird dadurch eine Behinderung auch noch amtlich festgeschrieben. Die meisten Betroffenen machen dennoch von dieser Möglichkeit Gebrauch und nutzen die Vorteile, die der Ausweis bietet (vgl. auch Dittrich-Weber in diesem Band).

Im Rahmen sozialrechtlicher Beratung ist eine sehr interessante Form des möglichen Umgangs mit der Erkrankung, besonders seitens der Eltern, zu beobachten. Sie kompensieren in übertriebenen Aktionismus - sie möchten, daß "jemand dafür bezahlt". Es ist wichtig, diese Gefühle zuzulassen und auch dem Drängen nach "Vergeltung" freien Raum zu lassen. In dieser Phase wird es auch kaum gelingen, die dahinterstehenden Abwehrmechanismen aufzudecken. Besser ist es, sich mit auf die aktionistische Seite zu stellen, die Beratung darauf abzustimmen und damit eine Brücke für weitere Gespräche zu bauen.

"Helfendes Gespräch"

Gespräche über die finanzielle Situation oder schulische/berufliche Situation sind neben dem Informationsmaterial erste Beratungsinhalte. Über diese Themen wird viel Nähe zwischen Berater und Patient/Familie zugelassen, der Berater bekommt dadurch einen Einblick in die Familienstruktur. Darin liegt sicher ein Vorteil der sozialpädagogischen Beratungsstelle, denn über diese Schiene läuft sehr häufig der erste Einstieg in tiefere Gesprächsthematiken. Dabei sind die Themen nicht immer sauber voneinander zu trennen, häufig liegt die persönliche Betroffenheit sehr offen und ansprechbar. Eine klassische Therapie im herkömmlichen Sinn kann die Beratungsstelle wegen der begrenzten Aufenthaltsdauer nicht leisten, vielmehr geht es darum, die zwischen Berater und Klient entstehende Beziehung für Gespräche zu nutzen, in dessen Verlauf die Selbststeuerungsfähigkeit, Handlungskompetenz und Selbsthilfebereitschaft des Klienten verbessert werden kann.

Zu einem dritten Gespräch innerhalb der vierten Woche des Krankenhausaufenthaltes kommt Frau B. aufgelöst in das Büro. Sie braucht einige Minuten, bis sie sich beruhigt hat. Der Arzt hat mit ihr ein ausführliches Gespräch geführt und sie über die weiteren Behandlungsschritte ihres Kindes informiert. Die Tochter von Frau B. hat eine schwere SJCA, die vom behandelnden Kinderarzt ziemlich schnell erkannt wurde. Das vier Jahre alte Kind leidet vor allem morgens an hohen Fieberschüben, es liegt eine Leber-Milz-Schwellung und ein Perikarderguss vor. Gleichzeitig beginnt eine schwere Polyarthritis mit Befall der Hüfte, Knie- und Handgelenke sowie der Halswirbelsäule. Bisher war Frau B. vormittags berufstätig, die Tochter bei einer Tagesmutter untergebracht. Die Behandlung und häusliche Therapie ist von der Tagesmutter nicht zu leisten, überlegte Frau B., sie müsse wohl die Arbeit aufgeben. Durch den Erwerb eines Reihenhauses ist aber die Familie auf den Nebenverdienst angewiesen. Nach ihren Angaben sind auch erhebliche familiäre Probleme aufgetreten. Der Bruder der Patientin hat in seinen schulischen Leistungen nachgelassen. Nach ihren Angaben streiten ihr Mann und sie sehr häufig am Telefon, immer geht es um die erkrankte Tochter. Hinzu kommen Schwierigkeiten mit dem Kindergarten, der in einem Vorgespräch Skepsis über das weitere Verbleiben des Kindes in der Gruppe geäußert hat.

Der Berater sieht seine erste Aufgabe darin, die verschiedensten angesprochenen Probleme im Gespräch zu sortieren. Ihm und der Mutter muß deutlich werden, worin der Handlungsbedarf in der akuten Situation besteht. Wichtig ist weiterhin, transparent zu machen, daß nicht alles gleich und sofort gelöst werden kann, sondern dies ein Prozeß ist, der sich über längere Zeit hinwegziehen wird, diesen Weg aber zu beschreiten sich lohnt, um Entlastung zu erfahren. Es gilt zu trennen, welche Probleme eher in der Vorstellung von Frau B. existieren und keine Grundlage ihrer Befürchtungen bilden dürfen. So kann die Tagesmutter ebenso in die häuslichen Behandlungsanforderungen eingeführt werden, wie den Mitarbeiterinnen des Kindergartens Ängste ob der Eingliederung genommen werden können. Bisher sind dies nur Vermutungen von Frau B., die einer Klärung zu Hause bedürfen.

Die schwierige finanzielle Situation war schon Thema der ersten beide Gespräche. Frau B. wurde geraten einen Behindertenausweis und das Pflegegeld zu beantragen. Das Pflegegeld beträgt 400DM pro Monat, die zu erwartenden Steuerfreibeträge aufgrund des Ausweises belaufen sich auf etwa 10.000DM im Jahr. Es ist nötig, dies wieder in Erinnerung zu bringen, um wenigstens eine kleine finanzielle Entlastung zu schaffen (siehe auch Dittrich-Weber).

Die Schwierigkeiten des Bruders in der Schule können momentan von ihr aus der Klinik heraus nicht gelöst werden. Der Berater versucht Verständnis für die schwierige Situation, in der sich der Bruder befindet, zu wecken. Er leidet unter der momentanen Trennung der Familie. Die Probleme in der Schule müssen kein Zeichen eines dauernden Versagens sein. Die Streitigkeiten mit dem Ehemann sind ebenso Indiz für Belastungen, denen er momentan ausgesetzt ist. Im Gespräch stellt sich heraus, daß der Ehepartner bisher noch nie alleine den Haushalt versorgen mußte und damit wohl Schwierigkeiten hat. Auch er ist durch die Erkrankung der Tochter und der Bewältigung der auf die Familie zukommenden Veränderungen einem enormen Druck ausgesetzt. Frau B. wird das Kompensationsverhalten ihres Mannes im Laufe des Gespräches deutlich und kann Verständnis dafür aufbringen.

Zum Schluß des Gespräches ist es neben der Befindlichkeitsabklärung wichtig, mögliche Gesprächspartner für die Familie zu Hause zu finden. Wichtige Ansprechpartner, sofern nicht an eine Familientherapie gedacht werden muß, sind die Ansprechpartner der Elternkreise rheumakranke Kinder, die flächendeckend in der Bundesrepublik verteilt sind.

Interdisziplinärer Ansatz

Die gesamte Behandlung der rheumatischen Erkrankung, sowie die Betreuung der gesamten Familie kann nur interdisziplinär erfolgen. So wie die Erkrankung Auswirkungen auf den gesamten Lebensbereich hat, müssen diese im Umkehrschluß aufgegriffen werden.

Fachlich intensiv ist die Zusammenarbeit mit den Mitarbeitern des "Freizeitkellers". Die "Bastelstube" für Kinder bis etwa 12 und die Freizeitgestaltung für Jugendliche ab 12 Jahren erfüllen eine wichtige Aufgabe innerhalb des therapeutischen Geschehens in der Klinik, ohne in den Mißkredit einer weiteren Therapie zu gelangen.

Im Bereich der Spiel- und Freizeitpädagogik besteht für die Patienten die Möglichkeit, eine Vielzahl von Alternativen in der persönlichen Entfaltung zu entdecken und somit notwendige Anerkennung zu erhalten. Darüber hinaus beinhalten die Aktivitäten eine Ablenkung vom Klinikalltag und die Chance, Kontakte zu Gleichaltrigen zu knüpfen. In einer sinnvollen Beschäftigung können die Kinder und Jugendlichen in die Planung und Organisation einbezogen werden. Die schöpferischen Fähigkeiten beim Ausprobieren neuer Gestaltungselemente werden gefördert, neue Entfaltungshorizonte eröffnen sich. Obwohl die Bastelstube ein freiwilliges Angebot ist und keine verordnete Therapie, steht auch der Gelenkschutz als Postulat künstlerischer Tätigkeit. Die Ergebnisse spiegeln wider, daß trotz Handschienen und Gelenkdestruktionen kreatives Gestalten möglich ist. Durch die Freizeitgestaltung gelingt es, Freiräume im deprivierten Klinikalltag zu schaffen, so können regressive Tendenzen gezielt vermieden werden. Das eigene Wohlbefinden und Bedürfnisse stehen dabei im Vordergrund. In regelmäßigen Besprechungen mit der Beratungsstelle werden Falldiskussionen durchgeführt und gemeinsame Strategien der fachlichen Betreuung entwickelt.

Die Zusammenarbeit mit den anderen Fachdisziplinen der Klinik ist ebenfalls sehr eng. Terminierte Besprechungen finden allerdings nicht statt. Die täglichen Visiten bilden das wichtigste Forum zur Falldiskussion. Feste Teilnehmer sind neben dem Stationsarzt die behandelnde Krankengymnastin und die Schwestern der Station. Im Einzelfall wird bei Bedarf unter Hinzuziehung des Sozialpädagogen, der Psychologin und der Ergotherapeutin ein interdisziplinäres Vorgehen besprochen, um die Behandlung des Kindes und die Betreuung der Familie zu optimieren.

Selbsthilfe

1980 gründeten betroffene Eltern in der Rheuma-Kinderklinik in Garmisch-Partenkirchen einen "Bundesarbeitskreis Eltern rheumakranker Kinder", der sich der Deutschen Rheuma-Liga anschloß. Den betroffenen Eltern ging es hauptsächlich um den Erfahrungsaustausch und die Hilfe untereinander. Das gegenseitige Verständnis, beruhend auf ähnlichen Erfahrungen, schaffte ein solidarisches Gefühl untereinander. Besonders intensiv ging man auf die Frage der Betreuung von Familien am Wohnort ein und entschloß sich, die Elternkreise bundesweit auszuweiten.

Um den Aufbau der Elternkreise wohnortnah in allen Bundesländern zu fördern, ging die Organisation bald in die Geschäftsstellen der einzelnen Landesverbände der Deutschen Rheuma-Liga über. Die Ziele der Initiative sind in vier Punkten festgelegt worden (Deutsche Rheuma-Liga, 1991):

1. Patienten zu beraten und zu begleiten, die von rheumatischen Erkrankungen betroffen sind.
2. Die Öffentlichkeit über rheumatische Erkrankungen aufzuklären.
3. Die Zusammenarbeit aller zu organisieren, die helfen wollen: der Ärzte, Patienten, Therapeuten, sonstiger Hilfswilliger.

4. Für die Verbesserung der medizinischen und sozialmedizinischen Versorgung einzutreten.

In der Zwischenzeit existieren etwa 80 Elternkreise über das Bundesgebiet verteilt. Die regelmäßigen Treffen werden von den Aktiven als "sinnvolle praktische Lebenshilfe" angesehen.

Die intensive Zusammenarbeit der Beratungsstelle für Eltern und Patienten der Rheuma-Kinderklinik mit den Elternkreisen hat 1992 zur Gründung einer "Kontaktstelle" der Elternkreise geführt, die von der gewählten "Bundeselternsprecherin" geleitet wird, mit folgenden Inhalten:

Weitergabe der Idee der Selbsthilfe
Die Aktivitäten der Elternkreise dienen der "Hilfe zur Selbsthilfe" - d.h. der Förderung von Selbstverantwortung und Eigenaktivität. Das Gespräch zwischen Betroffenen ist die beste Grundlage für die Verbreitung dieses Gedankens.

Information über die Inhalte der Elternkreisarbeit
Die inhaltlichen Angebote der Elternkreise werden örtlich von den einzelnen Gruppen selbständig gestaltet. Durch den persönlichen Kontakt können interessierte Eltern über die Vielfalt der Möglichkeiten umfassend informiert werden.

Motivation zur Teilnahme und Mitarbeit in den Elternkreisen
Durch die regelmäßige Anwesenheit der Elternsprecherin werden die Elternkreise "sichtbar" gemacht und als zuverlässig und wohltuend erkannt. "Bildhaft" soll so das Interesse an einer Teilnahme bzw. Mitarbeit geweckt werden.

Begleitung der Eltern vor Ort
Die Kontaktstelle möchte als Ansprechpartner für alle möglichen und unmöglichen Fragen fungieren. Für Eltern ist es oft leichter, das Gespräch mit Gleichbetroffenen zu suchen, da Verständnis für die Situation vorausgesetzt werden kann.

Gefördert wird die Arbeit der Kontaktstelle durch die Aufklärungsarbeit des Klinikpersonals und die Mundpropaganda der Eltern. Ein weiterer Anreiz ist die Möglichkeit der finanziellen Unterstützung bei der Elternunterbringung.

Die offen und sehr persönlich gehaltenen Gespräche, in der Regel als Einzelgespräch aber auch immer wieder in einer kleinen Gruppe, basieren auf dem Wunsch zu erfahren, wie andere Eltern sich in vergleichbaren Situationen verhalten. Immer wiederkehrende Fragestellungen sind:
- wie gehen sie mit der Verantwortung um, für ihr Kind schwerwiegende Entscheidungen zu treffen
- wie verkraften sie die angstmachende Verabreichung starker Medikamente
- wie schaffen sie es, "standhaft" zu bleiben, obwohl sie durch "neueste Informationen" und "gutgemeinte Ratschläge" immer wieder verunsichert werden
- wie gehen sie mit Vorurteilen, Unverständnis und Rückzug von Verwandten, Freunden und Nachbarn um
- wie gehen sie mit Rückschlägen um - besonders wenn alle Therapiemaßnahmen eingehalten wurden und trotzdem der nächste Schub kommt

- wieviel soll ein Kind von seiner Krankheit wissen und wann haben sie es ihm erklärt
- wie gehen sie mit der Überbehütung des kranken Kindes und der Vernachlässigung der Geschwister um
- kennen sie Kinder, bei denen die Krankheit in der Pubertät zum Stillstand kam
- kennen sie Kinder, die gesund geworden sind
- kennen sie rheumakranke Kinder, die inzwischen Erwachsene sind
- welche Erfahrungen haben sie mit alternativen Heilmethoden
- welche Erfahrungen haben sie mit Ernährungsumstellungen
- wie haben sie es geschafft, ihr Leben neu zu orientieren und neue Inhalte zu finden

Die Beratungsstelle der Fachklinik und die Kontaktstelle der Elternkreise ergänzen sich in dem Bemühen, die Situation rheumakranker Kinder und deren Angehörigen zu verbessern. Das Engagement bleibt nicht auf der Klinikebene stehen, vielmehr konnte durch zahlreiche Aktionen, Kontakte, Vorträge und Publikationen, aber auch Auszeichnungen, zumindest in Fachkreisen, ein größeres Verständnis für die Belange rheumakranker Kinder und deren Familien und somit ein wichtiger Beitrag zur Verbesserung der Versorgung geleistet werden.

Literatur

Altenbockum, v. C., Hibler, M., Spamer, M., Truckenbrodt, H.: *Juvenile chronische Arthritits - Entwicklung von Achsenfehlstellungen an Hand, Knie und Fuß und ihre krankengymnastische Behandlung.* Hans Marseille Verlag GmbH, München, 1993.

Beutel, M.: *Bewältigungsprozesse bei chronischen Erkrankungen.* VCH Verlagsgesellschaft, Weinheim, 1988.

Billings, A., Moos, R., Miller, J., Gottlieb, J.: *Psychosocial adaption in juvenile rheumatic disease.* Health Psychology 6, 343 - 359 (1987).

Bischoff, H., Rathgeber, R.: *Behinderte in Ausbildung und Beruf.* Verlag C.H. Beck, München, 1987.

Deutsche Rheuma-Liga: *Die Deutsche Rheuma-Liga stellt sich vor.* Faltblatt der Deutschen Rheuma-Liga, (1991)

Häfner, R., Truckenbrodt, H.: *Chronische Gelenkentzündung im Kindes- und Jugendalter.* Zeitschrift für Gesundheitsförderung 16, 33 - 41 (1993).

Henze, K. H.: *Chronische Krankheit in der Adoleszenz.* Enke Verlag, Stuttgart, 1989.

Kriegel, W., Ropers, G., Sangha, O., Konietzny, G.: *Besondere Probleme junger Rheumakranker bei der beruflichen Eingliederung.* Zeitschrift für Rheumatologie 51: Suppl. 1, 7 - 13 (1992).

Petermann, F., Noeker, M., Bode, U.: *Psychologie chronischer Krankheiten im Kindes- und Jugendalter.* Psychologie Verlags Union, München, Weinheim, 1987.

Raspe, H.-H., Mattussek, S.,: *Depression bei Patienten mit einer chronischen Polyarthritis.* Aktuelle Rheumatologie 11, 69 - 74 (1986).

Schuster, P.: *Chronisch kranke Kinder - Keine Kinder mehr?* Deutsche Krankenpflegezeit-schrift, 5, S. 312 - 316 (1987).

Schuster, P.: *Warum gerade wir?* DPWV-Nachrichten, Nr. 12 (1985).

Schwind, H., Becker, Ch.: *Rheumakranke Kinder und ihre Familien.* Rummelsberger Anstalten, Schwarzenbruck, 1993.

Specht, K.G., Dickhaut, W.: *Soziologische Aspekte zur juvenilen rheumatoiden Arthritis.* Schriftenreihe des Bundesministers für Jugend, Familie und Gesundheit. Verlag W. Kohlhammer, Stuttgart, Berlin, Köln, Mainz, Band 69, 1979.

Truckenbrodt, H.: *Zur Versorgungsstruktur rheumakranker Kinder und Jugendlicher in Westdeutschland.* Zeitschrift für Rheumatologie 49, 260 - 267 (1990).

Weigert, Ch.: *Occupational therapy for children with chronic arthritis.* Clinical Rheumatology 11.2, 307 (1992)

Wiedebusch, S.: *Krankheitskonzepte von Kindern und Jugendlichen mit juveniler chronischen Arthritis.* Hofgrefe, Verlag für Psychologie, Göttingen, 1992.

Wiedl, K. H. (Hrsg.): *Rehabilitationspsychologie.* Verlag W. Kohlhammer GmbH, Stuttgart, Berlin, Köln, Mainz, 1986.

Chronische Niereninsuffizienz

Psychologische Rehabilitationsansätze für Kinder und Jugendliche

Hans-Peter Michels

Einleitung

Die Niereninsuffizienz im Kindes- und Jugendalter stellt eine bedeutsame chronische, das gesamte weitere Leben begleitende Erkrankung dar.

Wenn eine chronische Niereninsuffizienz schon im Kindes- und Jugendalter auftritt, dann führt sie - im Unterschied zu einer Niereninsuffizienz, die im Erwachsenenalter beginnt - zu spezifischen Problemen, die besonderes Behandlungswissen erfordern.

Definition

Die Niereninsuffizienz kann klinisch-funktionell folgendermaßen umschrieben werden: Die Nieren sind nur noch eingeschränkt fähig, die im Körperstoffwechsel anfallenden Abfallstoffe, vor allem die stickstoffhaltigen Endprodukte des Eiweißstoffwechsels, auszuscheiden. Bei weiterer Verschlechterung können die Nieren auch nicht mehr die Regulation des Elektrolyt-, Wasser- und Säure-Basen-Haushaltes leisten (Birbaumer & Schmidt, 1991).

Für die gesamte Funktion der Nieren ist entscheidend, ob eine ausreichende Filtration von Primärharn in den Glomeruli stattfindet. Bei der chronischen Niereninsuffizienz beträgt die Glomeruläre Filtrationsrate (GFR) nur noch ca. 60 ml/min/1,73m^2. Das Präterminalstadium ist erreicht, wenn die GFR 10-20 ml/min/1,73m^2 beträgt. Erreicht die GFR Werte von 5-10 ml/min/1,73m^2, dann wird eine Dialyse notwendig.

Ätiologie

Für chronische Nierenerkrankungen lassen sich verschiedene Entstehungsursachen festmachen. Nach einer allgemeinen Kategorisierung unterscheidet man:
- kongenitale
- genetische
- erworbene
- metabolische Ursachen

In ca. zwei Drittel der Fälle sind für das Kindesalter die angeborenen Erkrankungen verursachend: die kongenitalen Nephropathien und die Harntraktfehlbildungen (Ruder, 1993, Schäfer et al., 1994).

Epidemiologie

Die chronische Niereninsuffizienz ist im Kindes- und Jugendalter eine vergleichsweise selten auftretende Erkrankung. Nach der Statistik der European Dialysis and
Transplant Association (EDTA) waren in der Bundesrepublik Deutschland am
31.12.1991 eine Anzahl von 1223 (West: 1013/Ost: 210) pädiatrischen Patienten
registriert, die bisher eine Nierenersatztherapie erhalten haben (erfaßt wurden die
Patienten, die zum Zeitpunkt der Nierenersatztherapie unter 15 Jahre alt waren; sie
können jetzt lebend oder tot sein).

Abbildung 1: Behandlungen

Nierenersatztherapie (Dialyse und/oder Transplantation) bei Kindern und Jugendlichen in der Bundesrepublik Deutschland bis zum 31.12.1991

Gesamt: **1223**

West: **1013**

Ost: **210**

Zahlen: European Dialysis and Transplant Association (EDTA) - 1992 (erfaßt wurden die
Patienten, die zum Zeitpunkt der Nierenersatztherapie unter 15 Jahre alt waren).

Kurze Geschichte der Nierenersatztherapie in der Pädiatrie

Prinzipiell besteht seit 1950 in der Pädiatrie die Möglichkeit zur Nierenersatztherapie (erste extrakorporale Dialyse). Auch wurde schon sehr früh - 1955 - das Verfahren der Hämodialyse bei Kindern beschrieben, doch erst Mitte der sechziger
Jahre wurden erste Erfahrungen mit dieser Methode aus den USA veröffentlicht
(Hutchings et al., 1966). Das bedeutete für das Gros der Kinder mit chronischer
Niereninsuffizienz: Vor ca. 30 Jahren war ihre Prognose noch sehr schlecht: Man
konnte den Tod lediglich um einige Monate verzögern, dann starben die Kinder
qualvoll, infolge einer Urämie (Müller-Wiefel, 1991). Korsch (1983) konstatiert für
die damalige Zeit, daß in der Pädiatrie die Kenntnisse und Erfahrungen bzgl. der
Behandlungsformen Dialyse und Transplantation sowie über die korrespondieren-
den somatischen und psychosozialen Probleme noch spärlich waren. Deshalb wurde 1967 am Children`s Hospital in Los Angeles ein Dialyse- und Transplantations-
programm für Kinder etabliert.

Abbildung 2: Kindernephrologische Zentren in Deutschland

Stadt	*Anschrift*
Berlin	Kindernephrologie der Charité 10117 Berlin

Düsseldorf	Kinderklinik "Florence Nightingale" 40489 Düsseldorf
Erlangen	Uni-Kinderklinik 91054 Erlangen
Essen	Uni-Kinderklinik 45145 Essen
Frankfurt	Clementinen Kinderhospital 60316 Frankfurt
Freiburg	Uni-Kinderklinik 79106 Freiburg
Hamburg	Uni-Kinderklinik 20251 Hamburg
Hannover	Kindernephrologie der MHH 30625 Hannover
Heidelberg	Uni-Kinderklinik 69120 Heidelberg
Jena	Uni-Kinderklinik 07745 Jena
Köln	Uni-Kinderklinik 50937 Köln
Leipzig	Krankenhaus St. Georg 04347 Leipzig
Marburg	Uni-Kinderklinik 35037 Marburg
Memmingen	Kinderklink 87700 Memmingen
Moers	Kinderklinik 47441 Moers
München	Kinderklinik der TU 80804 München
Münster	Uni-Kinderklinik 48149 Münster
Rostock	Uni-Kinderklinik 18057 Rostock
Stuttgart	Olga Hospital 70176 Stuttgart

(verändert nach Tab. 2 aus: Ehrich, Devaux, Eggert, Filler, Gellermann & Zimmering, 1995)

In der Bundesrepublik hat man seit 1969 an der Universitätskinderklinik Heidelberg systematische Erfahrungen über die Langzeitbehandlung dialysierter und transplantierter Kinder gewinnen können (Müller-Wiefel & Reichwald-Klugger, 1983, Schärer et al., 1993, 1994). Bis dahin waren Kinder, bis auf wenige Ausnahmen, von einer Dauerdialysebehandlung und Nierentransplantation ausgeschlossen, da sie noch bis zum Ende der sechziger Jahre als Hochrisikogruppe galten (Bulla, 1977). Allerdings waren die Fortschritte in diesem Bereich der Medizin rasant, wenn man bedenkt, daß zu Beginn der sechziger Jahre in den USA die erste erfolgreiche Nierentransplantation bei einem Kind durchgeführt wurde.

Kleinkinder waren häufig noch bis Ende der 70er Jahre aus anatomischen und psychosozialen Gründen von der Dialysebehandlung ausgeschlossen. Bei dieser Altersgruppe bevorzugt man heute die CAPD (kontinuierliche ambulante Peritonealdialyse), aber auch Nierentransplantationen werden heute schon bei Kleinkindern durchgeführt.

Laut EDTA-Statistik sind im Jahre 1990 in der gesamten BRD 40 Nierentransplantationen bei Kindern zwischen 0-14 Jahren durchgeführt worden. In der Altersgruppe 0-1 wurden 2 Verstorbenennieren -Transplantationen (engl.: CAD für cadaver donor = Verstorbenennieren-Spende) durchgeführt, in der Altersgruppe 2-5 waren es 7 Verstorbenennieren -Transplantationen und in der Gruppe von 6-14 Jahren 24 Verstorbenennieren - und 4 LD-Transplantationen (LD für living donor = Lebendnierenspende). 3 Transplantationen konnten nicht eindeutig zugeordnet werden (Ehrich et al., 1992).

Behandlungsformen

Am Anfang der Nierenersatztherapie wird in der Regel eine der Dialyseformen stehen (obwohl neuerdings - gerade im pädiatrischen Bereich - die frühzeitige Nierentransplantation diskutiert wird, ohne vorausgehende Dialyse; vgl. Cole, 1991 in GB und USA eher aus ökonomischen Gründen). In der Pädiatrie nimmt man die Patienten in ein langfristiges Dialyseprogramm auf mit dem Ziel der anschließenden Nierentransplantation, die bessere somatische, soziale und psychische Rehabilitationschancen bietet (Offner, 1985; Ruder, 1993).

Die Entscheidung für Hämo- oder Peritonealdialyse hängt von verschiedenen Faktoren ab: U.a. vom klinischen Status des Kindes, der primären Nierenerkrankung, vom Alter des Kindes, von der kognitiven Entwicklung und/oder den psychosozialen Umständen.

Dialyse: Während der Dialyse wird das Blut von harnpflichtigen Substanzen mittels einer semipermeablen Membran und einer bestimmten Dialyseflüssigkeit gereinigt. Bei der Hämodialyse ist dies eine künstliche Membran, bei der Peritonealdialyse bildet das Bauchfell (Peritoneum) diese Membran.

Hämodialyse: wird an der "künstlichen Niere" durchgeführt, d.h. an einer komplizierten Apparatur. Über einen Shunt (= vermittels einer Operation hergestellte Schlauchverbindung zwischen einer Arterie und Vene eines Arms) wird das Kind an den Dialysator angeschlossen. In der Regel muß das Kind dreimal in der Woche für 3-4 Stunden in ein Zentrum für Kinderdialyse (u.a. wegen der spezifischen Blutflußgeschwindigkeiten und Reinigungsprozeduren, die an kindliche oder jugendliche Bedürfnisse angepaßt sein müssen).

Peritonealdialyse: Es sind zwei Formen der Peritonealdialyse verfügbar: (1) die >kontinuierliche ambulatorische Peritonealdialyse< (CAPD) und (2) die >kontinuierliche zyklische Peritonealdialyse< (CCPD). CAPD ist eine weniger komplexe Prozedur und kommt ohne große Technologie aus. Bei der CAPD finden zwischen 4-6 mal am Tag sogenannte "Beutelwechsel" statt. Aus einem sterilen Beutel wird die Dialyseflüssigkeit über einen Dauerkatheder in die Bauchhöhle gelassen. Über das Bauchfell - durch Diffusion - werden anschließend aus dem Blut die harnpflichtigen Substanzen entzogen. Seit Einführung der >kontinuierlichen ambulatorischen Peritonealdialyse< (CAPD) ist die Nierenersatztherapie für Kinder aller Altersgruppen möglich, also auch im Babyalter. Die CCPD-Prozedur bedeutet, daß in der Nacht 5 x 2 Stunden Blutreinigungs-Zyklen stattfinden müssen; auch hier geschieht die Reinigung über das Bauchfell, allerdings mittels eines Cyclers.

Bei der *Nierentransplantation* werden die funktionsunfähigen Nieren durch eine gesunde Niere ersetzt. In den weitaus meisten Fällen handelt es sich in der BRD um Verstorbenennieren; die Lebendnierenspende ist sehr selten und bei uns werden nur Verwandte als Spender zugelassen. Zwar hat die Lebendnierentransplantation Vorteile (Offner, 1983), und bei pädiatrischen Patienten bedeutet eine lange Wartezeit an der Dialyse erhebliche Einbußen der Lebensqualität (Minderwuchs, verzögerte Pubertät), doch auch eventuelle Nachteile müssen kritisch geprüft werden und in die Entscheidungsfindung eingehen. Hier bedarf es einer verantwortungsbewußten intensiven Vorbereitung durch das nephrologische Team, wobei dem Pädiatrischen Psychologen eine diagnostische (im Verhältnis zu Patient und Familie) und beratende (gegenüber seinem Team) Funktion zukommt, denn zentrale Aspekte sind die Familienstrukturen, die Beziehungen der Familienmitglieder untereinander, die "unbewußten Verträge" etc. Die Befunde dienen dem Team zur Gestaltung der weiteren Behandlung. Korsch et al. (1978) schildern beispielsweise folgenden Fall: Ein Kind hatte sich von einem ihm unwillkommenen Organ - gespendet von der Mutter - "befreit", indem es auf die Einnahme der Immunsuppressiva verzichtete (siehe auch Ettenger et al., 1991; Ruder et al., 1992).

Assoziierte Probleme

Die psychosoziale Rehabilitation sollte immer die vielfältigen potentiellen Probleme, mit denen man bei Kindern und Jugendlichen mit chronischer Niereninsuffizienz rechnen kann, berücksichtigen. Die folgende Tab. soll einen Überblick vermitteln:

Abbildung 3:

- **Allgemeinsymptome**
  - reduzierter Allgemeinzustand
  - Müdigkeit
  - Leistungsminderung
  - Schwindel
  - Übelkeit, Brechreiz
  - Kopfschmerzen
  - Wachstumsstörung, Kleinwuchs
  - kardiovaskuläre Störungen
- **Sekundärkrankheiten**
  - Anämie
  - arterielle Hypertonie
  - renale Osteopathie
- **Assoziierte Krankheiten und Probleme**
  - Schmerzen
  - Infektionen
  - Störungen des Bewegungsapparates
  - neurologische Störungen
  - Hör- und Sehstörungen
  - zerebrale Funktionsstörungen
  - Aufmerksamkeits-, Konzentrations- und Reaktionsstörungen
  - Störungen der kognitiven Funktionen

Prognose

Trotz der steten Verbesserung der Behandlungsmöglichkeiten für Kinder mit terminaler Niereninsuffizienz sind weiterhin gravierende medizinische Probleme zu bewältigen: An erster Stelle sei der Kleinwuchs genannt. Frühe Entdeckung und Behandlung der chronischen Nierenerkrankung sind wichtig, um das Wachstum und die Entwicklung zu maximieren bzw. durch konservative Therapie das terminale Stadium zu vermeiden oder so lange als möglich hinauszuzögern.

Die Peritonealdialyse gilt - im Vergleich zur Hämodialyse - als das kindgerechtere Verfahren: Sie ermöglicht eine schonendere Elimination der harnpflichtigen Substanzen und bedeutet für das betroffene Kind und seine Familie eine größere Unabhängigkeit vom Krankenhaus (Ehrich et al., 1995). Aber auch dieses Verfahren ist nicht problemlos. Viele Kinder haben rezidivierende Peritonitiden. Aus den USA werden schlechtere Überlebensraten für Kinder unter CAPD berichtet: 54% vs. 95% 5-Jahres-Überlebensrate unter Hämodialyse (Potter, 1987). In der BRD stellt sich die Situation allerdings anders dar (Ursachen sind wohl in der erheblichen Differenz beider Länder in den Versorgungsstrukturen und der Finanzierungssysteme zu suchen):

Von 374 Kindern und Jugendlichen mit chronischer Niereninsuffizienz, die in der UKK Heidelberg im Zeitraum von 1969 bis 1988 (Aufteilung in 5-Jahres-Beobachtungsperioden) untersucht wurden, zeigten sich folgende Ergebnisse: Die Überlebensrate nach 10 Jahren Nierenersatztherapie stieg auf 77% an. In der letzten Beobachtungsperiode war die 2-Jahres-Überlebensrate jeweils 100%, sowohl für Hämodialyse-Patienten als auch für Peritonealdialyse-Patienten (Schärer et al., 1993).

Psychosoziale Aspekte

Forschungsergebnisse

Psychosoziale Aspekte sind in der pädiatrischen Nephrologie seit Anbeginn vielfältig erforscht worden. Schon ein kurzer Überblick über die Forschungsergebnisse verdeutlicht den Bedarf an professionellen psychosozialen Rehabilitationsangeboten:

In einer Anzahl von Untersuchungen sind psychische Probleme bei Kindern und Jugendlichen mit chronischer Niereninsuffizienz nachgewiesen worden, z.B. ein gestörtes Körperbild, psychische Unreife oder geringes Selbstbewußtsein (Beck et al., 1986). Auch psychiatrisch relevante Störungen konnten beobachtet werden, insbesondere bei solchen Patienten mit schweren Krankheitsverläufen. Aber auch diejenigen mit "leichteren" Krankheitsverläufen hatten meist Schulprobleme oder Kontaktschwierigkeiten.

Weiterhin kann festgestellt werden, daß diese Kinder und Jugendlichen selten eine altersadäquate Bewältigung der Entwicklungsaufgaben erreichen (aufgrund der deutlich erhöhten Anforderungen im Verhältnis zu gleichaltrigen Gesunden): es wohnen noch überproportional viele bei ihren Eltern, sie haben Probleme mit dem Selbständigwerden und mit der beruflichen Eingliederung, auch die psychosexuelle Entwicklung ist verzögert. Insgesamt müssen Probleme bei der psychosozialen Adaptation konzediert werden (Garralda et al., 1988; Reynolds et al., 1993; Ehrich, 1992; Rosenkranz et al., 1992; Henning et al., 1988; Offner et al., 1988).

Forschungen zeigen darüber hinaus, daß nicht nur die Betroffenen, sondern auch deren Eltern vermehrt psychosoziale Probleme haben und größeren subjektiven Streß empfinden (Reynolds et al., 1988).

Im folgenden werden Studienergebnisse zu psychischen Auswirkungen der verschiedenen Formen der Nierenersatztherapie berichtet. Interessiert war man an einem Vergleich von *Hämodialyse vs. CAPD vs. NTPL (Nierentransplantation)* bzw., ob unterschiedliche Auswirkungen auf Psyche und Verhalten der Patienten zu beobachten sind.

In bezug auf psychischen Streß (Ängste, Verunsicherungen, negative Erwartungen) fanden sich zwischen Kindern und Eltern beider Dialyseformen keine Unterschiede.

Jedoch berichten CAPD-Patienten - gegenüber Hämo-Dialysanden - geringere soziale Beeinträchtigungen; sie scheinen sich besser an diese Dialyseform zu adaptieren und haben weniger praktische Probleme mit der Behandlung. Weiterhin wurden geringere Depressionsscores und weniger Verhaltensstörungen bei dieser Patientengruppe gefunden (Brownbridge & Fielding, 1991).

Für die nierentransplantierten Kinder und Jugendlichen lassen sich gegenüber denen in den Dialyseprogrammen positivere Ergebnisse berichten, so daß die Transplantation an sich das entscheidende Glied in der Rehabilitationskette darstellt (vgl. Ruder, 1993): Nach NTPL zeigen sich weniger funktionelle Beeinträchtigungen (z.B. Kreislauf, ZNS-Funktionen), weniger soziale Beeinträchtigungen und geringere Probleme mit der Behandlung.

NTPL scheint zu angemessenerem Verhalten und emotionalen Anpassungen zu führen. Die Stimmungslage und das Selbstkonzept dieser Kinder verbessert sich. Weiterhin funktioniert die soziale Adaptation reibungsloser.

Im Vergleich zu gesunden Gleichaltrigen lassen sich noch folgende Phänomene beobachten: Ängste vor Krankenhaus, vor medizinischen invasiven Interventionen, Niedergeschlagenheit über geringe Körpergröße. Die meisten Eltern wünschen deshalb weitere psychologische und psychosoziale Hilfen (Reynolds et al., 1991).

Psychosoziale Probleme

Zusätzlich zu diesen Forschungsergebnissen möchte ich im folgenden potentielle psychosoziale Problemstellungen - aus klinischen Erfahrungen resultierend - darstellen, wie sie in der jeweiligen Krankheits- bzw. Behandlungsphase vorherrschen. Dies ermöglicht den klinisch tätigen psychosozialen Mitarbeitern eine gezieltere Diagnostik und Behandlungsplanung.

In der von mir - basierend auf klinischen Erfahrungen - konzipierten Synopse (Abb. 4) werden "Anforderungen/Aufgaben" und "Potentielle Probleme" getrennt nach Betroffenen und Familie aufgeführt. Betont werden muß, daß die Probleme nicht bei jedem Kind und in jeder Familie auftreten, sondern nur als potentiell zu werten sind. Die Synopse ist keinesfalls als "Psychopathologie bei chronischer Niereninsuffizienz" zu verstehen, zumal sich zeigt, daß nach der Nierentransplantation, die in der Dialysephase gezeigten psychischen Reaktionsweisen weitgehend "verschwinden" (siehe dazu den Abschnitt "Forschungsergebisse").

Abbildung 4:

Synopse über die vorherrschenden Anforderungen und psychosozialen Belastungen von Kindern/Jugendlichen und ihrer Eltern/Familien, differenziert nach den verschiedenen Behandlungsformen und den Krankheitsstadien

I Konservative Behandlung

Anforderungen/Aufgaben

Betroffene(r):   medizinische Maßnahmen einhalten; Diätrestriktionen; Selbstdisziplin; Adaptation an die Erkrankung

Familie/Eltern: "Supervision" bzw. Dafür-Sorge-Tragen, daß die med. Maßnahmen eingehalten werden; Wissensaneignung (bzgl. Nahrungszusammensetzung und Diätplanung)

Potentielle Probleme
Betroffene(r):   Angst; psychosomatische Reaktionen; Noncompliance
Familie/Eltern: Ängste um die Gesundheit des Kindes; Ungewißheit; Befürchtun-
                    gen, bei der Diät etwas falsch zu machen - das Kind zu gefähr-
                    den; Überbehütung

II Vor der Dialyse

Anforderungen/Aufgaben
Betroffene(r):   Auseinandersetzung mit der Dialysepflichtigkeit (die Unaus-
                    weichlichkeit akzeptieren) /Kennenlernen der Verfahren; Wahl
                    des Verfahrens; Einstellung auf lebenslange Behandlung und Mit-
                    arbeit
Familie/Eltern: Mitentscheidung bei der Wahl des Verfahrens; Mitarbeit

Potentielle Probleme
Betroffene(r):   Angst; Verdrängen; Aggressionen; Depressionen; Rückzug
Familie/Eltern: Ängste; Überbehütung

III Dialyse (allgemein)

Anforderungen/Aufgaben
Betroffene(r):   Adaptation an die Dialyse; Selbstdisziplin; Einschränkungen der
                    Freizeit; bedingte Teilnahme am Sport; Akzeptanz der krank-
                    heitsbedingten Andersartigkeit; mehr Energie zur Bewältigung
                    des alltäglichen Lebens (als Peers); Auseinandersetzung mit den
                    entsprechenden Entwicklungsaufgaben, die sich Kindern und Ju-
                    gendlichen stellen
Familie/Eltern: "Supervision" der Dialyse (achten auf Einhaltung der Nahrungs-
                    und Flüssigkeitsrestriktionen); Umstellen des Alltagslebens; Ad-
                    aption; Angst, Kind könnte durch kleine Fehler sterben

Potentielle Probleme
Betroffene(r):   Kontinuierlicher Streß; Ängste vor schmerzhaften med. Eingrif-
                    fen; schlechtes Allgemeinbefinden; Hunger- und Durstgefühle;
                    Abnahme der körperlichen und geistigen Leistungsfähigkeit; ra-
                    sche Ermüdbarkeit; Lernbehinderungen; physische Behinderun-
                    gen; Verletzung der körperlichen Integrität (Fistel, Dauerkathe-
                    ter, Shunt); gestörte Reifung (Kleinwuchs, verzögerte Pubertäts-
                    entwicklung, Dissoziation zwischen körperlicher und psychischer
                    Entwicklung); Rückstand an sozialen Erfahrungen; soziale Isolie-
                    rung; Identitätsprobleme, Kontaktprobleme; Attraktivitätsproble-
                    me (z.B. wegen Hämodialyse-Shunt, Peritonealdialysekatheter de-
                    formierter Extremitäten, gelblicher Hautfarbe, Ödem- oder Nar-
                    benbildungen); Abwehrstrategien (z.B. Verleugnung, Aggressio-
                    nen); Depressionen; Scham; Autonomieprobleme (Abhängigkeit

von den Eltern, Ablösung vom Elternhaus, Selbständigkeit bzw. Unselbständigkeit); Abhängigkeit von Ärzten und Pflegepersonal; Hospitalismus; Schul- und Berufsausbildungsprobleme; Probleme beim Aufbau befriedigender Beziehungen zum anderen Geschlecht

Familie/Eltern: Ängste; Überbehütung; Schon-, Schutz- und Verwöhnreaktionen; gesteigerte Zuwendung; eventuell Vernachlässigung der anderen Kinder; kontinuierlicher Streß

III.1 Hämodialyse

Anforderungen/Aufgaben
Betroffene(r):   strikte Wahrnehmung der Dialysezeiten
Familie/Eltern: wie unter III.

Potentielle Probleme
Betroffene(r):   Gefühl der Abhängigkeit von der Maschine; Angst vor Versagen der Maschine;
Familie/Eltern: wie unter III.

III.2 Peritonealdialyse

Anforderungen/Aufgaben
Betroffene(r):   hohe hygienische Anforderungen; Selbstdisziplin und -verantwortung; eigenverantwortliche Tagesplanung
Familie/Eltern: Mitarbeit und Kontrolle, daß die med. Maßnahmen eingehalten werden; Einrichten der Wohnung auf die Dialyse (CAPD oder CCPD); vgl. auch unter III.

Potentielle Probleme
Betroffene(r):   Scham wegen Dauerkatheter; verletztes Körperschema; Angst vor Peritonitis
Familie/Eltern: kontinuierlicher Streß als Dialysemitverantwortlicher; immer latent gefordert sein; hohes Maß an Verantwortung; Furcht vor Komplikationen (z.B. vor rezidivierenden Peritonitiden); Familienleben wird durch die Dialyse strukturiert bzw. dominiert; unzureichende Entspannungsmöglichkeiten; Mitleiden; Erziehungskonflikte; vgl. auch unter III.

IV Vor der Transplantation

Anforderungen/Aufgaben
Betroffene(r):   Warten; Abrufbereitschaft
Familie/Eltern: Warten; (Abrufbereitschaft)

Potentielle Probleme
Betroffene(r):   Ungewißheit; Anspannung; Stimmungsschwankungen (zwischen Bangen und Hoffen); Angst vor der Operation

Familie/Eltern: Ungewißheit; Anspannung; Stimmungsschwankungen (zwischen Bangen und Hoffen); Angst vor der Operation

----

V Transplantation (Nachsorgephase)

Anforderungen/Aufgaben

Betroffene(r):   verändertes (z.B.cushingoides) Aussehen; Verletzungsgefahr; Kalorienbeschränkungen; Nachreifung; Nebenwirkungen der Immunsuppresiva; Wahrnehmung der ambulanten medizinischen Nachsorgeuntersuchungen; Medikamente regelmäßig und zeitgerecht einnehmen; Blutdruck messen

Familie/Eltern: veränderte Betreuungsaufgaben (im Verhältnis zur Dialysephase weniger zeitintensive Betreuung)

Potentielle Probleme

Betroffene(r):   Körperbild-Probleme; Fremdkörpererlebnisse; Angst vor Abstossung; psychosomatische Reaktionen; Noncompliance; unrealistische Erwartungen (z.B. vollständig gesund zu sein); Ängste vor veränderten Anforderungen (eventuell höhere Anforderungen seitens der Bezugspersonen, Wegfall der Schonhaltung, Krankheitsgewinn während der Dialysephase); Probleme bei der Bewältigung von Entwicklungsaufgaben; eigene Familienplanung

Familie/Eltern: Angst vor Abstoßung, vor Verletzung; Probleme der Kontrolle bzw. des Loslassenkönnens; Readaptationsprobleme (Partnerschaft, Kinder, Zeit für sich, Freizeitgestaltung)

VI Redialyse

Anforderungen/Aufgaben

Betroffene(r):   Readaptation an die Dialyse; eventuell erhöhtes Risiko, daß sich die medizinischen Behandlungsmöglichkeiten verringern; Einschränkungen des Alltaglebens

Familie/Eltern: s.o. (analog Betroffener)

Potentielle Probleme

Betroffene(r):   Todesangst; Depression; Trauer; Enttäuschung; Hoffnungslosigkeit; Rückzug; psychosomatische Reaktionen; Schuldgefühle (beispielsweise wegen Noncompliance in der Phase der Transplantat-Nachsorge); erneute Reifungs- und Entwicklungsverzögerungen

Familie/Eltern: Depression; Trauer; Ängste um das Leben des Kindes; erneute dialysebedingte Einschränkungen des Alltaglebens (s.o); Ängste, daß die med. Behandlungsmöglichkeit ausgereizt ist; Ängste vor weiteren invasiven Maßnahmen

Psychosoziale Praxis

Nachfolgend sollen psychologische und psychosoziale Konzepte sowie Behandlungsmaßnahmen referiert werden. Ich orientiere mich dabei an der Systematisierung der Behandlungsformen/Krankheitsstadien der vorgestellten Synopse. Zwar werden psychologische Maßnahmen wie Diagnostik, Familienberatung/-therapie, Beratung der anderen Professionen, Entspannungsverfahren, Informationsgespräche, Schulungsprogramme etc. in verschiedenen Krankheitsstadien übergreifend zum Tragen kommen, jedoch können je nach Phase vorherrschende Strategien benannt werden:

KONSERVATIVE BEHANDLUNG

Während der >Konservativen Behandlung< und >Vor der Dialyse< stehen diagnostische, psychotherapeutische und sozialpädagogische Maßnahmen im Vordergrund. Psychosoziale und familiäre Probleme werden schon sehr früh in der Behandlung deutlich, meist aufgrund der verspäteten Inanspruchnahme ärztlicher Hilfe oder einer unzureichenden Mitarbeit der Eltern/des Jugendlichen in diesen Behandlungsphasen. Notwendig wird eine psychologische und psychosoziale Diagnostik des Familiensystems, der sozialen Lage der Familie oder eine Differentialdiagnostik des Patienten hinsichtlich seiner kognitiven wie motivationalen Merkmale. Bei familiären oder psychosozialen Problemen werden vielfältige Interventionen (z.B. supportive Maßnahmen, sozialrechtliche Beratung, Familientherapie, manchmal sogar Sorgerechtsentzug) und in der Regel eine langfristige psychologische und sozialpädagogische "Begleitung" notwendig.

Von zentraler Bedeutung für diese Phase ist eine Schulung, welche auf adäquaten Umgang mit der Erkrankung zielt und gesundheitsförderliches Handeln in anderen Bereichen einüben will. Damit werden wesentliche Grundlagen für den weiteren Umgang mit der Erkrankung gelegt.

Wie sehr familiäre Probleme, massive Partnerschaftskonflikte, Erziehungsinsuffizienz oder auch geringes Bildungsniveau auf die medizinische Behandlungsplanung einwirken und das Ausmaß psychosozialer Interventionen bestimmen, soll aufgrund einer vergleichenden Betrachtung dargelegt werden:

Bei einem knapp vier Jahre alten Jungen mit nephrotischem Syndrom wurde eine Konservative Behandlung begonnen. Nach ca. sechswöchigem stationärem Aufenthalt wurde er für Weihnachten beurlaubt und in die Obhut der Eltern gegeben. Trotz Vorbereitung und Schulung der Eltern, führte ein Konflikt zwischen den Eltern (der im stationären Setting nicht erkennbar geworden war) zu solch gravierendem Fehlverhalten, daß hier, bei relativ einfachen Vorschriften (z.B. salzarme Kost) und unaufwendigen Maßnahmen, die Eltern die Behandlungsleitlinien mißachteten, daß das Kind in lebensbedrohlichem Zustand wieder aufgenommen wurde. Statt der bei einer solchen Erkrankung eher absehbaren stationären Aufenthaltsdauer mußte hier eine mehrmonatige stationäre Behandlung erfolgen, um das Leben des Kindes zu retten. Während der langen stationären Phase war eine Dauerbegleitung der Familie durch die psychosozialen Mitarbeiter notwendig.

Dagegen: Bei einem 15jährigen Jungen mit hämolytisch-urämischem Syndrom konnte der stationäre Aufenthalt relativ kurz gehalten werden, obwohl er emotional erheblich auf die plötzlich eintretende Erkrankung reagierte. Anfangs waren seine Ängste so ausgeprägt, daß er hyperventilierte. Später waren die Ängste noch so stark, daß nach einem kurzen Zeitintervall stechende Schmerzen im "Bauchbereich und der Leistengegend" folgten. Durch einige wenige psychotherapeutische Interventionen (kognitive Umstrukturierung, Entspannungstraining, Ablenkung) wurden seine emotionalen Probleme für ihn soweit bewältigbar, daß die Entlassung erfolgen konnte. Zwischenzeitlich hatte die Mutter eine Schulung bzgl. der notwendigen Diätvorschriften mitgemacht und auf meine Anregung hin für ihren Sohn einen Kurs in Autogenem Training am Heimatort organisiert (sie hatte sich ebenfalls angemeldet). In einer späteren ambulanten Sitzung gab sie an, auch erhebliche Ängste gehabt zu haben, insbesondere bei der kaliumarmen Essenszubereitung Fehler zu machen. Im Gespräch verdeutlichte sich, daß sie viel Eigeninitiative daraufhin entwickelt hatte, beispielsweise sich bei Unsicherheiten des öfteren an eine Diätassistentin im regionalen Krankenhaus gewendet hatte. Auch dokumentierte sie die Rezepte der jetzigen Essen, um sich in Zukunft aufwendige Berechnungen zu sparen. Bleibt zu erwähnen, daß der Patient - trotz häufigen Hungergefühls - sich strikt an die Diätrestriktionen hielt und seine Blutwerte erfreulich waren.

DIALYSE

Auch in dieser Phase kommt der Schulung eine zentrale Bedeutung zu: Kinder und Jugendliche sind möglichst altersgerecht mit den Dialyseverfahren und mit medizinischem Wissen zur Erkrankung vertraut zu machen. Dies fördert deren Umgang mit der Erkrankung, verbessert die Selbstbeobachtung und stärkt die Handlungsfähigkeit.

Während dieser Phase wird außerdem das Schwergewicht auf folgenden psychologischen und psychotherapeutischen Interventionen liegen:

1. Neuropsychologische Diagnostik: Im Stadium der Dialyse sollte eine detaillierte testpsychologische Evaluation der kognitiven Funktionen der Patienten stattfinden, da aufgrund der Niereninsuffizienz neurologische Folgen, "Ausfälle", Defizite oder Teilleistungsschwächen auftreten können. Solche Untersuchungen sollten systematisch erfolgen, um die Weichen für frühzeitige Interventionen zu stellen. Ziel ist die optimale schulische und berufliche Rehabilitation.
2. Hilfe bei der schulischen Rehabilitation: Besonders während der Dialysephase kommt es zu Fehlzeiten in der Schule (z.B. zeigt eine japanische Studie von Umeyama et al., 1984, daß nur 29% aller dialysierten und 51% aller transplantierten Kinder in der Lage waren, regelmäßig die Schule zu besuchen, verbunden mit erheblichen Defiziten). Durch frühzeitige Interventionen sollten die Defizite minimal gehalten werden: z.B. Unterricht im Krankenhaus (während längerfristiger notwendiger stationärer Aufenthalte), Hausunterricht, Nachhilfe oder aber Aufnahme in eine spezifische Rehabilitationseinrichtung, welche mit einer Schule kooperiert.
3. Die weitere psychologische Diagnostik wird während der Dialysephase mehr auf die Befindlichkeit des Patienten auszurichten sein: Neben der Exploration können auch psychodiagnostische Verfahren eingesetzt werden. Zwar existieren kei-

ne eigens für die Gruppe der chronisch niereninsuffizienten Kinder und Jugend-
lichen konstruierten Verfahren, aber einige allgemeinere Fragebögen sind
brauchbar:
- Freiburger Fragebogen zur Krankheitsverarbeitung (FKV) von Muthny
- Gießener Beschwerdebogen (Brähler)
- Depressions-Inventar für Kinder und Jugendliche (DIKJ) von Stiensmeier-
  Pelster, Schürmann & Duda
- Kontrollüberzeugungen zu Krankheit und Gesundheit (KKG)(Lohaus &
  Schmitt)
- Aussagenliste zum Selbstwertgefühl für Kinder und Jugendliche (ALS) von
  Schauder
- Hamburger Neurotizismus und Extraversions-Skala für   Kinder und
  Jugendliche (HANES-KJ) von Buggle & Baumgärtl
4. Die Begleitung des Patienten in seiner Auseinandersetzung mit oder in der Ak-
zeptanz der Dialyse ist ein weiteres wichtiges Feld psychologischer Tätigkeit.
Diagnostisch relevant ist das Wissen des Kindes über die eigene Erkrankung,
seine Selbstsicht, sein Krankheitskonzept etc., da die Einstellungen, die Kognitionen hierzu handlungsrelevant für den Patienten sein können. Aufbauend darauf lassen sich supportive Maßnahmen planen, ehe es beispielsweise zur Nicht-
Einhaltung von ärztlichen Vorschriften kommt.
5. Bei einigen Patienten ist insbesondere in dieser Phase der Behandlung, neben
Informations- und Beratungsgesprächen, eine Form von Psychotherapie indiziert, welche die Bewältigungsressourcen des Patienten fördert. Notwendig werden können beispielsweise verhaltenstherapeutische Interventionen zum Eß- oder
Trinkverhalten, die die Selbstmanagement-Kompetenzen erhöhen (Kanfer et al.,
1991), Selbstsicherheitstraining, Kontakttraining oder aber umfangreiche - sup-
portiv ausgestaltete - Psychotherapie, die Dekompensationen "auffängt". Sinn-
fragen, emotionale Befindlichkeiten und die Lebensqualität sollten ebenfalls thematisiert werden.

Desweiteren ist an familientherapeutische oder systemische Therapie zu denken, mit dem Ziel, die Lebensqualität oder das Bewältigungsverhalten naheste-
hender Personen zu unterstützen.

Mit demselben Ziel werden auch Ferienfreizeiten, Eltern-Kind-Kuren oder
Selbsthilfegruppen initiiert. Der Erfahrungsaustausch mit anderen Betroffenen,
günstigerweise mit Patienten aus unterschiedlichen Behandlungsstadien sowie
deren Familien, kann sehr hilfreich sein (z.B. Kontakte fördern helfen, Infor-
mationsweitergabe, psychische Entlastung durch Gespräche, Schuldgefühle abbauen etc.).

Fall

Mit einem 15jährigen Jungen - X. - wurde als ambulante Rehabilitationsmaßnahme
eine verhaltenstherapeutische Kurzzeitintervention durchgeführt. Seine Lebenssituation war äußert schwierig (der Vater hatte Alkoholprobleme, war chronischer
Spieler mit erheblichen Spielschulden; die Mutter wirkte depressiv) und beeinflußte

erheblich das Krankheitsverhalten: Doch einige Familiengespräche zeigten, daß keine Veränderungsbereitschaft seitens der Eltern bestand, sie thematisierten noch nicht einmal die Konflikte (die hatte ich über Dritte erfahren).

Da X.s Trinkverhalten zwischen seinen Hämodialysezeiten (dreimal in der Woche) selbstschädigend war (er lag häufig 1,5 bis 2 Liter über dem Soll), wurde die Therapie auf dieses Problemverhalten ausgerichtet. Er arbeitete mit und zeigte sich bereit, neue und veränderte Handlungweisen zu erlernen.

In einer Verhaltensanalyse wurden die auslösenden Bedingungen (Situationen, Durstgefühl, Kognitionen) erhoben, insbesondere zeigte sich, daß Trinken für ihn sehr angenehm war (er bevorzugte kalte Getränke, Cola), also dieses Verhalten schon in sich als positiver Verstärker gewertet werden kann. Zu Beginn wurde mit X. ein Tagesplan zur Einteilung der Trinkmengen erarbeitet. Dies führte nur zu einer geringen Veränderung. Anschließend wurden mit ihm seine trinkbezogenen Kognitionen disputiert und alternative innere Leitsätze erarbeitet. Schwerpunkt der Therapie war jedoch, daß X. verschiedene andere Möglichkeiten zur Selbstbelohnung kennenlernte bzw. für ihn hochwertige Aktivitäten unternahm, statt aus Langweile heraus zu trinken.

TRANSPLANTATION

Studien zur psychosozialen Situation nach Transplantation (Davis et al., 1990; Ettenger et al., 1991; Foulkes et al., 1993; Korsch et al., 1973; Reynolds et al., 1991; Reynolds et al., 1993) zeigen, daß sich die Lebensqualität der Patienten deutlich verbessert. Somit kann die Nierentransplantation in jeder Hinsicht als der "zentrale Rehabilitationsfaktor" gewertet werden.

In dieser Phase werden psychotherapeutische Maßnahmen weniger verlangt. Jetzt bilden die schulische und berufliche Integration die Aufgabenschwerpunkte für die psychosozialen Mitarbeiter. Trotz guter medizinischer Rehabilitation sind immer noch ein erheblicher Anteil nierentransplantierter Jugendlicher nicht zufriedenstellend beruflich rehabilitiert.

Die Studie von Ehrich et al. (1992) macht darauf aufmerksam, daß in den europäischen Ländern im Durchschnitt nur 58% der chronisch Niereninsuffizienten überhaupt berufstätig wurden (Schwankungen: in GB waren es 73%, in Südeuropa sind es ca. 40%). Körperliche Behinderungen und mentale Probleme sind bei bis zu 50% der Patienten Hinderungsgründe für eine erfolgreiche Berufstätigkeit.

Schon frühzeitig sollte seitens der klinischen Sozialarbeiter, unter Hinzuziehung des Psychologen, eine adäquate Berufsausbildung vorbereitet werden: beispielsweise Feststellung der Begabungs- und Interessensschwerpunkte (umfassende (neuro-)psychologische Diagnostik), Kooperation mit den Reha-Beratern des Arbeitsamtes, Familienberatung, Klärung von Fördermöglichkeiten, Überleitung in "beschützende" Einrichtungen der Berufsausbildung.

Nur vereinzelt werden in der Post-Transplantationsphase stützende Gespräche durch den Psychologen nötig, vornehmlich dann, wenn akute Abstoßungskrisen auftreten oder Patienten durch Non-Compliance auffällig werden.

Fall

Während der langjährigen Dialysezeit (durchgeführt in der ehemaligen DDR) war es bei Y. immer wieder zu erheblichen Fehlzeiten in der Schule gekommen. Nach erfolgreicher Nierentransplantation (Ende 1992) im Alter von 14 Jahren und Übersiedlung nach Bayern, stellte sich die Frage der Berufswahl. Einen qualifizierten Hauptschulabschluß hätte er in Bayern nicht mehr erlangen können, obwohl eine klinikinterne psychologische Testung mit dem HAWIK-R einen Gesamt-IQ von 114 (Verbal-IQ = 110; Handlungs-IQ = 114) ergab. Aufgrund der langen stationären Aufenthalte konnte die Belastbarkeit des Patienten nicht ausreichend eingeschätzt werden, so daß unsererseits in Zusammenarbeit mit dem Arbeitsamt eine Berufsfindungsmaßnahme in einem Berufsbildungswerk eingeleitet wurde, wo im Anschluß ebenfalls die Berufsausbildung erfolgen kann.

DROHENDE REDIALYSE

Kommt es zur chronischen Abstoßungskrise, dann verspürt der Betroffene oft eine manifeste körperliche Verschlechterung, die mit Niedergeschlagenheit, Ängsten, Isolation, Rückzug, Hoffnungslosigkeit etc. einhergeht. In dieser Phase werden wieder vermehrt supportive oder psychotherapeutische Maßnahmen angefragt. Sie sollen den Patienten in seiner Bewältigung und Krankheitsverarbeitung unterstützen.

Mittelfristig wird gar eine erneute Dialyse (Redialyse) unabwendbar, d.h. die Anforderungen, die der Patient schon einmal während der Dialysezeit erfahren hat, stellen sich erneut - manchmal noch als stärkere Belastungen. Oftmals befinden sich die Patienten in einer schweren Krise.

Folgende Szenarien sind vorstellbar:

1. Dialyse und anschließende Transplantation einer weiteren Verstorbenenniere.
2. Erschöpfung der medizinischen Hilfsmöglichkeiten (hier sollten umfassende supportive Maßnahmen erfolgen; eventuell wird eine Sterbebegleitung notwendig).
3. Lebendnierenspende: Die Lebendnierenspende wird in der Bundesrepublik sehr selten erwogen, meist nach mehreren Abstoßungen von Verstorbenennieren-Transplantaten. In den deutschen Transplantationszentren werden praktisch nur Eltern als Spender akzeptiert.

In der Vorbereitung auf die Transplantation einer Lebendnierenspende führt der pädiatrische Nephrologe eine Reihe von Vorbereitungsgesprächen mit der Familie und dem Patienten. Medizinische Fragen müssen geklärt werden, auch wird über die Unsicherheiten, Ängste, Schwankungen bzgl. der Entscheidung gesprochen werden müssen. Möglicherweise ergibt sich aus diesen Gesprächen oder aufgrund der Vorgeschichte, daß eine umfassende psychosoziale Diagnostik und Beratung der Familie in der Entscheidungsphase notwendig wird.

Diagnostisch relevant sind die "Behandlungs"-Vorgeschichte (z.B. bisherige Mitarbeit von Patient und Eltern in der Behandlung; eventuelle psychische Ursachen für die chronische Abstoßung; Verhältnis zu den Geschwistern), die Familiengeschichte, die jetzige Familienkonstellation (z.B. unbewußte Verträge) etc.

Im Prozeß der abschließenden Entscheidungsfindung müssen die psychosozialen Fakten allen Beteiligten offengelegt und transparent gemacht werden, um spätere Konflikte (Schuldgefühle, unausgesprochene Erwartungen) zu vermeiden.

Leitlinien, Organisationsformen und Wissenschaft für eine rehabilitationsorientierte Praxis

In der Nephrologie entstand schon früh der Bedarf nach einer interdisziplinären Zusammenarbeit mit psychosozialen Disziplinen (vgl. Korsch, 1983; Balck et al., 1985). Denn die verschiedenen nephrologischen Behandlungsverfahren und -regimes, die einerseits das Leben mittels künstlicher Organfunktionen oder gar Organen anderer Menschen ermöglichen, führen andererseits zu "Anforderungen/Aufgaben" für den Patienten. Die Lebensweise, die Compliance, die Mitarbeit des Patienten beeinflußt entscheidend den weiteren Krankheitsverlauf.

Dieser Effekt der modernen High-tech-Medizin, also die Wiedereinführung der Subjektivität des Patienten (und zwar als "problematische Subjektivität"), hat zu einer Diversifikation der Behandlungsdisziplinen geführt: Uexküll forderte zwar die ganzheitlich orientierte "psychosomatische Medizin", insbesondere auch in der Nephrologie, jedoch wurden in den nephrologischen Abteilungen zunehmend psychosoziale Spezialisten angefordert. M.E. nach liegt dies in den komplexen Anforderungen, die sich in der Rehabilitation chronisch Kranker stellen (z.B. umfassende psychotherapeutische Ausbildung, rechtliche Kenntnisse), begründet, weniger - wie oft unterstellt - am Unwillen der Ärzte für eine ganzheitliche oder psychosomatische Behandlungsweise.

Wie vielfältig die Aufgaben sind, verdeutlichen die eigens entwickelten Konzepte der psychosozialen Mitarbeiter in den pädiatrisch nephrologischen Abteilungen: Diese betreffen das Gesundheitsverhalten, die Krankheitsbewältigung, die schulische und berufliche Integration, die Adaptation an die veränderten Bedingungen, die Lebensqualität etc.; also den Bereichen, die in den modernen Auffassungen von Rehabilitation eine zentrale Rolle spielen (VDR, 1991).

In der Regel wird Rehabilitation in der Bundesrepublik in spezifischen Einrichtungen außerhalb der Hochschulkliniken durchgeführt. Für Kinder und Jugendliche mit chronischer Niereninsuffizienz existieren solche Zentren noch nicht.

Bisher findet auch die psychosoziale Betreuung, die teilweise durchaus Rehabilitationsziele verfolgt, allein in nephrologischen Abteilungen statt, die in Universitätskinderkliniken bzw. Universitätskliniken für Kinder- und Jugendmedizin bestehen. Ansätze psychosozialer Rehabilitation sind an diesen Zentren entwickelt worden, die weiterer Ausarbeitung bedürfen.

Eine spezifische Rehabilitationspraxis und -wissenschaft müßte künftig noch für diese Patientengruppe entwickelt werden.

In der (psychosozialen) Betreuung chronisch niereninsuffizienter Kinder und Jugendlicher haben sich Essentials herausgebildet (und die in die weitere konzeptionelle und praktische Arbeit eingebracht werden sollten), die durchaus modernen Rehabilitationskonzepten entsprechen, die u.a. auch vom Verband der Deutschen Rentenversicherungsträger (VDR, 1991) diskutiert werden.

Nach folgenden Leitlinien wird die psychosoziale Rehabilitation durchzuführen sein:

a) Oberstes Ziel in der Rehabilitation der Kinder und Jugendlichen mit chronischer Niereninsuffizienz sollen Maßnahmen sein, die dazu verhelfen, eine möglichst weitgehende Teilnahme am normalen Leben zu erreichen (optimale Beschulung anstreben; Berufseingliederung; Selbständigkeit; befriedigende Lebensqualität).

b) Psychologische Rehabilitationsmaßnahmen sollten so ausgerichtet sein, daß sie die personalen Fähigkeiten und Ressourcen des Patienten fördern, die vorhandenen sozialen "Stütz"systeme nutzen oder deren Aufbau, deren Funktionieren befördern. Eine einseitig an der Belastetheit orientierte Hilfe kann erst die Hilfsbedürftigkeit forcieren (deshalb sollte man nicht ad hoc von Belastungen reden, die dann auch unmittelbar mit dem Konzept "professionelle Hilfe" beantwortet werden. Wird nämlich einseitig die "Belastungs- und Defizit-Sichtweise" eingenommen, so kann den zentralen Aspekten - z.B. Lebensweise, Risikoverhalten, funktionale Adaptation - bei der lebenslangen Behandlung nicht die gebührende Aufmerksamkeit geschenkt werden).

c) Psychosoziale Rehabilitationsmaßnahmen sollten auf einer detaillierten Diagnostik bzw. Analyse der spezifischen Problemlagen der betroffenen Kinder und Jugendlichen sowie ihrer Familien basieren. Die Angebote sollten daraufhin abgestimmt werden; weiterhin auf den spezifischen Krankheitsverlauf bei Niereninsuffizienz, der sich entscheidend durch die Art der Nierenersatztherapie bzw. die Behandlungsstadien bestimmt (diese chronische Erkrankung unterscheidet sich darin doch sehr von anderen chronischen Krankheitsformen; man vergleiche den gänzlich anderen Verlauf bei Mukoviszidose, der auch mit einem anderen psychosozialen Grundkonzept beantwortet werden sollte - vgl. Ullrich et al., in diesem Band).

d) Bei Kindern und Jugendlichen sind vorzugsweise wohnortnahe Rehabilitationsangebote (Ferber, 1991) bereitzuhalten; vielfach ist dies jedoch bei der Komplexität der Aufgaben unmöglich, so daß spezifische stationäre Rehabilitationsmaßnahmen indiziert sind. Günstigerweise beinhalten diese medizinische, psychologische, sozialrechtliche, schulische oder berufliche Maßnahmen, die nach einem integrativen Konzept aufeinander abgestimmt sind.

e) Wie bei anderen chronischen Krankheiten auch, ist die Behandlung der chronischen Niereninsuffizienz bei Kindern und Jugendlichen auf die Mithilfe ihrer Familien, der Bezugspersonen angewiesen. Dadurch ergeben sich spezifische und z.T. recht belastende Anforderungen an die Familien, die oftmals kontinuierlich und über lange Zeit übernommen werden müssen. Darüber hinaus sind diese auch emotional und sozial mitbetroffen durch die Erkrankung.
   Die Familie ist also mit in die Rehabilitationsmaßnahmen einzubeziehen bzw. spezifische Konzepte sollten für die Familienmitglieder bereitgestellt werden.

Im weiteren soll ein Überblick über die Organisationsformen und die Versorgungsstrukturen gegeben werden, sowie Perspektiven für die rehabilitationswissenschaftliche Weiterentwicklung psychosozialer Ansätze aufgezeigt werden.

Als erstes sollen schon vorfindliche psychosoziale Versorgungskonzepte angeführt werden. Sie wurden innerhalb der universitären Kinderdialyse- und Transplantationszentren entwickelt und implementiert.

In den pädiatrisch-nephrologischen Universitätszentren der BRD wird psychosoziale Arbeit in folgenden Organisationsformen/institutionellen Einbindungsformen geleistet:

1. Konsiliarmodell: Die vom pädiatrischen Nephrologen, seltener von anderen Teammitgliedern benannten Problem-Patienten werden zur Diagnostik oder Weiterbetreuung an den Psychologen oder den klinischen Sozialarbeiter vermittelt. Meist handelt es sich um Kinder und Jugendliche mit Compliance-Problemen, massiven Ängsten (beispielsweise vor der anstehenden Dialyse); manchmal besteht auch eine Familienproblematik oder psychopathologische Auffälligkeiten und Krisen machen eine Intervention notwendig.

2. Liaisonmodell: Psychologen arbeiten in der nephrologischen Abteilung, sowohl stationär wie ambulant in enger Kooperationen mit den anderen Professionen (z.B. Heidelberger Konzept).

Im pädiatrischen Bereich - anders als in der Erwachsenennephrologie - wird in den Universitätskliniken ein Teil rehabilitativer Aufgaben übernommen (Schärer et al., 1994); die Versorgungssituation wäre durch außeruniversitäre Rehabilitationszentren zu komplettieren. Folgende Bestandsaufnahme soll dies verdeutlichen:

1. Freizeiten und Wochenenden werden von den Mitarbeitern der universitären Zentren organisiert, da sie den Erfahrungsaustausch für Patienten und ihre Familien untereinander als wichtig ansehen und zur Selbsthilfe anregen wollen.

2. Bei Kuren, Familienkuren und Ferienmaßnahmen ist es heute noch üblich, daß seitens des universitären Zentrums Personal (Pädiater, Pflegekräfte, psychosoziale Mitarbeiter) "ausgeliehen" wird bzw. dieses Personal die Maßnahmen in Erwachsenen-Kurkliniken erst möglich macht. Dort fehlen die spezifischen Kenntnisse, die für die Versorgung des pädiatrischen Patienten notwendig sind.

3. Zur Zeit werden in dem Rehabilitationszentrum Stronach bei Lienz, Österreich, welches auf die Initiative des Chirurgen Prof. Pichlmayr zurückgeht, Rehabilitationsplätze für Kinder und Jugendliche nach Organtransplantation, also auch nach Nierentransplantation, bereitgestellt, ohne daß ein Universitätszentrum seine Professionellen "ausleihen" muß. Der Schwerpunkt hier liegt auf der medizinischen Rehabilitation.

Seit kurzer Zeit existiert ebenfalls ein Zentrum auf der Insel Rügen unter der Leitung von Prof. Devaux.

Nicht nur zwischen dem medizinischen Behandlungspersonal in der pädiatrischen Nephrologie gibt es eine Vernetzung, sondern auch die psychosozialen Mitarbeiter kooperieren untereinander und halten jährliche Meetings ab, auf denen wissenschaftlicher Austausch stattfindet, neue psychosoziale Konzepte, Fallarbeit etc. vorgestellt werden.

Sicherlich bedarf es im psychosozialen Bereich weiterer systematischer Zusammenarbeit, insbesondere auch auf dem rehabilitationswissenschaftlichen Sektor.

Wissenschaft: In der Psychologie sind in den letzten Jahren Konzepte - beispielsweise des Copings, der Krankheitsverarbeitung, der Lebensqualität, der altersentsprechenden Krankheitskonzepte, der Entwicklungsaufgaben, der kritischen Lebensereignisse, aber auch der Salutogenese (der Besinnung auf die gesundmachenden Faktoren bzw. der Erschließung von förderlichen Ressourcen) - erarbeitet worden, die sinnvoll in der praktischen psychologischen Arbeit mit chronisch niereninsuffizienten Kindern und Jugendlichen verwendet werden können. Desweiteren sind eine Reihe von psychodiagnostischen Verfahren entwickelt worden, die eingesetzt werden können: FKV, KKG (Lohaus & Schmitt), Depressionsinventar, ALS, die neuropsychologischen Diagnoseinstrumente.

In Zukunft wird es einmal darum gehen, diese Konzepte bzw. Rehabilitationsbausteine (die darauf beruhen) hinsichtlich ihrer Akzeptanz durch die Patienten, aber auch in bezug auf ihre Effektivität, Qualität und Wirtschaftlichkeit zu evaluieren. Zum anderen haben wir uns zu vergegenwärtigen, daß es sich bei den Kindern und Jugendlichen mit chronischer Niereninsuffizienz um eine größer werdende Gruppe handelt, die nicht mehr mit den üblichen Rehabilitationskonzepten erfolgreich gesellschaftlich integriert werden kann. M.E. haben Maßnahmen, die auf o.g. Essentials basieren, gegenüber dem "Kurkonzept mit seinen unspezifischen Maßnahmen" erhebliche Vorteile, welche in ihrer Spezifität und der Aktivierung zur Selbsthilfe begründet liegen.

Literatur

Arbeitsgruppe Psychologisch-Pädiatrische Nephrologie der Universitätskinderkliniken Münster und Heidelberg (1982). Psychosoziale Betreuung chronisch nierenkranker Kinder und Jugendlicher. Ein Begleitbuch für das nephrologische Team. o.O.

Balck, F., Koch, U. & Speidel, H. (Hrsg.).(1985). Psychonephrologie. Psychische Probleme bei Niereninsuffizienz. Springer-Verlag, Berlin Heidelberg New York Tokyo

Baumann, A. (1993). Von der Kinderkur zur Rehabilitation. Die Situation nach dem Gesundheitsstrukturgesetz und dem Rentenreformgesetz. Sozialpädiatrie 15, 604-606

Beck, A.L., Nethercut, G.E., Crittenden, M.R. & Hewins, J. (1986). Visibility of handicap, self-concept, and social maturity among young adult survivors of end-stage renal disease. Developmental and Behavioral Pediatrics, 3, 93-96

Birbaumer, N., Schmidt, R.F. (1991). Biologische Psychologie. Springer Verlag, Berlin Heidelberg New York London Paris Tokyo Hong Kong Barcelona Budapest

Brownbridge, G., Fielding, D.M. (1991). Psychosocial adjustment to end-stage renal failure: comparing haemodialysis, continuous ambulatory peritoneal dialysis and transplantation. Pediatr Nephrol 5, 612-616

Bulla, M. (1977). Dialyse im Kindesalter. Enke Verlag, Stuttgart

Cole, B.R. (1991). The psychosocial implications or pre-emptive transplantation. Pediatr. Nephrol 5, 158-161

Davis, I.D., Chang, P.-N., Nevins, T.E. (1990). Successful renal transplantation accelerates development in young uremic children. Pediatrics 86, 594-600

Ehrich, J.H.H., Devaux, S., Eggert, S., Filler, G., Gellermann, J., Zimmering, M. (1995). Strategien zur Behandlung des akuten Nierenversagens auf der pädiatrischen Normal- und Intensivstation. Sozialpäd. u. KiPra. 17, 383-387

Ehrich, J.H.H., Loirat C., Brunner F.P., Geerlings W., Landais P., Mallick N.P., Margreiter R., Raine A.E.G., Selwood N.H., Tufveson G., Valderrabano F. (1992). Report on management of renal failure in children in Europe, XXII, 1991. Nephrol Dial Transplant Suppl 2, 36-48

Eiser, C. (1990). Chronic Childhood Disease. An Introduction to psychological theory and research. Cambridge University Press, Cambridge, New York, Port Chester, Melbourne, Sydney

Epstein LH, Cluss PA (1982). A behavioral medicine perspective on adherence to long-term medical regimens. Journal of Consulting and Clinical Psychology 50, 950-971

Ettenger, R.B., Rosenthal, J.T., Marik, J.L. et al. (1991). Improved cadavery renal-transplant outcome in children. Pediatr Nephrol 5,137-142

Ferber, C.v. (1991). Rehabilitation aus sozialepidemiologischer Sicht. Was sollten, was müssen wir ändern. Die Rehabilitation, 30, 212-217

Foulkes, L.-M., Boggs, S.R., Fenell, R.S., Skibinski, K. (1993). Social support, family variables, and compliance in renal transplant children. Pediatr Nephrol 7, 185-188

Garralda, M.E., Jameson, R.A., Reynolds, J.M. & Postlethwait, R.J. (1988). Psychhiatric adjustment in children with chronic renal failure. J Child Psychol Psychiatry, 29, 79-90

Gold, L.M., Kirkpatrick, B.S., Fricker, F.J., Zitelli, B.J. (1986). Psychosocial issues in pediatric organ transplantation: The parents' perspective. Pediatrics 77, 738-744

Härter, M.C. (1993). Zielanalyse psychosoziale Betreuung bei chronisch kranken Kindern und Jugendlichen. Sozialpädiatrie 15, 624-628

Henning, P., Tomlinson, L., Rigden S.P.A., Haycock, G.B., Chantler, C. (1988) Long term outcome of treatment of end stage renal failure. Archives of Disease in Childhood 63, 35-40

Hurrelmann K (1989). Human Development and Health. Springer, Berlin Heidelberg New York London Paris Tokyo

Hutchings, R.H., Hickmann, R., Scribner, B.H. (1966). Chronic hemodialysis in a preadolescent. Pediatrics 37, 68-73

Jakubowski, H.D., Feldhoff, C., Pistor, K., Dieckmann L. (1983). Nierentransplantation im Kindesalter. Klin. Pädiat. 195, 237-240

Kanfer, F.H., Reinecker,H. & Schmelzer, D. (1991). Selbstmanagement-Therapie. Ein Lehrbuch für die Klinische Praxis. Berlin: Springer

Korsch, B.M. (1983). Psychosoziale Betreuung im Gesamtkonzept der Behandlung chronisch nierenkranker Kinder. Klin. Pädiat. 195, 252-255

Korsch, B.M., Fine, R.N. & Negrete V.F. (1978). Noncompliance in children with renal transplants. Pediatrics 61, 872-876

Korsch, B.M., Negrete, V.F., Gardner J.E., Weinstock, C.L., Mercer, A.S., Grushkin, C.M., Fine, R.N. (1973). Kidney transplantation in children: Psychosocial follow-up study on child and family. Pediatrics 83, 399-408

Lennert, Th. (1980). Psychosoziale Betreuung des chronisch nierenkranken Kindes. Monatsschr Kinderheilkd 128, 696-699

Müller-Wiefel, D.E. & Reichwald-Klugger, E. (1983). Erfahrungen mit der Langzeitbehandlung dialysierter und transplantierter Kinder. Klin. Pädiat. 195, 241-247

Müller-Wiefel, D.E. (1991). Das niereninsuffiziente Kind. Eine multidisziplinäre Herausforderung. Der Kinderarzt, 22, 567-578

Muthny, F.A. (1986). Verhaltenstherapie bei Compliance-Problemen von Dialyse-Patienten. Verhaltensmodifikation 7, 133-150

Offner, G. (1983). Bedeutung der Verwandtentransplantation bei Kindern. Klin. Pädiat. 195, 248-251

Offner, G. (1985). Klinische Probleme der Kinderdialyse. In: Balck, F., Koch, U. & Speidel, H. (1985): Psychonephrologie. Psychische Probleme bei Niereninsuffizienz. Springer Verlag, Berlin Heidelberg New York Tokyo, 84-87

Offner, G., Aschendorff, C., Hoyer, P.F., Krohn, H.P., Ehrich, J.H.H., Pichlmayr, R., Brodehl, J. (1988). End stage renal failure: 14 years' experience of dialysis and renal transplantation. Archives of Disease in Childhood 63, 120-126

Orths, J. (1993). Sozialrechtliche Informationen für chronisch nierenkranke Kinder und Jugendliche und deren Familien. Universitätskinderklinik Heidelberg

Pichlmayr, R. (o.J). Rehabilitationszentrum für Kinder und Jugendliche nach Organtransplantation.

Potter, D.E. (1987). Comparison of CAPD and hemodialysis in children. In: Fine, R.N. (ed.). Chronic ambulatory peritoneal dialysis and chronic cycling peritoneal dialysis in children. Boston: Martinus Nijhoff Publishing, 297-306

Prystav G (1981). Psychologische Copingforschung: Konzeptbildungen, Operationalisierungen und Meßinstrumente. Diagnostica 27, 189-214

Reichwald-Klugger, E. (1993). Aspekte psychosozialer Versorgung von niereninsuffizienten Kindern und deren Angehörigen. Monatschr Kinderheikd 141, 277-284

Reynolds, J.M., Garralda, M.E., Jameson, R.A., Postlethwaite, R.J. (1988). How parents and families cope with chronic renal failure. Archives of Disease in Childhood 63, 821-826

Reynolds, J.M., Garralda, M.E., Postlethwaite, R.J., Goh, D. (1991). Changes in psychosocial adjustment after renal transplantation. Archives of Disease in Childhood 66, 508-513

Reynolds, J.M., Morton, M.J.S., Garralda, M.E., Postlethwaite, R.J., Goh, D. (1993). Psychosocial adjustment of adult survivors of a paediatric dialysis and transplant programme. Archives of Disease in Childhood 68, 104-110

Rosenkranz, J., Bonzel, K.-J., Bulla, M., Michalk, D., Offner, G., Reichwald-Klugger, E., Schärer, K. (1992). Psychosocial adaption of children and adolescents with chronic renal failure. Pediatr Nephrol 6, 459-463

Ruder, H. (1993). Nierentransplantation im Kindesalter. Voraussetzungen, Vor- und Nachbehandlung. In: Sigel, A. (Hrsg.). Kinderurologie. Springer-Verlag, Berlin Heidelberg New York London Paris Tokyo Hong Kong Barcelona Budapest, S.294-304

Ruder, H., Schaefer, F., Reiss, U., Schärer, K. (1992): Deterioration of glomerular filtration rate is accelerated in pubertal patients after renal transplantation. Transplantation Proceedings 24, 2758-2759

Schärer, K., Mehls, O., Reichwald-Klugger, E. (1994): Chronische Nierenerkrankungen beim Jugendlichen. Internist 35, 255-268

Schärer, K., Reiss, U., Mehls, O. et al. (1993): Changing pattern of chronic renal failure and renal replacement therapy in children and adolescents: a 20-year single centre study. Eur J Pediatr 152, 166-171

Schneider, M.S., Friend, R., Whitaker, P., Wadhwa, N.K. (1991): Fluid noncompliance and symptomatology in end-stage renal disease - Cognitive and emotional variables. Health Psychology 10, 209-215

Trachtman, H., Gauthier, B. (1991). Renal transplantation in children: an American view from the bridge. Pediatr Nephrol 5, 666-668

Uexküll, T.v. & Wesiack, W. (1990). Wissenschaftstheorie und Psychosomatische Medizin, ein bio-psycho-soziales Modell. In: Uexküll, T.V., Adler, R., Herrmann, J.M., Köhle, K. Schonecke, O.W., & Wesiack, W.: Psychosomatische Medizin. München, Wien: Urban & Schwarzenberg, 5-38

Ullrich, G. (1993). Psychosoziale Versorgung in der Kinderklinik. Anmerkungen zu Auftrag, Stellenwert und Problematik. Sozialpädiatrie 15, 701-703

Ullrich, G. (1993). Rollen und Aufgaben psychosozialer Mitarbeiter in der Kinderklinik: (I) Begründung und Problematik der psycho-somatischen Kooperation. Prax. Kinderpsychol. Kinderpsychiat. 42, 260-265

Ullrich, G. (1993). Rollen und Aufgaben psychosozialer Mitarbeiter in der Kinderklinik: (II) Psychosoziale Versorgung heißt Experimentieren. Prax. Kinderpsychol. Kinderpsychiat. 42, 299-308

Ullrich, G. (1993). Rollen und Aufgaben psychosozialer Mitarbeiter in der Kinderklinik: (III) Resümee. Prax. Kinderpsychol. Kinderpsychiat. 42, 326-330

Umejama, T. Hasegawa, A. & Ogawa et al. (1984) Rehabilitation of pediatrics allograft recipients: the present status and the problems. Transplant Proc, 16, 1677-1680

Verband Deutscher Rentenversicherungsträger - VDR - (Hrsg.) (1991). Reha-Kommission, Kommission zur Weiterentwicklung der Rehabilitation in der gesetzlichen Krankenversicherung. Abschlußberichte - Band VI., Arbeitsbereich "Wissenschaft und Lehre". Frankfurt

Wilms, H. (1985). Nierentransplantation. In: Balck, F. et al. (1985). Psychonephrologie

Psychosoziale Arbeit in der stationären neurologischen Rehabilitation von Kindern und Jugendlichen

Hannelore Haus-Herrmann & Dietmar Heubrock

Neurologische Rehabilitation von Kindern und Jugendlichen

Allein in der Bundesrepublik Deutschland verunglücken jährlich mindestens etwa 41.000 Kinder und Jugendliche im Alter bis zu 15 Jahren, 12.000 davon schwer (vgl. Hertl et al., 1991). Neuere Statistiken für das Jahr 1994 zeigen, daß bei geringfügig rückläufiger Zahl der Todesfälle die Anzahl der insgesamt verunglückten Kinder in dieser Altersspanne weiter steigt (Frankfurter Rundschau vom 21. Juni 1995; siehe Abbildung 1)

Abbildung 1: Statistik für das Jahr 1994 über Verkehrsunfälle bei Kindern (Ausriß aus der *Frankfurter Rundschau* vom 21.6.1995)

431 Kinder wurden bei Verkehrsunfällen getötet

WIESBADEN, 20. Juni (dpa). Auf Deutschlands Straßen sind im vergangenen Jahr durch Verkehrsunfälle 431 Kinder unter 15 Jahren ums Leben gekommen. Das ist die niedrigste Zahl seit Beginn der statistischen Erhebungen vor 42 Jahren. 1993 — als der bislang niedrigste Stand erreicht worden war — waren 445 Kinder getötet worden. Die Zahl der insgesamt verunglückten Kinder ist 1994 jedoch erneut gestiegen: um 1,1 Prozent auf 51 635, teilte das Statistische Bundesamt am Dienstag in Wiesbaden mit. Dreiviertel der Opfer wurden leicht, ein Viertel schwer verletzt.

> Als einen Grund für den Rückgang der
> Todesfälle nannten die Statistiker bessere
> Kindersitze. Dem größten Lebensrisiko
> sind Kinder im Auto ausgesetzt: 164 star-
> ben in Fahrzeugen (minus 7,3 Prozent),
> 138 als Fußgänger (plus 4,5 Prozent) und
> 105 auf dem Fahrrad (minus zehn Pro-
> zent).

Weitere 35.000 bis 42.000 Kinder kommen nach einer Schätzung des Bundesministeriums für Jugend, Familie und Gesundheit (zit. nach Lauth, 1986) mit einer körperlichen und/oder geistigen Behinderung zur Welt, von denen wiederum die meisten (etwa ein Kind auf 1.000 Geburten) das schwere Krankheitsbild einer spastischen Tetraparese entwickeln (vgl. Krägeloh-Mann & Michaelis, 1992). Neben diesen beiden häufigsten Ursachen können eine Reihe weiterer Ereignisse wie etwa Hirntumore, Vergiftungen, Suizidversuche und neurologische Erkrankungen zu schweren zerebralen Schädigungen bei Kindern und Jugendlichen führen, aus denen häufig Mehrfachbehinderungen mit körperlichen, neurologischen, neuropsychologischen, psychischen und sozialen Folgen resultieren.

Die Kombination und die Schwere der Beeinträchtigungen erfordern mit dem Einsetzen des kritischen Ereignisses eine intensive, oft langandauernde und umfassende Rehabilitation, die je nach Problemlage ambulant, teilstationär oder stationär durchgeführt wird.

Während die ambulante neurologische Rehabilitation vor allem in der Frühförderung behinderter und von Behinderung bedrohter sowie entwicklungsgefährdeter bzw. -verzögerter Kinder zum Tragen kommt (vgl. Jantsch, 1992), wird nach sekundär erworbenen Hirnschädigungen im Kindes- und Jugendalter oft eine *stationäre neurolologische Rehabilitation* in spezialisierten Rehabilitationszentren erforderlich, die in der Regel mehrphasig angelegt ist. Im Fall eines schweren Schädel-Hirn-Traumas (SHT) kann die stationäre Rehabilitation beispielsweise jeweils mehrmonatige Aufenthalte auf einer Intensivstation (Phase Ia, Akutphase), in einer Einrichtung der Frührehabilitation (Phase Ib, Postakutphase), in einem neurologischen Rehabilitationszentrum (Phase II, Stabilisierungsphase mit medizinisch-schulisch-beruflicher Rehabilitation) und - bei Jugendlichen - in einem Berufsbildungswerk (BBW) oder dem Arbeitstrainingsbereich einer Werkstatt für Behinderte (WfB) (Phase III, Integrationsphase) bedeuten.

Um noch bestehende Versorgungsdefizite in allen Bereichen der neurologischen Rehabilitation zu schließen, hat die Reha-Kommission des Verbandes Deutscher Rentenversicherungsträger (VDR) kürzlich einen Entwurf für eine neue Phaseneinteilung vorgelegt, die auch dazu beitragen soll, differenziertere Anforderungsprofile für die unterschiedlichen Behandlungsphasen zu entwickeln (VDR, 1995; siehe Abbildung 2), wobei die neuen Phasen A, B, C und D in der Regel der stationären Rehabilitation zuzuordnen sind.

Abbildung 2: Flußdiagramm "Behandlungs- und Reha-Phasen in der Neurologie" (Quelle: Verband Deutscher Rentenversicherungsträger (VDR), 1995, S. 120)

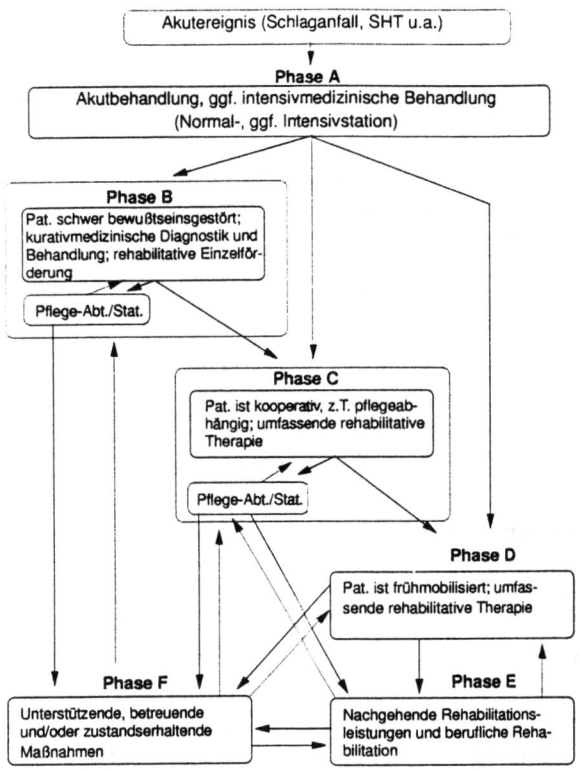

Nach den derzeit geltenden Richtlinien ist eine stationäre neurologische Rehabilitation für Kinder und Jugendliche immer dann indiziert, wenn es nach einem SHT zu offenen Hirnverletzungen, zu epiduralen, subduralen und intrazerebralen Blutungen, zu Hirnkontusionen mit mehr als 24stündiger Bewußtlosigkeit oder - bei kürzerer Bewußtlosigkeit - zu überdauernden Störungen kommt (vgl. Ritz, 1993). Maßgeblich hierfür ist, daß sich Beeinträchtigungen auch nach scheinbar leichteren SHT oft erst im weiteren Verlauf, häufig bei später steigenden schulischen Anforderungen, bemerkbar machen, weil sich erst dann zunächst unbeachtet gebliebene Aufmerksamkeits-, Konzentrations- und Merkfähigkeitsstörungen sichtbar auswirken (vgl. Heubrock, im Druck; Vandermeulen & Ansink, 1995). Darüber hinaus haben empirische Untersuchungen gezeigt, daß selbst dann bis zu 68% der betroffenen Kinder später Verhaltensauffälligkeiten entwickeln, wenn objektivierbare Leistungseinbußen sich zunächst nicht oder nur geringfügig einstellen (vgl. Lehmkuhl & Thoma, 1987), möglicherweise als Folge vermehrter Anstrengungsanforderungen in Belastungssituationen aufgrund vergleichsweise unscheinbarer Leistungsdefizite.

Daher umfaßt eine stationäre Rehabilitationsmaßnahme der Phase II in der Regel eine eingehende Diagnostik, in der medizinische, neuropsychologische, soziale, schulische und fachtherapeutische (d.h. bewegungs-, ergo- und berufstherapeutische und logopädische) Aspekte berücksichtigt werden, ein darauf aufbauendes, multiprofessionell organisiertes Rehabilitationsprogramm sowie eine daran anschließende Vorbereitung der Reintegration (Ritz, 1991a; 1991/92).

Stellenwert der psychosozialen Arbeit in der stationären neurologischen Rehabilitation

Die scheinbar klare Gliederung einer stationären neurologischen Rehabilitation darf nicht darüber hinwegtäuschen, daß weder die rechtlichen noch die praktischen Rahmenbedingungen gegenwärtig als zufriedenstellend anzusehen sind. Zunächst einmal erschwert das gegliederte System der rehabilitativen Versorgung mit einer Vielzahl unterschiedlicher Kostenträger (vor allem gesetzliche Kranken- und Rentenversicherung, Arbeitsverwaltung, Versorgungsämter und Sozialhilfeträger) die fallbezogene nahtlose Integration medizinischer und schulisch-beruflicher Rehabilitationsmaßnahmen in einen *einheitlichen Rehabilitationsprozeß* (vgl. Buschmann-Steinhage & Vogel, 1993; ferner auch Weber, 1984). In einem "Gutachten zur Strukturreform der gesetzlichen Krankenversicherung" hat Schmidt (1990) die Hauptkritikpunkte am gegenwärtigen System der medizinischen Rehabilitation zusammengefaßt, die "auf eine zu starke Zentralisierung und Institutionalisierung der Rehabilitation, auf das Fehlen adäquater ambulanter rehabilitativer Maßnahmen, auf eine unzureichende Verzahnung zwischen medizinischen und beruflichen Reha-Maßnahmen sowie auf *Defizite in der psychosozialen* und *psychosomatischen Rehabilitation* hinaus (-laufen)"(S. 75; Hervorhebung nachträglich durch die Verfasser). Als eine Folge können sich im Einzelfall Probleme in der stationären neurologischen Rehabilitation von Kindern und Jugendlichen dann ergeben, wenn psychosoziale Aspekte, etwa die psychologische Behandlung von Anpassungsstörungen ohne eigenständigen Krankheitswert oder die soziale Betreuung der jungen Patienten und ihrer Angehörigen einen Schwerpunkt der rehabilitativen Arbeit bilden. Hier hat die Bekräftigung des Gesundheitsreform-Gesetzes (GRG), daß psychosoziale Leistungen nicht zu den Aufgaben der gesetzlichen Krankenversicherung gehören und somit nicht finanzierungsfähig sind, "eine fast rehabilitationsfeindliche Einschränkung" (Schmidt, 1990, S. 75) mit sich gebracht. So hat sich in der Praxis gezeigt, daß seit der Einführung des GRG die Bewilligung 14täglicher oder wöchentlicher Besuchs- bzw. Familienheimfahrten bei Kindern deutlich restriktiver gehandhabt wird mit der Folge, "daß allein wegen der daraus resultierenden finanziellen Belastungen zunehmend Eltern eine stationäre Behandlung ihrer Kinder ablehnen, obwohl zur Minderung von Disability und Handicap eine solche über einen längeren Zeitraum erforderlich wäre, da der notwendige integrative Therapieansatz (...) ambulant im allgemeinen nicht zu gewährleisten ist" (Ritz, 1991b, S. 347). Andere neuere Analysen (Beine et al., 1990; Hertl et al., 1991) ergaben noch bis vor kurzem für die rehabilitative Versorgung neurologisch beeinträchtigter Kinder und Jugendlicher in einem Flächenland wie Nordrhein-Westfalen eine vorwiegend negative Bilanz. Neben quantitativen Mängeln waren es insbesondere qualitative Defizite in der psychosozialen Betreuung der jungen Patienten und ihrer Familien, die zu Sorge Anlaß gaben, weil sie - etwa durch lange Wartezeiten auf einen Therapieplatz, lange Anfahrtzeiten für Familienbesuche, Wochenendheimfahrten oder häusliche Belastungserprobungen und eine ungenügende Anbindung an vorhandene Reintegrationsmöglichkeiten in der Heimatregion nach der Entlassung aus der stationären Rehabilitation - das Leid der betroffenen Kinder und Jugendlichen und ihrer Familien weiter vergrößern. Obwohl die besondere Bedeutung einer begleitenden psychosozialen Betreuung von allen in der Rehabilitation Tätigen immer wieder betont wird (z.B. Bundesarbeitsgemeinschaft 1988a; Haus-Herrmann, 1995; Haus-Herrmann & Heubrock, 1994; Ritz, 1993), stehen der Verwirklichung eines biopsychosozialen Rehabilitations-Konzeptes in der Praxis noch viele Hindernisse entgegen. Ein gleichrangiges Einbeziehen des bisherigen biographischen und psychosozialen Hintergrundes, der individuellen Persönlichkeitsmerkmale und der sozialen Lebensbedingungen/-ressourcen im Hinblick auf eine schulisch-berufliche und soziale Reintegration ist auch heute noch weitgehend eine Utopie, obwohl es den von Betroffenen, Angehörigen und Experten übereinstimmend und seit langem erhobenen Forderungen gerecht werden könnte, die für die neurologische Rehabilitation von Kindern und Jugendlichen ein enges Einbeziehen der Familienangehörigen und Freunde (unter anderem durch die Möglichkeiten zum Rooming-In, durch liberale Besuchszeiten, Gästehäuser für Familienangehörige, psychologische Betreuung, soziale Beratung und Eingliederungshilfen) als unverzichtbar vorsehen (vgl. Gadomski, 1995; Hertl et al., 1991).

Aufgrund gesundheitspolitischer Vorgaben konnte es auch der Bundesarbeitsgemeinschaft der in der medizinisch-schulisch-beruflichen Rehabilitation (Phase II) tätigen Einrichtungen noch nicht in wünschenswertem Umfang gelingen, ein einheitliches biopsychosoziales Wirkungs- und Arbeitsmodell innerhalb des Rehabilitationsprozesses zu formulieren. Ein eher additives Konzept, das "die Führungsrolle und Entscheidungskompetenz des Arztes innerhalb des Teams" (Bundesarbeitsgemeinschaft, 1988b, S. 2) auch in Fragen der sozialen Rehabilitation festschreibt, könnte in der Praxis die traditionelle individuum- und krankheitszentrierte Sichtweise medizinischer Denkmodelle weiter zementieren (vgl. Heubrock & Haus-Herrmann, im Druck). Auch die von der Bundesarbeitsgemeinschaft (1988a) vorgesehenen Aufgabenkataloge, die den Psychologischen Diensten insbesondere diagnostische und in der Regel patientenzentrierte psychotherapeutische Aufgaben und den Sozialdiensten die psychosoziale Beratung und Betreuung zuschreiben, ermutigen nicht das Weiterentwickeln von Modellen kooperativer psychosozialer Teamarbeit, sondern fördern das Hüten festgeschriebener Kompetenzbereiche mit der Folge, daß die erforderliche Ganzheitlichkeit der Rehabilitation oft nur im Sinne einer additiven Puzzle-Mentalität praktiziert wird.

Konzepte der psychosozialen Arbeit in der stationären neurologischen Rehabilitation

Daß vor diesem Hintergrund erfolgreiche psychosoziale Arbeitskonzepte überhaupt entwickelt werden konnten, ist zum einen dem Engagement einzelner ärztlicher Leitungen von neurologischen Rehabilitationszentren für Kinder und Jugendliche sowie dem Engagement der um eine wirkungsvolle psychosoziale Arbeit bemühten Psychologen und Sozialarbeiter zu verdanken. Wichtige Impulse unter anderem auch für die stationäre neurologische Rehabilitation gingen hierbei von psychosozial orientierten Ansätzen innerhalb der ambulanten Frühförderung aus, in denen zunächst durch sozialpädiatrische Konzepte der Behindertenhilfe versucht wurde, das Schwergewicht der ärztlichen, psychologischen und pädagogischen Hilfen in die betroffenen Familien selbst zu verlagern (vgl. Pechstein & Hellbrügge, 1981). Eine wichtige praktische Konsequenz bestand in der frühzeitigen und - neben der Tätigkeit des Arztes - gleichberechtigten Einbeziehung des Sozialarbeiters in die Betreuung des behinderten bzw. von Behinderung bedrohten Kindes und seiner Familie (vgl. Masur, 1981).

Auch außerhalb der Frühförderung behinderter Kinder und ihrer Familien wurden in der Folgezeit weitere psychosoziale Arbeitskonzepte erprobt. Ausdrücklich vor dem Hintergrund gemeindepsychologischer Prinzipien beschreiben Dreesen & Fischer (1979) die Arbeitsweise einer psychosozialen Beratungsstelle in einem Berufsförderungswerk. Thun (1988) beschreibt Aufbau und Praxis eines "Arbeitskreises Sozialtherapie" im Rahmen einer neuropsychologischen Abteilung mit einer Tagesklinik und einer Bettenstation, der die Aufgabe hat, "den Patienten und seine Angehörigen bei der Anpassung an die veränderte Lebenssituation unterstützend zu begleiten" (a.a.O., S. 83). Neben problemzentrierten psychologischen Einzeltherapien organisiert der Arbeitskreis rehabilitationsbegleitend Gesprächskreise, Gruppenaktivitäten, Belastungserprobungen und supervidierte Arbeitsversuche und legt darüber hinaus einen Schwerpunkt seiner Arbeit auf die Betreuung der Angehörigen (z.B. Ehe- und Familienberatung und Angehörigengruppen).

Die konzeptionellen Rahmenbedingungen psychosozialer Betreuung in der stationären neurologischen Rehabilitation von Kindern und Jugendlichen in einer Rehabilitationseinrichtung der Phase II hat Ritz (1991/92) beschrieben, die Praxis psychosozialer Arbeit wurde kürzlich von Haus-Herrmann & Heubrock (1994) dargestellt.

Abbildung 3: Einordnung und Berufsgruppen der psychosozialen Rehabilitation innerhalb der stationären neurologischen Rehabilitation der Phase II (Quelle: Ritz, 1991/92, S. 465)

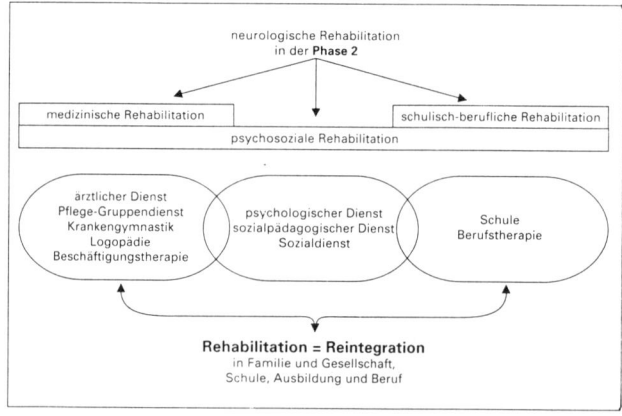

Vor dem Hintergrund verschiedener psychosozialer Ausgangslagen bei den betroffenen Kindern und Jugendlichen und ihren Familien und bei einer mittleren Verweildauer von gut sieben Monaten, in Einzelfällen auch bis zu drei Jahren, umfaßt die psychosoziale Betreuung nicht nur die Arbeit mit den Kindern und Jugendlichen selbst, sondern auch die intensive Beratung der Angehörigen und die stellvertretende Darstellung und Berücksichtigung des psychosozialen Hintergrundes der Betroffenen innerhalb des Rehabilitations-Teams.

Die Situation der Betroffenen: Psychosoziale Ausgangslagen neurologisch beeinträchtigter Kinder und Jugendlicher und ihrer Familien

Nachdem lange Zeit davon ausgegangen wurde, daß die psychische Auseinandersetzung und die sozialen Auswirkungen im Zusammenhang mit einer plötzlich einsetzenden Behinderung einen quasi-automatischen, phasenhaften Verlauf nehmen würden (vgl. entsprechend u.a. Budde, 1982; Haag & Lucius, 1984; Lindenmeyer, 1983; Nitsch, 1971; Wiedl, 1986), hat sich die Gültigkeit regelhafter Phasenverläufe jedoch letztlich weder in empirischen Längsschnittuntersuchungen (vgl. dazu Lauth, 1986) noch in Psychotherapiestudien (vgl. Hofmann-Stocker, 1990) oder in der praktischen psychosozialen Arbeit bestätigen können. Vielmehr lassen sich in der neurologischen Rehabilitation von Kindern und Jugendlichen drei verschiedene *psychosoziale Ausgangslagen* beschreiben:

a) Familien mit Kindern, die - meist von Geburt an - an einer frühkindlichen Hirnschädigung leiden;
b) Familien, in denen Kinder - meist durch einen Unfall - ein Schädel-Hirn-Trauma haben; und
c) Familien, in denen ein Kind an einer neurologischen Erkrankung - z.B. Hirntumor, Encephalitis, Epilepsie, Muskeldystrophie - leidet.

Kinder und Jugendliche mit einer *frühkindlichen Hirnschädigung* werden in der Regel erst viele Jahre nach dem kritischen Ereignis - meist der Geburt - in eine Rehabilitationseinrichtung der Phase II aufgenommen. Zu diesem Zeitpunkt ist oft bereits eine jahrelange Auseinandersetzung mit der Behinderung innerhalb der Familie, eine intensive Frühförderung, eine begleitende sozialpädiatrische Betreuung am Heimatort und eine Sonderbeschulung vorausgegangen. Die behinderten Kinder und Jugendlichen selber erleben ihr Anderssein sehr wohl, haben sich selbst jedoch nie anders als behindert erlebt und ein damit übereinstimmendes Selbstkonzept entwickelt. So sind es auch selten Anpassungsprobleme der betroffenen Kinder und Jugendlichen, die zu einer Aufnahme in eine Rehabilitationseinrichtung der Phase II führen, sondern wichtige Lebensentscheidungen, die zu diesem Zeitpunkt von außen an die Familie herangetragen werden. In der Regel ist dies die Frage der Berufsfindung, die gegen Ende der Sonderschulzeit aufgeworfen wird und jahrelang ruhende Konflikte wiederaufleben läßt: Häufig wehren sich nun die Eltern gegen die Eingliederung in eine WfB, weil hierdurch die Endgültigkeit und Unveränderbarkeit der Behinderung offenbar wird. Für das behinderte Kind oder den Jugendlichen ist die Rehabilitationsmaßnahme oft der erste längere Aufenthalt außerhalb des Elternhauses, mit dem zugleich ungewohnte und neue Anforderungen gestellt werden. Für die Eltern verbindet sich mit dem Ergebnis der Rehabilitationsmaßnahme oft subjektiv eine Beurteilung ihrer bisherigen jahrelangen Förderung und die Frage nach der weiteren Lebensgestaltung. Auch zwischen den behinderten Kindern und Jugendlichen und ihren Eltern brechen in dieser Zeit Konflikte erstmalig auf: Eltern, die jahrelang alle wichtigen Entscheidungen allein treffen mußten, werden plötzlich mit den Verselbständigungswünschen ihrer heranwachsenden Kinder konfrontiert. Hinzu kommt der stärker werdende Einfluß der "peer-group", ein Auseinanderklaffen der innerhalb der Familie und innerhalb der Rehabilitationseinrichtung praktizierten Erziehungsnormen und ein Aufeinanderprallen hoher Erwartungen an die Leistungsfähigkeit ihres Kindes einerseits und häufig heilloser Überforderung des betroffenen Jugendlichen andererseits. Das herausragende Merkmal der psychosozialen Ausgangslage von frühkindlich hirngeschädigten Kindern und Jugendlichen und ihren Familien in dieser Phase der stationären neurologischen Rehabilitation läßt sich daher zusammenfassend als *konflikthafter Übergang von einer bisherigen Entwicklung unter rücksichtnehmenden Sonderbedingungen in eine Phase erzwungener Schein-Normalität* beschreiben.

In mancher Hinsicht anders sieht dagegen die Ausgangslage jener Familien aus, in denen eines der Kinder, oft infolge eines selbstverschuldeten Verkehrsunfalles, ein *Schädel-Hirn-Trauma* erleidet. Das kritische Ereignis reißt die Betroffenen und ihre Familien von einer Sekunde zur nächsten aus ihrer Normalität und stellt alle bisherigen Zukunftspläne radikal in Frage. Nach einer dramatischen Zeit, in der zunächst das Überleben des Kindes möglicherweise in Frage gestellt war und in der anschließend die Schwere der Verletzungen und der Folgen immer deutlicher werden, folgt eine Phase, in der sich erste Behandlungsfortschritte zeigen, sich aber auch Fragen nach der endgültigen Prognose erstmalig stellen und in der alle Betroffenen emotional zwischen der Hoffnung auf vollständige Besserung und der Befürchtung bleibender Beeinträchtigungen hin- und hergerissen werden. In dieser Zeit zeigen sich oft auch die ersten sozialen Folgen des kritischen Ereignisses: Liebesbeziehungen und Freundschaften der Jugendlichen zerbrechen, die Lehrstelle oder der Arbeitsplatz ist gefährdet bzw. die Fortsetzung des Schulbesuches ist in Frage gestellt, gesunde Geschwister fühlen sich vernachlässigt und werden auffällig, zeitaufwendige Besuche in der weit entfernten Rehabilitationsklinik lassen die Kontakte zum bisherigen sozialen Umfeld abreißen und hinterlassen ein Gefühl sozialer Isolation. Das besondere Merkmal der psychosozialen Ausgangslage von Kindern und Jugendlichen mit einem Schädel-Hirn-Trauma und ihren Familien läßt sich daher zusammenfassend *als völlige Ungewißheit über die weitere Zukunft bei gleichzeitigem kräftezehrenden Kampf um ein Zurückgewinnen der bisherigen Normalität* beschreiben.

Familien, in denen ein Kind an einer *neurologischen Erkrankung* leidet, nehmen in psychosozialer Hinsicht eine Sonderstellung ein, weil es sich hier um eine in sich sehr heterogene Gruppe handelt und sich im Einzelfall Problemlagen ergeben, die mit den beiden zuvor beschriebenen vergleichbar sind (z.B. eine Epilepsie als Folge einer frühkindlichen Hirnschädigung oder ein lebensbedrohlicher Schlaganfall). Eine gänzlich andere Situation ergibt sich jedoch in all den Fällen, in denen ein Kind oder ein Jugendlicher an einem Hirntumor leidet, der operativ nicht vollständig entfernt werden konnte oder in denen eine progredient verlaufende chronische Erkrankung (z.B. Multiple Sklerose oder Chorea Huntington) vorliegt. In beiden Fällen müssen die Betroffenen und ihre Familien mit einer Verschlimmerung der Symptomatik rechnen. Die psychische Situation der erkrankten Kinder und Jugendlichen ist meist durch Verzweiflung und (Todes-) Angst gekennzeichnet und zumindest in den Fällen, in denen für die Entstehung der Erkrankung auch genetische Faktoren diskutiert werden, machen sich auch die Eltern häufig heftige Selbstvorwürfe. Aus der subjektiv empfundenen Ohnmacht und Hilflosigkeit des Behandlungsteams resultiert häufig sogar eine Distanz zum Patienten und seinen Angehörigen, die die ohnehin erlebte soziale Isolation der Betroffenen selbst innerhalb der Rehabilitationseinrichtung fortsetzt. Zusammenfassend kann man die psychosoziale Ausgangslage von Kindern und Jugendlichen mit einer neurologischen Erkrankung und ihren Familien als *ohnmächtiges Ausgeliefertsein mit allgegenwärtiger Angst und Verzweiflung und der Gefahr einer fast vollständigen psychosozialen Isolation* beschreiben.

Ein Beispiel psychosozialer Arbeit: Rehabilitation und beruflich-soziale Integration eines 19jährigen Unfallopfers

Das nachfolgende Beispiel aus der gemeinsamen psychosozialen Arbeit soll eine Tatsache verdeutlichen, die in der Theorie geradezu trivial erscheint, in der Praxis jedoch oft genug vernachlässigt wird: daß nämlich die Lebensgeschichte eines Patienten nicht mit seinem Unfall beginnt, daß der Erfolg einer Rehabilitation nicht nur von den funktionellen Therapien abhängt, und daß eine wirksame stationäre Rehabilitation sich auf die gegebene psychosoziale Ausgangslage einstellen können muß und nicht umgekehrt die Randbedingungen beliebig an rehabilitative Idealvorstellungen anzupassen sind.

Der zum Unfallzeitpunkt arbeitslose 19jährige Andreas M. zog sich ein schweres SHT zu, als er infolge einer Rangelei unter Freunden ca. 3 m tief stürzte und mit dem Kopf auf den Boden aufschlug. Andreas war sofort bewußtlos und wurde mit dem Rettungswagen in die Klinik gebracht, wo ein Atemstillstand eintrat. Der Sturz hatte zu multiplen intrazerebralen Kontusionsblutungen in beiden Hirnhemisphären, zu einem allgemeinen Hirnödem mit Mittel- und Stammhirnbeteiligung und zu einer traumatischen Subarachnoidalblutung sowie in der Folge zu einer ausgeprägten links-betonten Tetraspastik geführt. Andreas war zunächst einige Wochen lang komatös, mußte künstlich beatmet werden und entwickelte später ein sog. Durchgangssyndrom mit erheblicher motorischer Unruhe. Aufgrund der schweren Verletzungen und einiger Komplikationen folgten in den nächsten zehn Monaten mehrere Aufenthalte in verschiedenen Spezialkliniken und in einem Neurologischen Reha-Zentrum, das die Eingliederung in eine WfB empfahl. Da der inzwischen bewußtseinsklare Andreas dies ablehnte, folgte ein halbes Jahr ohne stationäre Rehabilitation mit nachfolgender Einweisung in eine psychiatrische Klinik, nachdem es zu nicht näher benannten sozialen Anpassungsstörungen gekommen war. Aufgrund der dort erzielten Therapiefortschritte wurde eine weitere Re-

habilitation mit dem Ziel einer vorberuflichen Förderung empfohlen und ausdrücklich geraten, "in die Bearbeitung einer Perspektive auch die Familienangehörigen
mit einzubeziehen." Dennoch verging nahezu ein weiteres Jahr ohne kontinuierliche Förderung, bis Andreas zu einem vorberuflichen Förderlehrgang in ein BBW
aufgenommen werden konnte. Hier zeigte Andreas jedoch derart schwerwiegende
kognitive und soziale Beeinträchtigungen, daß der Förderlehrgang vorzeitig abge-
brochen und eine weitere medizinisch-berufliche Rehabilitation in einem neurologischen Reha-Zentrum für Kinder und Jugendliche empfohlen und veranlaßt wurde.

Die bei der Aufnahme erhobene Sozialanamnese ergab, daß die Mutter acht
Jahre vor dem Unfall an einer Lungenembolie und der Vater kurz nach dem Unfall
an Krebs gestorben war; Andreas hatte noch vier ältere Geschwister, von denen er
seinen ältesten Bruder als "Ansprechpartner" benannte. Andreas' Lebensgeschichte
bis zum Unfall war außerdem durch zahlreiche Wohnortwechsel und weitere
"Brüche" gekennzeichnet: Nach dem mühsam erlangten Hauptschulabschluß hatte
Andreas einige Zeit "nur herumgehangen", dann eine Ausbildung zum Dreher begonnen, nach Auseinandersetzungen mit dem Meister aber bereits nach einem halben Jahr wieder aufgegeben und anschließend bis zum Unfall erneut "auf der
Straße gelegen." Andreas schilderte sich selbst als "Macker"-Typ, der "sowieso
kein Glück hat"; er habe schon mit acht Jahren geraucht, früh Alkohol getrunken,
mehrere Kontakte mit der Polizei gehabt und sich nirgendwo recht zu Hause gefühlt. Sein Scheitern im BBW erklärte Andreas mit einem zu langsamen Arbeits-
tempo; als Ziele nannte er eine Besserung seiner motorischen Beeinträchtigungen,
vor allem der Gangstörung und des (spastischen) linken Armes, sowie den
Wunsch, einen handwerklichen Beruf, am liebsten den des Tischlers, zu erlernen.

Zu diesem Zeitpunkt, drei Jahre nach dem Unfall, hatten sich die ohnehin nicht
sehr günstigen psychosozialen Ausgangsbedingungen weiter verschlechtert. Durch
den Tod des Vaters bestand die elterliche Wohnung, in der Andreas bis dahin
gelebt hatte, nicht mehr, zu seinen Geschwistern hatte Andreas kaum Kontakt, sein
offizieller und auch tatsächlicher Wohnsitz wurde von einem BBW in ein ebenfalls
nicht auf Dauer vorgesehenes Reha-Zentrum umgemeldet, die sichtbaren körperlichen Unfallfolgen hatten den schon vorher nicht gelungenen Abschluß einer Ausbildung weiter in die Ferne gerückt und auch die ebenfalls bereits zuvor bestehenden sozialen Anpassungsprobleme wurden durch die psychosozialen Unfallfolgen
weiter verstärkt.

Nachdem Andreas mit seinem gesamten Besitz, u.a. einer umfangreichen CD-
und Videosammlung, aufgenommen wurde, begann zunächst eine medizinische
Rehabilitation. In der Krankengymnastik wurden die spastische Tetraparese, die
Ataxie und die Gleichgewichtsstörungen therapiert, in der Ergotherapie begann
Andreas mit Schreibübungen, in der Schule wurde der aktuelle Leistungsstand er-
mittelt und weiter ausgebaut und in der Arbeits- und Berufstherapie wurden Grob-
und Feinmotorik anhand einfacher Montagearbeiten verbessert. Eine neuropsychologische Untersuchung erbrachte neben einer psychomotorischen Verlangsamung
und Merkfähigkeitsstörungen auch ausgeprägte Merkmale eines Frontalhirn-Syn-
droms mit gesteigerter Impulsivität, gelegentlichen aggressiven Durchbrüchen und
Maß- und Planlosigkeit (vgl. hierzu Heubrock, 1994). Neben den funktionellen

Beeinträchtigungen standen von Beginn an vor allem Andreas' soziale Probleme im Vordergrund. Obwohl Andreas lebenspraktisch selbständig war, konnte er nicht mit seinem Geld umgehen und gab manchmal alles auf einmal aus; kompliziertere Schriftstücke und Formulare konnte er nicht lesen, so daß er keinen Überblick über seine Kontoauszüge hatte und sich auf längerfristige Ratenverträge einließ. Andreas mußte sich mühsam an die geltenden Hausregeln, z.B. Alkoholverbot, Teilnahmepflicht an Therapien und sozialpädagogischen Gruppen, Regeln des Miteinander-Umgehens, auch zwischen den Geschlechtern, Zubettgeh-Zeiten u. dgl., gewöhnen. An den verordneten Therapien nahm er meist lustlos teil, er kam oft unpünktlich und unterbrach seine Arbeiten in der Montagewerkstatt immer wieder für nicht genehmigte Zigarettenpausen. Seine Freizeit und die Wochenenden verbrachte er fast ausschließlich mit Fernsehen und Videofilmen. Da Andreas den meisten seiner Mitrehabilitanden nicht sympathisch war, versuchte er, sich punktuell Freundschaften und Verbündete durch Geld zu erkaufen. In dieser Situation wurde für Andreas' ein psychosoziales Rehabilitationskonzept erarbeitet, das ihm bei der Lebens- und Arbeitsplanung helfen sollte, ohne durch allzu viel Gängelei Reaktanz hervorzurufen. Für den mittelfristigen Rehabilitationsverlauf wurden Zwischenziele (z.B. zwei Stunden ununterbrochen in der Werkstatt arbeiten) festgesetzt und kontrolliert. Andreas Bezugsbetreuer übernahm die gemeinsame Geldverwaltung mit der Auszahlung von Teilbeträgen, dem Führen eines Ausgabenbuches und der Besprechung der Kontoauszüge. Im Freizeitbereich wurde Andreas in die Planung der Aktivitäten einbezogen, wobei er durch sein Hobby Anerkennung finden konnte: im Jugendkeller wurde er Discjockey und an den Wochenenden organisierte er die Bestellung des gemeinsam von allen Jugendlichen ausgesuchten Videofilms in der nahegelegenen Videothek. Die Sozialarbeiterin nahm Kontakt mit Andreas Geschwistern auf und organisierte Wochenendbesuche bei seiner Schwester, um die noch vorhandenen familiären Beziehungen nicht abreißen zu lassen. In regelmäßigen psychologischen Beratungsgesprächen konnte Andreas aktuelle Probleme, z.B. Freundschaften, Liebesbeziehungen und seinen bisherigen Lebensweg besprechen, um Lösungen zu entwickeln und seine weitere Zukunft zu planen und vorzubereiten.

Bald zeigten sich auch die ersten Erfolge dieses Konzeptes. Andreas hielt sich zunehmend besser an die Hausregeln und akzeptierte die Hilfen bei der Ordnung seiner Finanzen als notwendiges Übel. Da er die monotonen Arbeiten in der Montagewerkstatt weiterhin ablehnte, wurde ein individuelles Arbeitstraining organisiert, bei dem er die Holzverkleidungen des Innenhofes reinigen und anschließend lackieren sollte. Andreas fand für diese "öffentliche" Arbeit viel Anerkennung, so daß er oft schon vor dem Frühstück begann und seine Arbeit bis zum Einbruch der Dunkelheit fortsetzte; er mußte lernen, sich an die üblichen Arbeitszeiten zu halten und sich aus Gründen der Aufsichtspflicht von einem Therapeuten anleiten zu lassen. Durch die Freundschaft mit einer Rehabilitandin mußte sich Andreas mit neuen Regeln und Konflikten auseinandersetzen und lernen, daß sein oft aufbrausendes Verhalten nicht immer weiterführte. Einmal im Monat fuhr Andreas nun regelmäßig für jeweils ein Wochenende zu seiner Schwester und interessierte sich zunehmend wieder für seine Familie; besonders stolz war er, als seine Schwester ihn zum Paten für ihre jüngste Tochter ernannte. Diese Phase der medizinischen, inhaltlich stark durch psychosoziale Aspekte geprägten Rehabilitation dauerte fast sieben Monate.

Gegen Ende hatten sich Andreas' Arbeitshaltung und sein Sozialverhalten soweit stabilisiert, daß in Absprache mit den zuständigen Kostenträgern eine Umwandlung der medizinischen in eine vorberufliche Rehabilitationsmaßnahme im gleichen Rehabilitationszentrum vorgenommen werden konnte, die von Andreas selbst als Anerkennung für seine Erfolge und als "Beförderung" erlebt wurde. Das langfristige Ziel des einjährigen Förderlehrgangs war es, Andreas die Einarbeitung in einen Arbeitsplatz zu ermöglichen; hierzu sollte er lernen, ununterbrochen an seinem Arbeitsplatz zu bleiben und die an ihn gestellten Anforderungen genau zu erfüllen. Da aufgrund der verbliebenen grob- und feinmotorischen Beeinträchtigungen eine von Andreas selbst gewünschte ausschließlich handwerkliche Tätigkeit und aufgrund der neuropsychologischen Probleme eine Ausbildung nicht denkbar war, sollten Maschinenarbeiten in der Metallwerkstatt und weitere feinmotorische Übungen in der Montagewerkstatt trainiert werden. Parallel hierzu sollte Andreas weiter lernen, seine eigenen Angelegenheiten zumindest soweit selbst regeln zu können, daß ein betreutes Wohnen in der Nähe des zukünftigen Arbeitsplatzes möglich sein würde. Die durch Andreas' Frontalhirn-Syndrom bedingte erhebliche Ablenkbarkeit durch Außenreize, z.B. Gespräche in der Werkstatt oder vorbeigehende Menschen, machte es erforderlich, ihm innerhalb der Werkstatt einen Einzelarbeitsplatz einzurichten und die dort geforderten Arbeiten, etwa an der Schleifmaschine oder an der Dekupiersäge, stark vorzustrukturieren. Die konkret sichtbaren Erfolge in Form einzelner Werkstücke ermutigten Andreas, diese Bedingungen, die er früher empört abgelehnt hätte, zu akzeptieren, so daß im Laufe der Zeit eine konstante Arbeitsfähigkeit von täglich vier Stunden erreicht werden konnte. Da inzwischen auch langfristig eine Eingliederung in den allgemeinen Arbeitsmarkt nicht denkbar erschien, wurde rechtzeitig ein Praktikum in einer WfB mit einer gut ausgestatteten Holzwerkstatt organisiert, in dem Andreas seine erworbenen Fähigkeiten unter veränderten Bedingungen unter Beweis stellen und seine zunächst strikte Ablehnung einer WfB-Eingliederung ändern sollte. Auch die soziale Reintegration in Andreas Heimatregion wurde frühzeitig eingeleitet, zumal Andreas das Reha-Zentrum inzwischen als sein "Zuhause" ansah. So konnte arrangiert werden, daß Andreas in der Wohnung seiner Schwester für die Wochenend-Heimfahrten ein eigenes Zimmer bekam; er lernte haushaltspraktische Tätigkeiten wie das Waschen und Bügeln und er wurde in regelmäßigen Beratungsgesprächen auf seinen Abschied vom Reha-Zentrum vorbereitet. Gleichzeitig wurde die Integration in eine heimatnahe WfB mit einer Holzwerkstatt durch eine Konferenz mit Vertretern der zuständigen Kostenträger und Reha-Berater eingeleitet. In zahlreichen Gesprächen gelang es, Andreas von der Richtigkeit dieser Entscheidung zu überzeugen und auch die gleichzeitige Anmeldung in einem betreuten Wohnheim mitzutragen. Da Andreas auch gegen Ende des Förderlehrgangs noch nicht genug Überblick über seine finanziellen Angelegenheiten hatte, wurde - ebenfalls mit seinem Einverständnis - beim zuständigen Amtsgericht eine Vermögensbetreuung eingeleitet, für die seine Schwester, bei der er auch bis zur Aufnahme in eine WfB mit einem freien Wohnheimplatz bleiben konnte, gewonnen wurde.

Die Praxis der psychosozialen Arbeit in der stationären neurologischen Rehabilitation

Obwohl es "typische Beispiele" in der Praxis niemals gibt, verdeutlicht unsere Falldarstellung doch einige Besonderheiten der psychosozialen Arbeit in der stationären neurologischen Rehabilitation von Kindern und Jugendlichen, für die sowohl konzeptionell als auch in der praktischen Arbeit immer wieder Lösungen gefunden werden müssen.

Vor allem bei langandauernden Rehabilitationsmaßnahmen wie der hier dargestellten, die sich über fast zwei Jahre erstreckte, kommt häufig ein Problem zum Tragen, das wir das *"Problem der zwei Lebenswelten"* genannt haben: die gleichzeitige Gültigkeit der Normen des häuslichen und des rehabilitativen Umfeldes mit oft genug unterschiedlichen Erwartungen an das Verhalten des behinderten Kindes oder des Jugendlichen. Während beispielsweise Rehabilitationsprogramme in der Regel die frühest- und größtmögliche alltagspraktische Selbständigkeit des Betroffenen anstreben, verwöhnen Eltern ihre behinderten Kinder häufig, um sie für das erlittene Leid zu entschädigen oder halten sie von allen Alltagsgefahren fern, um eine Wiederholung des Unfalls zu verhindern ("Scham-Schuld-Sorge-Komplex", vgl. Voll, 1993). Hieraus und auch aus den oft grundlegend unterschiedlichen Lebens- und Freizeitgewohnheiten in der Familie und in der Rehabilitationseinrichtung resultieren gelegentlich fruchtlose Streitigkeiten um die "richtige" Pädagogik für das betroffene Kind, das zwischen den widerstreitenden Anforderungen zerrieben werden kann. Daher besteht eine der Hauptaufgaben der psychosozialen Arbeit darin, innerhalb des Rehabilitationsteams die individuelle psychische Problemlage des Kindes oder des Jugendlichen und den sozialen Hintergrund der Familie darzustellen und zu vertreten, um eine Entfremdung vom häuslichen Umfeld, dem "eigentlichen" Lebensmittelpunkt des Rehabilitanden, möglichst zu vermeiden. Hierzu gehört, das elterliche Erziehungsrecht nicht in Frage zu stellen und den Empfehlungscharakter der eigenen therapeutischen und pädagogischen Vorschläge deutlich zu machen und bei der eigenen Rehabilitationsplanung so weit wie möglich Rücksicht zu nehmen auf die zeitlichen, finanziellen und sozialen Ressourcen, bei ausländischen Kindern und Jugendlichen auch auf die kulturellen und religiösen Besonderheiten der Familien. Bereits im Aufnahmegespräch muß deutlich werden, daß das Rehabilitationsteam bereit ist, die Eltern als die wichtigsten Bezugspersonen des Kindes oder des Jugendlichen ernstzunehmen und sich von ihnen als "Experten" für das Kind beraten zu lassen und ihre Wünsche, Vorstellungen, Vorschläge und Kritik zu berücksichtigen.

Auch nach in therapeutischer Hinsicht erfolgreichen Rehabilitationsmaßnahmen bleiben die Eltern oft noch lange für ihre weiterhin gehandikapten Kinder und Jugendlichen verantwortlich. Statistischen Angaben zufolge leben lediglich 11% der über 545.000 behinderten Kinder und Jugendlichen unter 18 Jahren in der Bundesrepublik Deutschland in Heimen und anderen Dauereinrichtungen, während der überwiegende Teil von 89% in ihren Familien lebt, von denen bis zur Einführung der Pflegeversicherung wiederum trotz erheblicher zusätzlicher psychosozialer und ökonomischer Belastungen nur 3% Pflegegeld oder andere finanzielle

Mittel nach dem BSHG sowie ambulante Dienste zur häuslichen Pflege und Betreuung in Anspruch nahmen (Hössl & Lipski, 1988). Vor diesem Hintergrund dürfen die rehabilitativen Anstrengungen auch nicht nur auf ein Zurechtkommen im vergleichsweise geschützten Rahmen der jeweiligen Rehabilitationseinrichtung gerichtet bleiben, sondern es müssen bei den betroffenen Kindern und Jugendlichen und ihren Familien Handlungskompetenzen für ihr zukünftiges schulisches, berufliches und soziales Umfeld erreicht und die hierzu notwendigen ambulanten Hilfen vorbereitet und organisiert werden. Dieser in der neueren Fachdiskussion als "Empowerment" bezeichnete Ansatz erfordert neben einem noch stärkeren Einbeziehen der betroffenen Eltern und Kinder als dies gegenwärtig bereits praktiziert wird, auch das Fördern und Unterstützen selbstorganisierter Zusammenschlüsse (z.B. Angehörigengruppen) und das Schaffen funktionierender sozialer Netzwerke in der Heimatregion (vgl. Keupp, 1993).

Noch stärker als der gegenwärtig vorherrschende rehabilitativ-sonderpädagogische Ansatz werden behinderte Menschen und ihre Angehörigen in diesem zugleich adressaten- und gemeinwesenorientierten Paradigma "nicht mehr als Objekte von Maßnahmen, sondern als die eigenen Bedürfnisse aktiv formulierende Subjekte gesehen, die ihren Lebensraum trotz der Behinderung selbst gestalten und eigene Zukunftsperspektiven in der Auseinandersetzung mit der Umwelt entwickeln" (Hohmeier, 1989, S. 156) - beginnend mit und innerhalb der stationären neurologischen Rehabilitation.

Dies erfordert von seiten der Rehabilitationseinrichtung aktive Anstrengungen, da zwischen den beiden Lebenswelten oft mehrere hundert Kilometer und unterschiedliche Zeitraster zu überwinden sind. Bewährt haben sich in unserer praktischen Arbeit im Neurologischen Rehabilitationszentrum "Friedehorst" in Bremen

a) ausführliche Vor- und Aufnahmegespräche, in denen nicht nur die Krankengeschichte, sondern auch die gegenseitigen kurz-, mittel- und langfristigen Erwartungen abgeklärt werden,

b) feste Ansprechpartner, die als "psychosoziale Teams" auch zwischendurch den Kontakt zu der betroffenen Familie halten sowie immer wieder (und nicht nur bei auftretenden Problemen) über den Stand der Rehabilitation und weiter geplante Schritte informieren,

c) gemeinsame "Reha-Konferenzen", um das weitere Vorgehen zwischen den betroffenen Kindern oder Jugendlichen, ihren Eltern, den Vorschlägen der Therapeuten und Vertretern der zuständigen Kostenträger auszuhandeln und im Sinne eines langfristig wirksamen Reha-Gesamtplans fortzuschreiben,

d) eine intensive sozialpädagogische Einzel- und Gruppenarbeit mit den betroffenen Kindern und Jugendlichen und begleitende Eltern- und Angehörigengruppen zur Bewältigung des psychischen Unfall- oder Krankheitsschocks, zur Stärkung der eigenen Problemlösekompetenzen und zur Vorbereitung der auch weiterhin kräftezehrenden Zeit nach der Entlassung aus der stationären neurologischen Rehabilitation sowie

e) Einladungen zu psychosozialen Sprechstunden auch außerhalb der üblichen "Bürozeiten", um berufstätige Eltern aus weiter entfernt liegenden Regionen ohne zusätzliche organisatorische Belastungen beraten zu können.

Das Gelingen einer in dieser Weise organisierten kontinuierlichen psychosozialen Beratung ist auch eine wesentliche Voraussetzung dafür, daß die sich gegen Ende der stationären Rehabilitation abzeichnende Reintegrationsempfehlung

a) von den betroffenen Kindern oder Jugendlichen und ihren Eltern angenommen und aktiv vorbereitet sowie

b) ohne ungünstige Zeitverluste realisiert werden kann.

Einen in dieser Hinsicht zunächst nicht optimalen Rehabilitationsverlauf zeigt auch unsere Falldarstellung, in der es nach einer 10monatigen stationären Rehabilitation mit der Empfehlung einer WfB-Eingliederung aufgrund deren Ablehnung durch Andreas M. zu einer ungenutzten Wartezeit von einem halben Jahr mit dem Auftreten schwerer sozialer Anpassungsstörungen und einer Einweisung in eine psychiatrische Klinik kam und in der nach einer dort erfolgten Stabilisierung erneut ein weiteres Jahr ohne kontinuierliche Förderung verging, bis Andreas M. zu einem vorberuflichen Förderlehrgang in ein BBW aufgenommen werden konnte. Erst die nach einem erneuten Scheitern eingeleitete medizinische und dann vorberufliche Rehabilitation mit intensiver psychosozialer Betreuung führte schließlich zu einer Akzeptanz der WfB-Empfehlung, für die das erfolgreiche Knüpfen eines funktionierenden sozialen Netzes am Heimatort (Vermögensbetreuung durch die Schwester, Koordination ambulanter Hilfen durch den Hausarzt, WfB- und Wohnheim-Anmeldung durch den örtlichen Reha-Berater) mitentscheidend war.

Literatur

Beine, L., Berten, M., Bley, S., Fischer, I., Gabriel, J., Hertl, M., Oidtmann, A., Oidtmann, U. & Schafer, K. (1990). Unzureichende Hilfen für unfallgeschädigte Kinder und Jugendliche. Sozialpädiatrie, 12, 436-442.

Budde, H.-G. (1982). Rehabilitation. In U. Baumann, H. Berbalk & G. Seidenstücker (Hrsg.), Klinische Psychologie. Trends in Forschung und Praxis, Bd.5 (S.228-267). Bern: Huber.

Bundesarbeitsgemeinschaft medizinisch-berufl. Rehabilitations-Zentren (PhaseII) (1988a). Psychologischer und sozialer Bereich (Heft 1). Bonn: Selbstverlag.

Bundesarbeitsgemeinschaft medizinisch-berufl. Rehabilitations-Zentren (PhaseII) (1988b). Pflegerische und therapeutische Dienste; ärztlicher, pflegerischer, therapeutischer und pädagogischer Bereich (Heft 4). Bonn: Selbstverlag.

Buschmann-Steinhage, R. & Vogel, H. (1993). Medizinische Rehabilitation der Rentenversicherung: Kritik und Weiterentwicklungsansätze. Verhaltenstherapie und psychosoziale Praxis, 25, 63-75.

Dreesen, H. & Fischer, P. (1979). Gemeindepsychologische Prinzipien als Grundlage für Aufbau und Organisation einer psychosozialen Beratungsstelle in einem Berufsförderungswerk. Rehabilitation, 18, 65-78.

Gadomski, M. (1995). Bedeutung der Angehörigen für die erfolgreiche klinische Rehabilitation Hirngeschädigter. Vortrag auf der Arbeitstagung "Aktuelle Entwicklungen in der Rehabilitation am Beispiel neurologischer Behinderungen" der Deutschen Vereinigung für die Rehabilitation Behinderter e.V. in Bad Boll am 13. September 1995.

Haag, G. & Lucius, G. (1984). Psychologie in der Rehabilitation. Rehabilitation, 23, 1-9.

Haus-Herrmann, H. (1995). Rehabilitative Sozialarbeit: Reintegration und Sekundärprävention bei hirnverletzten und neurologisch kranken Jugendlichen. In Verband Deutscher Rentenversicherungsträger (Hrsg.) Zusammenarbeit von Forschung und Praxis. 5. Rehabilitationswissenschaftliches Kolloquium 6. bis 8. März 1995 in Freyung (DRV-Schriften, Bd.5) (S.128). Frankfurt /M: VDR

Haus-Herrmann, H. & Heubrock, D. (1994). Psychosoziale Arbeit in der neurologischen Rehabilitation von Kindern und Jugendlichen. Verhaltenstherapie und psychosoz. Prax, 26, 47-59

Hertl, M., Beine, L., Oidtmann, U. & Rose, H.-G. (1991). Rehabilitationskliniken für hirngeschädigte Kinder und Jugendliche - eine vorwiegend negative Bilanz. Der Kinderarzt, 22, 997-1001.

Heubrock, D. (1994). Aspekte der Verhaltensmodifikation beim Frontalhirn-Syndrom. Kindheit und Entwicklung, 3, 101-107.

Heubrock, D. (im Druck). Besonderheiten des Lernens nach schweren Hirnschädigungen aus psychologischer Sicht. In Deutsche Vereinigung für die Rehabilitation Behinderter e.V. (Hrsg.) Interdisziplinäre Schriften zur Rehabilitation, Bd.5: Aktuelle Entwicklungen in der Rehabilitation am Beispiel neurologischer Behinderungen. Ulm: Universitätsverlag

Heubrock, D. & Haus-Herrmann, H. (im Druck). Sind Schnittstellen Schwachstellen? Arbeitsformen, Entwicklungsmöglichkeiten und Grenzen multiprofessioneller Teams in der neurologischen Rehabilitation von Kindern und Jugendlichen. In Verband Deutscher Versicherungsträger (Hrsg.). Evaluation in der Rehabilitation. 6. Rehabilitationswissenschaftliches Kolloquium 4. bis 6. März 1996 in Bad Säckingen (DRV-Schriften, Bd. 6). Frankfurt/M: VDR

Hössl, A. & Lipski, J. (1988). Ein Kampf um Normalität - Familien mit behinderten Kindern. In Deutsches Jugendinstitut (Hrsg.), Wie geht's der Familie? Ein Handbuch zur Situation der Familien heute (S. 99106). München: Kösel.

Hofmann-Stocker, E. (1990). Psychische Verarbeitung und Psychotherapie in der Rehabilitation hirnverletzter Jugendlicher. Zeitschrift für Neuropsychologie, 1, 75-94.

Hohmeier, J. (1989). Pädagogische Arbeit mit Eltern behinderter Kinder. In J. Hohmeier & H. Mair (Hrsg.), Eltern- und Familienarbeit. Familien zwischen Selbsthilfe und professioneller Hilfe (S. 153-169). Freiburg: Lambertus.

Jantsch, H. (1992). Interdisziplinäre Zusammenarbeit als Grundprinzip von Frühförderung. Kindheit und Entwicklung, 1, 116-119.

Keupp, H. (1993). Die (Wieder-)Gewinnung von Handlungskompetenz: Empowerment in der psychosozialen Praxis. Verhaltenstherapie und psychosoziale Praxis, 25, 365-381.

Krägeloh-Mann, I. & Michaelis, R. (1992). Die spastischen Tetraparesen. Kindheit und Entwicklung, 1, 92-96.

Lauth, G. (1986). Familiäre Adaptation an die Behinderung und ihre psychosoziale Unterstützung. In K.-H. Wiedl (Hrsg.), Rehabilitationspsychologie. Grundlagen, Aufgabenfelder, Entwicklungsperspektiven,(S. 101-116). Stuttgart: Kohlhammer.

Lehmkuhl, G. & Thoma, W. (1987). Langfristige Verhaltens- und Leistungsänderungen nach einem SchädelHirn-Trauma im Kindesalter. Monatsschr. für Kinderheilkunde, 135, 402-405

Lindenmeyer, J. (1983). Behindert-Werden. Zur Psychologie einer Bewältigung einer traumatischen Körperbehinderung. Heidelberg: Schindele.

Masur, R. (1981). Sozialarbeit in einer sozialpädiatrischen Institution. In Th. Hellbrügge (Hrsg.), Klinische Sozialpädiatrie. Ein Lehrbuch der Entwicklungs-Rehabilitation im Kindesalter (S. 554-563). Berlin: Springer.

Nitsch, S. (1971). Theoretische Überlegungen zum Problem der psychologischen Rehabilitation Behinderter. Rehabilitation, 10, 238-246.

Pechstein, J. & Hellbrügge, Th. (1981). Die Familie als Träger der sozialpädiatrischen Behindertenhilfe. In Th. Hellbrügge (Hrsg.), Klinische Sozialpädiatrie. Ein Lehrbuch der Entwicklungs-Rehabilitation im Kindesalter (S. 516-521). Berlin: Springer.

Ritz, A. (1991a). Rehabilitation von Kindern und Jugendlichen nach Schädelhirntrauma. KrankenpflegeJournal, 29, 384-395.

Ritz, A. (1991b). Die stationäre Rehabilitation hirnverletzter Kinder und Jugendlicher als "medizinischpädagogische Einheit". In W. Jäckel, K.-A. Jochheim, A. Stemshorn & G. Andre (Hrsg.), Qualitätssicherung und Vernetzung in der Rehabilitation (S. 343-347). Ulm: Universitätsverlag.

Ritz, A. (1991/92). Neurologische Rehabilitation nach Schädelhirntrauma. Pädiatrische Praxis, 43, 461471.

Ritz, A. (1993). Neurologische Rehabilitation von Kindern und Jugendlichen nach sekundär erworbenen Hirnschädigungen, insbesondere Schädelhirntraumen. In K. von Wildt (Hrsg.), Spektrum der Neurorehabilitation (S. 208-217). München: Zuckschwerdt.

Schmidt, A. (1990). Rehabilitation als ganzheitliche Therapie - eine unerfüllte Forderung. Selbsthilfe, 75-78.

Thun, T. (1988). Psychotherapie und Sozialtherapie. In v. Cramon, D. & J. Zihl (Hrsg.), Neuropsychologische Rehabilitation. Grundlagen - Diagnostik - Behandlungsverfahren (S. 83-104). Berlin: Springer.

Vandermeulen, J.A.M. & Ansink, B.J.J. (1995). Neuropädagogische Aspekte bei Kindern mit erworbenem Schädel-Hirn-Trauma - Eine Übersicht. Rehabilitation, 34, 139-147.

Verband Deutscher Rentenversicherungsträger (VDR) (1995). Phaseneinteilung in der neurologischen Rehabilitation. Rehabilitation, 34, 119-127.

Voll, R. (1993). Der Scham-Schuld-Sorge-Komplex bei Eltern von Kindern nach Schädel-Hirn-Trauma. Praxis der Kinderpsychologie und Kinderpsychiatrie, 42, 331-338

Weber, F. (1984). Rechtliche Grundlagen in der psychosozialen Versorgung. - Das Rehabilitationsrecht -. Verhaltenstherapie & psychosoziale Praxis, 16, 403-422.

Wiedl, K.H. (1986). Von einer "Psychologie in der Rehabilitation" zur "Rehabilitationspsychologie" II: Perspektiven in Forschung und Praxis. In K.H. Wiedl (Hrsg.). Rehabilitationspsychologie. Grundlagen, Aufgabenfelder, Entwicklungsperspektiven (S.150-160). Stuttgart: Kohlhammer

Epilepsie

Theoretische und praktische Aspekte eines Syndroms aus psychologischer Perspektive

Hans Mayer

Epileptischer Anfall und Epilepsie

Der epileptische Anfall ist eine von vielen pathologischen Reaktionsformen des menschlichen Zentralnervensystems. Er beruht neurophysiologisch auf zerebralen Funktionsstörungen exitatorischer wie inhibitorischer Art. Klinisch äußert er sich in episodisch auftretenden paroxsysmalen Phänomenen motorischer, sensorischer, sensibler, vegetativer oder psychischer Art bzw. deren Kombination. Das jeweilige klinische Erscheinungsbild ist weitgehend abhängig von den Hirnarealen, die in die epileptische Funktionsstörung einbezogen sind (Matthes & Schneble, 1992).

Epileptische Anfälle haben Symptomcharakter, da sie durch zahlreiche primäre oder sekundäre zerebrale Erkrankungen verursacht werden können (Matthes & Schneble, 1992). Hierzu gehören prä-, peri- oder postnatale Hirnschädigungen, Infektionen, Hirntumore, Hirnmißbildungen oder auch Stoffwechselstörungen wie etwa die Ceroidlipofiuzinose. Neben diesen Risikofaktoren sind vor allem auch genetische Dispositionen für die Ausbildung oder Entstehung von Epilepsien von entscheidender Bedeutung. Letztlich dürften also bei jeder Epilepsie genetische und exogene Risikofaktoren zusammenwirken. Als Symptom einer Epilepsie gelten zerebrale Anfälle nur dann, wenn sie chronisch rezidivierend und weitgehend unabhängig von akuten Erkrankungen auftreten.

Klassifikation- und Klassifikationsmodelle

Die Vielfalt der epileptischen Anfallserscheinungen zu ordnen und zu klassifizieren bzw. sie auch in Syndromen, d. h. Krankheitsentitäten zusammenzufassen, hat eine lange Tradition. Intensive Bemühungen um eine Vereinheitlichung haben aber nicht zu allgemein anerkannten Konzepten geführt (Masland, 1974). Die im folgenden dargestellte Klassifikation epileptischer Anfälle und Syndrome (modifiziert nach Kruse, 1987) der internationalen Liga gegen Epilepsie ist damit eher als kleinster gemeinsamer Nenner zu verstehen, auf den sich eine international anerkannte Expertenrunde einigte hat.

A.Herdepilepsien
   1.idiopathische Formen, z.B.
   - benigne Rolando-Epilepsie des Kindesalter
   2.Symptomatische Formen gemäß anatomischer Lokalisation

B.Generalisierte Epilepsien
   1.idopathische Formen, z.B.
   - myoklonisches Kleinkind Petit mal
   - myoklonisch-astatisches Petit mal
   - Absencen-Epilepsien
   - juveniles myoklonisches Petit-mal = impulsiv Petit mal
     (Aufwach-) Grand mal Epilepsien
   2.Symptomatische und/oder idiopathische Formen, z.B.
   - West-Syndrom
   - Lennox-Gastaut-Syndrom
   3.Symptomatische Formen
   - unspezifische Ätiologie
   - spezifische Syndrome (Fehlbildungen und angeborene
     Stoffwechselanomalien)

C.Epilepsien, unbestimmt, ob fokal oder generalisiert
   1.mit Kombination aus generalisierten und fokalen Anfällen, z.B.
   - Epilepsie mit kontinuierlichen spike-waves im slow-wave-Schlaf (ESES-
     Syndrom)
   - erworbene epileptische Aphasie (Landau-Kleffner-Syndrom)
   - West-Syndrom $\Big>$ generalisierter und zugleich
   - Lennox-Syndrom   (multi-)fokaler Genese
   2.unbestimmte Epilepsien ohne entsprechende generalisierte oder fokale Zeichen,
     z.B.
   - Grand mal Schlaf-Epilepsien

D.Spezielle epileptische Syndrome
   - Fieberkrämpfe
   - "Reflex"-Epilepsien

In diesen Syndromen bündeln sich verschiedene Anfallsarten. Es lassen sich drei
große Gruppen unterscheiden in: fokale Anfälle mit und ohne Bewußtseinsverlust,
generalisierte Anfälle und unklassifizierbare Anfälle. Die Generalisierten umfassen
vornehmlich Absencen, atypische Absencen, myoklonische Anfälle, klonische An-
fälle, tonische Anfälle, tonisch-klonische Anfälle (=Grand Mal-Anfälle) sowie atoni-
sche Anfälle (Dreifuss, 1989). Die klinischen Bilder dieser Anfälle sind zum Beispiel
von Matthes & Schneble (1992) sowie Karbowski (1985) detailliert beschrieben.

Epidemiologie

Epileptische Erkrankungen gehören zu den häufigsten chronischen Erkrankungen
des ZNS unabhängig von besonderen geographischen oder rassischen Gegebenheiten. Bei einer weltweiten Prävalenz von 5 - 10°/∞ muß man für die BRD mit

400.000 bis 800.000 Menschen rechnen, die an einer Epilepsie leiden. Die jährliche Inzidenzrate wird allgemein mit ca. 0,4°/∞ angegeben. Wiewohl Epilepsien in jedem Lebensalter auftreten können, dominiert bei der Erstmanifestation das Kindes- und Jugendalter. So wird die Hälfte bereits vor dem 10. Lebensjahr manifest und zwei Drittel vor dem 20. Lebensjahr (Matthes & Schneble, 1992). Akimoto (1981) belegt für das Alter unter 10 Jahren eine Prävalenzrate von 8°/∞. In höheren Altersstufen werden Epilepsien seltener. So beträgt die Prävalenz in der Altersgruppe zwischen 40 bis 50 Jahren nur noch 1°/∞ (Juul & Jensen, 1975).

Zählt man den Kreis derjenigen hinzu, die in ihrem Leben nur einen oder wenige epileptische Anfälle erleiden, so erhöht sich die Zahl der Anfallskranken in der Gesamtbevölkerung auf etwa 5%.

Zur Therapie der Epilepsien

Medikamentöse Therapie

Antiepileptische Therapie bedeutet in der Regel medikamentöse Langzeittherapie mit dem Ziel, Anfallsfreiheit oder wenigstens Anfallsreduktion bei möglichst geringen Nebenwirkungen zu erreichen. Unter optimaler Behandlungsführung des Therapeuten und bei Therapietreue von Seiten des Patienten läßt sich Anfallsfreiheit in unterschiedlicher Verteilung auf einzelne Epilepsiesyndrome bei etwa der Hälfte aller Epilepsien erreichen (Matthes & Schneble, 1992).

Operative Therapie

Neben der medikamentösen Therapie spielen andere Therapieformen, so auch die operative Therapie, bis zum heutigen Tag eine eher untergeordnete Rolle. Ihre Bedeutung hat aber in den letzten Jahren aufgrund verbesserter diagnostischer und neurochirurgischer Techniken zugenommen. Eine Indikation ergibt sich bei nachgewiesener Pharmakoresistenz fokaler Epilepsien mit einem umgrenzten operablen epileptogenen Herd, darüber hinaus auch bei Tumorverdacht (Hufnagel & Elger, 1990).

Psychologische Therapie

Verhaltentherapeutische Maßnahmen der Anfallsbeeinflussung haben zwar in der Zwischenzeit eine mehr als 20jährige Tradition, sind aber bisher nicht zu Standardverfahren gereift (Dahl, 1992). Bei seltenen oder bei von definierten Auslösern abhängigen Anfällen wie auch bei partiell pharmakoresistenten Anfällen stellen sie ergänzende Maßnahmen dar (Wolf, 1990). Ihr Erfolg ist abhängig von einem sehr individualisierten Einsatz (Dahl, 1992), der auf einer sorgfältigen psychologischen Verhaltensanalyse antezedenter wie auch respondenter Faktoren des Anfallsgeschehens beruhen muß. Nur in spezialisierten klinischen Einrichtungen gehören diese Techniken zum alternativen Regelangebot.

Dies gilt auch für Biofeedbacktechniken. Nach gewissen euphorischen Erwartungen in den siebziger Jahren ob der berichteten Therapieerfolge (Sterman & Friar, 1972; Lubar & Bahler, 1976), die allerdings bei kritischer Würdigung nicht gegen Placeboeffekte abzugrenzen waren (Wyler, 1984), erfahren diese Techniken in den letzten Jahren eine Renaissance, die sich auf überzeugendere Ergebnisse der entsprechenden Grundlagenforschung stützen kann (Birbaumer et al., 1991).

Welche Bedeutung verhaltenstherapeutische Methoden langfristig in der klinische Praxis gewinnen werden, ist noch ungeklärt. Die berichteten Therapieerfolge müssen empirisch noch weiter validiert werden (Wolf, 1992).

Schwerpunkt psychologisch-psychotherapeutischer Therapien ist nicht in erster Linie die Beeinflussung der Anfallsaktivität, sondern sind die psychosozialen und psychischen Schwierigkeiten im Gefolge der Erkrankung. Hier haben verschiedene therapeutische Ansätze ihren Platz. Entscheidende und herausragende Bedeutung kommt psychotherapeutischen Maßnahmen selbstverständlich bei der Therapie sog. psychogener Anfälle zu. Es handelt sich hierbei um nicht-epileptische Anfälle ohne hirnelektrisches Korrelat, die allerdings epileptischen Anfällen phänomenologisch täuschend ähnlich sein können (Kruse, 1979). Eine Kombination verhaltenstherapeutischer und tiefenpsychologischer Techniken stellt hier eine geeignete Therapiestrategie dar (Freudenberg, 1979).

Selbstverständlich muß die Beratung eines Epilepsiekranken (oder auch seiner Bezugspersonen) in Fragen der Lebensführung bis hin zur Hilfe bei der sozialen Integration im Rahmen von Schule und Beruf zum Betreuungsangebot gehören, das entsprechende klinische Abteilungen anbieten (sollten).

Epilepsie und Verhalten

Sozial-emotionales Verhalten

Individuell

Die Vorstellung, daß die Krankheit Epilepsie bei einem Großteil der Patienten geradezu zwangsläufig mit dem Verlust kognitiver wie auch sozial-emotionaler Funktionen einhergeht und auf diese Art und Weise typisch epileptisches Verhalten bzw. Verhaltensstörungen prägt, reicht weit in die Kultur- und Medizingeschichte zurück und ist auch heute noch in der Bevölkerung weit verbreitet (Trimble, 1983; Schneble, 1988). So hat auch seit jeher dieses Krankheitsbild ambivalente Vorstellungen und Gefühle provoziert, es hat erschreckt und fasziniert. "Morbus Sacer", also heilige Krankheit, wie die Epilepsie in der Antike genannt wurde, gibt dieser Ambivalenz Ausdruck.

Wenn auch das Konstrukt epileptische Wesensänderung oder andere vergleichbare Konstruktionen als widerlegt angesehen werden müssen, wurden doch sozio- und psychogenetische Verursachungsmomente schlicht ausgeblendet, so ist es andererseits unbestritten, daß ein beträchtlicher Teil der Epilepsiekranken, insbesondere Kinder und Jugendliche, im Verlauf ihrer Erkrankung Verhaltensprobleme und Verhaltensstörungen - mithin psychopathologische Symptome - entwickeln (Mayer & Christ, 1992; Matthews, Barabas & Ferrari, 1982).

Je nach Untersuchungskollektiv, Inanspruchnahme- oder Zufallsstichprobe, werden Häufigkeiten bis zu 60% berichtet (Rutter et al., 1970). An Einzelsymptomen werden instabile Affektivität, allgemeine Ängstlichkeit z.T. mit schweren depressiven Mustern gefunden. Auch Frustrations- und Hilflosigkeitsgefühle prägen bei einem Teil epilepsiekranker Kinder und Jugendlicher Verhalten und Persönlichkeit (Matthews & Barabas, 1986). Andere Autoren (Mellor et al., 1974), die sich auf Beurteilungen durch Lehrer stützen, stellen vor allem aggressive Verhaltensmuster sowie Kommunikationsprobleme heraus. Hält man sich diese Einzelsymptome vor Augen, so lassen sich im Einzelfall eine Fülle neurotischer Fehlentwicklungen und Anpassungsstörungen finden, wie sie auch bei anderen zerebralen oder chronischen Erkrankungen beschrieben werden. Bestätigt fanden dies auch Dodrill und Batzel (1984) in einem Literaturüberblick, was sie zu folgenden Schlußfolgerungen kommen ließ:

1. Patienten mit epileptischen Anfällen zeigen mehr emotionale und psychiatrische Probleme als Patienten mit nicht neurologischen Erkrankungen.
2. Patienten mit epileptischen Anfällen unterscheiden sich psychiatrisch nicht von solchen mit anderen neurologischen Erkrankungen.
3. Patienten mit temporalen Anfällen unterscheiden sich psychiatrisch nicht von Patienten mit anderen epileptischen Anfällen.
4. Neuropsychologische Störungen stehen in Zusammenhang mit emotionalen und psychiatrischen Störungen.

Ähnliche Folgerungen lassen sich auch aufgrund einer am Epilepsiezentrum in Kork durchgeführten Untersuchung zur Persönlichkeits- und Selbstbildentwicklung ziehen (Mayer & Christ, 1993). Hier dominierten in der Selbstbeschreibung jugendlicher Patienten allgemeine Ängste, Minderwertigkeitsgefühle, soziale Scheu und Erwachsenenabhängigkeit. Diese psychischen Konstellationen bildeten sich jedoch vor allem infolge der Belastung durch sog. kritische Lebensereignisse heraus. Patienten ohne diese Belastungen und mit wenig aktiver Epilepsie zeigten Persönlichkeits- und Selbstbildprofile, die denen Nicht-Epilepsiekranker sehr ähnlich waren.

Also nicht die Krankheit per se, sondern die sozial-emotionalen Belastungen infolge der Krankheit begünstigten diese psychischen Konstellationen, was auch Bagley (1986) kritisch bemerkt hat.

Die Wahrscheinlichkeit, solchen Belastungen zu unterliegen, steigt mit der Aktivität der Epilepsie. So werden langfristig positive soziale Erfahrungen und entsprechende soziale Prägungen beschnitten. Kommt es nicht zu entscheidenden Kompensationserfahrungen, so bleiben diese Prägungen ohne Alternative und damit verhaltensbestimmend über die Kindheit und das Jugendalter hinaus. Es bilden sich also negativ besetzte Selbstbilder und Selbstkonzepte mit entsprechenden Auswirkungen auf die Persönlichkeitsentwicklung. Hieraus kann gefolgert werden, daß ein wesentlicher Zusammenhang zwischen der hohen Prävalenz psychischer Störungen erwachsener Epilepsiekranker und deren Selbstbildentwicklung besteht.

Zu ähnlichen Schlußfolgerungen kommen auch Matthews und Mitarbeiter (1982). Sie sehen die wesentlichen psychischen Belastungen in der besonderen krankheitsspezifischen Situation, denen epilepsiekranke Kinder und Jugendliche ausgesetzt sind. Diese Situation, von ihnen "epileptic condition" genannt, wird durch die folgenden drei Faktoren determiniert: 1. Unvorhersehbarkeit des Auftretens epileptischer Anfälle, 2. die Entäußerung der Krankheit im Anfall und 3. Kontrollverlust über Körper und Psyche im Anfall. Letzteres wird auch von Britten und Mitarbeitern (1986) als persönlichkeitsprägende Grunderfahrung Epilepsiekranker herausgestellt.

Interaktionell

Die spezifische Epilepsiesituation und die sich daraus ergebenden Belastungen wirken nicht nur auf den Patienten selbst, sondern auch auf die näheren und ferneren Interaktionpartner, besonders auf die Familie (Lotman et al., 1990). Bedrohlichkeit und Unvorhersehbarkeit der Anfälle fördern z.T. berechtigt ständige Obacht, etwa bei hohem Verletzungsrisiko des Kindes. Aber auch gutgemeinte Obacht aus Verantwortung birgt latent die Gefahr einzuengen und Erfahrungsmöglichkeiten zu begrenzen, letztlich zu verunselbständigen (Ziegler, 1981). Dem Kind werden notwendige Lernerfahrungen, und somit die Eigenkontrolle über Erfolg oder Mißerfolg eigenen Handelns entzogen. Die Erfahrung ständiger Kontrolle fördert auf Seiten des Kindes Selbstwert- und Selbstbildprobleme, die wiederum familiäre Abhängigkeitsstrukturen verhärten. Sie münden nicht selten in ein pathologisches Gleichgewicht, welches nach Peters (1978) "Festungscharakter" hat. Die Familie bildet danach um das epilepsiekranke Familienmitglied eine festgefügte Mauer, welche es einerseits schützt, andererseits aber auch gegenüber der sozialen Umwelt abschließt.

Ähnliche psychologische und psychodynamische Mechanismen sind ja auch in den letzten Jahren bei anderen chronischen Erkrankungen und/oder Behinderungen beschrieben worden (Petermann, 1986). Daraus läßt sich folgern, daß essentielle Merkmale des Betreuungsverhaltens chronisch Kranken gegenüber an Verhaltensnormen angelehnt sind, welche bei akuten Erkrankungen durchaus geeignet sind, den sekundären Krankheitsgewinn zu stärken und den Heilungsprozeß zu beschleunigen. Die Aufrechterhaltung bzw. die latent dynamische Verstärkung dieses Normverhaltens bei chronisch Kranken, z.T. auch durch diese selbst, schlägt aber ins Gegenteil um. D.h., so hilfreich umfassende psychische Umsorgung bei akuten Erkrankungen sein kann, so schmerzhaft und für Betroffene kaum verstehbar muß die Erfahrung sein, daß eine solche Grundhaltung bei chronischen Erkrankungen dauerhaft mehr schadet als nützt.

Kognition

Neben den geschilderten psychischen Auffälligkeiten, Verhaltensstörungen und Fehlentwicklungen wurden auch immer wieder kognitive Störungen oder Intelligenzdefekte als zwangsläufige und damit typische Begleiterscheinungen epileptischer Erkrankungen angesehen. Auch hier konnte der empirische Nachweis nicht geliefert werden (Lesser et al., 1986). Allerdings ist auch nicht zu leugnen, daß Einschränkungen kognitiver Funktionen vor allem im Kindesalter zu den häufigsten Begleiterscheinungen epileptischer Erkrankungen gehören (Christ & Mayer, 1990; Mayer & Christ, 1992). Epilepsiekranke Kinder und Jugendliche zeigen, vor allem wenn eine Hirnschädigung als Ursache der Erkrankung gesichert ist, im statistischen Mittel einen signifikant niedrigeren allgemeinen IQ als Kinder ohne zerebrale Belastung (Rodin et al., 1989). Die kognitiven Profile können eine ähnliche Struktur wie bei anderen zerebralen Erkrankungen, etwa Schädel-Hirn-Traumata, annehmen (Mayer, 1989). Allerdings gibt es auch Unterschiede, auf die kurz eingegangen werden soll. So bilden sich kognitive Störungen bei Epilepsiekranken in der Regel nicht abrupt heraus, ihre Genese ist eher schleichend und häufig in der Frühphase der Erkrankung zunächst latent. Hierfür sind Eigendynamik des epileptischen Geschehens und subklinische Anfallsaktivität die wohl entscheidenden Ursachen.

Allgemeinaussagen sind aber, gerade was kognitive Funktionen angeht, in aller Regel mit Vorsicht zu genießen. Dies bedeutet, daß durch die Mehrzahl der bisher durchgeführten Studien nur belegt wird, daß eine Epilepsie in erster Linie ein Risiko für eine regelrechte kognitive Entwicklung darstellt. Dieses Risiko, welches durch die verschiedenen krankheitsspezifischen Faktoren, z.B. Anfallsart, Krankheitsdauer oder Ätiologie determiniert wird, ist aber bei den einzelnen Epilepsiesyndromen ganz unterschiedlich ausgeprägt (Lesser et al., 1986).

Neben den eher allgemeinen kognitiven Einschränkungen, wie sie eben bei einem Teil der Patienten gefunden werden, sind weitere isoliertere Einschränkungen im Sinne von Teilleistungsstörungen klinisch bekannt und auch empirisch gesichert (Mayer, 1989; Christ & Mayer, 1992).

Auch hier handelt es sich in der Regel um Störungen, wie sie bei anderen zerebral bedingten Entwicklungsstörungen vorkommen. Empirisch sicher belegt sind zum Beispiel Probleme der Visuomotorik, der Sprache, des Gedächtnisses sowie verschiedener Wahrnehmungsmodalitäten (Seidenberg, 1989).

Darüber hinaus stellen Einschränkungen globaler, kognitionsstützender Funktionen, wie Aufmerksamkeit und Konzentration oder auch Einschränkungen des psychomotorischen Tempos ein bedeutendes Problem dar (Christ & Mayer, 1990). Letztere stellen nach Aldenkamp und Mitarbeitern (1987) neben Gedächtnisstörungen und Störungen des Problemlöseprozesses die wesentlichsten kognitiven Defizitmuster epilepsiekranker Kinder und Jugendlicher dar. Diese Muster sind aber bei verschiedenen Syndromen in unterschiedlicher Häufigkeit und Intensität anzutreffen (Mayer & Diener, 1995).

Risikofaktoren

Es ist bereits mehrfach betont worden, daß die geschilderten Störungen der kognitiven wie sozial-emotionalen Entwicklung keinesfalls obligatorisch, andererseits aber doch überzufällig häufig zu finden sind. Was prädisponiert Dysfunktionen in Verhalten und Kognition?

Nach Hermann und Whitman (1986) sind es drei verschiedene Risikokomplexe, die bei der letztlichen Ausgestaltung der verschiedenen Störungsmuster die entscheidende Rolle spielen.

1. Neuroepileptische Faktoren
2. Psychosoziale Faktoren
3. Nebenwirkungen der antiepileptischen Therapie

Neuroepileptische Faktoren umfassen im wesentlichen das Alter bei Erkrankungsbeginn, die Dauer der Erkrankung, die Anfallsart sowie die Anfallsfrequenz. Auch
die subklinische Anfallsaktivität sowie die Ätiologie der Epilepsie gehören zu diesem Risikokomplex. Die psychosozialen Risikofaktoren umfassen die Art der
Krankheitsverarbeitung, den Grad der sozialen Integration u. v. m.

Die Risiken der antiepileptischen Therapie werden durch die spezifischen Nebenwirkungen der jeweiligen Medikamente bzw. deren Kombination und Dosis determiniert (Mayer, 1989).

Die genannten Risikofaktoren können sich gegenseitig verstärken oder auch ab-
mildern, d.h., sie interagieren dynamisch.

Diese Dynamik kann sich zum Beispiel wie folgt äußern: Hyperkinetisch-unge-
steuertes Verhalten, möglicherweise hirnorganisch bedingt, kann durch inkonse-
quente pädagogische Führung in Schule oder Elternhaus noch verstärkt werden.
Zunächst nur episodisch auftretendes affektlabiles Verhalten in Zusammenhang mit
verstärkter Anfallstätigkeit kann je nach sozialen Konsequenzen ausgestaltet oder
auch abgemildert werden. Provokativ-aggressives Verhalten infolge von Mißer-
folgserlebnissen oder sozialen Ausgrenzungen kann medikamentös stabilisiert werden. Über einen längeren Zeitraum gehäuft auftretende tonisch-klonische Anfälle
und in deren Gefolge iktogene Hirnschädigungen führen langfristig zur Beeinträchtigung kognitiver Funktionen und letztlich des Lernverhaltens. Dies wiederum
begünstigt Mißerfolgsmotiviertheit und Leistungsangst.

Auch das Alter bei Ausbruch der Erkrankung ist ein wesentlicher Faktor, der
die Ausbildung und Ausgestaltung von Verhaltens- und Erlebensstörungen prägt.
Bei frühem Krankheitsbeginn und langer Krankheitsdauer steigt die Wahrschein-
lichkeit für sog. kritische Lebensereignisse und in deren Gefolge für psychosoziale
Belastungen, die bei aktiver Epilepsie und ohnehin eingeschränkter psychischer
Stabilität kaum verarbeitet und emotional integriert werden können.

Soziale Integration

Vorschule

Ein wesentlicher Teil der sozialen Integration stellt auch bei epilepsiekranken Kindern die vorschulische bzw. schulische Integration dar. Epilepsiekranke Kinder besuchen i.d.R. vorschulische Einrichtungen, die ihrem Entwicklungsstand angemessen sind. Integrationshindernisse auf Seiten der Einrichtungsträger können meist
durch begleitende Maßnahmen, etwa fachspezifische Beratungen in Form von me-
dizinisch-psychologischen Berichten und Gutachten ausgeräumt werden. Entsprechendes gilt auch für Bedenken von Eltern.

Die überwiegende Zahl entwicklungsverzögerter epilepsiekranker Kinder wird
auch durch die Einrichtungen der Frühförderung mit entsprechenden Angeboten
erreicht und betreut (Mayer, 1994).

Schule

Wie bereits bei der Frage nach dem geeigneten Kindergarten muß auch bei der Wahl der Schulart in erster Linie der geistige wie auch soziale Entwicklungsstand entscheidend sein. Dies gilt selbstverständlich auch für weiterführende Schulen. Nur in seltenen Fällen sind bei regelrechtem Entwicklungsniveau andere Schularten, meist Sonderschulen zu empfehlen. Sollte z.B. die Anfallssituation die körperliche Unversehrtheit eines Kindes massiv gefährden, bieten Körperbehindertenschulen angemessene Integrationsmöglichkeiten. Es sei in diesem Zusammenhang daran erinnert, daß Epilepsie juristisch als Körperbehinderung gilt.

Eine problemlose schulische Integration stellt sich allerdings bei vielen epilepsiekranken Kindern nicht ohne weiteres ein.

Unter Berücksichtigung der Risiken, denen das Verhalten und die kognitive Entwicklung epilepsiekranker Kinder unterliegen, sind Probleme des Lernens und in deren Gefolge Schulleistungsprobleme eine sehr häufige Begleiterscheinung der schulischen Integration und Laufbahn.

So kann wohl nur jedes 2. Kind ohne besondere pädagogische und soziale Unterstützung eine Regelschule durchlaufen (Scheffner, 1991). Eigene Untersuchungen zeigen, daß 30% der epilepsiekranken Kinder mit regelrechter Intelligenz, die auch entsprechend eingeschult worden waren, im Ablauf der ersten Grundschuljahre umgeschult werden mußten (Christ & Mayer, 1990; Mayer & Christ, 1992).

Da Lern- und Schulleistungsverhalten multifaktoriell bedingt sind, spielt die dynamische Verflechtung der angesprochenen Risikofaktoren hier eine besondere Rolle. Dies bedeutet, daß Schulleistungsprobleme nicht ausschließlich auf diffuse kognitive Beeinträchtigung zurückzuführen sind. Auch isolierte Teilleistungsstörungen wie eine Rechenschwäche oder eine Lese-Rechtschreibschwäche können an der Genese von solchen Schwierigkeiten beteiligt sein. Von herausragender Bedeutung sind in diesem Zusammenhang auch Störungen der Aufmerksamkeit vor allem ihrer tonischen Komponenten, also der Fähigkeit zur Daueraufmerksamkeit. Diese Basisleistung, auf der jegliches Lernen fußt, kann nun wieder durch medikamentöse Einflüsse, also den Nebenwirkungen der antiepileptischen Therapie empfindlich und nachhaltig irritiert werden (Mayer, 1989).

Lern- und Leistungsprobleme, gleich welcher Genese, reduzieren langfristig Selbstvertrauen und Motivation. Dies wiederum begünstigt Mißerfolg, fördert Leistungsängste und Minderwertigkeitsgefühle, die jegliche Freude am Lernen eindämmen - eigentlich ein Teufelskreis, der weitere Dynamik durch erzieherische Fehlhaltungen (u.a. durch Überforderung oder auch Unterforderung des Kindes) erfährt.

Beruf

Die schulischen Integrationsprobleme werden in fortgeschrittenem Alter durch die beruflichen abgelöst, die zudem eine noch größere soziale und sozialpsychologische Relevanz erlangen. Die hohen Arbeitslosenraten, die national wie international berichtet werden (Fraser, 1990; Thorbecke, 1987) können dies nachdrücklich unterstreichen. Epilepsiekranke gehören mit psychisch Kranken zu der beruflich wohl am schwierigsten zu integrierenden Rehabilitandengruppe unter chronisch Kranken Patienten (Bahrs, 1989). Dies gilt nicht nur für Patienten mit therapieresistenten Epilepsien. Sehr häufig spielt das eigentliche Leiden für die berufliche Integration bzw. Rehabilitation eine vergleichsweise geringe Rolle.

Zum entscheidenderen Integrationshindernis werden bei vielen Patienten kognitive und sozial-emotionale Defizite (Fraser, 1990). Vor allem nach langer Krankheitsdauer sind viele Epilepsiepatienten den sozialen Anforderungen am Arbeitsplatz nicht mehr gewachsen.

Bereits im Rahmen der beruflichen Erstausbildung lassen sich Probleme der sozialen Kompetenz dokumentieren, die das Lernfeld "Schule" noch vergleichsweise gut toleriert hat, dem es allerdings nicht gelungen ist, Defizite pädagogisch zu kompensieren (Mayer et al., 1994). Entsprechende Bemühungen kommen erst im Rahmen der Berufsausbildung in Berufsbildungswerken zum Tragen (Lipinski, 1990). Offensichtlich sind aber dann bereits wesentliche psychische Prägungen abgeschlossen, so daß sozio- und psychotherapeutische Interventionen häufig ohne entscheidenden Einfluß bleiben müssen.

Daß die Schule für viele Patienten einen sozialen Schonraum bedeutet, zeigt auch das Niveau des Schulabschlusses. Er legt Ausbildungen bzw. Ausbildungsziele nahe, die tatsächlich selten erreicht werden (Mayer et al., 1994). Zum Nadelöhr wird dann die eigentliche Berufsausübung. Hier muß ein sehr hoher Anteil der Ausgebildeten mit Epilepsie trotz weitgehender Anfallsfreiheit mit einem Arbeitsplatz Vorlieb nehmen, der unter dem erzielten Ausbildungsniveau liegt. Es handelt sich in der Regel um Arbeitsplätze, die auch geringere soziale Anforderungen stellen.

Selbst wenn für die langfristige berufliche Perspektive das Anfallsleiden nicht das entscheidende Integrationshindernis darstellt, müssen selbstverständlich bei der Berufswahl die potentiellen Risiken für die Ausübung eines Berufes, z.B. Verletzungsgefahr durch Anfälle, mitberücksichtigt werden. Hier liegen detaillierte Vorschläge für berufliche Beratungen vor (Thorbecke et al., 1981). Mit steigendem Anforderungsprofil des Berufsziels wird allerdings Anfallsfreiheit in Verbindung mit intakten kognitiv-neuropsychologischen wie sozialen Funktionen eine conditio sine qua non.

Praktisches Vorgehen

Vorbemerkungen

Vor dem Hintergrund der dargestellten individuellen wie interaktionellen Begleitprobleme begründen sich verschiedenste psychosoziale und neuropsychologische Interventionen und Reha-Maßnahmen. Es sind im wesentlichen Interventionen, wie sie auch bei anderen chronischen Erkrankungen indiziert sind. In Anlehnung an Petermann lassen sich u.a. folgende Schwerpunkte formulieren:

1. Rehabilitation und Integration des Kindes in die Alltagswirklichkeit von Familie, Schule, Beruf Freundeskreis.
2. Unterstützung des sozialen Netzwerks Familie, Förderung ihres krankheitsspezifischen Wissens, Eltern sollen sich als selbstbewußte und kritische "Experten" der Krankheit ihrer Kinder wahrnehmen lernen.

3. (Neuro-) Psychologische Diagnostik und Förderung bei kognitiven und sozial-emotionalen Störungen.
4. Spezifische psychotherapeutische Unterstützung bei der seelischen Verarbeitung der Krankheit bzw. deren Folgen. Spezifisches Problem: Psychogene Anfälle.
5. Förderung angemessenen Krankheits- und Erziehungsverhaltens.

Der Epilepsiebericht 84 fordert für Epilepsieambulanzen bzw. spezialisierte Epilepsiekliniken neben der qualifizierten fachärztlichen Versorgung auch, insbesondere bei Kindern und Jugendlichen, ein entsprechendes psychologisches Betreuungsangebot. Dies kann bei den oben geschilderten Entwicklungsrisiken nur begrüßt werden, ist aber in der Realität weit von einer Verwirklichung entfernt. Lediglich an einigen universitären bzw. städtischen Epilepsieambulanzen sowie an den Epilepsiezentren sind Psychologen/innen wie auch Pädagogen ständige Mitarbeiter/innen im Rahmen der stationären und ambulanten Versorgung.

Im folgenden soll die klinisch-psychologische Arbeit am Epilepsiezentrum Kork vorgestellt werden, wie sie sich bereits über Jahre bewährt hat. Hier werden pro Jahr ca. 350 Patienten stationär und ca. 1500 ambulant betreut. Stationäre Aufnahmeindikation ist in der Regel die medikamentöse Um- oder Neueinstellung. Differentialdiagnostische Fragen können ebenfalls zentraler Einweisungsgrund sein. Ähnliches gilt auch für psycho-soziale Fragen.

Der Schwerpunkt der folgenden Darstellung ist der stationären Arbeit gewidmet. Prinzipiell gelten aber die gleichen Leitlinien auch für die ambulante psychologische Arbeit.

Leitlinien zur (neuro-)psychologischen Diagnostik

Ziel sollte es sein, den kognitiven wie auch sozial-emotionalen Entwicklungstand eines Kindes umfassend zu analysieren und zu dokumentieren. Einerseits um akute Entwicklungs- und Leistungsprobleme abzuklären, andererseits um Basisbefunde für Verlaufsuntersuchungen bereitstellen zu können. Eine solche Untersuchung sollte auf jeden Fall mehr sein als eine systematische Defizitanalyse. Es muß vielmehr herausgefunden werden, über welche Kapazitäten und welche Reserven ein Kind verfügt und was unter Umständen sein Leistungsvermögen begrenzt. Dabei ist es von großer Bedeutung festzustellen, wie ein Kind eine Leistung erbringt, selbstbewußt oder voller Angst, motiviert oder desinteressiert. Arbeitet es konzentriert oder ist es reizoffen und ablenkbar. Um dies zu eruieren, muß während einer psychologischen Untersuchung eine Leistungssituation realisiert werden, die es einem Kind ermöglicht, sich weitgehend angstfrei zu präsentieren. Es sollte also eine Bewertung unter vergleichsweise optimalen Bedingungen erfolgen.

Klassische Psychologische Testverfahren, wie etwa der HAWIK-R oder das PSB, flexibel angewandt, haben sich in diesem Zusammenhang als wesentliche differentialdiagnostische Instrumente erwiesen. Auch ihre hohe prognostische Validität konnte in verschiedenen Untersuchungen am Epilepsiezentrum Kork bestätigt werden.

Bei den gerade genannten Verfahren kann auch eine Profilauswertung von besonderer differentialdiagnostischer Bedeutung sein. Deutlich instabile Profile geben Hinweise auf Teilleistungsstörungen, die bei unseren Patienten nicht selten zu beobachten sind. Bei Verdacht auf solche Störungen (Rechenschwäche, LRS, optische Wahrnehmungsschwächen) können Profilbetrachtungen einzeln genormter Untertests aus anderen Verfahren (z.B. PET) oder der Einsatz ganz spezifischer Testverfahren (z.B. DCS, HSET u.a.) nächster Diagnoseschritt sein.

Besteht der Verdacht, daß subklinische Anfallsaktivität Teilleistungsstörungen mitverursacht, wird dies mit einer Untersuchungsanordnung festgestellt, bei der bestimmte computerisierte Aufmerksamkeitstests parallel zu einer EEG-Ableitung appliziert werden. Ein Kanal des EEG zeichnet dabei kontinuierlich die Reizexposition sowie die Reaktion des Patienten auf. Dadurch kann eine Veränderung der Reaktionszeit direkt mit spezifischen EEG-Merkmalen korreliert werden.

Neben Teilleistungsstörungen kommt der Diagnostik medikamentös bedingter Leistungs- und Verhaltensstörungen eine besondere Bedeutung zu. Sie können nämlich kurzfristig gemildert oder gar beseitigt werden, was für andere Risikofaktoren nicht gilt. Der Verdacht auf solche Störungen ist immer gegeben, wenn sich das Verhalten eines Patienten eher abrupt verändert, ohne daß sich z.B. die Anfallssituation oder die psychosozialen Bedingungen im Rahmen eines stationären Aufenthalts grundlegend umgestaltet haben.

Nebenwirkungen psychometrisch zu objektivieren, also ihren Einfluß auf psychische und kognitive Funktionen zu belegen, bedarf häufig, je nach Problemlage, kontinuierlicher Längsschnittuntersuchungen. Dies bedeutet, es müssen sowohl unter einer bestimmtem medikamentösen Einstellung wie auch nach der Umgestaltung einer Therapie mehrere Untersuchungen repräsentativer Verhaltensfunktionen durchgeführt werden. Bewährt haben sich hier Testverfahren, die eine geringe seriale Abhängigkeit aufweisen und basale Funktionen messen.

In der folgenden Abbildung ist eine orientierende Bewertung in Anlehnung an Mayer (1989) der gebräuchlichsten Antiepileptika hinsichtlich ihrer neuropsychologischen Nebenwirkungen dargestellt (PB=Phenobarbital, PRM=Primidon, PHT= Phenytoin, CBZ=Carbamazepin, VPA=Valproinsäure, ESM=Ethosuximid, CZP =Clonazepam, CLB=Clobazam, BR=Brom).

Orientierende Bewertung von Antiepileptika
bezügl. neurologischer Nebenwirkungen

	PB	PRM	PHT	CBZ	VPA	ESM	CZP	CLB	BR
Kognition!	++	++	++	+	?	+	++	+	+
Sprache	+	+	+	?	?	?	+	?	+
Gedächtnis	++	++	++	?	?	?	?	?	?
Psychomotorik	+++	++	+	+	?	+	++	+	+++
Aufmerksamkeit	+++	++	++	+	?	?	+++	+	+++
Wahrn.-Tempo	+++	++	+	+	?	+	++	+	+++
Verhalten	+++	+++	+	+	?	++	+++	+	+

?= sehr selten   += selten   ++= häufig   +++= sehr häufig

(vgl Mayer, 1989)

Ein weiterer wesentlicher Aspekt, der einer psychologischen Begutachtung bedarf, sind Verhalten und Persönlichkeit. Je nach Entwicklungsniveau stehen auch hierfür bewährte Verfahren zur Verfügung. Genannt seien u.a. der Persönlichkeitsfragebogen für Kinder (PFK), die Hamburger Neurotizismus- und Extraversionsskala und der Angstfragebogen für Kinder. Daneben sollten auch Verhaltensbeobachtungen sowie offene Interviews und Befragungen von Kindern und deren Erziehern/innen zur Diagnostik hinzugezogen werden.

Leitlinien für Förderung und Therapeutische Arbeit

Die diagnostischen Daten und Befunde bilden die Grundlage für bestimmte stationäre Ziele und Interventionen. So kann einmal die Vorbereitung auf die schulische Integration im Vordergrund stehen und das Lernziel Gruppenfähigkeit heißen. Bei einem anderen Patienten, der beruflich eingegliedert werden soll, stehen Probleme der sozialen Kompetenz und Berufsvorbereitungsfragen im Vordergrund. Schließlich kann auch die Bewertung der medikamentösen Nebenwirkungssituation grundlegendes Handlungsziel sein. Im Einzelfall können diese Ziele aber ganz unterschiedliche Interventionen und Maßnahmen nach sich ziehen, auch nach Ende des stationären Aufenthalts.

Deren Realisierung ist nur möglich bei einer guten und vertrauensvollen Zusammenarbeit zwischen den verschiedenen Mitarbeitern eines stationären Teams.

Die stationäre psychologische Arbeit ist wesentlich davon abhängig, daß die Patienten im Tagesverlauf in Patientengruppen pädagogisch betreut werden. Ein oft monatelanger Klinikaufenthalt wäre ohne eine solche Betreuung, die in der Regel von Erziehern und Heilerziehungspflegern, z.T. auch von Heilpädagogen gewährleistet wird, auch gar nicht möglich bzw. unverantwortlich. Nur so können, vor allem wenn Eltern nicht ständig während des Aufenthalts präsent sein können, schwerwiegende Hospitalisierungprobleme bei unseren Patienten vermieden werden. Die pädagogischen Mitarbeiter müssen dabei gleichberechtigt gegenüber Schwestern und Pflegern an der Versorgung und Betreuung beteiligt sein. Sie sind zudem die entscheidenden Ansprechpartner des(r) Psychologen(in) beim Umsetzen pädagogischer und psychologischer Maßnahmen, die innerhalb des Stationsteams abgesprochen worden sind. Diese müssen in den stationären Alltag mit seinen vielen Routinen und Ritualen integriert sein und die medizinischen Maßnahmen stützen und produktiv ergänzen.

Grundlage der psychologischen Arbeit mit dem Patienten ist das Ziel, sein kognitives und soziales Vermögen während des Aufenthaltes zu fördern bzw. hindernde Einflüsse, die diesem Ziel im Wege stehen, in ihrem Einfluß zu begrenzen. Ein bedeutsamer Aspekt ist so die Anbahnung und Stärkung der Selbständigkeit und der Abbau von Abhängigkeiten, ein bei allen chronischen Erkrankungen entscheidendes Entwicklungshindernis. Entwicklung der Selbständigkeit bedeutet sehr häufig Kennenlernen eigener ungenutzter Talente. Wichtig bei kognitiven Beeinträchtigungen ist es aber auch, Grenzen angstfrei erleben zu können und sie als Teil des eigenen Selbst annehmen zu lernen. Gerade bei Jugendlichen, die im Ver-

lauf ihrer Erkrankung auf Grenzen ihres kognitiven und sozialen Vermögens ge-
stoßen sind, ist dies eine wesentliche emotionale Erfahrung. Hier müssen gegebenenfalls therapeutische Maßnahmen die pädagogischen ergänzen. Dabei kommen
die verschiedensten einzel- und gruppentherapeutischen Techniken zum Einsatz.
Bei Problemen der sozialen Kompetenz, wie angedeutet ein besonderes Problem,
haben vor allem auch verhaltenstherapeutische Techniken ihren Platz.

Dies gilt auch für die Behandlung von Einzelsymptomen bei entwicklungsge-
störten Kindern wie Einnässen, Einkoten oder Schlafstörungen. Bei Ängsten vor
medizinischen Maßnahmen, etwa der Blutentnahme, wirken ähnlich orientierte
Maßnahmen.

Bei psychogenen Anfällen hat sich hier in Kork eine Kombination aus verhaltenstherapeutischen und tiefenpsychologisch orientierten Interventionen bewährt.

Beeinträchtigungen der kognitiven Grundleistungsfähigkeit wie auch die Behandlung von Teilleistungsstörungen werden aufgrund einer qualifizierten Diagnosestellung i.d.R. im Rahmen der Klinikschule behandelt. Ergänzt werden die schulischen Bemühungen durch beschäftigungstherapeutische Interventionen. Unsere
bisherigen Erfahrungen und Versuch, Teilleistungsstörungen wie neuropsychologische Defizite im allgemeinen durch spezifische neuropsychologische Trainingspro-
gramme zu kompensieren, sind eher desillusionierend. Wohl nicht nur bei Epilepsiekranken stellen sich diese Störungsformen als außerordentlich therapieresistent
dar. Wichtig erscheint es deshalb, mit dem betroffenen Patienten Kompensations-
und psychische Bewältigungsstrategien zu entwickeln, damit der Teufelskreis zwischen ständigem Mißerfolg und daraus erwachsender Angst und Frustration und
Minderwertigkeitsgefühlen aufgebrochen werden kann.

Die tägliche stationäre Alltagsroutine ist gerade auch bei deutlich behinderten
Kindern, die zudem häufig sehr unruhig und reizoffen sind, ein entscheidendes
Kontrastprogramm zur häuslichen Betreuung. Ansonsten gelten die gleichen
Grundgedanken, die oben geäußert worden sind auch für diese Patienten. Bei allen
Patienten ist dringend darauf zu achten, daß während des Aufenthalts ein soziales
Lernfeld bereitgestellt wird, daß den bisherigen oft negativ besetzten Erfahrungen
entgegensteht.

Leitlinien für die Elternberatung

Ähnlich wie für viele Patienten bedeutet ein stationärer Aufenthalt auch für die
Eltern und Familien ein soziales Kontrastprogramm. Vielfach sind diese psychisch
und physisch erschöpft. Die ständige Angst vor Anfällen und vor zusätzlichen Behinderungen sowie die Angst vor eigenem Versagen, fordert die betroffenen Eltern,
häufig vor allem die Mütter, bis zur Grenze der physischen und psychischen Belastbarkeit. Eine Beratungsbedürftigkeit kann hieraus aber noch nicht abgeleitet
werden, selbst wenn objektiv kein Zweifel daran sein kann. Es muß dabei im Auge
behalten werden, daß die psychologische Betreuung zunächst für die Eltern ein
unerwartetes zusätzliches Betreuungsangebot darstellt.

Hier gilt es im Einführungsgespräch die jeweils subjektive Beratungsbedürftigkeit abzuschätzen. Ferner müssen Ziele und Inhalte der psychologischen Beratung

und Betreuung dargestellt werden. Von großer Bedeutung ist es u.a. Vertrauen zu gewinnen. Vielfach haben in unserem Hause die Betroffenen bereits eine Odyssee hinter sich gebracht, die sie zu den verschiedensten Einrichtungen, Therapeuten und Beratern geführt hat.

Nicht zuletzt aus diesem Grunde müssen auch die potentiellen Erwartungen und Wünsche der Eltern, die sie an den stationären Aufenthalt geknüpft haben, erforscht werden. Welche Enttäuschungen und Kränkungen bringen sie mit, welche Ängste und Sorgen, aber auch welche Aggressionen treiben sie um?

Inhaltlich wird mit der Beratung der Versuch gewagt, die betroffenen Familien beim angemessenen Umgang mit der Erkrankung zu unterstützen. Es gilt sowohl die hemmenden, als auch die begünstigenden Einflüsse auf diesem Weg herauszuarbeiten. Oft werden gerade die letzteren nicht erkannt oder zu wenig genutzt. Verlorengegangenes Vertrauen in die eigenen Fähigkeiten, insbesondere was die erzieherische Kompetenz angeht, muß neu aufgebaut oder wiederhergestellt werden. Minderwertigkeitsgefühle und Versagensängste z.B. gehören zu den hemmenden Einflüssen, Selbsthilfetendenzen zu den begünstigenden Einflüssen.

Um dieses Ziel zu erreichen ist es notwendig, den betroffenen Familien ausreichend Gelegenheit zu geben, sich intensiv, sowohl medizinisch wie psychologisch, mit dem Krankheitsbild und seinen psychosozialen Konsequenzen und Risiken vertraut zu machen. Hierzu gehört, daß Eltern detailliert über diagnostische, therapeutische und rehabilitative Maßnahmen informiert werden. Sie sollen unsere Klinik verlassen mit einem gesicherten Wissen und, wenn irgend möglich, mit einer emotionalen Stabilität, die sie in die Lage versetzt, sich als "Experten" der Krankheit ihrer Kinder begreifen zu lernen. Je nach persönlichem Arbeitsstil können die individuellen Inhalte der Beratung auch in sehr enger Zusammenarbeit mit einem ärztlichen Kollegen vermittelt werden. Ergänzend zu den Einzelberatungen haben sich auch Gruppenberatungen in Kork bewährt. Themenzentriert orientiert bieten sie eine sehr gute Möglichkeit, vor allem emotionale Lernziele zu verwirklichen.

So kommt hier dem Bestreben, Minderwertigkeitsgefühlen und Versagensängsten in gemeinsamen angeleiteten Gruppengesprächen entgegenzuarbeiten, eine wesentliche Bedeutung zu. Selbstverständlich werden in dieser Richtung zunächst nur sehr kleine Abschnitte mit vielen Abzweigungen zurückgelegt. Die langfristigen Beobachtungen im Rahmen ambulanter Kontakte wie auch bei wiederholten stationären Aufenthalten zeigen aber, daß unsere Bemühungen i.d.R. realistischere Erwartungen wecken und den Krankheitsbewältigungsprozeß sowie die Stabilisierung familiärer Ressourcen wesentlich begünstigen.

"Stay-in"

Sind Eltern während des stationären Aufenthalts ständig präsent, kann der Beratungsprozeß intensiver gestaltet werden. Dies betrifft sowohl emotionale, eher langfristig angelegte Lernziele als auch sehr konkrete, etwa bei Erziehungsfragen.

Intensiver bedeutet dabei allerdings nicht, daß die Eltern auch stärker in die Verantwortung für die Betreuung ihrer Kinder genommen werden. Ein "Rooming-in" findet nicht statt und wird auch nicht angestrebt. Denn "Rooming-in" kann gerade bei Epilepsie symbiotische Beziehungsmuster noch verstärken, und den Verantwortungsdruck der Eltern, insbesondere der Mütter, noch weiter steigern. Gerade ihn gilt es aber abzubauen. Alle Erfahrungen in Kork mit Eltern die "rooming-in" erlebt haben, sind negativ. Meist wurden die Eltern nur zur Versorgung ihrer Kinder und zur Anfallsbeobachtung eingesetzt. Sie waren physisch, da sie keine Nacht geschlafen haben, wie psychisch, da sie sich ständig beobachtet und unter Verantwortungsdruck gesetzt sahen, völlig überfordert.

In Kork wird daher ein eher als "Stay-in" zu bezeichnendes Konzept praktiziert. Dies bedeutet, daß die Eltern (Väter und/oder Mütter) in einem von der Klinik bzw. der Einrichtung angebotenen Zimmer wohnen und jederzeit ihr Kind besuchen können. Je nach emotionaler Befindlichkeit oder auch psychischer Belastungsfähigkeit entscheiden sich Eltern für unterschiedliche Besuchsregeln, die sie individuell absprechen können. In ihren Zimmern sind die Eltern tags wie auch nachts telefonisch erreichbar.

Diese Form der stationären Begleitung hat sich nunmehr über Jahre bewährt. Sie vermittelt ausreichend Sicherheit. Gefühle von Verantwortungslosigkeit und schlechtem Gewissen, gar Rabeneltern zu sein, bleiben den Eltern erspart.

Fallbeispiele

Fallbeispiel 1:

Sacha leidet seit 2 Jahren unter einer Epilepsie, die sich vorwiegend in Grand Mal Anfällen äußert. Die gewählte therapeutische Einstellung hat zu keiner befriedigenden Anfallssituation geführt, im Gegenteil, er muß immer wieder akut in Kinderkliniken aufgenommen werden. Im Verlauf der diversen Klinikaufenthalte entwickeln sich schwerwiegende Interaktionsstörungen mit der alleinerziehenden Mutter. Sacha wird in einer Phase akuter Anfallshäufung stationär in Kork aufgenommen. Eine rasche medikamentöse Umstellung auf Brom führt zu einer bisher nicht erlebten Phase von Anfallsfreiheit. Mit der Stabilisierung der Anfallssituation zeigen sich erhebliche Integrationsprobleme. Sacha ist sehr aggressiv, er ist nicht gruppenfähig, wird von anderen Kindern abgelehnt, was seine aggressiven Tendenzen weiter verstärkt. Er ist eigentlich nur in Einzelbetreuung zu führen. Die psychologische Untersuchung zeigt einen altersgerechten Entwicklungsstand. Allerdings ist er leistungsunsicher, bei geringster Kritik oder selbst bei Nachfragen fühlt er sich unter Druck gesetzt.

Aus der Anamnese wird erkennbar, daß Sacha bereits vor Ausbruch der Epilepsie ein sehr zuwendungsbedürftiges Kind war, das Zuwendungsentzug durch die Mutter kaum ertragen konnte. In den verschiedenen Kliniken hat er dann eine Betreuungssituation erfahren, die eigentlich seiner Bedürftigkeit sehr nahe kam. Gerade in dieser Zeit war die Erziehungshaltung von Mutter und Großeltern, z.T. verständlich, sehr verwöhnend und inkonsequent. Sacha konnte jeden Wunsch durchsetzen, was er wie selbstverständlich auch zu Hause weiterführen wollte. Die Erziehungsprobleme eskalieren soweit, daß sich die Mutter nicht mehr traut, mit Sacha das Haus zu verlassen. Nach eigenen Aussagen schämt sie sich für ihn, sie hat Angst mit ihm gesehen zu werden und von anderen auf Sacha angesprochen zu werden. Sie empfindet eine emotionale Leere ihm gegenüber. Die stationäre Betreuung versucht die Gruppenfähigkeit von Sacha anzubahnen sowie seine Kritikfähigkeit zu stärken, stellt aber auch Zeit für individuelle Betreuung zur Verfügung. Im täglichen Miteinander lernt Sacha, wenn auch mühsam, einfache Gruppenregeln. Verlieren bei gemeinsamen Spielen fällt ihm weiter sehr schwer. Er ist weiter anfallsfrei, Kontrolluntersuchungen zeigen an, daß die antiepileptische Therapie keine wesentlichen, objektivierbaren psychischen Nebenwirkungen provoziert hat. Die Mutter von Sacha versucht während des Aufenthalt ihre erzieherische Kompetenz zu zeigen, was mißlingt. Sie schildert im Gespräch, wie sehr sie unter dem Verhalten von Sacha leidet. Sie kann an Sacha kaum positive Tendenzen erkennen. Entsprechend ist auch ihre Ansprache. Sie versucht, Stärke zu zeigen, will Sacha Grenzen aufweisen, beides ohne Erfolg. Geduldige, oft zeitlich aufwendige Gespräche sollen vermitteln, daß Sacha auch liebenswerte Züge aufweist, die im täglichen "Erziehungskampf" untergegangen sind. Parallel erfährt die Mutter, daß Sacha im Gruppenverhalten Fortschritte macht. Konkrete Erziehungshilfen, etwa für die Essenssituation oder die tägliche Verabschiedung, bringen ebenfalls Entspannung. Die Ängste der Mutter vor den täglichen Besuchen werden geringer, auch ihre Sorge, die Anfallssituation könne wieder eskalieren, was die kleinen Fortschritte wieder zunichte machen würde. Bei Entlassung aus der stationären Betreuung haben sich die Interaktionsprobleme deutlich vermindert, der Erziehungseinfluß der Mutter ist leicht, aber merklich, gewachsen. Es wird dringend für eine Kindergartenintegration votiert, die die Mutter noch schreckt. Auch eine regelmäßige Erziehungsberatung wird vermittelt. Sacha soll an bestimmte Kindergruppen herangeführt werden, etwa in einem Sportverein.

Fallbeispiel 2:

Andrea ist ein 7jähriges Mädchen. Ihre Epilepsie äußert sich in sogenannten myklonischen Absencen sowie vereinzelt in Grand-Mal Anfällen. Bei stationärer Aufnahme steht das Mädchen unter einer Therapie mit Etosuximid und Primidon. Das Verhalten von Andrea ist durch extreme Aggressivität gekennzeichnet, auch Erwachsenen gegenüber. Jegliche Versuche, auch bereits vor dem Aufenthalt psycho- und familientherapeutisch auf das Verhalten von Kind und Familie Einfluß zu nehmen, sind gescheitert. Auch zu Beginn des Aufenthalts gelingt es nicht, Einfluß auf das Mädchen zu gewinnen. Sie wirkt emotional indifferent und unberechenbar in ihren Reaktionen. Die psychologische Untersuchung zu diesem Zeitpunkt ist äußerst schwierig. Die bisherigen Schulleistungen zeigen an, daß keine grundlegenden kognitiven Defizite vorliegen können. Allerdings hat sich auch im schulischen Rahmen das Verhalten des Kindes im Verlauf der Erkrankung dramatisch verändert. Sie nimmt kaum von ihren Mitschülern Notiz, wenn überhaupt gibt es meistens heftigen Streit, der i.d.R. von Andrea ausgeht. Die Eltern sind in großer Sorge, weil sich Andrea nach der Schule nicht selten verläuft, nicht nach Hause kommt. Bereits mehrfach ist sie von der Polizei aufgegriffen worden. Vater und Mutter sind hilflos, wobei es zu ernsten Streitigkeiten und Auseinandersetzungen gekommen ist, weil der Vater an der erzieherischen Kompetenz seiner Frau mehr und mehr zweifelt.

Der einweisende Kinderpsychiater tippt auf ein "organisches Psychosyndrom" mit sozialen Verwahrlosungstendenzen. Ein zu Rate gezogener Psychologe deutet frühkindliche Interaktionsstörungen mit depressiver Symptomatik und sieht eine analytische Familientherapie indiziert. Wegen der unbefriedigenden Anfallssituation erfolgt ein Absetzen der Primidontherapie. Es erfolgt eine Einstellung auf Carbamazepin. Im Verlauf von ca. 14 Tagen beginnt sich Andrea emotional zu öffnen, sie sucht aktiv Zuwendung, ihre aggressiven Tendenzen verlieren sich. Sie vermag wieder zu lächeln, sie toleriert Zuwendungen von anderen Kindern. Ihr Verhalten wird berechenbar. Die Eltern geben zum Ausdruck, daß Andrea sich wieder ähnlich verhalte wie vor der Therapie mit Primidon. Sie geben an, daß man sie über potentielle psychische Nebenwirkungen nicht informiert habe bzw. daß solche von einer renommierten Universitätskinderklinik für unwahrscheinlich gehalten wurden.

Literatur

Aldenkamp, A. (1987). Learning disabilities in epilepsy. In: P. Aldenkamp, W. Alpherts, H. Meinradi, G. Stores (eds.), Education and Epilepsy (21-38). Lisse: Swets & Zeitlinger

Aldenkamp, A., Alpherts, W., Dekker, M, Overweg, J. (1990). Neuropsychological Aspects of Learning Disabilities in Epilepsy. Epilepsia, (Suppl 4), 9-20.

Akimoto, H. (1982). Epilepsy, East and West. In H. Akimoto; H. Katzamatzuri, M. Seino, A. Ward (eds.), Advances in Epilepto- logy (1-8). N.Y.: Raven.

Bagley, C. (1986). Children with Epilepsy as a Minority Group. In S. Whitman, B. Hermann (Eds.), Psychopathology in Epilepsy, (211-227). N.Y.: Oxford University Press.

Bahrs, O. (1989). Empirische Daten zur Verbreitung, Verlauf und Erfolg der beruflichen Engliederung von Anfallkranken. In P. Wolf (Hrsg.),(64-70). Epilepsie 88. Reinbeck: Einhorn Press.

Birbaumer, N., Rockstroh, B., Elbert, T., Canavan, A., Daum, I., Wolf, P. (1991). Verhaltensmedizin bei Epilepsie. In Hellhammer, D., Ehlert, U.(Hrsg.), Verhaltensmedizin: Ergeb- nisse und Anwendung (47-58). Bern: Huber.

Britten, N, Wadsworth, M., Fenwick, P. (1986). Sources of Stigma following Early-Life Epilepsy. In S. Whitman, B. Hermann (Eds.), Psychopathology in Epilpesy (228-244). N.Y.: Oxford University Press.

Christ, W., Mayer, H. (1990). Zur Prognose der Schulleistungsfähigkeit epileptischer Kinder in den ersten Grundschuljahren. In P.Wolf, Epilepsie 89 (250-254). Reinbeck: Einhorn Presse.

Christ, W., Mayer, H. (1992). Die Bedeutung von HAWIK-R und PSB für die differentielle Diagnostik von Teilleistungsstörungen im Kindes- und Jugendalter. In D. Scheffner (Hrsg.), Epilepsie 91 (351-360).Reinbeck: Einhorn Presse.

Dreifuss, F.E. (1989).Chidhood Epilepsies. In B.P. Herman; M. Seidenberg (Eds.), Chidhood Epilepsies: Neuropsychological, Psychosocial and Intervention Aspects (1-15).Chichester: Wiley & Sons

Dahl, J. (1992). Ein verhaltenstherapeutischer Ansatz zur Diagnostik und Behandlung bei Epilepsien. In D. Scheffner (Hrsg.), Epilepsie 91 (303-316). Reinbeck. Einhorn-Presse.

Dam, M, Dam, A. (1986). Is there an Epileptic Personality. In M. Trimble, T. Bolwig (eds.), Aspects of Epilepsy and Psychiatry (9-18).Chichester: Wiley and Sons.

Dodrill, C., Batzel, L. (1986). Interictal Behavioral Features of Patients with Epilepsy, Epilepsia, 27, 64-76.

Freudenberg, D. (1979). Psychosoziale Therapie bei Kindern mit epileptischen und hysterischen Anfällen. In H. Doose, G.; Groß-Seelbeck (Hg.), Epilepsie 1978 (127-136). Stuttgart: Thieme.

Frank B. (1985). Psycho-social Aspects of Educating Epileptic Children. School Psychol. Rev., 14(2), 196-203.

Fraser, R. (1990). Vocational Rehabilitation. In L. Dam, L. Gram (Eds.), Comprehensive Epileptology (729-742). N.Y. : Raven Press.

Hermann, B., Whitman, S.(1986). Psychopathology in Epilepsy. A Multietiological Model. In B. Hermann, S. Whitman (Eds.), Psychopathology in Epilepsy (5-37).N.Y.: University Press.

Hufnagel, A., Elger, C.E. (1990). Indikation für epilepsiechirurgische Eingriffe und prächirurgische Epilepsiediagnostik. In C.E. Elger, R. Dengler (Hrsg.), Jahrbuch der Neurologie (73-83). Zülpich: Biermann.

Janz, D. (1982). Epilepsie. In H. CH. Hopf, K. Poeck, H. Schliack (Hrsg.), Neurologie in Klinik und Praxis (6.0-6.5). Stuttgart: Thieme.

Juul-Jensen, P. (1976). Prevalence and Incidence in the City of Aarhus, 7th Intern. Symps. on Epilepsy. Berlin: Thieme.

Karbowski, K. (1985). Epileptische Anfälle. Berlin: Springer.

Kruse, R. (1987). Stellenwert des Carbamazepins in der antiepileptischen Langzeittherapie bei Kindern und Jugendlichen. In G. Krämer, H. Hopf (Hrsg.), Carbamazepin in der Neurologie (156-169), Stuttgart: Thieme.

Kruse, R. (1979). Die Kombination hysterischer u. epileptischer Anfälle im Kindes- und Jugendalter. In H. Doose, G. Groß-Seelbeck (Hg.), Epilepsie, (112-127). Stuttgart: Thieme.

Lesser, R., Lüders, H., Wyllie, E., Dinner, D., Morris, H. (1986). Mental Deterioration in Epilepsy, Epilepsia, 27, 105- 123.

Lipinski, Ch. (1990). Berufsvorbereitung und Ausbildung bei jugendlichen Anfallkranken. Wiener klin. Wochenschrift, 102(8), 213-217.

Lothman, D, Pianta, R.,Clarson, S. (1990). Mother-Child Interaction in Children with Epilepsy. J. of Epilepsy, 3, 157- 163.

Lubar, J., Bahler, W.(1976). Behavioral Management of epileptic Seizures following Biofeedback-Trainig of the Sensorimotor System. Biofeedback and Self Regulation (1), 77- 104.

Masland, R.L. (1974). The Classification of Epilepsies: A Historical Review. In P.J. Vinken; G.W. Bruyn (eds.), Handbook of Clinical Neurology,(1-29). Amsterdam: Noth-holland Publ. Company.

Matthes, A.Schneble, H. (1992). Epilepsien. Stuttgart: Thieme.

Matthews, W., Barabas, G., Ferrari, M.(1982). Emotional Concomitants of Childhood Epilepsy, Epilepsia, 23, 671-681.

Matthews, W., Barabas, G. (1986). Perceptions of Control Among Children with Epilepsy. In S. Whitman, B. Herman (Eds.), Psychopathology in Epilepsy (162-182), N.Y.Oxford University Press.

Mayer, H. (1989). Neuropsychologische Nebenwirkungen antiepileptischer Therapie. Regensburg: Roderer.

Mayer, H. (1993). Empirische Daten zur sozialen Integration von epilepsiekranken Kindern im Vorschulalter. In H. Stefan (Hrsg.), Epilepsie 93,(139-143), Berlin: Eigenverlag.

Mayer, H. Christ, W. (1992). Zum Einfluß persönlichkeitsspezifischer Faktoren auf die Lernentwicklung bzw. das schulische Lernen epileptischer Kinder und Jugendlicher. In D. Scheffner (Hrsg.), Epilepsie 91 (287-294), Hamburg: Einhorn Presse.

Mayer, H., Christ, W. (1992). Zur Schulprognose epileptischer Kinder: Ein Vergleich zur Validität epilepsiespezifischer und neuropsychologischer Parameter. In D. Scheffner (Hrsg.), Eplepsie 91 (594-598). Reinbeck: Einhorn Presse.

Mayer, H. (1993). Zur Selbstbildentwicklung epilepsiekranker Kinder und Jugendlicher. In: A. Lischka; G.Bernert (Hg.),Aktuelle Neuropädiatr. 1992 (376-380),Wehr: Ciba-Geigy-Verlag.

Mayer, H., Christ, W., Freudenberg, D. (1994). Die Validitätunterschiedlicher Risikofaktoren für die berufliche erstintegration Epilepsiekranker. In H. Stefan (Hrsg.), Epilepsie 93 (107-1 12), Berlin: Eigenverlag.

Mayer, H., Diener, W. (1995). Teilleistungsstörungen bei verschiedenen epilepileptischen Syndromen. In: D. Ratíng, Aktuelle Neuropädiatrie 1994, Wehr: Geigy-Verlag(im Druck)

Mellor, D.,Lowit, I, Hall, D. (1974). Are Epileptic Children Behaviorally Different from Other Children. In P. Harris,C. Mawdsley (eds.), Epilepsy (313-316). Edinburgh, Churchill--Livingstone.

Peterman, F., Noecker, M., Bode, U. (1986). Psychologie chronischer Krankheiten im Kindesalter. München: Psychologie-Verlags-Union.

Peters, U. (1978). Der Epileptiker in seiner Familie. Fortschr.Neurol.Psychiat., 46, 633-659.

Rodin, E.(1989). Prognosis of Cognitive Functions in Children with Epilepsy. In B. Hermann, M. Seidenberg (Eds.), Childhood Epilepsies (33-50). Chichester: Wiley and Sons.

Rutter, M.,Graham, P., Yule, W. (1970). A Neuropsychiatric Study in Childhood. London: SIMP Heineman Medical.

Schneble H. (1987). Krankheit der ungezählten Namen. Bern Huber.

Scheffner, D. (1991). Schulische und berufliche Entwicklung von Patienten mit epileptischen Anfällen im Kindesalter. In G. Jacobi, K. Meier-Ewert (Hrsg.), Epilepsien des Kindesalters (103-110). Stuttgart: Gustav Fischer

Seidenberg, M. (1989). Neuropsychological Functioning of Children with Epilepsy. In B. Hermann, M. Seidenber (Eds.), Childhood Epilepsies (71-81). Chichester: Wiley and Sons.

Sterman, M, Friar, L. (1972). Suppression of Seizures in an Epileptic Following Sensorimotor EEG Feedback Trainig. Electroencephalography and Clin. Neurophysiol., 33, 89-95.

Thorbecke, R., Janz, D., Tynova, L. (1981). Beurteilung der Arbeitsfähigkeit und Berufstauglichkeit von Patienten mit Epilepsie. In H. Remschmidt, R. Rentz, J. Jungmann, (Hrsg.), Epilepsie 1980 (17-21). Stuttgart: Thieme.

Thorbecke, R. (1987). Berufliche Eingliederung von Menschen mit Epilepsie. Die Rehabilitation, 26, 20-27.

Trimble, M. (1983). Personality Disturbances in Epilepsy. Neurology, 33, 1332-1334.

Wolf, P. (1993). Verhaltenstherapie zur Behandlung epileptischer Anfälle. TW Neurol. Psychiat., 11 (6), 712-717.

Wyler, A. (1984). Operant Conditioning of Single Neurons in Monkeys and its Theoretical Application to EEG Operant Conditioning in Human Epilepsy. In T. Elbert, B. Rockstroh, W.

Lutzenberger, N. Birbaumer (eds), Self-Regualtion of the Brain and Behavior (85-94). Berlin: Springer.

Ziegler, R.(1981). Impairments of control and Competence in Epileptic Children and their Families, Epilepsia, 22, 339- 346.

Neurorehabilitation nach traumatisch bedingten Hirnschädigungen bei Kindern und Jugendlichen

Dieter Schellig

Defizite, Symptome und Probleme bei hirnverletzten Kindern und Jugendlichen

Ziel jeder neurologischen Rehabilitation ist die Reduzierung der Beeinträchtigungen, die durch eine Hirnschädigung hervorgerufen werden. Wie umfangreich das Therapieangebot sein muß, wird an der Vielfalt dieser Beeinträchtigungen deutlich. Man stelle sich einen neunjährigen Patienten vor, der einige Monate nach einem apallischen Syndrom noch im Rollstuhl sitzt, eine spastische Parese macht ein selbständiges Essen unmöglich, die Aufmerksamkeitsleistungen genügen nicht, eine Kommunikation auch nur über wenige Minuten aufrechtzuerhalten. Oder eine 16jährige Patientin, der im Alltag niemand anmerkt, daß sie eine schwere Hirnverletzung erlitten hat. Sie nimmt auch direkt nach ihrem Aufenthalt in der Akutklinik ihre Lehre wieder auf: Abends fühlt sie sich ständig erschöpft, in der Berufsschule hat sie Mühe, dem Unterricht zu folgen, auf andere wirkt sie unmotiviert. Es kommt zum Abbruch der Ausbildung. In den standardisierten Verfahren der neuropsychologischen Testung zeigt sie durchschnittliche Leistungen, erst in einer experimentell angelegten Untersuchung werden ihre Beeinträchtigungen der Daueraufmerksamkeit deutlich. Eine andere Patientin leidet an ausgeprägten Gedächtnisdefiziten: Die Information, daß sich ihre Eltern scheiden lassen, ist schon nach wenigen Minuten nicht mehr abrufbar. Es gibt seit dem Unfallzeitpunkt keine persönliche Geschichte mehr, der Persönlichkeitsentwicklung werden dadurch enge Grenzen gesetzt. Persönlichkeitsprobleme können auch direkt von Hirnschädigungen ausgelöst werden; z.B. wird die affektive Kontrolle beeinträchtigt - exemplarisch hierfür wäre ein schneller Wechsel zu ängstlichen oder aggressiven Reaktionen. So erlebte ein 8jähriger Patient starke Ängste, wann immer er in der krankengymnastischen Behandlung seinen Rollstuhl verlassen mußte - und reagierte mit verbalen und körperlichen Aggressionen gegenüber der Therapeutin. Auf Station legte er sich mit Patienten an, die ihm körperlich weit überlegen waren, d.h. obgleich er häufig negative Erfahrungen mit seinen aggressiven Verhaltensformen machte.

Häufig treten Persönlichkeitsprobleme als Folge einer inadäquaten Krankheitsverarbeitung auf. Körperliche Behinderungen und kognitive Defizite führen zum
Rückzug, zu sozialen Unsicherheiten, depressiven Reaktionen. Oder sie werden unterschätzt: Die berufliche Ausbildung oder schulische Laufbahn werden zu schnell
wieder aufgenommen, obgleich das Scheitern vorprogrammiert scheint.

Die Beispiele sollen einen Eindruck der Vielfalt von Symptomen vermitteln, die
durch eine Hirnschädigung hervorgerufen werden. Auch um diesen zu verstärken,
seien nun die wichtigsten Bereiche aufgelistet:

- motorische Beeinträchtigungen: Hemiparesen, Tetraparesen, spastische Paresen,
  Koordinations- und Gleichgewichtsstörungen Ataxien etc.;
- Hirnnervenschäden: Verlust des Riechvermögens, Hörstörungen, Sehstörungen,
  Ausfälle der Geschmacksempfindungen, Augenmuskellähmungen, Gesichtsner-
  venlähmungen etc.;
- vegetative Störungen: Kopfschmerzen, vasomotorischer Schwindel, Tachykardie,
  Überempfindlichkeit gegen Lärm, Hitze, Schwitzen etc.;
- epileptische Anfälle;
- Aufmerksamkeitsdefizite: Vigilanzstörungen, Beeinträchtigungen der phasischen
  Alertness (des schnellen Wechsels des Aufmerksamkeitsniveaus) und der tonischen Alertness (der Veränderungen des Aufmerksamkeitsniveaus über den Tag
  hinweg), Verlangsamung der kognitiven Prozesse, Defizite bei der konzentrativen
  Steuerung: erhöhte Ablenkbarkeit und Schwierigkeiten, mehrere Aufgaben gleichzeitig zu kontrollieren (geteilte Aufmerksamkeit), Aufmerksamkeitsschwankun-
  gen, reduzierte Ausdauer, Neglekt (halbseitige Aufmerksamkeitseinschränkung);
- Gedächtnisdefizite: retrograde und anterograde Amnesie, Störungen des Arbeits-
  gedächtnisses, Encodierungsschwierigkeiten, Beeinträchtigungen beim kurz-
  oder längerfristigen Behalten, beim Lernen neuer Inhalte, Abrufschwierigkeiten;
- Sprech- und Sprachstörungen: Dysarthrophonie, Dysarthrie, Aphasien (Beeinträchtigungen des Sprachverständnisses, der grammatischen Konstruktionen, der
  Wortfindung etc.), Dyslexie, Dysgraphie etc.,
- Sehstörungen: Einschränkungen von Visus, Kontrastsehen, Farbsehen, des Ge-
  sichtsfeldes etc.
- Wahrnehmungsstörungen: Störungen der basalen visuellen Wahrnehmungsprozesse wie visuelles Suchen und einfacher Wahrnehmungsleistungen (Linienvergleich, Winkelvergleich etc.), Objektwahrnehmung, Störungen der komplexen
  visuellen Wahrnehmungsprozesse wie synthetisierende und analytische Wahrnehmung, der Raumlagebestimmung und räumlicher Operationen in der Vorstellung sowie visuokonstruktiver Funktionen;
- Beeinträchtigungen des problemlösenden Denkens: Handlungsplanung, Flexibilität, neue Regeln finden, Kreativität etc.;
- Beeinträchtigungen der intellektuellen Leistungsfähigkeit: Beeinträchtigungen
  des schlußfolgernden Denkens, des Abstraktionsvermögens, der Kategorienbil-
  dung, des Erkennens von Wesentlichem, reduzierte gedankliche Produktivität
  etc.
- Störungen der Affektivität und Stimmungslage: affektive Labilität, depressive
  Verstimmungen, Ängste, erhöhte Reizbarkeit etc.

- Störungen der Verhaltenssteuerung: aggressive oder ängstliche Verhaltensten-denzen, reduzierter Antrieb, Mangel an Eigeninitiative, mangelnde Selbstkritik, Apraxien etc.;
- an die Psychopathologie während der Frühphase nach einer schweren Hirnver-letzung (früher meist global als "Durchgangssyndrom" bezeichnet) sei hier nur erinnert, da diese Patienten in spezifischen Abteilungen der neurologischen Re-habilitation zu finden sind.

Ziele der Neurorehabilitation

Ohne Behandlung droht eine Chronifizierung der Symptome auf schlechterem Ni-veau, da die Spontanremission weit hinter den Behandlungsergebnissen zurück-bleibt. Dies konstatierte Poppelreuter schon im Jahre 1917; neue, differenzierte Forschungen zur Therapieeffizienz belegen dies zumindest für viele wichtige Be-reiche. In der klinischen Praxis zeigt sich uns darüber hinaus, daß sich unbehan-delte Patienten immer wieder falsche Strategien im Umgang mit der Behinderung angewöhnen und damit die funktionale Beeinträchtigung vergrößern. Besonders deutlich ist dies im motorischen Bereich zu beobachten, z.B. in einem falsch an-trainierten Gangbild bei einer Hemiparese. Ein häufiges Beispiel im kognitiven Bereich finden wir nach Aufmerksamkeitsdefiziten: Patienten versuchen diese De-fizite durch enorme Anstrengungen zu kompensieren, arbeiten täglich länger im Betrieb, nehmen Arbeit mit nach Hause, allein um das alte Niveau zu erreichen. Zu oft erreichen sie dieses Ziel nur für eine kurze Phase und geben dann enttäuscht auf. Sinnvoll wäre hier, daß sich die Umgebung an den Patienten anpaßt und nicht umgekehrt: z.B. durch eine Reduzierung der Arbeitszeit. Auch dies zu planen und umzusetzen, gehört zu einer umfassenden Neurorehabilitation. Bevor diese konkre-te Planung umgesetzt werden kann, treten häufig andere Probleme auf: Wenn das erreichbare Niveau überschaubar wird, wenn die durch die bleibenden Behinde-rungen enger gewordenen Grenzen der Lebensmöglichkeiten deutlicher werden, spätestens dann sind psychotherapeutische Interventionen oft unumgänglich. Diese Beispiele sollen zum einen die Überlegenheit einer systematisch angelegten Reha-bilitation gegenüber der Spontanremission aufzeigen, zum anderen werden die Zielsetzungen einer Neurorehabilitation deutlicher - zumindest in ihrer idealtypi-schen Form.

Erstes Ziel ist die Reduzierung der Funktionsdefizite, die Beeinträchtigungen sind auf ein möglichst niedriges Niveau zurückzuführen. Sobald sich das erreichba-re Niveau abzeichnet, muß an der Krankheitseinsicht des Patienten gearbeitet wer-den: die auf Dauer zurückbleibenden Beeinträchtigungen sind vom Patienten an-zunehmen. Der Weg dorthin ist für Kinder natürlich ein anderer als für Jugendli-che. Eine adäquate Krankheitsverarbeitung bildet also das zweite Ziel. Drittes schließlich ist die Eingliederung in ein angemessenes schulisches oder berufliches Umfeld, das oft erst für den Patienten geschaffen werden muß sowie in Familie und Freundeskreis. Die Probleme der beiden letzten Zielsetzungen werden im fol-genden Abschnitt aufgezeigt.

Psychosoziale Folgen

Krankheitsverarbeitung

Den prämorbiden Leistungsstand wieder zu erreichen, muß für viele unserer jugendlichen Patienten ein Traum bleiben. Den Möglichkeiten des einzelnen sind engere Grenzen gesetzt, die es zu akzeptieren gilt. Anosognosie und Anosodiaphorie lauten die Diagnosen, wenn dieses Nicht-Akzeptieren organisch bedingt ist: Ersteres, wenn die Symptomatik dem Patienten nicht zugänglich ist, letzteres, wenn die Folgen für die Lebenssituation geleugnet werden. Eine Anosognosie ist bei Kindern und Jugendlichen sehr selten. Symptome, die denen einer Anosodiaphorie ähneln, sind bei Kindern selten, bei Jugendlichen häufig. Aber die Frage stellt sich immer: Inwieweit sind die symptomatischen Reaktionen auf die Unfallfolgen dem Repertoire der prämorbiden Persönlichkeit zuzuordnen, und vor allem inwieweit entsprechen sie dem idealtypischen Reaktionsrepertoire eines Jugendlichen. Die Trennung zwischen organisch bedingter, eingeschränkter Krankheitsverarbeitung und psychischen Reaktionen auf Symptome und Beeinträchtigungen ist meist nicht sauber möglich, vor allem wenn ausgeprägte kognitive Defizite hinzukommen. Auf die differentialdiagnostische Problematik wird nicht weiter eingegangen, die Phänomenologie soll im Vordergrund stehen.

Die Palette der Krankheitsverarbeitung bei Jugendlichen reicht von irritierender Sorglosigkeit bis zu einem fast grenzenlosen Dagegenankämpfen. Am häufigsten sind depressive Anpassungsstörungen und akute, kurzfristige Belastungsreaktionen. Anpassungen mit Störungen des Sozialverhaltens, d.h. wenn sich die Trauerreaktion in aggressivem und dissozialem Verhalten äußert, sind bei Jugendlichen häufiger als bei Erwachsenen, posttraumatische Belastungsstörungen, phobische oder hypochondrische Anpassungsstörungen dagegen wesentlich seltener zu beobachten. Gleiches gilt für Suizidversuche, auch wenn das Problem Suizid häufig von den Patienten angesprochen wird. Insgesamt stellen wir eine größere Sorglosigkeit in bezug auf das zukünftige Leben für unter Zwanzigjährige fest, danach erlangt die Auseinandersetzung mit Beeinträchtigungen und Handikaps eine viel intensivere Qualität. So nehmen dann auch die Tendenzen zu, sich mit religiösen Themen zu beschäftigen. Für die Jugendlichen ist der Freundeskreis oft wichtiger als schulische Erfolge. Phantasien und Träume beeinflussen noch deutlich die Lebenskonzeption. Wie oft haben wir schon von Patienten mit Sprachproblemen die Sätze hören müssen, daß sie im Deutschen noch nie gut waren; daß, wenn sie wieder zu Hause sind, alles viel besser wird. Mangelnde Aufmerksamkeit im Schulunterricht ist ein Gütezeichen der individuellen Unabhängigkeit und nicht Ausdruck eines kognitiven Defizits. Und bei schlechten neuropsychologischen Untersuchungsergebnissen heißt es im ersten Moment: "Entschuldigen Sie, aber bei dem Idiotentest habe ich mich nicht angestrengt." Häufiger hat die Krankheitsverarbeitung die Form einer Fokussierung auf ein Problem: "Wenn ich wieder gehen kann, dann...".

Viele jugendliche Patienten ändern ihre Einstellung zu den Beeinträchtigungen erst, wenn sie in möglichst der Realität angenäherten Situationen scheitern: Wir lassen sie z.B. eine Hauptschulabschlußprüfung unter Prüfungsbedingungen nachschreiben. Wenige müssen in dieser Phase der Krankheitsverarbeitung entlassen werden, um am alten Schul- oder Arbeitsplatz die Defizite zu erleben, bevor eine sinnvolle Rehabilitation fortgesetzt werden kann. Derartige Erfahrungen müssen von Patienten mit motorischen Beeinträchtigungen selten gemacht werden.

In der zweiten Phase, idealtypisch gesprochen, werden die Therapien sehr ernst genommen, mehr Therapien gefordert. Für einen Teil ist dies der Beginn einer Krankheitsverarbeitung, die auch im weiteren Verlauf angemessen bleibt. Andere, vor allem unsichere Patienten beginnen gleich mit dieser Phase. Durch intensives Arbeiten wird versucht, das prämorbide Niveau so schnell wie möglich wieder zu erreichen. Dieses Aufbäumen ist bei manchen nur sehr kurz. Wer noch keinen Arbeitsversuch zu Hause gemacht hat, drängt nun darauf - mit dem impliziten Vorwurf, "die Therapien bringen sie nicht weiter". Die Eltern werden nun häufig zu Verbündeten: gegen die Therapeuten, die gegenseitig ausgespielt werden sollen. Immer wieder werden widersprüchliche Rückmeldungen zur Diskussion gestellt. Es wird versucht, die gesamte Rehaplanung selbst in die Hand zu nehmen. Gelingt es nicht, diese Projektion der Mißerfolge auf die Therapeuten abzubauen, ist eine Entlassung unvermeidlich. Sehr viel hängt in dieser Phase von den Eltern ab, die deshalb schon frühzeitig in die Rehabilitation zu integrieren sind.

In der dritten Phase vollzieht sich idealtypisch ein Anerkennen der neuen Grenzen, das Ausprobieren neuer Lebensformen. Zentral ist hierfür die Integration in die Gruppe der gleichaltrigen Patienten und vor allem der Aufbau einer Zweierbeziehung. Sexualität erleben zu können, begehrt zu werden etc. sind Erfahrungen, die, ließen sie sich planen, verordnet werden müßten. Die Mitpatienten werden zu den "eigentlichen" Gesprächspartnern. Sie haben ein ähnliches Schicksal, können mitreden und mitfühlen. Die Eltern treten wieder in den Hintergrund - ähnlich wie es vor dem Unfall war. Schulisch und beruflich ist ein in den Leistungen und zeitlich abgestuftes externes Praktikum zu planen, oder es muß eine berufliche und schulische Neuorientierung erfolgen.

Zwei Aspekte, die nach einer Hirnverletzung den gesamten Verlauf der Krankheitsverarbeitung prägen können, also sozusagen quer zu den beschriebenen Entwicklungsstufen stehen, sind noch anzuführen. Eine adäquate Krankheitseinsicht, eine angemessene Bewertung der Folgen im weiteren Leben setzt einerseits natürlich realistische Informationen über die Konsequenzen der Beeinträchtigungen voraus. Sie setzt aber auch voraus, daß das prognostizierende und planerische sowie bewertende Nachdenken über die Folgen nicht beeinträchtigt ist. Eine Voraussetzung, die nicht mehr gegeben ist, wenn das Planen z.B. nicht mehr zielgerichtet orientiert ist, wenn "frontale Läsionen" das Interesse durchgängig reduzieren.

Das zweite Problem ist seltener, aber spezifisch bei Hirnschädigungen. Wenn ein Teil unseres Körpers erkrankt ist, so gelingt uns das Akzeptieren der Beeinträchtigungen vor allem durch ein Distanz-Schaffen: Im einfachsten Fall versuchen wir, uns für die Krankheitszeit von dem Körperteil innerlich abzugrenzen, ihn den medizinischen Anweisungen mehr oder weniger folgend, zu behandeln oder behandeln zu lassen. Bei einer Hirnschädigung ist dies anders. Hier ist für einige Patienten das "Substrat der Persönlichkeit" betroffen: "Ich bin anders geworden". Und diese Andersartigkeit wird auf organische Veränderungen zurückgeführt, was vor allem heißt, daß sie als nicht veränderbar eingestuft werden. Ohnmacht und Entfremdung von sich sind zu spüren, depressive Reaktionen dann meist die Folge.

Dieser letzte Aspekt ist bei Patienten mit einer traumatisch bedingten Hirnschädigung seltener zu finden. Überhaupt scheint die Verarbeitung der Folgen einer Hirnschädigung, die durch einen Unfall verursacht ist, leichter zu gelingen als z.B. bei Hirnschädigungen nach vasculären Prozessen. Zwei zentrale Gründe hierfür: Die Attribuierung der Verletzungsursache ist zweifelsfrei; belastende Gedanken wie "ich muß jetzt immer damit rechnen, daß es wieder passiert", was bei vasculären Prozessen möglich ist, treten nicht auf.

Die schon dargelegte Sorglosigkeit, mit der Jugendliche mit dem Geschehenen umgehen können, ist noch wesentlich ausgeprägter bei Kindern zu finden. Folgende Tendenz ist zu beobachten: Je jünger die Patienten, um so sorgloser gehen sie mit den Unfallfolgen um. Besonders stark ist diese Tendenz im vorpubertären Alter ausgeprägt. Man stelle sich auf einer Erwachsenenstation folgenden Empfang eines neuen Patienten vor. Ohne Begrüßungsworte kommt die Frage: "Ich bin von einem Auto angefahren worden, und du?". Nach kurzer Befriedigung der Neugierde wird eine Einführung in das neueste Spiel der Station gegeben. Oder stellen Sie sich ein Fußballspiel vor, bei dem weit über die Hälfte der Spieler nicht gehfähig ist, gut ein Viertel nicht stehen kann. Viele Spieler fallen bei jedem Schuß hin - und stehen einfach wieder auf, ohne Spur von Ärger oder Trauer. Und man macht Witze darüber, wieviele Tormänner im Vergleich zu Feldspielern jede Mannschaft hat. Gleichwohl ist es nicht richtig zu sagen, daß es bei Kindern keine Probleme der Krankheitsverarbeitung gäbe. Sie bringen es in Spielen indirekt, aber deutlich zum Ausdruck. In diesem Kontext muß es erkannt und auch behandelt werden.

Offensichtlichere Probleme mit der Verarbeitung der Beeinträchtigungen haben die Eltern, wobei die gleiche Tendenz gilt: je jünger die Kinder, um so schwieriger die Verarbeitung. Der Umgang mit den Beeinträchtigungen, aber auch mit den bleibenden Handikaps hat bei den Kindern etwas sehr Leichtes an sich: Das hilft den Eltern im Umgang mit ihnen, aber auch den Therapeuten.

Wiedereingliederung in die Familie

Zweifellos gehört es zu den bedrängendsten Situationen eines Therapeuten, wenn die Eltern es ablehnen, ihr behindertes Kind jemals wieder zu Hause aufzunehmen. Das andere Extrem: Das Kind wird derart eng an die Fürsorge z.B. der Mutter gefesselt, daß eine Verbesserung der Selbständigkeit und Selbstsicherheit zur Illusion wird. Oder es werden Einrichtungen wie Werkstätten für Behinderte abgelehnt, weil dort auch "geistig Behinderte" arbeiten: Das Kind lebt dann mit wenigen ambulanten Therapien in der Woche für Jahre bei den Eltern - bis sie es nicht mehr ertragen können, eine Trennung der Eltern ist in diesen Fällen nicht selten. Die Beispiele haben einen gemeinsamen Nenner: Die Integration in die Familie ist weniger durch emotionale Probleme der Patienten als der Eltern belastet, die dann aus einer verständlichen Hilflosigkeit heraus falsch reagieren.

Nach einem Unfall müssen Kinder und Jugendliche stärker umsorgt werden. Der Jugendliche hatte begonnen, sich vom Elternhaus zu lösen, Schwerpunkt im Leben wurden immer mehr die Freunde - und nun ist er wie ein kleines Kind wieder auf die Familie angewiesen. Eine laufende Entwicklung wurde gestoppt oder rückgängig gemacht. Besonders die Mütter bekommen wieder eine Bedeutung, die sie schon verloren haben.

Die extremen Reaktionen verdeutlichen, welche enormen Belastungen durch ein hirngeschädigtes Kind auf die Familie zukommen können. Eine Integration der Familie in die stationäre Rehabilitationsbehandlung müßte die Antwort darauf sein, aber dem sind Grenzen gesetzt. Das notwendige, umfangreiche Therapieangebot kann nur von größeren Einrichtungen eingelöst werden. Diese Kliniken haben ein großes Einzugsgebiet: Die meisten Patienten unserer Klinik leben mehrere hundert Kilometer entfernt. Die Familie, vor allem jugendlicher Patienten, kommt selten zu Besuch; oft zu selten, um kontinuierliche therapeutische Arbeit zuzulassen. Bei kleineren Kindern ist dies oft anders. Die Eltern kommen häufiger zu Besuch, bleiben mehrere Tage oder länger während der Monate dauernden Behandlung. Bei intensiven gefühlsmäßigen Beziehungen zwischen Mutter und Kind schlagen wir eine teilstationäre Behandlung vor. Ein Elternteil, meist die Mutter, wohnt mit dem Patienten am Ort der Klinik, das Kind kommt zu den Behandlungen, aber auch - worauf wir Wert legen - für einen Teil seiner "Freizeit" täglich in die Klinik. Nur selten entsteht das Problem, daß die Eltern eine teilstationäre Behandlung nicht oder nur für sehr kurze Zeit realisieren können - die Kostenträger sind meist sehr entgegenkommend. Nicht nur in diesen Fällen wären eine möglichst rasche Entlassung und ambulante Weiterbehandlung am Heimatort angezeigt. Dem steht aber entgegen, daß Tageskliniken oder Gemeinschaftspraxen mit umfassendem Therapieangebot kaum zur Verfügung stehen; sie sind nur in wenigen Großstädten zu finden. Macht die Integration in die Familie nach der Entlassung aus der Rehaklinik Probleme, so finden sich Haus- oder Kinderarzt in der Rolle des Familientherapeuten wieder - eine Rolle, mit der sie bei diesen Problemen meist überfordert sind.

Soziales Umfeld

In der Akutklinik, meist in Wohnungsnähe, funktioniert das alte soziale Umfeld noch: Freunde kommen zu Besuch, die Freundin fast täglich, die Klasse nimmt Anteil, die Lehrer eingeschlossen, vom Sportverein kommen Blumen. Einige Monate später, Hunderte Kilometer entfernt in einer Rehabilitationsklinik ist es ganz anders: Zweierbeziehungen gehen in die Brüche, die "Freunde" kommen nicht mehr, die Klassenkameraden sind in ein neues Schuljahr versetzt. Nach Wochenendurlauben daheim wird es oft akut: Man gehört nicht mehr dazu. Eltern versuchen, Freunde zu kaufen: Sie bezahlen die Fahrt in die Klinik, daheim eine teure Feier für den Wochenendurlaub. Natürlich bestimmt schon während der stationären Behandlung der Grad der Behinderung diese Entwicklung ganz wesentlich - nach der Entlassung wird ihr Gewicht noch größer.

Berufliche und schulische Wiedereingliederung

Exemplarisch: Ein 40jähriger Lagerarbeiter leidet nach einem schweren Unfall an Lernproblemen, viele kognitive Funktionen sind verlangsamt. Diese Defizite wurden testdiagnostisch sehr deutlich. In der Arbeitserprobung an seinem gewohnten Arbeitsplatz, von vier Stunden auf acht Stunden täglich steigernd, gelingt es ihm annähernd, die geforderte Leistung wieder zu erbringen. Der gewohnte Arbeitsplatz, hilfreiche Kollegen, verständnisvoller Chef bilden eine Gruppe von Vorteilen, die der prämorbide Arbeitsplatz öfter bietet. Ein weiterer Vorteil: Eine mehrjährig ausgeübte Tätigkeit ist hochautomatisiert bzw. überlernt und damit sehr resistent gegenüber Hirnschädigungen. Auch wenn durch eine Hirnverletzung Gedächtnisfunktionen beeinträchtigt sind, das Altgedächtnis ist meist weitgehend intakt. Aus den genannten Gründen orientieren sich berufliche Rehabilitationsmaßnahmen bei Erwachsenen zu recht an dem Ziel, die prämorbide Tätigkeit in irgendeiner Form weiterzuführen. Was auch in aller Regel mit dem Wunsch des Patienten übereinstimmt. Erst wenn dies nicht gelingt, erfolgt die Suche nach beruflichen Alternativen. Hätte der vierzigjährige Patient seine Arbeitserprobung nicht bewältigt, hätte er umlernen müssen: Mit seiner Verlangsamung und seinen Problemen beim Lernen neuer Inhalte wäre eine neue Ausbildung nicht in Frage gekommen. Ein beruflicher und damit meist verbundener finanzieller und sozialer Abstieg wäre die Folge.

Bei Schülern oder Auszubildenden sind diese Konsequenzen bei gleichem Störungsbild unvermeidlich: Diese können nicht auf jahrelange Erfahrung rekurrieren, in der Schule, in der beruflichen Ausbildung muß ständig etwas Neues gelernt werden, und wer zu langsam ist, fällt in der Klasse zurück. Unser Lagerist kann in der Rehaklinik seine bekannten Tätigkeiten gezielt trainieren: Er kann Bestands- und Bestellisten mitbringen, die er auszufüllen übt, sich in seine Computerprogramme wieder einarbeiten etc. Etwas vergleichbar Konkretes kann nicht mit jemandem trainiert werden, der noch gar nicht weiß, welche berufliche oder schulische Laufbahn er einschlagen möchte. Dies ist einer der wichtigsten Gründe - der auch die Kostenträger überzeugte -, daß für die Neurorehabilitation von Kindern und Jugendlichen wesentlich mehr Zeit benötigt wird als bei Erwachsenen. Die Zeitdimensionen von Anschlußheilverfahren genügen nicht. Die Aufenthaltsdauer in unserer Klinik liegt in der Regel zwischen drei und sechs Monaten, in Ausnahmefällen auch über zwei Jahre.

Die Rehabilitation von hirnverletzten Kindern und Jugendlichen

Entwicklungen in der Neurorehabilitation

Verbesserung von Funktionsdefiziten, eine adäquate Krankheitsverarbeitung, Eingliederung in Schule und Beruf sowie Familie und Gruppe der Gleichaltrigen: Diesen umfassenden Zielsetzungen entspricht eine Vielfalt von Interventionsmöglichkeiten, die in der Neurorehabilitation gegeben sein müssen. Darüber hinaus muß sie der Vielfalt der geschilderten Symptome entsprechen. Nur ein spezialisiertes Team kann in der Neurorehabilitation Diagnose und Therapie übernehmen. Zu oft haben wir schon erleben müssen, daß von ambulanten und stationären Voreinrichtungen Störungen übersehen wurden, an denen schließlich eine Wiedereingliederung der Patienten in Schule oder berufliche Ausbildung scheiterte. Es ist für uns immer wieder verwunderlich, daß auch Patienten mit deutlichen Störungen nach der Akutbehandlung keine weiteren Therapien erhalten - die Krankengymnastik ist meist die einzige Ausnahme. Vor wenigen Jahren noch war es uns problemlos möglich, für Therapieeffizienzstudien eine Kontrollgruppe von über 80 Patienten zusammenzustellen, die im Schnitt über zwei Jahre nach ihrem Unfall noch keine umfassende Rehabilitationsmaßnahme erhalten hatten.

Verwunderlich ist angesichts dieser Defizite auch, daß in Deutschland erst im Jahre 1972 das erste neurologische Rehabilitationskrankenhaus für Kinder und Jugendliche seine Pforten in Gailingen öffnete - übrigens erst zweiundzwanzig Jahre nach dem ersten neurologischen Rehabilitationskrankenhaus für Erwachsene am gleichen Ort.

Die Störungsbilder haben sich seit Beginn der siebziger Jahre dramatisch verändert. Fortschritte in der Akutbehandlung, die nicht zuletzt auf den verbesserten bildgebenden Verfahren (CCT, NMR, PET etc.) und den neurochirurgischen Eingriffsmöglichkeiten beruhen, führten dazu, daß immer mehr Patienten selbst schwerste Hirnschädigungen überlebten. In der Folge zeigten sich immer stärker beeinträchtigte Patienten. Und immer häufiger wurde die Wiedereingliederung in die alte Schule oder Ausbildung zur Illusion. Fortschritte zeigen sich aber auch in der Rehabilitation: zum einen spezialisierte sich das Team immer mehr, ganze Berufsgruppen wie z.B. die Logopäden entstanden. Zum anderen wurden Diagnose und Therapie immer differenzierter: Heute werden in der Neuropsychologie nicht mehr global "Aufmerksamkeitsdefizite" diagnostiziert, sondern Störungen der "geteilten Aufmerksamkeit" oder der "phasischen Alertness".

Wenig verändert hat sich die ätiologische Zusammensetzung unserer Patienten in den letzten Jahren. Vasculäre Prozesse als Ursache für die Hirnschädigung sind - im Gegensatz zu neurologischen Rehabilitationskliniken für Erwachsene - natürlich die Ausnahme. Überwiegend handelt es sich um Unfallpatienten, in den letzten Jahren lag ihr prozentualer Anteil in unserer Klinik konstant bei ca. 70%.

Ca. 85% davon waren durch Verkehrsunfälle geschädigt. Nur über diese Gruppe liegen Daten vor, die epidemiologische Aussagen ermöglichen. Im Jahre 1993 waren laut statistischem Bundesamt 136 638 Kinder und Jugendliche bis 21 Jahre in Verkehrsunfälle verwickelt. Davon starben 1,4%, 27% oder 36 884 wurden schwer verletzt, d.h. ein stationärer Krankenhausaufenthalt war notwendig, 71,7% oder 97 930 wurden leicht verletzt, eine ambulante Versorgung genügte. Wieviel Prozent der an den Verkehrsunfällen beteiligten Kinder und Jugendlichen eine Hirnverletzung erlitten, ist statistisch nur für das Bundesland Niedersachsen von der Medizinischen Hochschule Hannover erfaßt. Die aufgrund einer guten Stichprobe geschätzten Prozentangaben für Patienten bis 25 Jahre beträgt von 1985 bis 1993 im Durchschnitt 1,6% für Hirnläsionen und 9,8% für Commotio Cerebri. Hochgerechnet auf die Bundesrepublik Deutschland heißt dies, daß 1993 über 2100 Kinder und Jugendliche eine verkehrsunfallbedingte Hirnverletzung erlitten haben.

Besonders gefährdet ist die Altersgruppe der 15- bis 21jährigen, entsprechend der Tendenz, daß mit zunehmendem Alter die Verkehrsbeteiligung und die Unfallhäufigkeit zunimmt. Verunglücken die Schulanfänger zwischen sechs und neun Jahren vor allem als Fußgänger (42%), so sind es bei den Neun- und Zehnjährigen vor allem die Radfahrer; zwischen 15 und 18 Jahren sind es die Benutzer motorisierter Zweiräder und danach die Insassen von Personenkraftwagen. Jungen verunglücken häufiger als Mädchen: das Verhältnis ist grob drei zu zwei ab dem sechsten Lebensjahr.

Prognostische Faktoren

Neben den primären Faktoren Lokalisation und Ausmaß der Hirnverletzung, und damit teilweise verbunden Komadauer und posttraumatische Amnesie, entscheiden noch eine Reihe weiterer Variablen über das "Rehabilitationspotential" eines Patienten. Das Alter, die Zeit seit der Hirnverletzung (s.o.), das Geschlecht und die Händigkeit, das soziale und berufliche Umfeld sowie die prämorbide Persönlichkeit und Therapiemotivation sind weitere zentrale Faktoren. Nur auf die wichtigsten sei hier eingegangen. Bei Kindern und Jugendlichen ist natürlich der Einflußfaktor "Alter" ganz zentral. Das Gehirn ist noch nicht ausgereift: D.h. die Hirnverletzung trifft ein Gehirn, das seine Strukturen wie z.B. die Hemisphärenspezialisierung noch nicht beendet hat. Damit ist eine größere Flexibilität und Plastizität des Gehirns verbunden - darüber herrscht Einstimmigkeit. In welchen Altersstufen bestimmte Entwicklungsphasen abgeschlossen sein sollen, darüber wird die Diskussion allerdings immer diffuser. Klassisch ist die Auffassung, daß im Alter zwischen drei und vier Jahren sowie bei ca. 14 Jahren eine Zäsur zu setzen sei. Die erste Zäsur gründet sich nicht zuletzt auf der Aphasieforschung: Aphasien vor dem vierten Lebensjahr sind sehr selten, was auf die noch sehr hohe Flexibilität des Gehirns zurückgeführt wird. Daß mit ca. 14 Jahren der Reifungsprozeß abgeschlossen sei, kann sich auf eine Reihe von klinischen und experimentellen Untersuchungen stützen: So zeigt sich in der Intelligenzforschung eine schnelle Leistungsentwicklung bis zu diesem Alter, danach verflacht sich die Kurve, bis sie etwa in der Mitte des dritten Lebensjahrzehnts ihren Höhepunkt erreicht. Aber gerade dieser Entwicklungsverlauf der allgemeinen intellektuellen Leistungsfähigkeit zeigt, daß die Reifung des Gehirns offensichtlich über das 14. Lebensjahr hinausgeht - wenn auch langsamer. Dies stimmt mit unseren Erfahrungen überein: Wir sehen bei Jugendlichen über 14 Jahre eine Reihe von Symptomen seltener oder weniger ausgeprägt als bei erwachsenen Patienten. Exemplarisch sei nochmals der Neglekt angeführt, den ich nach einer Hirnverletzung bei Patienten bis Mitte 20 noch nie ausgeprägt gesehen habe.

Die spontane Rückbildung von Beeinträchtigungen der Hirnfunktionen nimmt mit der zeitlichen Distanz vom Zeitpunkt der Hirnverletzung ab. Es ist immer wieder zu hören - von unseren Patienten durch die Akutkliniken vermittelt -, daß nach sechs Monaten im wesentlichen die Spontanremission abgeschlossen sei, und nach zwei Jahren könne man einen abschließenden Leistungsstatus erheben, da keine Verbesserungen mehr erzielt werden könnten. Die Zahlen sind mit großer Vorsicht zu bedenken. Sie sagen nicht nur wenig über den einzelnen Patienten aus: z.B. über einen Patienten, der schon sechs Monate im apallischen Syndrom lag. Sie zeugen auch von einer Ignoranz gegenüber den sehr unterschiedlichen Rückbildungstendenzen der einzelnen Hirnfunktionen. Die folgenden Angaben beziehen sich auf Erwachsene, Untersuchungen an Kindern und Jugendlichen liegen kaum vor. Rückbildungen von Gesichtsfeldausfällen z.B. sind bis zu acht Monaten zu beobachten, allerdings nur in den ersten sechs Wochen deutlich. Signifikante Spontanverbesserungen bei Neglekt sind in den ersten beiden Monaten zu erwarten, Tendenzen aber bis weit über ein Jahr hinaus. Im Gedächtnisbereich zeigen sich bei Funktionen zur längerfristigen Speicherung nur in den ersten Wochen Spontanremissionen, im Arbeitsgedächtnis noch nach 12 Monaten. Die Rückbildungskurve für die Reaktionszeiten von Einfachreaktionsaufgaben ist bei Erwachsenen sehr flach, bei Kindern und Jugendlichen deutlich stärker, auch noch über drei Monate hinaus. Bei komplexen Aufgaben zur Messung der Informationsverarbeitungsgeschwindigkeit lassen sich Verbesserungen zumindest bis zu 18 Monaten feststellen. Im Intelligenzbereich sind deutliche Unterschiede zwischen verbalem und Handlungsteil zu sehen: Die Rückbildungskurve im verbalen Teil ist deutlich steiler. Inwieweit die durch die Hirnverletzung verursachten Niveauunterschiede auf die Rückbildungskurven einen Einfluß haben, läßt sich noch nicht abschätzen. Daß das Alter ein wesentlicher Faktor ist, wurde bereits festgestellt: Differenzierte Untersuchungen, die die Interaktion von Alter und einzelnen Funktionen im Hinblick auf Verlaufskurven der Spontanremission erfassen, wären wünschenswert. Ferner ist zu berücksichtigen, daß der Krankheitsverlauf nicht immer mit funktionaler Verbesserung gleichzusetzen ist: So kann die Reduktion einer spastischen Parese die Verstärkung einer Ataxie bedingen, die den Patienten funktional wesentlich stärker einschränkt.

Daß nach zwei Jahren die Verbesserungsmöglichkeiten abgeschlossen seien, konnten wir mit einer eigenen Untersuchung widerlegen. Eine Gruppe von über 80 unselegierten hirnverletzten Patienten, die in den ersten beiden Jahren nach der Verletzung keine gezielte Neurorehabilitation erhielten, hatten sich am Ende ihres Aufenthalts signifikant verbessert. Verbesserungen konnten in allen zentralen Bereichen der Informationsverarbeitung sowie bei motorischen Funktionen erzielt werden.

Initiale Bewußtlosigkeit und posttraumatische Amnesie werden häufig als prognostische Faktoren diskutiert. Da das Gehirn auf fokale traumatische Läsionen weniger mit Bewußtlosigkeit reagiert, dürfte die Komadauer vor allem dem Ausmaß diffuser traumatischer Gewebeläsionen entsprechen. Ähnliches, falls keine fokalen Schädigungen mnestischer Strukturen vorliegen, gilt auch für die posttraumatische Amnesie, also der Zeitphase seit dem Unfall, für die kein kontinuierliches Gedächtnis vorliegt. Als diffuse Schädigungen sind vor allem das nach schweren Unfällen auftretende Hirnödem und die nach Polytrauma häufig auftretende hypoxische Hirnschädigung zu bezeichnen. Die Auswirkungen von fokalen traumatischen Läsionen auf den Genesungs- und Rehabilitationsprozeß sind aber nicht zu unterschätzen. Sofern die Parameter Komadauer und posttraumatische Amnesie diese Auswirkungen nicht erfassen, ist ihr prognostisches Potential eingeschränkt. Nach unseren Erfahrungen ist die Dauer der initialen Bewußtlosigkeit bei Kindern tendenziell länger als bei Erwachsenen, ohne daß deshalb die motorischen Beeinträchtigungen und kognitiven Defizite größer wären.

Setting stationärer Rehabilitation: das Reha-Team

Die Abbildung 1 enthält die wichtigsten Therapiebereiche des Reha-Teams und strukturiert sie entsprechend ihrer körperorientierten, berufsorientierten, psychotherapeutischen oder kognitiven Ausrichtung. Psychologe und Arzt übernehmen mit verschiedenen Schwerpunkten die Planung und den Informationsfluß. Die Schwerpunkte der Rehabilitation müssen während des Aufenthalts immer wieder geändert werden. Zu Beginn können Krankengymnastik, physikalische Therapien und die Ergotherapie, also körperorientierte Behandlungen, im Zentrum stehen. In der zweiten Phase kann eine Ausrichtung auf den kognitiven Bereich erfolgen mit den Schwerpunkten neuropsychologisches Training und Schule. Wird die Rückkehr in die alte Schule zur Illusion, werden berufliche Orientierungen zur Zielsetzung: mit funktionalem Einzeltraining in der Ergotherapie, dann dem in Kleingruppen stattfindenden Arbeitstraining und dem die Ausdauer trainierenden Montagebereich, und schließlich können in unterschiedlichen berufstherapeutischen Bereichen erste Berufsfindungsmaßnahmen und berufliche Vorförderungen durchgeführt werden. Externe Praktika, als abschließende Belastungserprobung oder zur weiteren Berufsfindung können sich anschließen. Ist die Rückkehr in die alte Schule oder Berufsausbildung nicht möglich, wird die Krankheitsverarbeitung häufig zum Problem. Pflegedienst und sozialpädagogischem Dienst kommt nun, neben psychotherapeutischen Interventionen im engeren Sinn, eine wichtige Rolle zu: Sie erleben den Alltag des Patienten, die Zeit "außerhalb der Therapie" und in der Gruppe der Mitpatienten.

Abbildung 1: Das Reha-Team

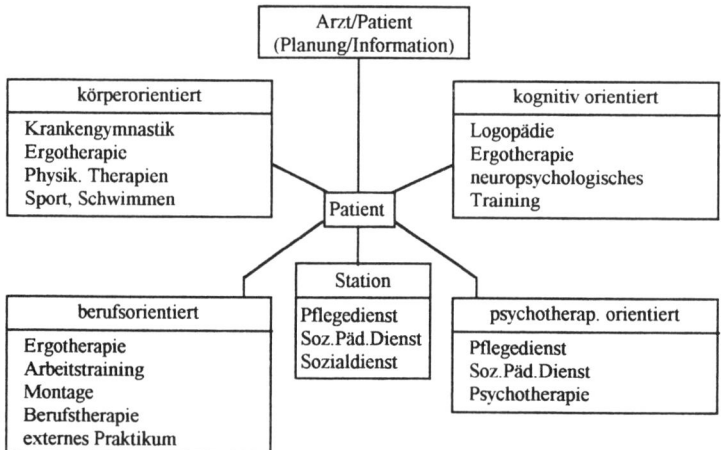

Nach der Eingangsuntersuchung im ärztlichen und psychologischen Dienst sowie dem Schultest wird der Rehabilitationsplan aufgestellt, und für die erste Phase werden die einzelnen Therapien festgelegt. Auch die Möglichkeiten der Integration der Eltern sind anzusprechen, wer die vermittelnde Rolle im Reha-Team übernimmt festzulegen. Der Patient erhält wöchentlich einen Therapieplan, ähnlich dem Stundenplan in der Schule.

Die Therapiebereiche sollen nun stichwortartig vorgestellt werden:

- *Pflegedienst*: Das Rollenverständnis des Pflegedienstes in der Neurorehabilitation ist noch wenig definiert. Ziel ist, die Selbständigkeit des Patienten bei lebenspraktischen Aufgaben zu fördern: Anziehen, Essen, Reinlichkeit, Wäsche, Therapiebesuche etc. Im Klinikalltag bilden sich aber auch deutlich die Phasen der Rehabilitation ab: Hoffnungen und Erwartungen, Enttäuschungen und Fortschritte – das Pflegepersonal muß darauf reagieren. Der Pflegedienst ist häufig Ansprechpartner der Eltern – und übernimmt Elternfunktionen, vor allem natürlich bei Kindern, was aber auch zu Konflikten mit den Eltern führen kann. Daraus ergibt sich eine Vielfalt von Aufgaben: Hilfen bei täglichen Verrichtungen, Selbsthilfetraining, Beobachtung des Patienten: Verhalten, inwieweit er Hilfsmittel wie Manschetten oder Innenschuhe trägt, Sitzhaltung etc., das Einüben sozialer Kompetenzen, Gruppenarbeit, co-therapeutische Aufgaben, Krisenintervention.
- *Sozialpädagogischer Dienst*: Die Sozialpädagogen, Erzieher und Heilpädagogen arbeiten eng mit dem Pflegedienst zusammen. Das Aufgabengebiet ist sehr umfangreich, die Sozialpädagogen sind Ansprechpartner für fast alle Fragen: Einführung der Patienten auf Station am Aufnahmetag, Unterstützung des Patienten bei alltäglichen Verrichtungen: Anziehen, Wäsche etc.; Training sozialer Kompetenzen: Einkaufen, Benutzen von öffentlichen Verkehrsmitteln, Post, Bank etc.; themenzentrierte Gruppengespräche; Organisation der Patientenversammlungen; Freizeitangebote; Krisenintervention - und immer wieder Ansprechpartner.
- *Sozialdienst*: Information und Beratung der Patienten und der Eltern in allen für die berufliche Rehabilitation wichtigen sozialrechtlichen Fragen. Während des stationären Aufenthalts helfen sie beim Ausfüllen von Anträgen, z.B. zur Berentung oder für Kostenübernahmen, sie nehmen Kontakt zum Arbeitgeber auf, um z.B. mit Hilfe des Arbeitsamtes eine Umgestaltung einzuleiten; sie organisieren Arbeitsamtsberatungen und klinikexterne Arbeitserprobungen.

  Umsetzung der nachstationären Planung: Vermittlung ambulanter Hilfen und Therapien, Beratungsstellen oder Selbsthilfegruppen; Verhandlungen mit Kostenträgern, Kontaktaufnahme mit Nachfolgeeinrichtungen.
- *Krankengymnastik*: Die krankengymnastische Behandlung reicht von der Frühphase, in der sie die Tonusnormalisierung und das Setzen von Reizen zum Ziel hat, bis zum gezielten Training motorischer Beeinträchtigungen in späteren Remissionsphasen. Die Tonusreduktion erfolgt durch reflexhemmende Stellungen, Dehnungsübungen, Eis-, Wärme- sowie Gipsbehandlungen. Ist der Muskeltonus zu hoch, muß ein entsprechender Haltetonus aufgebaut werden. Nach der Nor-

malisierung werden über Gleichgewichtsreaktionen Muskelaktivitäten eingeübt und in Bewegungsabläufe integriert. Natürlich sind die zumindest teilweise unangenehmen Übungen bei Kindern nur umsetzbar, wenn sie in einen spielerischen Kontext eingebettet und damit motivierend sind.

- *Ergotherapie*: Untersuchung und Verbesserung der Selbsthilfefähigkeit: Die Anforderungen des Alltags werden oft im klinischen Alltag trainiert (An- und Ausziehen, Essen und Trinken); Versorgung mit individuellen Hilfsmitteln für den Alltag. Training kognitiver Funktionen, vor allem im visuo-konstruktiven Bereich. Sensomotorisches Training vor allem der Hand- und Armfunktionen: Ziele sind die Stimulierung der Sensibilität, die Normalisierung des Muskeltonus, Steigerung der Kraft, Verbesserung der Koordination und Feinmotorik und letztlich das Wiedererlernen von Bewegungsmustern und Abläufen. Hierfür dienen gezielte Bewegungsübungen sowie spielerisches und handwerkliches Arbeiten.

- *Bewegungs- und Sporttherapie*: Die Bandbreite reicht vom Trampolin- und Ergometertraining sowie Muskelaufbautraining über Schwimmtherapie und Wasserspiele bis zu "Sport und Spiel" in großen Gruppen.

- *Ärztlicher Dienst*: Für die neurologische Diagnostik müssen Diagnosemöglichkeiten wie Computer- und Kernspintomographie, Elektroenzephalographie, Elektromyographie, die Messung evozierter Potentiale zur Verfügung stehen, daneben eine umfangreiche Palette von Labordiagnostik. Fachärztliche Kompetenzen in den Bereichen Neurologie und Psychiatrie, Arbeitsmedizin und natürlich ausgebildete Kinderärzte sollten im ärztlichen Dienst vorhanden sein.

- *Logopädie*: Abzuklären sind die Diagnosen Aphasie, Dysarthrie, Dysarthrophonie, Beeinträchtigungen des Schreibens und Lesens sowie des Kau- und Schluckaktes. Bei Erwachsenen sind die kommunikativen Anforderungen, die durch den privaten und beruflichen Alltag dem einzelnen gestellt werden, mit zentraler Gewichtung in die Therapieplanung zu integrieren; Schwerpunkt bei Kindern und Jugendlichen ist mehr die defizitorientierte Therapie. Im Vordergrund der Behandlung stehen bei Kau- und Schluckstörungen die Mundmotorik, speziell beim Essen und Trinken, bei Dysarthrophonien und Dysarthrien die Aussprache bzw. die Stimme und die Atmung, bei Aphasien sprachsystematische und kommunikationsorientierte Behandlung.

- *Krankenhausschule*: Das Unterrichtsangebot reicht von der Sonderschule über Grund- und Hauptschule sowie Realschule bis zur gymnasialen Oberstufe und Berufsschule. Der Unterricht erfolgt lehrplanorientiert, in Trainingsgruppen mit Integration von individuellen Anforderungen oder als Förderunterricht mit möglichst individuell orientierter, oft sonderpädagogischer Ausrichtung. Von der Schule wird eine hohe Flexibilität gefordert: nicht allein wegen sehr inhomogener Gruppen und wechselnder Gruppenzusammensetzung, häufig müssen "Sondergruppen" gebildet werden: z.B. Deutsch für Aphasiker, "Lebenspraktische Bildung" ist schon zu einem kontinuierlich angebotenen Fach geworden. Der Unterricht wird einzeln oder in Gruppen bis zu ca. 12 Schülern, im Durchschnitt zwischen vier und acht, in unserer Klinik durchgeführt. Die Teilnahme am gruppenorientierten Schulunterricht ist den Patienten vertraut, er ist wieder ein Stück frühere Lebenswelt im Kontext einer oft schon langen Krankenhauserfahrung.

Schwerpunkt der schulischen Förderung ist die Aufarbeitung von schulischem Altwissen, um das prämorbide Niveau wieder zu erreichen – und dies am Ende in realitätsnahen Unterrichtsformen und Gruppengrößen. Externe Beschulungen bis zur Teilnahme an Vorlesungen und Seminaren einer Universität werden als abschließende Belastungserprobungen durchgeführt, um den Schonraum Krankenhausschule endgültig zu verlassen.

- *Berufstherapie*: Aufgabe der Berufstherapie ist es, die Rückkehr des Patienten in das Arbeitsleben zu erleichtern bzw. ihn auf das Berufsleben vorzubereiten. Zielsetzungen im einzelnen sind: Arbeitstherapie, in der der Umgang mit Werkzeugen und Arbeitsmaterialien sowie die Arbeitshaltung im Mittelpunkt stehen; in der Belastungserprobung wird die zeitliche Belastbarkeit trainiert und geprüft, inwieweit spezifischen beruflichen Gefährdungen begegnet werden kann; in der Berufsfindung kann der Patient seine beruflichen Neigungen und Eignungen ausprobieren, er durchläuft hierzu mehrere Bereiche der Berufstherapie; im Förderungslehrgang werden gezielt Defizite und Beeinträchtigungen trainiert, die der geplanten beruflichen Eingliederung im Wege stehen; in der Arbeitserprobung, die immer wieder auch in Form externer Praktika durchgeführt wird, wird abschließend die Eignung für die geplante berufliche Eingliederung geklärt.

Die Berufstherapie muß ein breites Spektrum von Berufen anbieten können, um ihren Aufgaben gerecht zu werden: Holz-, Metall- und Elektrobereich sollten ebenso vertreten sein wie kaufmännische und hauswirtschaftliche Berufszweige.

Arbeitstraining und Montage dienen als Übergang vom ergotherapeutischen Funktionstraining zur Berufstherapie oder sind eine Förderung zur Eingliederung in eine Werkstatt für Behinderte. Steigerung der Belastbarkeit und Training von Gruppenverhalten sind übergeordnete Aufgaben, die Arbeit ist sowohl spielerisch-kreativ (Arbeitstraining) als auch handwerklich (Montage) orientiert.

Aufgaben des Psychologen

Bei den meisten in dieser Monographie thematisierten chronischen Erkrankungen von Kindern und Jugendlichen ist das Problemfeld des Psychologen nicht die Erkrankung selbst, sondern die psychische Reaktion des Kranken darauf - einschließlich des psychosozialen Umfeldes. In der Neurorehabilitation ist dies anders: auch die Erkrankungen - z.B. eine Amnesie oder Aufmerksamkeitsprobleme - sind Behandlungsgegenstand. Damit hat der in der Neurorehabilitation tätige Psychologe eine doppelte Rolle: Neuropsychologe und Psychotherapeut. Die beiden Rollen sind nicht immer sauber zu trennen, ein Beispiel hierfür ist der folgende Text. In ihm werden aus didaktischen Gründen organisch bedingte Probleme des Erlebens und Verhaltens dem Bereich Psychotherapie und nicht der Neuropsychologie zugeordnet, d.h. letztere wird auf den kognitiven Bereich eingeschränkt.

Neuropsychologische Diagnostik und Therapie

Schon die oben aufgezeigte Vielfalt der kognitiven Defizite ist eine große Herausforderung für die neuropsychologische Diagnostik. Die Interaktionen der Defizite erschweren die Diagnosestellung noch beträchtlich. Wenn selbst sehr kurzfristiges Behalten nur für einfache Informationen möglich ist, kann das Entwerfen von Handlungsplanungen nicht mehr problemlos sein. Und wenn ein Patient seine Aufmerksamkeit nur mit Mühe für ein paar Sekunden kontrollieren kann, ist eine differenzierte Testung kaum mehr möglich. Ferner kommen häufig testbehindernde Faktoren wie motorische Beeinträchtigungen (Hemiparesen, Ataxien, Augenmuskellähmungen etc.), Seh- und Hörbeeinträchtigungen oder Dysarthrien hinzu.

Der Vielfalt der Defizite steht eine kaum mehr zu überschauende Testentwicklung gegenüber. Die Entwicklungstendenz der neuropsychologischen Diagnostik in den letzten Jahren zielte darauf, immer differenziertere Funktionsdefizite abzubilden. Damit hat sie aber auch einen Umfang erreicht, der z.B. ambulant nur noch schwer einzulösen und der auch nicht in seinen Grundzügen hier darzustellen ist. Bei vielen Tests für Erwachsene beginnt die Normierung bei 18 Jahren, teilweise bei 16 Jahren. Die neuropsychologische Diagnostik von Erwachsenen und Jugendlichen unterscheidet sich in bezug auf die angewandten Testverfahren nur unwesentlich: Es werden bei Jüngeren Tests aus Testbatterien für Kinder eingesetzt. Am Ende sind einige Literaturangaben zur neuropsychologischen Testung zu finden. Für Untersuchungen von Kindern werden im letzten Teil dieses Kapitels Testverfahren aufgezählt, die in unserer Klinik routinemäßig angewendet werden: Für Differentialdiagnosen reichen diese aber häufig nicht aus. Wichtiger als die Besprechung einzelner Verfahren scheinen mir im Kontext dieses Artikels Überlegungen zu Diagnosestrategien zu sein.

Die Ergebnisse von bildgebenden Verfahren (CCT, NMR etc.) als alleinige Basis für die Auswahl der Untersuchungen macht keinen Sinn. Zu häufig erleben wir Patienten mit deutlichen Defiziten, ohne daß sich zerebrale Schädigungen in den bildgebenden Verfahren zeigen. Aber auch wenn Verletzungen abbildbar sind, können sie nur Hinweise auf diagnostische Schwerpunkte geben: Daß bei traumatischen Hirnschädigungen diese Verfahren nicht mehr leisten können, ist bereits zum Gemeinplatz geworden. Sich an den Selbsteinschätzungen der Patienten zu orientieren, wäre eine andere Möglichkeit, diagnostische Strategien zu erarbeiten. Auch dem ist mit großer Vorsicht zu begegnen: Selbst die Resultate von umfangreichen halbstrukturierten Interviews zeigen nur wenig Zusammenhang mit testdiagnostischen Ergebnissen. Gedächtnisprobleme sind z.B. die in der Praxis am häufigsten genannte Selbstdiagnose: Immer wieder verbergen sich dahinter Aufmerksamkeitsdefizite oder intellektuelle Verarbeitungsprobleme. Wenn ich etwas nicht richtig verstehe, wird das Abspeichern viel schwieriger, gleiches gilt, wenn ich mich nicht intensiv darauf konzentrieren kann. Eine dritte Möglichkeit, Untersuchungsstrategien zu entwerfen, wäre, von einer Idealvorstellung auszugehen. Ein testdiagnostisches Ideal wäre eine hierarchisch aufgebaute Diagnostik mit screeningartigen Verfahren am Anfang, danach immer weitergehenden, theoriegeleiteten Differenzierungen und schließlich mit hochdifferenzierten Tests am Ende. Screeningverfahren sollten nur anzeigen, ob in einem Bereich Defizite vorliegen, hochdifferenzierte Tests so eng umschriebene Funktionsbeeinträchtigungen abbilden, daß ein sehr gezieltes Training möglich wäre. Wir verfügen bisher nicht über eine derart ideale Testbatterie, aber sie muß unser Ziel bleiben. In einigen Funktionsbereichen wie dem problemlösenden Denken sind kaum erste Schritte auf dem

Weg dorthin getan, in den Bereichen Aufmerksamkeit, Gedächtnis und visuelle Wahrnehmung sind wir diesem Ziel ein Stück näher.

Die kritischen Einwände sollen aber nicht Argumente für eine eklektische neuropsychologische Diagnostik sein, sie sollten nur Probleme aufzeigen. Die angeführten Möglichkeiten bilden die sinnvolle Basis diagnostischer Strategien, aber die Kritik ist zu kennen, um die Grenzen der Strategien richtig einzuschätzen.

Bei Kindern kommen noch weitere Schwierigkeiten hinzu. An die Tests sind umfangreichere Anforderungen zu stellen. Die Altersabhängigkeit der kognitiven Leistungen macht es bei Kindern notwendig, Daten von Vergleichsgruppen mit sehr kleinen Zeitintervallen zu erheben: Bei guten Testverfahren sind Altersgruppen in Abständen von drei oder sechs Monaten vorhanden. Diese Tests sind selten. Die Materialien müssen altersabhängig gestaltet sein - schon aus motivationalen Gründen. Ferner ist der individuelle prämorbide Entwicklungsstand des Patienten schwieriger einzuschätzen. Aber auch diese kritischen Überlegungen sind nicht so zu verstehen, daß für einen Eklektizismus gesprochen wird oder gar, daß standardisierte Verfahren bei Kindern nicht sinnvoll anwendbar sind. In der Praxis ist es für uns immer wieder erstaunlich, wie "professionell" sich ein Achtjähriger in der Testsituation verhält, und selbst bei einem Fünfjährigen lassen sich mit entsprechendem Material (als Beispiel sei hier nur der K-ABC-Test von Kaufman genannt) und motivationalem Geschick testdiagnostische Untersuchungen durchführen - aber es kann auch ganz anders ein, was diese Untersuchungen so spannend macht. Insgesamt betrachtet: Bringt ein "kleiner Patient" gefestigte Formen schulischer Arbeitsweisen mit, läßt sich gut testdiagnostisch arbeiten. Bei jüngeren Patienten bilden Tests zumindest eine Bestätigungsmöglichkeit der durch Beobachtung gewonnenen Befunde.

Ohne auf differenzierte diagnostische Verfahren eingegangen zu sein, dürfte es offensichtlich geworden sein, daß in der heutigen Neuropsychologie kein Platz mehr für globale und damit nivellierende Klassifizierungen ist: Wer die Reaktionszeit als Maß für den Schweregrad der Hirnschädigung betrachtet, den Wechslerschen Abbauquotienten verwendet oder Tests wie den VOT von Hooper zur Feststellung einer Hirnschädigung einsetzt, hängt nur noch veralteten Diagnosestrategien nach.

Verfahren für die neuropsychologische Untersuchung von Kindern

- Intellektuelle Leistungsfähigkeit:
  - K-ABC-Test von Kaufman (Assessment Battery for Children)
  - ITK (Intelligenztest für Kinder)
  - PSB (Prüfsystem für Schul- und Bildungsberatung)
  - HAWIK-R (Hamburg-Wechsler-Intelligenztest für Kinder, Revision)
  - CPM (Coloured Progressive Matrices)
- Aufmerksamkeit:
  - ZVT (Zahlenverbindunstest)
  - TMT (Trail-Making-Test)
  - TAP (Testbatterie zur Aufmerksamkeitsprüfung)
  - DAT (Divided Attention Test)
  - entsprechende Untertests aus den oben angeführten Intelligenztests

- Gedächtnis:
  - Blocktapping-Test
  - RWT (Recurring Words Test)
  - RFT (Recurring Figures Test)
  - VLMT (Verbaler Lern- und Merkfähigkeitstest)
  - Textgedächtnis (Aufgaben aus Schulleistungstests: AST1, AST2...)
  - entsprechende Untertests aus den oben angeführten Intelligenztests
- Wahrnehmung:
  - VOT (Visual Organization Test)
  - Untertests 7,9 und 10 aus dem LPS (Leistungsprüfsystem)
  - Untertest "Position in Space" und "Figure Ground" aus dem SCSIT
  - Untertest "Visuelles Scanning" aus der TAP
  - VGA (Visual Gestalt Ability)
  - CEFT (Children Embedded Figures Test)
  - Überprüfung einfacher Wahrnehmungsfunktionen (Linienvergleich, Winkelvergleich etc.)
  - Mosaik-Test aus dem HAWIK-R und andere Untertests aus den angeführten Intelligenztests

Zur Überprüfung des problemlösenden Denkens oder bei sehr differenzierten Fragestellungen verwenden wir experimentelle Designs, die noch nicht die Kriterien erfüllen, die an ein Testverfahren zu stellen sind.

Neuropsychologische Therapie

Im Vergleich zur Entwicklung diagnostischer Verfahren hat das wissenschaftliche Interesse an therapeutischen Materialien viel später eingesetzt: Nimmt man zum Kriterium das gehäufte Erscheinen von Monographien zur Neurorehabilitation, setzte es erst in den 80er Jahren ein. Zeitlich parallel nahm die Anzahl der Kliniken in der Neurorehabilitation in unerwartet starkem Maße zu – mit Ausnahme der Rehabilitationsplätze für Kinder und Jugendliche.

Welch umfangreiches Therapieangebot für Kinder und Jugendliche notwendig ist, wurde bereits dargelegt. Neuropsychologische Rehabilitation ist in diesem Rehabilitationsrahmen zu sehen: Unterricht in einer Krankenhausschule ist auch ein zumindest unspezifisches neuropsychologisches Training – mit Materialien, die der Patient nach der Entlassung unmittelbar einsetzen kann. Wenn im Englischunterricht neue Vokabeln anhand eines sachorientierten Kontextes erarbeitet werden, dann ist dies auch Gedächtnistraining. Und die gelernten Vokabeln sind nach Fortsetzung der schulischen Laufbahn anwendbar. In neuropsychologischen Trainings ist das Material meist für das spätere Leben irrelevant: Ziel ist das Lernen an sich, das Einüben neuer Lernformen, z.B. die Textstrukturierung zur Erleichterung des Einprägens. Daß ein Training der Daueraufmerksamkeit oder Belastung bei einem auszubildenden Schreiner in einer berufstherapeutischen Abteilung Holz am sinnvollsten durchgeführt werden kann, ist ähnlich evident. Und daß schulische und berufstherapeutische Förderung neuropsychologische Trainings beinhalten, macht die enge Zusammenarbeit zwischen den Therapiebereichen sehr wichtig.

Welche therapeutischen Aufgaben sollen in diesem Team dem Neuropsychologen zukommen? Es sind drei therapeutische Schwerpunkte: Erstens zeigt die Praxis immer wieder, daß die z.B. im Schulunterricht implizierten neuropsychologischen Trainingsformen nicht ausreichen – tendenziell bei stärker ausgeprägten Defiziten; zweitens bei Patienten, deren kognitives Leistungsniveau durchgängig so gesenkt ist, daß der Besuch von Therapien dadurch deutlich eingeschränkt wird. Und drittens ist die Neuropsychologie gefordert, wenn sehr differenzierte Funktionsdefizite gezielt zu trainieren sind.

Daß das in anderen Bereichen implizierte kognitive Training oft nicht genügt, läßt sich nur exemplarisch verdeutlichen, kontrollierte Untersuchungen bei Kindern und Jugendlichen sind mir nicht bekannt. Eine Patientin mit erhöhter Ablenkbarkeit machte trotz eigenen Bemühens in unserer Krankenhausschule und in der Berufstherapie über Wochen hinweg kaum Fortschritte. Testdiagnostisch zeigte sich der Mangel an fokussierter Aufmerksamkeit als weniger ausgeprägt. Gleichwohl wurde das Therapiedesign mehr auf diese Problematik ausgerichtet: Der Schulunterricht wurde zum Einzelunterricht, in der Berufstherapie durch Raumteiler ein Arbeitsplatz geschaffen, der sie visuell von den Mitpatienten abtrennte, und in der Neuropsychologie wurde ein computergestütztes Training der fokussierten Aufmerksamkeit durchgeführt. In der Trainingsphase verbesserte sie sich kontinuierlich, in Schule und Berufstherapie reduzierten sich die Fehler deutlich: Die Rückkehr zum Klassenunterricht und zur gruppenorientierten Berufstherapie konnte realisiert werden.

Vor allem in frühen Rehabilitationsphasen und bei Patienten nach apallischem Syndrom müssen zunächst basale kognitive Funktionen aufgebaut werden. Die Vigilanz dieser Patienten ist massiv beeinträchtigt, die Konzentration auf ein Thema kann nur für wenige Minuten aufrechterhalten werden, meist kommen starke motorische Beeinträchtigungen hinzu. Hierfür z.B. ist der Einsatz von Computern unumgänglich, nur sie bieten die Variationsmöglichkeiten der Aufgaben- und Reaktionsformen. Stellen Sie sich einen Patienten vor mit traumatischem Mutismus und schweren motorischen Beeinträchtigungen. Der Rollstuhlpatient ist nur noch in der Lage, zwei Finger einigermaßen kontrolliert zu bewegen. Diese Reaktionsmöglichkeit genügte, um ein gutes konkretes Sprachverständnis zu diagnostizieren und damit eine Globalaphasie auszuschließen: Er las die Instruktion einer Aufgabe und reagierte nach Programmstart fast durchgängig auf die geforderten Reize – mit Hilfe der beiden Finger. Er muß also die Instruktion verstanden haben. Auf diese einzig möglichen Reaktionsformen ausgerichtet, ließ sich ein umfangreiches Trainingsprogramm aufbauen – die Alternative wären reine Stimulationstherapie und Warten auf die Spontanerholung gewesen. Hier sei noch kurz auf weitere Vorteile der computergestützen Diagnostik und Therapie, die in der Neurorehabilitation nicht mehr wegzudenken sind, hingewiesen. Der Computer läßt eine sehr kurzfristige Darbietung auch von komplexem visuellen und mittlerweile akustischem Material zu; er erlaubt eine kontinuierliche Aufzeichnung und anschließende statistische Auswertung der Reaktionen – damit wird eine Therapieeffizienzuntersuchung häufig erst ermöglicht. Nach einer Einlernphase ist ein selbständiges Training für die Patienten in Grenzen möglich – ein enormer ökonomischer Vorteil in der personalintensiven Neurorehabilitation, der aber nur gut geplant eingesetzt werden sollte.

Differenzierte kognitive Funktionsdefizite sollen gezielt trainiert werden. Eine aufwendige Untersuchung führt im Einzelfall häufig zu einem Leistungsprofil, das ein gezieltes Training nahelegt. Ein Beispiel: Ein Patient hatte Probleme bei visuo-konstruktiven Aufgaben, z.B. im Mosaiktest, bei dem man mit Blöcken ein Muster nachbauen soll, sowie beim freien Zeichnen und Abzeichnen. Eine Untersuchung der Wahrnehmungsfunktionen ergab mit einer Ausnahme keinen Befund. Die Ausnahme bildeten schlechte Ergebnisse bei Aufgaben zur mentalen Rotation im zwei-dimensionalen Raum. Eine Funktion, die häufiger singulär gestört auftritt. Weder im neuropsychologischen noch in anderen Bereichen wurden während des Trainings dieser Funktion visuo-konstruktive Aufgaben vorgegeben. Nach vier Wochen erreichte er eine deutliche Verbesserung im Mosaiktest, nach einer weiteren vier-wöchigen Trainingsphase lagen seine Ergebnisse im Normbereich.

Nicht alle kognitiven Defizite sind in gleicher Weise therapierbar, einige sehr therapieresistent. In der Neurorehabilitation wird die Diskussion mit der Unter-scheidung zwischen Funktionsrestitution und Funktionssubstitution geführt. Ist ei-ne Restitution der beeinträchtigten Funktionen möglich oder sind Kompensations-strategien aufzubauen, d.h. eine Substitution der geschädigten Funktionen anzu-streben? Bei Gedächtnisbeeinträchtigungen hat sich die Substitutionsstrategie durchgesetzt, der Aufbau von Ersatzfunktionen für die beeinträchtigten Gedächt-niskomponenten bewährt. Im Wahrnehmungsbereich dagegen läßt eine wiederholte Ausübung der Funktionen, also eine direkte Stimulierung, die Restitution der Wahrnehmungsfunktionen erwarten. Gleiches scheint sich für Aufmerksamkeits-funktionen abzuzeichnen.

Diese Aussagen lassen sich nur tendenziell bei Kindern und Jugendlichen wie-derfinden. Auch bei Gedächtnisdefiziten glauben wir restitutive Verbesserungen zu sehen. Im Vergleich zu Erwachsenen zeigen sich über sehr viel längere Zeiträume nach der Schädigung noch Leistungsverbesserungen in unseren Testverfahren. Als klinisches Kriterium für ein Therapieangebot gilt für uns, daß, solange Verände-rungen in Verlaufsuntersuchungen festgestellt werden – gleichgültig in welchem Bereich –, restitutiv orientierte Trainingsverfahren indiziert sind. Das nicht ausge-reifte Gehirn reagiert offensichtlich flexibler. Dies wird auch dadurch belegt, daß wir bei Kindern und Jugendlichen viele bei Erwachsenen beschriebene Symptom-bilder nur in Ansätzen finden (s.o.).

Aber nicht nur das kindliche und jugendliche Alter ist ein zentraler Faktor für die Therapieeffizienz. Weitere wichtige Faktoren wurden schon im Kapitel über die prognostischen Faktoren angeführt. Auf zwei Faktoren – das Zeitintervall zwischen Trauma und Therapiebeginn sowie die Intensität der Therapie – soll noch näher eingegangen werden. Als Faustregel gilt: Je früher die Therapie beginnt, desto effi-zienter ist sie. Dies konnten wir in einer retrospektiven Studie gut belegen. Es zeigte sich aber auch, daß selbst nach einer fast therapiefreien Phase von über zwei Jahren noch bedeutsame Verbesserungen durch die stationäre Neurorehabilitation erzielt werden können. Um die guten Effekte eines frühen Therapiebeginns aus-nutzen zu können, sind in vielen Rehabilitationskliniken in den letzten Jahren Ab-teilungen für Frührehabilitation und Frühmobilisation aufgebaut worden. In diesen Einrichtungen werden die Patienten teilweise noch in komatösem Zustand stimu-liert und behandelt. Die Frage, ob mehr Therapiestunden in einer bestimmten Zeit prinzipiell zu größeren Verbesserungen führen, stellen Patienten immer wieder. Besorgte Eltern melden sich, wenn sie größere zeitliche Lücken auf dem Therapieplan entdecken. Ich kenne keine kontrollierte Studie zu diesem Problem. Aus unserer praktischen Erfahrung heraus ist die Frage zu verneinen: Daß fünf Doppelstunden neuropsychologischer Therapie im Vergleich zu fünf einstündigen Trainings die Leistungsverbesserungen verdoppeln, ist sicher eine Illusion. Im klinischen Alltag setzt meist die Belastbarkeit der Patienten die Grenze: Durch das notwendige vielfältige Therapieangebot ist der tägliche Therapieplan schnell angefüllt.

Psychotherapie

Psychotherapeutische Interventionen zielen in der Neurorehabilitation vor allem auf drei Problembereiche: organisch bedingte Auffälligkeiten des Erlebens und Verhaltens, Beeinträchtigungen der Krankheitsbewältigung und prämorbide Störungen des Verhaltens und Erlebens, die durch die Hirnschädigung in ein neues System der Verhaltensregulation, in eine veränderte Psychodynamik integriert werden müssen. Welche Bedeutung diese Problembereiche in der Rehabilitation haben, belegen Fragebogenuntersuchungen: Fünf Jahre nach der Hirnschädigung gaben über 70% der erwachsenen Patienten an, stärkere soziale Ängste als prämorbid zu verspüren. Daß auf diese Aspekte im Behandlungsplan verstärkt geachtet werden muß, beginnt sich erst langsam umzusetzen. Es genügt nicht mehr, was noch in selbst renommierten Kliniken üblich ist, Probleme des Verhaltens und Erlebens nur insoweit zu behandeln, als sie die Rehabilitation von motorischen und kognitiven Beeinträchtigungen behindern. Kontrollierte Untersuchungen zur Effizienz von psychotherapeutischen Interventionen fehlen weitgehend. Und dies, obgleich es sich in der Praxis zeigt, daß Patienten diese Interventionen als sehr wichtig erleben und immer wieder "Gespräche", Entspannungsübungen und Gruppensitzungen wünschen. Bei Problemen, die umfangreiche psychotherapeutische Maßnahmen erfordern, sind allerdings "normale" Rehabilitationsstationen oft überfordert – die Überweisung in Einrichtungen der Kinder- und Jugendpsychiatrie sind dann oft der einzige Ausweg. Schon um dies zu vermeiden, vor allem aber wegen der Spezifität der Probleme ist eine weitere Spezialisierung der Rehabilitationsbehandlung erforderlich. D.h. es sind mehr Psychotherapiestationen in neurorehabilitativen Einrichtungen aufzubauen. Die Spezifität der Probleme wurde am oben geschilderten Beispiel der Krankheitsverarbeitung schon deutlich: die enge Verknüpfung von Verarbeitungsformen, die zum einen im Rahmen der prämorbiden Persönlichkeit zu sehen sind, zum anderen die organisch bedingten Veränderungen im Erleben und Verhalten und schließlich die Effekte, die durch vorhandene kognitive Defizite entstehen.

Die Diagnostik läßt sich unterteilen in psychopathologische und psychotherapeutische Diagnostik. Beginnen wir mit ersterer. Nur vor dem Hintergrund der prämorbiden Persönlichkeit sind psychische Veränderungen zu diagnostizieren, die auf die Hirnverletzung zurückzuführen sind. Eine Trennung zwischen prämorbiden Verhaltens- und Erlebnisweisen einerseits und organisch bedingten ist oft nicht möglich. Patienten beschreiben sich als ängstlicher im Vergleich zu vorher, Angehörige als gereizter und schneller aufbrausend. Es sind aber nicht nur die unterschiedlichen Informationsquellen über prämorbide Erlebnis- und Verhaltensweisen, die eine Differentialdiagnose so schwierig machen. Wenn Veränderungen im Persönlichkeitsbereich vorliegen, so sind es meist Verstärkungen und Akzentuierungen von prämorbiden Erlebnis- und Verhaltensweisen und weniger das Auftreten neuer, prämorbid nicht beobachteter Verhaltens- und Erlebnisformen ("Wesensänderungen"): Jemand war schon ängstlich und ist es nun noch mehr. Daß die Verstärkung der Ängste bei einem selbstunsicheren Patienten aber auch psychoreaktiv (mit)bedingt sein kann, ist evident: Gerade dies (eine Form von Anpassungsstörung) ist bei einer ängstlichen Person zu erwarten. Die Differentialdiagnose erschwerend, kommen altersspezifische Verhaltens- und Erlebnismuster hinzu, darauf wurde schon hingewiesen: Zwischen "Mangel an Eigeninitiative" und "Null Bock" sind die Übergänge ebenso fließend wie zwischen "emotionaler Indifferenz" und "Cool-Sein"; und ein beobachtbares eingeschränktes soziales Urteilsvermögen kann bei einem Achtjährigen nur die Folge regressiver Verhaltensformen sein.

Für die Diagnose von organisch bedingten Veränderungen im Erleben und Verhalten bieten die traditionellen Diagnoseschlüssel ICD 10 und DSM-IV nur wenig Hilfen. Im DSM können z.B. diese Veränderungen wenig differenziert unter "organische Persönlichkeitsveränderung" subsumiert werden. Vom Kriterienkatalog des DSM muß nur eines von fünf aufgeführten erfüllt sein: z.B. affektive Instabilität oder Aggressionsausbrüche oder Beeinträchtigungen des sozialen Urteilsvermögens. Die Beispielliste zeigt, daß ohne weitere Informationen die Diagnosekategorie "organische Persönlichkeitsveränderung" wenig aussagekräftig ist: Ein Patient mit dieser Diagnose könnte massives aggressives Verhalten zeigen oder auch nur Probleme bei der Beurteilung sozialer Situationen haben. Und die angeführten Kriterien sind problematisch, da sie unmodifiziert aus der Psychiatrie übernommen wurden. Dies zeigt sich auch bei anderen Diagnosevorschlägen wie organische Wahnsyndrome und Halluzinosen, die bei unseren Patienten nur sehr selten zu finden sind. Ähnlich, aber aus anderen Gründen problematisch sind "Diagnosen" wie Durchgangssyndrom, hirnorganisches Psychosyndrom (HOPS) oder organisches Psychosyndrom sowie Frontalhirnsyndrom. Sie werden seit Jahren angegriffen und verlieren immer mehr an Verbreitung. Sie unterstellen zu Unrecht eine konsistente oder geschlossene Symptomkonstellation und müssen durch differenzierte Symptomangaben ersetzt werden. Psychometrische Verfahren zur Erfassung von organisch bedingten Veränderungen des Verhaltens und Erlebens bei Kindern und Jugendlichen liegen kaum, meist nur als Forschungsinstrumente vor. Eine kleine Ausnahme bilden Verfahren zur Erfassung affektiver Befindlichkeitsstörungen (Angst und Depression).

Am häufigsten sind bei unseren Patienten folgende, organisch bedingte Veränderungen zu finden:

Affektive Labilität: Traurige Reaktionsformen, plötzliches Weinen können rasch ausgelöst, aber auch schnell wieder gestoppt werden. Es genügen für letzteres schon Ablenkungen wie der Wechsel auf ein anderes Gesprächsthema. Fragen nach zugrundeliegenden, längerfristigen Stimmungsveränderungen führen nicht weiter: Die Patienten erleben sie meist als nicht kontrollierbares Verhalten, das mit der Person wenig zu tun hat.

Enthemmung des aggressiven Verhaltens: Die auslösenden Reize stehen in keinem Verhältnis zur aggressiven Reaktion (Schreien, Schlagen, Beißen, Gegenstände Werfen etc.). Die Aggressivität ist ziellos (auch z.B. eigene, emotional für den Patienten bedeutsame Gegenstände werden zerstört), es ist sehr schwierig, das Verhalten zu stoppen. In Zweiersituationen ist es dem Patienten meist gut möglich, verständnisvoll über die Probleme zu sprechen.

Verminderter Antrieb: Oft geht dieser mit einer Verlangsamung der Aufmerksamkeitsfunktionen, aller Denkabläufe überhaupt einher. Ferner zeigt er sich in Teilnahmslosigkeit und Gleichgültigkeit, einem Mangel an Eigeninitiative, Vernachlässigung selbst gewohnter Handlungsformen wie dem Sauberkeitsverhalten.

"Placidity": Dieser schwer zu übersetzende Begriff bezeichnet in der englischsprachigen Literatur eine Dämpfung jeglicher affektiver Reaktionen, in extremen Fällen kommt es zu einer Nivellierung affektiver Regungen (emotionale Indifferenz). Diese emotionale Veränderung steht im Vordergrund, ein reduzierter Antrieb tritt parallel auf, ist aber weniger ausgeprägt; häufig dabei sind auch Probleme beim Lernen. Selten sind euphorische Stimmungsveränderungen, öfter treten sie nach apallischem Syndrom auf.

Eine nosologische Zuordnung der Probleme im Verhalten und Erleben reicht für eine Therapieplanung natürlich nicht. Da spezifische therapeutische Untersuchungsverfahren für hirnverletzte Kinder und Jugendliche nicht existieren, müßte sich die Darstellung auf die traditionellen Verfahren der Verhaltenstherapie beschränken. Das macht im Kontext dieses Artikels keinen Sinn.

Fast durchgängig sind die Behandlungsansätze in der Neurorehabilitation von Erwachsenen verhaltenstherapeutisch orientiert. Dies gilt auch für die Behandlung von Jugendlichen. Das Therapiekonzept bei Problemen der Krankheitsverarbeitung orientiert sich am Coping-Modell, das im wesentlichen auf die von Lazarus entwickelten Streßmodelle zurückgeht. Bei affektiven Befindlichkeitsstörungen kann problemlos in das verhaltenstherapeutische Interventionsrepertoire gegriffen werden: Identifizierung von Interessen, kognitive Interventionsmethoden, Aktivitätsaufbau, Verstärkereconomy etc. bei Depressionen und verschiedene Desensibilisierungsformen, Entspannungstrainings etc. bei Ängsten. Bei Verhaltensauffälligkeiten müssen umfassendere, die gesamte Station integrierende Behandlungspläne entworfen werden – hierfür werden Psychotherapiestationen immer unumgänglicher.

In der Behandlung von Kindern sind musiktherapeutische Interventionen, Gestalttherapie und im weitesten Sinne Behandlungen mit spielerischen Elementen häufig anzutreffen. Ausgearbeitete Konzepte liegen nicht vor, eine Ausnahme bilden die neuesten Therapieansätze der Frostig-Schule, die mit den bekannten Wahrnehmungstrainings kaum mehr etwas zu tun haben. Der Psychotherapiebereich bei Kindern ist durch eine Dynamik gekennzeichnet, die auf Klinikebene durch einzelne, erfahrene Therapeuten akzentuiert wird.

Dieses Kapitel hinterläßt Unbehagen: zu viele offene Punkte, zu viele kritische Anmerkungen. Dieses Unbehagen entspricht dem momentanen Entwicklungsstand. Zur Erinnerung: Erst seit 1972 gibt es in Deutschland eine Klinik für die Neurorehabilitation von Kindern und Jugendlichen.

Nach der stationären Rehabilitationsbehandlung

Eine Entlassung erfolgt in der Regel erst, wenn die Wiedereingliederung in Schule und Beruf detailliert geplant sowie die Integration in Familie und Freundeskreis vorbereitet sind. Die Integration in die Familie muß schon während des gesamten Klinikaufenthalts als Ziel verfolgt werden. Bei langen Aufenthalten werden Urlaube eingeplant, nicht zuletzt um das gemeinsame Familienleben zu "testen". Zuvor muß häufig das selbständige Heimfahren mit Bussen und Bahnen in einem verhaltenstherapeutischen Setting aufgebaut werden. Zwei Heimfahrten im Monat sind die Regel. Probleme in der durch den Unfall und seine Konsequenzen veränderten Familiendynamik können mit den in den Urlauben und Wochenendheimfahrten gemachten Erfahrungen gemeinsam aufgearbeitet werden.

Die Heimfahrten bringen häufig auch Klärungen in den Beziehungen zu Freunden. Zurückweisungen sind zu ertragen. Um so wichtiger wird die Erfahrung in der Klinik, trotz der Behinderungen neue, freundschaftliche Beziehungen in verschiedenen Formen aufbauen zu können. Bei Jugendlichen können diese Erfahrungen vor allem in Gruppen thematisiert werden, bei Kindern muß dies verstärkt in Einzelsitzungen geschehen.

Die schulische Wiedereingliederung bildet in der letzten Phase des Aufenthalts meist das zentrale Thema bei den Schülern. Die lange Krankheitsdauer läßt zumindest die Wiederholung einer Klassenstufe meist nicht umgehen: Der alte Klassenverband geht damit leider verloren. Bei schweren kognitiven Beeinträchtigungen ist die Umschulung mit weniger anspruchsvollem Abschluß oder eine Sonderbeschulung (Körperbehindertenschule, Förder-/Lernbehindertenschule) unumgänglich. Die Krankheitsverarbeitung bekommt ein neues Problem, das schon während des Aufenthalts angegangen werden muß. Die oft komplizierte, weitere schulische Planung übernimmt unsere Krankenhausschule, die Unterricht von Sonderschulniveau bis gymnasiale Oberstufe anbieten kann und können muß. Sie kennt die von Bundesland zu Bundesland verschiedenen Regelungen, die spezifischen Sonderbeschulungsmöglichkeiten bei integrativer oder kooperativer Beschulung etc. Eltern, die dies selbst planen müssen, sei geraten, die oft großen Ermessensspielräume der Schulen auszunutzen: Hierfür ist ein möglichst frühzeitiges Gespräch mit dem Schulleiter und dem zuständigen Schulrat notwendig. Als Sonderregelung sei hier genannt, daß alle Prüfungszeiten – bei Abschlußprüfungen und normalen Klassenarbeiten – verlängert werden können und natürlich Probeversetzungen möglich sind. Probeversetzungen bergen aber eine große Gefahr: Zumeist erwartet den ehemaligen Patienten viel Hilfe in der Schule, allerdings nur für die ersten Monate. Ist die schulische Integration in dieser Zeit nicht zu erwarten, droht eine Außenseiterrolle, die den weiteren Verbleib an der Schule erschwert.

Die berufliche Integration wird trotz vielfältiger institutioneller Hilfsmöglichkeiten immer schwieriger. Die arbeitsmarktpolitische Lage ist ein Faktor. Gerade für die Schwächeren ist noch eine andere Entwicklung wichtiger: Einfache Arbeiten, z.B. Bürobote oder Pförtner, sind kaum noch zu finden, alle Anlern- und Einlerntätigkeiten meist körperlich belastend oder Akkordarbeiten. Damit sind viele unserer Patienten nur sehr schwer auf dem freien Arbeitsmarkt zu vermitteln. Soziale Einrichtungen reagieren mittlerweile darauf. Es werden Tätigkeitsfelder in geschütztem Rahmen geschaffen, die mit der klassischen Vorstellung einer Werkstatt für Behinderte nur noch wenig zu tun haben. So werden Restaurants oder eine Fischzuchtanlage weitgehend von einer Gruppe ehemaliger Patienten geführt. Große Firmen vergeben Auftragspakete an Behinderteneinrichtungen und stellen entsprechende Maschinen zur Verfügung: Das Ergebnis der Arbeit muß stimmen, aber die Zeit ist weitgehend unwichtig. Die Bezahlung des einzelnen erfolgt nach der Leistung, die aber problemlos schwanken kann. On-line mit einem Konzern verbunden: Das ermöglicht sinnvolle Arbeiten am Computer, der vielleicht nur mit einem Kopfstab bedient werden kann. Aber solche Arbeitsplätze sind noch zu selten.

Im folgenden möchte ich einige Hinweise aufzählen, die Betroffen weiterhelfen können:

- Werkstatt für Behinderte (WfB): WfBs haben eine Aufnahmeverpflichtung. Wenn keine Internatsunterbringung erforderlich ist, ist eine Aufnahme meist innerhalb weniger Wochen möglich - wenn die Kostenzusage vorliegt. Die ersten beiden Jahre gelten als berufliche Förderungsmaßnahme und werden deshalb in der Regel vom Arbeitsamt oder von Berufsgenossenschaften bzw. der Schülerunfallversicherung (GUV, nach Schul- und Wegeunfall) übernommen. Dieser "Arbeitstrainingsbereich" hat einen Betreuerschlüssel von eins zu sieben.

- Berufsfindungs- und Berufsvorbereitungsmaßnahmen von sechs oder zwölf Monaten sind in verschiedenen Institutionen wie Berufsbildungs- oder Berufsförderungswerken, aber auch schon in den Rehakliniken möglich.

- Berufsbildungswerke (BBW): Einrichtung für berufliche Bildung für behinderte Jugendliche und junge Erwachsene, die noch keine abgeschlossene Ausbildung haben oder weniger als drei Jahre im Erwerbsleben standen. Die Abschlußprüfung ist die gleiche wie in der freien Wirtschaft, aber der Weg dorthin ist durch viele Hilfestellungen erleichtert.

- Berufsförderungswerke (BFW): Bei abgeschlossener Ausbildung zum Zeitpunkt des Unfalls oder wenn jemand länger als drei Jahre im Erwerbsleben stand, sind die Berufsförderungswerke mit zeitlich verkürzten Ausbildungen zuständig. Einen Überblick mit Auflistung aller Berufsbildungs- und Berufsförderungswerke sowie deren Ausbildungsangebote sind beim Arbeitsamt oder beim Bundesministerium für Arbeit und Sozialordnung kostenlos erhältlich.

- Arbeitsamt: Das Berufsinformationszentrum hilft bei der Suche nach Arbeitsfeldern. Für unsere Patientengruppe stehen dem Arbeitsamt Behindertenberater zur Verfügung. In der Regel werden die Kontakte schon während des stationären Aufenthalts geknüpft. Zuschüsse durch das Arbeitsamt: Diese können auch für einen längerfristigen Zeitraum als Eingliederungsmaßnahme gewährt werden, z.B. als Zuschuß an den Arbeitgeber oder für die technische Ausstattung von Arbeitsplätzen; die Beratung hierfür übernimmt auch das Arbeitsamt.

- Selbsthilfegruppen: Oft bilden ältere Patienten diese Gruppen, so daß die jugendlichen Patienten sie schnell wieder verlassen. Als überregionale Gruppen sei der Selbsthilfeverband "Schädel-Hirnpatienten in Not e.V." in Amberg genannt, der eine eigene, viele Hinweise und Informationen enthaltende Zeitschrift herausgibt, und der Elternselbsthilfeverein "Stufe 8 e.V." in Berlin. Einen Überblick über Selbsthilfegruppen gibt der vom Bundesverband der Betriebskrankenkassen und anderen herausgegebene Band "Reha-Helfer. Leitfaden für die Zusammenarbeit mit Selbsthilfegruppen". Hilfreich ist auch der von der Bundes-arbeitsgemeinschaft für Rehabilitation herausgegebene Band "Informations- und Dokumentationsstellen auf dem Gebiet der Rehabilitation in der Bundesrepublik Deutschland" (siehe unten unter "Literatur und Adressenangaben").

- Ambulante Behandlungen: Wenn das Wohnen zu Hause angezeigt ist und sich keine entsprechende Einrichtung in der Nähe befindet, muß man sich mit ambu-lanten Therapien behelfen. Eine krankengymnastische Behandlung zu organisie-ren, macht am wenigsten Probleme, mehr gibt es bei Logopädie und Ergothera-pie, fast aussichtslos wird es in der Neuropsychologie (hierfür wendet man sich am besten an die "Gesellschaft für Neuropsychologie" in Meerbusch) oder Psy-chotherapie. Die Kosten werden, wenn vom Arzt verordnet, in der Regel von der Kasse übernommen, alle beruflich orientierten oder sozialpädagogischen Maß-nahmen nicht. Erstere werden vor allem über das Arbeitsamt finanziert, bei letz-teren haben nur die Glück - in finanzieller Hinsicht -, für die die Schülerunfall-versicherung zuständig ist: Diese haben große Möglichkeiten der Förderung. Wichtig sind die Erleichterungen, die durch das neue Pflegegesetz gegeben sind: Finanzielle Leistungen (Pflegegeld) oder Sachleistungen (vor allem pflegerische Hilfen durch die Sozialstation) werden übernommen.

Schon die Vielfalt dieser wenigen Hinweise haben deutlich gemacht, welch kom-plexe Probleme nach der Entlassung aus der Rehaklinik entstehen können. Die Planung sollte darum von einem Team durchgeführt werden, das die Möglichkei-ten der Förderung und Finanzierung kennt. Schon kleinere Fehlschläge können die Erfolge der gesamten Rehabilitationsmaßnahme gefährden: Nicht nur bei den Ju-gendlichen ist die Sensibilität in der ersten Phase nach der Entlassung sehr hoch. Die oft monatelangen Erfahrungen in Kliniken prägen auch die Kinder: Wenn die Planung für die erste Zeit in der alten Lebenswelt, z.B. durch ein zu hoch ange-setztes Schulniveau, fehlschlägt, ist eine Grenze der Belastbarkeit überschritten. Für Experimente ist in dieser Phase kein Raum.

Literatur

In deutscher Sprache ist weder eine neuere Monographie noch eine Fachzeitschrift zu empfehlen, die spezifisch auf hirngeschädigte Kinder und Jugendliche ausge-richtet ist. Als Überblick zur Neurorehabilitation, die sich aber primär an Erwach-senen orientiert, sind zu nennen:

Cramon, D. von & Zihl J. (Hrsg.) (1988), Neuropsychologische Rehabilitation: Grundlagen - Diagnostik - Behandlungsverfahren, Springer, Berlin.

Poeck, K. (Hrsg) (1989), Klinische Neuropsychologie, 2., neubear. u. erw. Aufl., Thieme, Stuttgart.

Speziell für diagnostische Fragestellungen:

Cramon, D. von, Mai, N. & Ziegler, W. (Hrsg.) (1993), Neuropsychologische Diagnostik, VCH Verlagsgesellschaft, Weinheim.

Kolb, B. & Whishaw, I.Q. (1994), Neuropsychologie, Spektrum, Akad. Verl., Heidelberg.

In englischer Sprache sind zu empfehlen:

Prigatano, G. (Ed.) (1993), Issues in neuropsychological rehabilitation of children with brain dysfunktion, Lawrence Erlbaum, Hove.

Ylvisaker, M. (Ed.) (1985), Head injury rehabilitation: Children and Adolescents, College-Hill Press, San Diego.

Hynd, G.W. & Hooper, S.R. (Eds.) (1994), Neuropsycholocal basis of disorders affecting children and adolescents, Lawrence Erlbaum, Hove.

Folgende, allerdings wiederum an Erwachsenen orientierte Zeitschriften sind hervorzuheben: Journal of Clinical and Experimental Neuropsychology und Clinical Neuropsychologist.

Speziell für Fragen zur Entwicklung kognitiver Prozesse ist die Zeitschrift "Developmental neuropsychology" anzuführen, die aber nicht nur den Aufbau neuropsychologischer Funktionen zum Thema hat, sondern auch den Abbau dieser Prozesse im Alter.

Literatur- und Adressenangaben von im Text genannten "Ratgebern":

Bundesarbeitsgemeinschaft für Rehabilitation (Hg.) (1984), Informations- und Dokumentationsstellen auf dem Gebiet der Rehabilitation in der Bundesrepublik Deutschland, Frankfurt

Reha Helfer. Leitfaden für die Zusammenarbeit mit Selbsthilfegruppen (ohne Jahresangabe), hrsg. vom Bundesverband der Betriebskrankenkassen, der Bundesarbeitsgemeinschaft Hilfe für Behinderte e.V. und dem NAV - Verband der niedergelassenen Ärzte Deutschlands e.v., Verlag für moderne Kommunikation H.-P. Meyer, Essen

Gesellschaft für Neuropsychologie e. V. (GNP), Postf. 2135, 60644 Meerbusch.

Selbsthilfeverband: Schädel-Hirnpatienten in Not e.V., Bayreutherstr. 33, 92224 Amberg.

Elternselbsthilfeverein: Stufe 8 e.V., Löwensteinring 15, 12353 Berlin.

.

Kindheit, Jugend und aktuelle Lebenssituation von Frauen mit kongenitalem adrenogenitalen Syndrom: Ergebnisse eines Tiefeninterviews

Monika Bullinger, Maria Heinzelmann
& Ursula Kuhnle-Krahl

Einleitung

Das kongenitale adrenogenitale Syndrom (AGS) ist eine angeborene Fehlbildung des Genitales, die bei beiden Geschlechtern auftreten kann, bei Mädchen aber von größerer klinischer Relevanz ist (White et al., 1987). Verursacht wird das Syndrom durch einen Defekt der Cortisolsynthese in der Nebennierenrinde, wobei der Cortisolmangel zu einer vermehrten Stimulation der Nebennierenrinde durch das hypophysäre Hormon ACTH führt. Die Nebenniere wird hyperplastisch und synthetisiert vermehrt Androgene. Die vermehrte Androgensynthese setzt bereits intrauterin beim noch ungeborenen Kind ein; es kommt zur Vermännlichung, d.h. zur Virilisierung des äußeren Genitales der betroffenen Mädchen, wobei das innere Genital intakt bleibt. Diese Virilisierung des äußeren Genitales des neugeborenen Mädchens kann so ausgeprägt sein, daß die Geschlechtszuordnung Schwierigkeiten bereitet. Bleibt das AGS bei Mädchen unbehandelt, kann diese Virilisierung fortschreiten und es entwickelt sich eine heterosexuelle Pseudopubertas praecox. Bei den betroffenen Jungen ist die Entwicklung des Genitales pränatal nicht gestört, postnatal kommt es aber ebenfalls zu einer fortschreitenden Virilisierung.

Klinisch und biochemisch lassen sich beim AGS drei Formen unterscheiden: als unkomplizierte Form das einfach virilisierendes AGS, als komplizierte Form ein AGS mit Salzverlust Syndrom und eine Spätform, deren Symptome sich erst im Schulalter oder später manifestieren (late onset AGS; Orth et al., 1992). Aus Ländern mit Neugeborenen Screening-Programmen ist bekannt, daß die Inzidenz des AGS zwischen 1 zu 10.000 und 1 zu 20.000 liegt (Pang et al., 1988). Die Virilisierung des äußeren Genitales bei Mädchen mit AGS wird in verschiedene Stadien (Prader Typ1-5) eingeteilt, wobei Grad 1 eine nur geringe Klitorishypertrophie und Grad fünf eine peniforme Klitoris, bzw. ein vollständig virilisiertes äußeres Genitale beschreibt (Prader, 1954). Seit den 50er Jahren besteht die Behandlung des adrenogenitalen Syndroms aus lebenslanger Substitution der fehlenden Nebennierensteroide durch Cortisol (Wilkin et al., 1950). Zudem wird eine operative Korrektur des Genitals durchgeführt, wobei die vergrößerte Klitoris rückverlagert wird und eine vaginale Eingangsplastik angelegt wird (Altwein,

1989). Ziel der Behandlung ist es, den betroffenen Mädchen die Entwicklung einer ungestörten Geschlechtsidentität zu ermöglichen, damit sie im Erwachsenenalter möglichst ungestört sexuelle Aktivität aufnehmen können. Die Behandlung, speziell die Genitalkorrektur erfolgt sehr früh, nämlich im Laufe der ersten zwei Lebensjahre, wobei die Vaginaleingangsplastik bis spätestens vor Eintritt der Geschlechtsreife durchgeführt werden soll.

Da die medikamentöse Behandlung lebenslang von Nöten ist, ist das AGS und seine Therapie für die betroffenen Mädchen ein erheblicher Belastungsfaktor mit beträchtlichen Folgen für die Lebensqualität und Krankheitsverarbeitung der Patientinnen. Dennoch haben sich Medizin und Psychologie vorrangig mit der Frage beschäftigt, inwieweit die erhöhten Konzentrationen männlicher Hormone die Verhaltensweisen der Mädchen beeinflussen, sowohl hinsichtlich der Gehirnentwicklung als auch sogenannter geschlechtsspezifischer Verhaltensweisen (Meyer-Bahlburg, 1984). Entsprechend wurden sogenannte androgenabhängige Verhaltensweisen von Mädchen und Frauen mit AGS untersucht, besonders die Neigung zu Bi- oder Homosexualität, das Zeigen jungenhafter Interessen anstelle typisch weiblicher Verhaltensweisen wie z.B. Auf-Bäume-Klettern gegenüber Kosmetikaverbrauch (Money & Schwartz, 1977; Money et al., 1984). Solche Untersuchungen geschlechtsrollenspezifischer Verhaltensweisen und der Reproduktionsfunktion bei Mädchen reflektieren das klinische Interesse an der Bedeutung der Geschlechtshormone für die Entwicklung der Geschlechtsidentität, wobei hier die Patientinnen mit AGS als Modell für die Frage genommen wurden, welche biologischen Determinanten für die Geschlechtsidentität von Bedeutung sind (Erhardt & Meyer-Bahlburg, 1981; Baker, 1980; Rheinisch & Sanders, 1984).

Diese Orientierung auf Rollenverhalten blieb auch in jüngeren Untersuchungen erhalten (Dittman et al., 1990). Auch die jüngste Untersuchung zum AGS beschäftigt sich primär mit der Frage, ob sich Frauen mit AGS im Vergleich zur Kontrollgruppe in ihrer Persönlichkeit unterscheiden und hegt keinerlei Interesse an der Frage, wie sich Frauen mit AGS in ihrem Lebenszusammenhang fühlen (Helleday et al., 1993).

Wenig berücksichtigt blieben also bisher die psychosozialen Konsequenzen, die das AGS für die betroffenen Mädchen und Frauen hat. In diesem Zusammenhang ist von Bedeutung, wie Patientinnen mit AGS sich im Zusammenhang mit ihrer Fehlbildung und deren Behandlung fühlen, wie ihre Lebenssituation ist, wie sie diese erleben, welche Probleme auftreten und welchen Effekt das AGS auf das Selbstverständnis als Frau hat. Solche psychosozialen Effekte von Erkrankung und Behandlung werden heutzutage unter dem Begriff "Lebensqualität" diskutiert (Bullinger & Pöppel, 1988) und sind besonders auch für erwachsene Frauen mit AGS von Bedeutung.

Ebenso wichtig aber ist die Frage, wie das AGS und seine Behandlung sich für die Patientinnen als Kinder und Jugendliche, speziell auch im Zusammenhang mit der Familiensituation und den Sozialkontakten der Patientinnen auswirkt. Zu diesem Bereich gibt es kaum Untersuchungen, speziell fehlen Längsschnittstudien zur Frage der Entwicklungsbedingungen von Mädchen mit AGS im Vergleich zu gesunden Kontrollgruppen, zu Effekten der klinischen und therapeutischen Interventionen bei dieser Patientengruppe, zu Eltern-Kind Interaktionen und zur Familiensituation der Kinder sowie zu speziellen Problemen im Zusammenhang mit der Entwicklung der Geschlechtsidentität.

Wir berichten im folgenden von einer Untersuchung an 44 erwachsenen Frauen mit adrenogenitalem Syndrom, die im Rahmen einer Querschnittsstudie sowohl Fragebögen zur Lebensqualität ausfüllten als auch in einem Tiefeninterview Auskunft über ihre aktuelle Lebenssituation und ihre Erfahrungen in Kindheit und Jugend mit AGS und dessen Behandlung berichten. Obwohl solche retrospektiven Daten, im Vergleich zur Durchführung prospektiver Längsschnittstudien, methodisch kritisch zu bewerten sind, sind sie doch von Bedeutung. Da es bisher nämlich keine Längsschnittstudien zur psychosozialen Entwicklung von Mädchen mit AGS gibt, können aus retrospektiven Daten erste Anhaltspunkte über die Wahrnehmung und Verarbeitung der Erkrankung und ihrer Therapie aus Sicht der jetzt erwachsenen Frauen erhalten werden.

Methodik

Die Adressen der Patientinnen mit adrenogenitalem Syndrom wurden aus den Patientenkarteien des Archivs der Universitätskinderklinik München entnommen. Einschlußkriterien für die Studie waren neben dem Geschlecht die Diagnose AGS und ein Lebensalter über 18 Jahren. Von 96 Patientinnen, die diesen Kriterien entsprachen, konnten 35 nicht in die Studie eingeschlossen werden (Adresse unbekannt, Frau nicht erreichbar, geistige Behinderung oder Tod). Von den verbliebenen 64 Patientinnen verweigerten 20 die Teilnahme, 44 Frauen nahmen am Interview teil. Dieses strukturierte Interview dauerte 90 bis 160 Minuten und bezog sich neben der Lebenssituation im Erwachsenenalter auf Erfahrungen in Kindheit und Jugend hinsichtlich der medizinischen Betreuung des AGS sowie des Soziallebens.

Im Interview wurden sowohl standardisierte Fragen gestellt mit vordefinierten Antwortmöglichkeiten als auch durch spezielle Zusatzfragen die Möglichkeit zu Ausführungen und Kommentaren gegeben. Während das Tiefeninterview nur mit AGS-Patientinnen durchgeführt wurde, wurde auch ein Fragebogen für die Mütter dieser Patientinnen erstellt. In den Mutterfragebögen wurden Inhalte wie die Verarbeitung der Diagnose ihrer Tochter durch die Mutter, Verunsicherungen in bezug auf das Geschlecht des Kindes und die Frage nach der Unterstützung von ärztlicher und psychologischer Seite für die Familie thematisiert. Zudem wurde eine nach Alter und Bildungsstand gematchte Vergleichsgruppe gesunder Frauen (n = 44) in eine Fragebogenuntersuchung zur Lebensqualität mit einbezogen. Auf die Ergebnisse dieser Mutterbefragung sowie auf die Lebensqualitätsergebnisse wird hier nicht weiter eingegangen (Kuhnle-Krahl et al., 1993; Kuhnle-Krahl et al., submitted).

Auf die Durchführung der Untersuchung wurde in einem Informationstreffen von AGS-Patientinnen und Angehörigen an der Universitätskinderklinik München hingewiesen, wobei gleichzeitig in einer offenen Befragung wichtigste Problembereiche des AGS hinsichtlich der Lebensqualität erfragt wurden. Die Inhalte der Stoffsammlung waren Grundlage für die endgültige Gestaltung des Interviews, wobei zwei Monate vor Untersuchungsbeginn alle Patientinnen angeschrieben wurden mit der Bitte um Mitarbeit und Hinweis auf einen folgenden Telefonkontakt für die Terminabsprache. Die Teilnehmerinnen wurden vor Beginn des Interviews um ihr Einverständnis gebeten, auf die Einhaltung der ärztlichen Schweigepflicht und die anonymisierte Veröffentlichung der Studienergebnisse hingewiesen. Alle Patientinnen erlaubten, das Interview auf Tonband aufzunehmen.

Die 20 ablehnenden Patientinnen gaben als Gründe ihre fehlende Bereitschaft an, ihre persönliche Problematik öffentlich zu machen, mehrfach wurden auch schwierige Tabletteneinstellung oder anstehende Genitaloperation erwähnt. Ein statistischer Vergleich hinsichtlich klinischer Charakteristika der teilnehmenden versus ablehnenden Patientinnen ergab keinen signifikanten Unterschied.

Ergebnisse

Klinisch charakterisierte sich die Gruppe der 44 erwachsenen Frauen mit AGS durch eine Prävalenz der Virilisierung im Stadium 3 und 4, fast 70% der Frauen wurden mit Hydrocortison oder Prednisolon behandelt. Bei 17 Frauen war ein unkompliziertes AGS, bei 20 ein AGS mit Salzverlustsyndrom und bei sieben Frauen die late on set Form des AGS diagnostiziert wurden. Das Durchschnittsalter der Patientinnen lag bei 27 Jahren, wobei die 18 bis 30jährigen die größte Gruppe bildeten. 66% der Frauen lebten mit einem Partner zusammen, rund ein Viertel der Patientinnen waren verheiratet, acht Frauen hatten Kinder. Ganztags arbeiteten 45% der Frauen, Teilzeit 14%, meist in angestellter Position (57%).

Medizinische Betreuung im Kindes- und Jugendalter

Kontakte zu Ärzten und Psychologen

Insgesamt waren die Patientinnen zu 85% mit der medizinischen und zu 35% mit der psychologischen Betreuung zufrieden. Trotz dieser generell positiven Einschätzung gaben 46,8% an, daß das Gespräch mit dem Arzt und die körperliche Untersuchung für sie häufig mit negativen Gefühlen verbunden war (Angst, unangenehmes Gefühl, wenig Privatsphäre). Nur 13,6% erlebten die Untersuchung als unproblematisch. Probleme in diesem Bereich des Arztkontaktes bestanden in Einzelfällen hinsichtlich mangelndem Verständnis, schlechter Kommunikation und Gefühlen der Unterlegenheit. In den Gesprächen waren die Patientinnen selten mit dem Arzt alleine zusammen, meistens war die Mutter anwesend, was aber von der Hälfte der Patientinnen als positiv bewertet wurde. Allerdings wurde auch vereinzelt Kritik an einer uneinfühlsamen Mutter, oder das Gefühl der Unselbständigkeit geäußert. Vor allem nach der Pubertät wurde der Arztkontakt zusammen mit der Mutter als problematisch angesehen wegen Gefühlen der Peinlichkeit und dem Gefühl der Ausgeschlossenheit aus den Gesprächen der Mutter mit dem Arzt.

Die Blutabnahmen waren nur für die Hälfte der Patientinnen akzeptabel. Die regelmäßig durchgeführte Fotodokumentation wurde von mehr als einem Viertel der Patientinnen als unangenehm bis hin zu einer Art Vergewaltigung beschrieben. Studentenvorstellung bzw. Studentenunterricht wurde mit 18 Patientinnen durchgeführt und wurde von der Hälfte negativ beurteilt.

Kommentare zur medizinischen Betreuung insgesamt spiegeln trotz insgesamt positiver Beurteilung auch Ängste vor Ärzten und Krankenhäusern wieder, die die Patientinnen in frühster Jugend schon hatten. Speziell geäußert wurde, daß die Aufklärung über das AGS unbefriedigend war. Auch für die Eltern, meinten die Patientinnen, wäre mehr medizinische Aufklärung angebracht gewesen.

Die Beurteilung der psychologischen Betreuung war sehr differenziert. Einige fanden in den Kommentaren, daß diese Art der Betreuung nur bei persönlichem Bedarf notwendig sei (n=6), andere fanden, daß der Arzt die psychologische Betreuung übernehmen sollte (n=3) und zehn Frauen meinten, daß sie keinerlei psychologische Betreuung erhalten hatten. Acht Frauen, die von Psychologen betreut worden waren, fanden dies unbefriedigend. Sie hatten sich als wissenschaftliche Objekte behandelt gefühlt und nicht als hilfsbedürftige individuelle Personen. Insgesamt wünschten sich 46% der Patientinnen mehr psychologische Betreuung in der Kinder- und Jugendzeit, 40% meinten, daß für ihre Eltern eine psychologische Stützte wichtig gewesen wäre.

Tabletteneinnahme

Die Tabletten wurden ab 11,9 +/- 2,9 Jahren selbständig eingenommen, wobei den meisten Patientinnen die Wichtigkeit der Tabletteneinnahme bewußt war. Die regelmäßige Tabletteneinnahme wurde von 83% als nicht problematisch angesehen, wenn auch Schwierigkeiten wegen des Hänselns durch Mitschüler und Scham wegen der Tabletteneinnahme geäußert wurde. Nur drei Patientinnen sagten, daß sie heute noch an Schlafstörungen, Osteoporose und Kurzsichtigkeit leiden, was sie auf die Tabletteneinnahme zurückführen. Ein nicht unbeträchtlicher Anteil von 40% der Patientinnen allerdings hat, vor allem während der Pubertät, ihre Tabletten zeitweise unregelmäßig eingenommen. Von diesen 20 Frauen führten 12 körperliche Beschwerden auf diese unregelmäßige Einnahme zurück (unregelmäßige Menstruationszyklen, Amenorrhoe, häufige Erkältungen und Fieber, Parästhesien, Kopfschmerzen, Kreislaufschwäche und verstärkten Haarwuchs an den Beinen).

Heutige Probleme durch die unregelmäßige Tabletteneinnahme wurden nur in drei Fällen, speziell hinsichtlich des Haarwuchses genannt, vier weitere Frauen nannten jeweils Zyklusstörungen, Osteoporose, Schwindel in Verbindung mit Hypotonie und starke Gewichtszunahme. Sieben Frauen bemerkten auch psychische Auswirkungen der unregelmäßigen Tabletteneinnahme, Gefühl der Lustlosigkeit, Lethargie, Aggressivität, Verlangsamung und ein schlechtes Gewissen.

Operationen und Bougieren

Bei 39% der Patientinnen wurde nur eine, bei 33% weiteren mehrere Operationen durchgeführt. Bei 61% wurde eine Klitorisverkleinerung mit einer Vaginaleingangsplastik kombiniert. Das Alter der Erstoperation lag bei 3,9 +/- 3,2 Jahren, das Alter der Zweitoperation bei 10,4 +/- 5,6. Bei 22,7% der Patientinnen wurde keine Operation durchgeführt.

Mit dem Operationszeitpunkt waren die Patientinnen weitgehend einverstanden; sie fanden, daß die Operation möglichst im Säuglingsalter (34,1%) bzw. im

Alter zwischen 2-4 Jahren (38,6%) hätte stattfinden sollen. Nur eine Patientin meinte, daß sie nicht operiert hätte werden sollen. Die Mehrzahl (61%) der später operierten Frauen hätte sich die Operation etwas früher gewünscht, neun Frauen fanden den Zeitpunkt richtig gewählt.

Eine Verschiebung des Operationszeitpunktes oder eine eigene Mitbestimmung wurde aber von der Mehrheit (56%) abgelehnt. Sie meinten, daß sie alleine keine Entscheidung hätten treffen können und daß sie vor allem nicht länger als "halb Bub, halb Mädchen" hätten leben können und wollen. Lediglich zwei Frauen meinten, daß eine eigene Entscheidung über den Operationszeitpunkt für ihre Identität als Frau positiv gewesen wäre.

Zur Vorbereitung auf die Operation sagten mehr als die Hälfte der Frauen, daß sie sich nicht vorbereitet fühlten bzw. sich nicht daran erinnern konnten. Zehn Patientinnen wurden vorbereitet, empfanden dies aber nicht als ausreichend. Nur etwa die Hälfte der Patientinnen wußte, welche Operation durchgeführt wird. An Gefühle vor der Operation konnte sich über die Hälfte der Patientinnen nicht erinnern, aber für acht Frauen war die Situation mit negativen Gefühlen verbunden.

Die Situation im Krankenhaus war für 50% der Befragten sehr belastend. In 39 abgegebenen Kommentaren beschrieben 30 Frauen die Krankenhauszeit als düster, bedrohlich; sie fühlten sich ausgeliefert und wußten nicht, was mit ihnen geschehen wird. Bei manchen ging dies soweit, daß sie sich weigerten nochmals in die Klinik zu gehen. Diese Frauen betonten, daß diese Reaktionen charakteristisch für die Situation im Krankenhaus sei und meinten, daß dies nicht "AGS-spezifisch" ist, sondern für alle Kinder in einer Kliniksituation zutreffen könne. Nur sechs Frauen gaben an, daß es für sie keine belastende Situation gab. Hauptsächlich unterstützender Faktor waren die Eltern, wobei aber auch fast 65% fanden, daß die Eltern große Probleme mit dem Krankenhausaufenthalt hatten. Speziell genannt wurden die Angst der Eltern wegen dem AGS und den möglichen Folgen, die Bedrohlichkeit der Operation, die psychischen Probleme mit der Situation, das Schweigen über das AGS vor anderen, oder die örtliche Distanz zur Klinik. Etwa ein Drittel der Frauen erinnern sich heute noch an ihre Operation und machen sich Gedanken über deren Effekt auf ihr Leben.

Insgesamt wurden 33,3% der Patientinnen nach der Operation bougiert, d.h. mit Hegarstiften wurde künstlich die Scheide der Patientinnen erweitert. Die meisten wurden in Narkose einmal jährlich bougiert, etwa 35% bougierten selbständig, wobei die Mehrzahl wußte, was und warum es gemacht wird. Schmerzen während oder nach dem Bougieren traten bei 25% auf. Acht Patientinnen empfanden diese Therapiemaßnahme als belastend, aber fünf davon auch als notwendig, ansonsten wurde selbständiges Bougieren eher als normal angesehen.

Sozial- und Familienleben im Kindes- und Jugendalter

Die familiäre Situation wurde von 22 der 44 Patientinnen als positiv beschrieben, die Eltern seien normal und gut miteinander ausgekommen. Neun Frauen berichteten von einer schwierigen Kindheit, vier Ehen wurden geschieden, wobei nicht klar ist, welche Rolle die Erkrankung des Kindes an AGS dabei spielte. Nur zwei

Patientinnen meinten definitiv, daß ihre Kindheit durch das AGS schwierig gewesen sei und eine erinnert sich daran, als Kind oft Selbstmordgedanken gehabt zu haben.

Auf die Frage nach dem Umgang der Eltern mit dem AGS ihrer Tochter kommentieren 15 Frauen, ihre Eltern hätten sich nach dem anfänglichen Schock bei der Diagnosestellung mit dem AGS der Tochter abgefunden. Für 11 Eltern wäre das Thema AGS mit Schuldgefühlen verbunden gewesen, sechs Eltern wurden als verunsichert beschrieben. Weitere Reaktionen bezogen sich auf keine-Gefühle-zeigen, selbst zu wenig über AGS wissen, um einen normalen Umgang mit dem AGS ihrer Tochter zu haben und nur vier Elternpaare werden als offen mit dem Thema AGS geschildert.

Durchschnittlich wurden die Patientinnen im Alter von 13,4 +/- 4,1 Jahren über das AGS informiert. Die meisten Eltern konnten mit der Tochter über das AGS reden, wobei auch die Geschwister einbezogen wurde (41%). In Gegenwart anderer allerdings - seien es Freunde der Familie oder Freunde der Patientin - wurde selten über die Erkrankung gesprochen. Eine sexuelle Aufklärung wurde im Elternhaus selten durchgeführt, mit sexuellen Dingen wurde eher negativ umgegangen. Die überwiegende Mehrzahl der Frauen (n= 34) wurde ohne besondere Betonung auf mädchenspezifische Eigenschaften erzogen.

Die Patientinnen selbst haben mit eigenen Freunden wenig über das AGS gesprochen, da dies für sie belastend war. 25 Patientinnen haben nie mit anderen über das AGS gesprochen. Wenn allerdings über das AGS gesprochen wurde, wurde dadurch keine negative Veränderung der Beziehung festgestellt. Nur etwa 15% hätten gerne mehr mit anderen über das AGS gesprochen. Gründe für das Nicht-Sprechen AGS war, daß man nicht als krank erscheinen wollte, daß man das AGS verdrängte und daß man sich zu wenig kompetent im Wissen um die Fehlbildung fand. Weitere Gründe waren Scham (n= 4), oder die Meinung, daß man damit selbst zurecht kommen müsse (n= 1).

Insgesamt wurde die Ansicht vertreten, daß Kontaktaufnahme zu anderen nicht durch das AGS beeinflußt wird. Entsprechend erklärte auch die Mehrzahl (n= 32), daß das AGS keine Rolle bei der Kontaktaufnahme überhaupt spiele. Nur zwei Frauen beschrieben, daß es wegen des AGS früher und jetzt schwierig sei Kontakte aufzunehmen (sich nackt zeigen, gemeinsam auf die Toilette zu gehen, Doktorspiele, mit anderen schwimmen gehen, Komplexe wegen des Haarwuchses und Probleme, wie sie einem männlichen Freund das AGS erklären könnten).

Lebenssituation im Erwachsenenalter

Im Erwachsenenalter stellten aus Sicht der Patientinnen die Operationen, die regelmäßige Tabletteneinnahme und die Arztbesuche kein Problem mehr dar. Allerdings neigten etwa 40% der Patientinnen zu Übergewicht und 28% zu vermehrtem Haarwuchs. Durch das AGS sieht etwa die Hälfte (47,7%) die Beziehung zum eigenen Körper beeinflußt, allerdings nicht unbedingt negativ: 67,4% sind der Meinung, eine selbstbewußte Einstellung zu ihrem Körper zu haben. Zitat: "Man kann seinen Körper nicht ändern und deshalb sollte man ihn so annehmen, wie er ist." Als störend erlebt wird von den meisten Frauen der vermehrte Haarwuchs und das veränderte Genitale. Auch Nebenwirkungen der Steroidmedikation (Schwindel, Mensesbeschwerden, Mattheit, Hypotonie, Leistungsschwankungen und Stimmungsschwankungen) werden von ca. 30% der Patientinnen angegeben.

Partnerschaft und Sexualität

Betrachtet man die Lebenssituation, fällt auf, daß 30,4% der Frauen noch bei den Eltern wohnen und 23,9% in der eigenen Familie. Des weiteren leben 40,9% in keiner partnerschaftlichen Beziehung, während 59,1% der Patientinnen in einer Partnerschaft leben, davon lebt eine Patientin mit einer Frau.

Insgesamt sind Ängste vor dem Beginn einer Beziehung, speziell vor sexuellem Kontakt eher gering ausgeprägt; 77,3% berichten, daß sie keine Ängste haben. Bei den 16%, die solche Ängste nennen, beziehen sie sich auf Ängste vor Intimkontakt, die Tabuisierung des AGS und das veränderte Körperbild. Die erste Beziehung zu einem Intimpartner war durchschnittlich im Alter von 17,0 +/- 2,5 Jahren. Neun Patientinnen (18,2%) hatten bis zum Zeitpunkt der Studie noch nie Intimkontakt gehabt. Ein Viertel (n=11) hatte im Alter von 14-16 Jahren ihre erste intime Beziehung. Im Durchschnitt hatten die Frauen ein bis zwei Beziehungen.

Die meisten Frauen (73,9%) äußern, daß sie eine selbstbewußte Sexualität haben. Das heißt, daß sie ihre Wünsche äußern, mit ihrem Partner offen über Gefühle sprechen können und mit ihrem Sexualleben zufrieden sind (56%). Diejenigen, die diesen Bereich problematischer erleben, geben Hemmungen wegen ihrer vergrösserten Klitoris oder wegen der Klitorisentfernung an. Sie fühlen, daß sie durch das AGS ein "Trauma" haben. Obwohl 80% der Patientinnen angeben, Lust beim Geschlechtsverkehr zu haben, bestehen bei einigen doch Probleme hinsichtlich Schmerzen, Problemen zum Orgasmus zu kommen und Schwankungen im Lustempfinden.

Im gesamten Interview ergaben sich nur wenige, z.T. aber signifikante Unterschiede zwischen Patientinnen mit einem einfach-virilisierenden AGS und solchen mit Salzverlust-Syndrom. Bei Patientinnen mit Salzverlust-Syndrom wurde doppelt so oft eine Vaginaleingangsplastik durchgeführt und körperliche Auswirkungen bei unregelmäßiger Tabletteneinnahme waren dreifach häufiger als bei Patientinnen mit der einfach-virilisierenden Form des AGS.

Diskussion

Die Ergebnisse der Interviewuntersuchung bei 44 Patientinnen mit adrenogenitalem Syndrom zeigen, daß die Mehrzahl ihre Erfahrungen in Kindheit und Jugend als positiv beschreiben. Je nach Problembereich liegt die Zahl der Patientinnen mit negativen Erlebnissen aber dennoch zwischen 10 und 40%. Beeinträchtigend wird von den Frauen weniger die Tabletteneinnahme oder das Bougieren, als die Operationen und die Krankenhausaufenthalte gesehen.

Es ist auffallend, nicht aber verwunderlich, daß die Patientinnen mit Salzverlust-Syndrom im Jugendalter und Erwachsenenalter hinsichtlich ihrer weiblichen Identität mehr Probleme nennen als Patientinnen mit einfach-virilisierendem AGS.

Dies entspricht früheren Berichten, die ebenfalls zeigten, daß die Partnerschafts-beziehungen ebenso wie die Fertilitätsrate bei Patientinnen mit Salzverlust-Syndrom stark eingeschränkt sind (Dittmann et al., 1990, Mulaikal et al., 1987).

Insgesamt legt die Studie damit nahe, daß sich insbesondere die Patientinnen, die im frühen Kindesalter chirurgisch korrigiert wurden und bei denen die medikamentöse Therapie konsequent durchgeführt wurde, gut an das AGS adaptiert haben und mit ihrer Lebenssituation subjektiv zufrieden sind (Federman, 1987).

Diese insgesamt positiven Ergebnisse des Interviews sollten aber nicht darüber hinwegtäuschen, daß es eine ganze Reihe spezifischer Problembereiche insbesondere für die Gruppe von Patientinnen mit einem AGS mit Salzverlust gibt. Diese Bereiche beziehen sich auf medizinische Probleme, Selbstbild und Sexualität und erfordern eine weitere und differenziertere Aufmerksamkeit, sowie eine Verbesserung der Betreuung im Ambulanz- und Klinikbereich.

Dazu gehören die Aufmerksamkeit und die kontinuierliche Beratung der Patientinnen und ihrer Eltern sowie die individuelle Planung von Operationen und der Medikamenteneinnahme, ebenso wie die Möglichkeit der psychologischen Unterstützung. Da die Bereiche Kindheit und Jugend in dieser Studie nur retrospektiv erfaßt wurden konnten, sind hier sicherlich Verzerrungen möglich. Es ist daher notwendig, prospektiv die Entwicklung der Mädchen mit AGS und die psychosozialen und klinischen Interventionsmöglichkeiten im frühen Verlauf zu untersuchen.

Die hier nur kurz berichtete positive Darstellung der Lebenssituation erwachsener Patientinnen mit AGS sollte nicht so verstanden werden, daß die Fehlbildung und ihre Behandlung für die Frauen kein Problem ist, sonder eher so, daß diese Patientinnen möglicherweise beachtliche Adaptionsleistungen erbracht haben (Lazarus, 1978; Marcus & Nusius, 1986). Die Unterstützung ihrer Familie und verständnisvoller Ärztinnen und Ärzte war hier sicherlich wichtig. Da bis zu einem Viertel der Patientinnen, speziell die Frauen mit Salzverlust-Syndrom, sowohl in Kindheit und Jugend als auch im Erwachsenenalter Probleme mit dem AGS, seiner Behandlung und der psychischen Verarbeitung der Fehlbildung hatten, sind Hilfen für diese Gruppe besonders nötig.

Die Zufriedenheit mit der Lebenssituation als Patientin mit AGS scheint abhängig zu sein von der Form des AGS, vom Grad der Virilisierung, von der Art der operativen Eingriffe inklusive der Vorbereitung darauf und von der Regelmässigkeit der Tabletteneinnahme. Determinanten auf psychosozialer Ebene für das Wohlbefinden der befragten Frauen scheinen ein offener Umgang mit dem Thema AGS in der Familie zu sein. Das intakte soziale Netz scheint ein wesentlicher Grund für die relative Zufriedenheit dieser Patientinnen zu sein. Damit sind sowohl medizinisch-klinische, als auch psychosoziale Faktoren für das Leben mit AGS wichtig, von denen einige in Kindheit und Jugend liegen.

Für die "Rehabilitation " von Mädchen mit AGS sind deswegen vor allem frühe Hilfen vonnöten, auch im Sinne fundierter und patientennaher medizinischer Betreuung. Psychosoziale Hilfen sind z.B. Informationsveranstaltungen für die Eltern (bis hin zu Elterntrainings und familientherapeutischen Sitzungen) und Möglichkeiten zur individuellen psychologischen Betreuung. Nicht nur die Beziehung neuroendokriner Faktoren auf die weibliche Psyche, sondern auch die Adaptionsleistungen der Frauen sollten unter verhaltensmedizinischen Aspekten erforscht und gestärkt werden (Appelt & Strauß, 1989). Dazu gehört auch, das behandelnde medizinische Personal zu schulen, denn auch der patientenorientierte Umgang mit dem AGS hat Konsequenzen für diese Adaptionsleistung. Ein umfassendes Rehabilitationsprogramm im Kindesalter sollte darüber hinaus am "System Familie" ansetzen, damit dort die Prozesse günstig beeinflußt werden, die für die Lebensqualität der Patientinnen wichtig sind: Selbstbild und soziale Integration.

Literatur

Altwein, J.E., Homoki, J. 1989. Nervenerhaltende, schaftresezierende Feminisierungsoperation zur Korrektur des virilisierten Genitale: Erfahrungsbericht über 25 Kinder mit adrenogenitalem Syndrom. Z Kinderchir, 44. 228-233.

Appelt, H., Strauß, B. 1989. Psychoneuroendokrine Gynäkologie. Thieme, Stuttgart.

Baker, S.W. 1980. Psychosexual differntiation in the human. Biol. of Reproduction, 22. 61-71.

Bullinger, M., Pöppel, E. 1988. Lebensqualität in der Medizin: Schlagwort oder Forschungsansatz. Deutsches Ärzteblatt, 85. 679-680.

Dittmann, R.W., Kappes, M.H., Kappes, M.E., Börger, D., Stegner, H., Willig, R.H., Wallis, H. 1990. Congenital adrenal hyperplasia. In: Gender-related behavior and attitudes in female patients and sisters. Psychoneuroendocrinology, 15. 401- 420, 421-434.

Ehrhardt, A.A., Meyer-Bahlburg, H.F.L. 1981. Effects of prenatal sex hormones on gender-related behavior. Science, 211. 1312-1318.

Federman, D.D. 1987. Psychosexual adjustment in congenital adrenal hyperplasia. New England Journal Med., 316. 209-211.

Helleday, J., Edman, G., Ritzen, E.M., Siwers, B. 1993. Personality characteristics and platelet MAO activity in women with congenital adrenal hyperplasia. Psychoneuroendocrinology, 18. 343-354.

Kuhnle-Krahl, U., Bullinger, M., Schwarz, H-P, Knorr, D. 1993. Partnership and sexuality in adult female patients with congenital adrenal hyperplasia. First results of a cross-sectional quality of life evaluation. J Steroid Biochem Molec Biol, 45. 123-126.

Kuhnle-Krahl, U., Bullinger, M., Schwarz, H-P. The quality of life in adult female patients with congenital adrenal hyperplasia. Lancet, submitted.

Lazarus, B. 1978. Stress and Coping. McGraw Hill, New York.

Marcus, H., Nusius, P. 1986. Possible Selves. American Psychologist, 41. 954- 969.

Meyer-Bahlburg. 1984. Psychoneuroendocrine research on sexual orientation: current status and future options. In: Vries CJ De, Bruin JPC De, Uyling HBM, Comer MA: Sex differences in Brain, Progress of Research in Brain. Elsevier Amsterdam, 51. 375-398.

Money, J., Schwartz, M. 1977. Dating, romantic and nonromantic friendships and sexuality in 17 early-treated adrenogenital females, aged 16-25. In: Congenital adrenal hyperplasia eds: PA Lee, Plotnick, LP, Kowarski, AA. University Park Press, Baltimore.

Money, J., Schwartz, M., Lewis, V. 1984. Adult herotosexual status and fetal hormonal masculinisation adn demasculinization: 46XX congenital virilizating adrenal hyperplasia and 46XY androgen-insensitivity syndrome compared. Psychoneuroendocrinology, 9. 405-414.

Mulaikal, R.M., Migeoan, C.J., Rock, J.A. 1987. Fertility rates in female patients with congenital adrenal hyperplasia due to 21-hydroxylase deficiency. New England Medical Journal, 316. 178-182.

Orth, D.N., Kovacs, W.J., DeBold, C.R. 1992. The Adrenal Cortex. In: Wilson JD and Foster DW (eds). Williams textbook of endocrinology. 8th ed. Philadelphia: WB Saunders. 489-619

Pang, S., Wallace, M.A., Hofman, L., Thuline, H.C., Dorche, C., Lyon, ICT, Dobbins, R.H., Kling, S., Fujieda, K., Suwa, S. 1988. Worldwide experience in newborn screening for classical congenital adrenal hyperplasia due to 21- hydroxylase deficiency. Pediatrics, 81. 866-8 74.

Prader, A. 1954. Der Genitalbefund beim Pseudohermaphroditismus feminismus des kongenitalen adrenogentialen Syndroms. Morphologie, Häufigkeit, Entwicklung und Vererbung der verschiedenen Genitalformen. Hel Paediat Acta, 9. 231-242.

Reinisch, J.M., Sanders, S.A. 1984. Prenatal gonadal steroidal influences on gender-related behaviour. In: Vries, CJ De, Bruin, JPC De, Uyling, HBM, Comer, MA. Sex differences in Brain, Progress research in brain. Elsevier Amsterdam, 61. 407-416.

White, P.C., New, M.I., Dupont, B. 1987. Congenital adrenal hyperplasia. New England Medical Journal, 316. 1519-1524 and 1587-1586.

Wilkins, L., Lewis, R.A., Klein, R., Rosenberg, E. 1950. The suppression of androgen secretion by cortisone in a case of congenital adrenal hyperplasia: preliminary report. Bull Johns Hopkins Hosp, 86. 249-252.

Berufliche Rehabilitation – Angebote der Berufsberatung

Annette Handrich-Michels

Zielgruppe: chronisch kranke Jugendliche

Die Anzahl langzeitkranker Jugendlicher nimmt zu. Sie besuchen allgemeine Schulen, aber auch Sonderschulen oder erhalten Unterricht im Krankenhaus bzw. zu Hause.

Die künftige Berufswahl/-ausübung dieser Personengruppe wird nicht nur durch die Art der Erkrankung, sondern auch durch den Zeitpunkt des Auftretens der Krankheit beeinflußt.

Die Berufsberatung der Arbeitsämter bietet Jugendlichen diverse Maßnahmen an, um ihnen den Übergang von der Schule zum Beruf zu erleichtern. Unabhängig vom Grad der Behinderung/Nichtbehinderung werden bei Berufsorientierung, der beruflichen Beratung wie bei der Ausbildungsstellenvermittlung gleiche Ziele und Grundsätze verfolgt.

Fachaufgaben der Berufsberatung

Aufgabe der Berufsberatung der Arbeitsämter ist es, Jugendliche in Arbeit, Beruf und in die Gesellschaft einzugliedern. Die Hilfestellung soll individuell und frühzeitig erfolgen.

Die Berufsberatung fungiert als Auskunfts- und Beratungsstelle basierend auf der Gesamtvereinbarung über Auskunft und Beratung nach dem Gesetz über die Angleichung der Leistungen zur Rehabilitation.

Dadurch wird gesichert, daß Behinderte umfassend über die Möglichkeiten zur Durchführung von Rehabilitationsmaßnahmen wie über das Spektrum von Rehabilitationsleistungen unterrichtet werden.

Im Arbeitsförderungsgesetz (AFG) und im Sozialgesetzbuch (SGB) ist "Berufliche Beratung" definiert. Arbeit und Aufgaben der Berufsberatung lassen sich insbesondere aus §2 wie §§25-32 sowie §56 des AFG herleiten; die berufsfördernden wie weitere ergänzende Leistungen beruhen darauf. Behinderte wie Nichtbehinderte haben einen Rechtsanspruch auf die Sozialleistung "Berufsberatung" (§3 Abs.2 Ziffer1 SGB; dies wird als Beitrag zur Förderung der Ziele des §1 SGB I und Art.2,3 und 12 des Grundgesetzes – GG – verstanden). Nach Vollendung des 15. Lebensjahres können Jugendliche selbständig eine berufliche Beratung beantragen; ebenso können sie dann eine Beratung über Sozialleistung beanspruchen (§14 SGB I) (3,4).

Begründet ist dies endlich in Art.12 und 20 des Grundgesetzes: die Freiheit der Berufswahl wie das Sozialstaatsgebot gilt für Behinderte wie Nichtbehinderte gleichermaßen.

Die Fachabteilung der Berufsberatung leistet neben der beruflichen Beratung ebenso die Berufsorientierung, die Ausbildungsförderung (§28 AFG) wie Ausbildungsvermittlung für Jugendliche und junge Erwachsene.

Berufsorientierung

Berufswahl ist als längerer Prozeß anzusehen: Er beinhaltet die Wahl der Schulbildung, die Wahl der beruflichen Erstausbildung, die Wahl des ersten Arbeitsplatzes von Behinderten/nichtbehinderten Jugendlichen (Handreichungen der Bundesanstalt für Arbeit, 1985).

Zur Unterstützung im Berufswahlprozeß bietet die Berufsberatung diverse orientierende Maßnahmen an. Ziel ist, Interessen und Fähigkeiten der Jugendlichen zu fördern, die Berufswahl möglichst eigenaktiv durchzuführen. Auch Eltern sollen dazu angeregt werden, sich an der Berufswahl ihrer Kinder zu beteiligen. Berufsorientierung ist vor allem auf folgende Personenkreise abgestimmt:
• Jugendliche zwischen Schulabschluß und Ausbildung
• berufstätige Jugendliche ohne Ausbildung
• Personen/Institutionen der beruflichen Aus-/Fortbildung
• beruflich Benachteiligte.

Orientierungsformen der Arbeitsämter sind - wie folgt erläutert - Präsenzzeiten an den Schulen, Schulbesprechungen, themenspezifische Gruppenberatungen, Elternveranstaltungen, berufsorientierende Vortragsveranstaltungen, Selbstinformationseinrichtungen sowie diverse Schriften.

In regelmäßig stattfindenden Präsenzzeiten stellen sich die Berufsberater den berufsbezogenen Fragen von Schülern, Eltern, SMV und schulinternen Beratungsdiensten.

In den Schulbesprechungen (beginnend im vorletzten Schuljahr) finden meist die ersten Kontakte zwischen Berufsberatern und Jugendlichen statt. Basierend auf dem Kenntnisstand des laufenden Berufswahlunterrichtes sowie ausgehend von den jeweiligen Interessen und Bedürfnissen der Schüler werden darin meist folgende Themen behandelt:
• "typische" Berufe und ihre Anforderungen
• Bildungswege, Ausbildungswege, finanzielle Fördermöglichkeiten
• Entwicklungen des Arbeitsmarktes in der Region
• Hilfen und Helfer bei der Berufswahl.

Berufsberater für Behinderte gehen intensiver auf möglichst handlungsorientierte Vorgehensweisen bei Berufswahl/Bewerbungen ein, vermitteln Informationen über berufsvorbereitende Bildungsmaßnahmen (schulischer, überbetrieblicher Art), die oftmals für den Personenkreis behinderter/kranker Jugendlicher vor dem Eintritt in eine Ausbildung in Frage kommen.

Ergänzend werden auch themenspezifische Gruppenveranstaltungen in den Schulen angeboten:

In kleinen Gruppen kann so auf spezielle Themen/Fragen zur Berufswahl detailliert eingegangen werden, z.b. durch
- Erarbeitung eines bestimmten Berufsfeldes,
- Vermittlung speziell geregelter Ausbildungen für Behinderte,
- Rollenspiele, um unnötige Ängste vor Bewerbungsgesprächen abzubauen,
- Informationen zu den Berufsbildungswerken (BBW, als spezielle Ausbildungseinrichtungen für behinderte Jugendliche),
- zur finanziellen Förderung der Ausbildung,
- sowie weitere Hilfen.

Eltern spielen bei der Berufswahl ihres Kindes eine wichtige, ausschlaggebende Rolle. Sie sind oftmals gerade über die beruflichen Möglichkeiten ihrer behinderten Kinder nur unzureichend informiert.

Die Elternveranstaltungen sollten erste Kontakte zur BB herstellen. Sie verfolgen das Ziel die Erziehungsberechtigten
- über den Berufswahlprozeß ihrer Kinder zu informieren
- über das Ausbildungsspektrum Behinderter sowie über die Hilfen der beruflichen Eingliederung zu orientieren
- Begabungen, Interessen wie behinderungsbedingte Einschränkungen samt den Konsequenzen daraus im Berufsleben zu verdeutlichen.

In den berufsorientierenden Veranstaltungen (siehe Tagespresse) werden Informationen "aus erster Hand" vermittelt:

Erfahrene Berufspraktiker, Ausbilder verschiedener Betriebe oder Hochschullehrer stellen Praxis, Ausbildung und Studium "typischer" Berufe im Gespräch mit den Jugendlichen dar. Ebenso werden Filme, Dias und Arbeitsbeispiele gezeigt, um den Praxisbezug zu verdeutlichen. Die Berufsberater moderieren diese Vorträge und stellen sich übergreifenden Fragen der Zuhörer.

Zur Gesamtkonzeption der Berufswahlvorbereitung sind ebenso die Berufsinformationszentren (BiZ) wie die mobilen Berufsinformationsstellen (MOBIS) der Arbeitsämter zu zählen.

Dort finden Jugendliche kostenlos und ohne Wartezeit ein vielfältiges, umfassendes berufs- wie studienkundliches Medienangebot der Berufsberatung vor: Info-Mappen, Bücher, Filme, Dia-Serien, Hörprogramme oder Computerprogramme können selbständig erschlossen werden. Bei Bedarf stehen jedoch Mitarbeiter der Berufsberatung den Besuchern zur Verfügung. Denn erfahrungsgemäß sind Behinderte auf unterstützende Betreuung, eventuell auf eine Vor- und Nachbereitung des Besuchs in einer der Selbstinformationseinrichtungen angewiesen.

Schließlich stellt die Berufsberatung ein breites Angebot an berufskundlichen/ -orientierenden Schriften unter Berücksichtigung verschiedenster Zielgruppen kostenlos den Besuchern zur Verfügung. Grundsätzlich können diese jährlich neu aufgelegten Materialien selbständig bearbeitet werden, damit ist aber auch eine Handhabung für Lehrer wie Berater möglich. Weiterhin sind Nachschlagewerke mit Übersichten der aktuellen Ausbildungs-, Studien- und Berufsmöglichkeiten erhältlich:
- Allgemeine Orientierungshilfen bieten Schriften wie z.B. "Machs richtig", IZ (Infozeitung der Berufsberatung) und "abi" (Berufswahlmagazin). Diese Mate-

rialien geben Anregungen zum systematischen Vorgehen bei der Berufswahl; sie ermöglichen einen Überblick über Ausbildungen und Berufe bestimmter Zielgruppen. Beispielhaft werden persönliche Voraussetzungen und Zielvorstellungen für eine bestimmte Berufswahl aufgezeigt.

- "Beruf aktuell", "Studien- und Berufswahl", "Blätter zur Berufskunde" sind berufs-/studienkundliche Informationsschriften mit vielen Überblicksinformationen und detaillierten Erklärungen.
- "Step"; darunter sind Selbsterkundungsprogramme für Haupt-/Realschüler sowie Abiturienten zu verstehen.

Speziell für behinderte Jugendliche und deren Eltern wurden u.a. folgende Schriften konzipiert:
- "Wege zum Beruf" (Ausgabe A – für Lernbehinderte; B – für Gehörlose, hochgradig Schwerhörige; C – für Blinde, hochgradig Sehbehinderte).
- "Wege zum Beruf – Mehr Wissen über die Berufswahl für Eltern behinderter Jugendlicher" (gibt Auskunft über die Auswirkungen diverser Behinderungen auf die Wahl von Berufen wie auf deren Anforderungen).
- "Informationen für Eltern" ist speziell an Eltern von Lernbehinderten gerichtet.

In diesen Schriften werden rechtliche Fragen beantwortet und Finanzierungsmöglichkeiten der Ausbildungen erörtert. Ausländische Schüler wie deren Eltern können Informationsmaterialien in ihrer jeweiligen Landessprache anfordern (Bundesanstalt für Arbeit, 1993).

Berufliche Beratung

Ersten Kontakt zu dem für sie zuständigen Berufsberater finden Jugendliche meist in der Schule (anläßlich der Präsenzzeiten oder Schulbesprechungen). Denn §32 AFG verpflichtet die Berufsberatung zur Zusammenarbeit mit den Einrichtungen der allgemeinen und beruflichen Bildung - insbesondere den Schulen.

Kranke Jugendliche aus allgemeinbildenden, berufsbildenden Schulen, aus Sonderschulen oder Ausbildungsabbrecher aus gesundheitlichen Gründen (z.B. nach Unfällen, Krankheiten) können sich aufgrund der notwendigen, besonderen Hilfeleistungen an den Berufsberater für Behinderte mündlich wie schriftlich wenden. Dieser Mitarbeiter ist speziell für ihre Belange geschult. Er hat fundierte Kenntnisse über Behinderungen, Erkrankungen, ihre Folgen auf die berufsspezifischen Fähigkeiten wie mögliche Einschränkungen bei der Berufswahl. Er muß ebenso über Hilfen und Kontaktpartner sowie über die Förderungsmöglichkeiten des Reha-Rechts Bescheid wissen. Er ist dazu verpflichtet, den Rehabilitanden (bei Folgeberatung/Vermittlungen müssen die Bewerber als Rehabilitanden bezeichnet werden) über fällige Sozialleistungen der beruflichen Rehabilitation zu informieren.

Die besonderen Probleme, Einschränkungen hinsichtlich der Berufswahl von Jugendlichen bedingen eine möglichst umfassende, individuelle berufliche Beratung.

Die Ergebnisse sollen zum Jugendlichen "passen" und von ihm akzeptiert werden.

Das AFG verbietet eine einseitige, bedarfsorientierte Lenkung in der beruflichen Beratung. Dennoch soll die Beratung realitätsbezogen sein und mit den Behinderten auf realisierbare Berufs- und Ausbildungsvorstellungen hinarbeiten sowie Arbeitsmarktchancen und -risiken berücksichtigen.

Grundsätzlich erfolgt die Beratung in den Dienststellen; aufgrund ihrer besonderen Situation können die Gespräche mit den kranken Jugendlichen in den Sonderschulen/-einrichtungen, Kliniken, therapeutischen Zentren, in berufsvorbereitenden Maßnahmen oder vereinzelt auch bei Hausbesuchen stattfinden.

Die Legaldefinition sagt aus, daß "Berufsberatung" die Erteilung von Rat und Auskunft in Fragen der Berufswahl wie des Berufswechsels ist (§25 AFG). "Rat" bedeutet eine unverbindliche Empfehlung. Die Auskünfte der Berater sollen möglichst richtig, vollständig, aktuell sowie verständlich sein.

Anwendungsformen der Berufsberatung sind Einzel- und Gruppenberatung, Sprechzeitenkontakte sowie telefonische Auskünfte zu beruflichen Fragestellungen.

Aufgrund der Arbeitsgrundsätze haben Beratungen unparteiisch (§20 AFG), unentgeltlich (§21 AFG) sowie vertraulich (§22 AFG) zu sein.

Die besondere belastende Problematik bei der Berufswahl chronisch kranker Jugendlicher bedingt eine umfassende, auf seine individuelle Situation abgestimmte berufliche Beratung: Diese Jugendlichen sind häufig resigniert, enttäuscht, manchmal auch verärgert u.ä.; der Berater nimmt sich i.d.R. viel Zeit für den Einzelnen und versucht auch zu signalisieren, daß die Gefühle des Ratsuchenden verstanden werden.

Je nach dem Anliegen des jeweiligen Ratsuchenden kann ein Bewerbungsgespräch – idealtypisch gesehen – abzielen auf eine

- Informationshilfe: Hierbei geht es um die richtige, verständliche Beantwortung von Fragen berufs-/bildungskundlicher Art
- Realisierungshilfe: der Jugendliche hat schon seine Berufswahl getroffen und wünscht z.B. die Vermittlung einer betrieblichen Ausbildungsstelle, den Nachweis einer schulischen Ausbildungsstätte, Hilfen bei der Bewerbung, Informationen über Fördermöglichkeiten durch die Bundesanstalt für Arbeit oder andere Institutionen.
- Entscheidungshilfe: die berufliche Entscheidung ist noch nicht getroffen; vom Berufsberater wird dahingehend Unterstützung und Hilfe erwartet.

Erfahrungsgemäß wünschen sich behinderte Jugendliche am häufigsten vom Berater eine Hilfe zur Einschätzung ihrer beruflichen Eignung und – daraus folgend - ihrer beruflichen Eingliederung: Bestandteile des Gesprächs sind i.d.R. die Erörterung behinderungsspezifischer Eignungskriterien, Auswirkungen und Einschränkungen sowie förderungsrechtliche Aspekte einer Ausbildung.

Häufigstes Anliegen: Beurteilung der Eignung für Ausbildung und Beruf

Im Beratungsgespräch wird eine umfassende Erhebung und Interpretation der für die Berufswahl relevanten Vorstellungen und Fähigkeiten des Jugendlichen angestrebt. Anhand dessen kann zumindest in einer Art "Momentaufnahme" eine Eignungsaussage für einen Beruf/Berufsfelder getroffen werden. Hinzugezogen werden häufig noch Zeugnisse, Aussagen der Eltern, Gutachten sonstiger Stellen u.a.m.

Die behinderungsbedingten Einschränkungen des Jugendlichen dürfen jedoch nie außer acht gelassen werden.

Im nächsten Schritt wird das gemeinsam mit dem Ratsuchenden erarbeitete Eignungsbild mit den Anforderungen der anvisierten Ausbildung verglichen.

Besteht keine offensichtliche Berufseignung für einen Wunschberuf, müssen weitere berufliche Möglichkeiten vom Berater eingebracht werden. Entscheidend ist, auf der Suche nach diesen Kompromißlösungen, den Jugendlichen nicht zu demotivieren. Er sollte das Ergebnis akzeptieren.

Fachdienste der Bundesanstalt für Arbeit (BA)

Um ein möglichst umfangreiches wie abgesichertes Eignungsbild eines chronisch kranken Jugendlichen zu erhalten, ist häufig die Einschaltung BA-interner Fachdienste durch den Berufsberater nötig (vgl. §32 AFG). Mit Einverständnis der Ratsuchenden werden der Psychologische, der Ärztliche Dienst oder auch der Technische Beratungsdienst hinzugezogen. Die Jugendlichen sollten über Sinn und Zweck der Begutachtungen gut informiert sein.

Der Arbeitsamtspsychologe führt u.a. psychologische Begutachtungen wie auch standardisierte Eignungsuntersuchungen (EUB) durch, um so individuelle Leistungsvoraussetzungen, Interessen und das berufsbezogene Selbstbild des kranken Jugendlichen zu klären. Schulische Leistungen allein sind oft nicht ausreichend, um über Begabungsniveau und -struktur im Hinblick auf die berufliche Relevanz genügend auszusagen.

Eine psychologische Begutachtung ist auch angebracht, um psychische Behinderungen und andere Leistungseinschränkungen festzustellen. Ebenso können Bedingungen abgeklärt werden, die Vermittlungen betreffen: besondere Ausbildungsplatzverhältnisse, Qualifikationen des Ausbilders etc. (vgl. §2 u. §27 AFG).

Der Arbeitsamtsarzt wird dann hinzugezogen, wenn gesundheitliche Einschränkungen bei der Berufswahl des jugendlichen Ratsuchenden zu beachten sind, insbesondere wenn Zweifel an seiner körperlich-gesundheitlichen Eignung bestehen (vgl. §27 AFG). Die ausführliche ärztliche Untersuchung soll den körperlichen Leistungsstand sowie die weitere physische Entwicklung in bezug auf die künftigen beruflichen Anforderungen abklären.

Der technische Berater wird eingeschaltet, wenn Stellungnahmen zu speziellen Arbeitsplatzveränderungen, Einrichtungen oder Hilfsmittel hinsichtlich der Ausbildung oder Arbeitstätigkeit des chronisch kranken Jugendlichen erforderlich werden. Denn: die Anwendung spezifischer technischer und pädagogischer Hilfen können eine erfolgreiche Ausbildung Behinderter entscheidend unterstützen (z.B.: Erstellung technischer Einrichtungen zur Senkung der Schadstoffexposition bei allergischen Erkrankungen; Installation von Sicherheitseinrichtungen für Anfallskranke oder schockgefährdete Diabetiker).

Definition "Rehabilitand"

Die Eigenschaft eines "Rehabilitanden" resultiert nicht notwendigerweise aus einer bestehenden Behinderung und nicht jeder Schwerbehinderte kann ein Rehabilitand sein.

Über die Rehabilitationseigenschaft entscheidet der zuständige Rehabilitationsträger per Verwaltungsakt. Unter Rehabilitanden sind Personen zu verstehen, die "körperlich, geistig oder seelisch behindert sind (offenkundig oder festgestellt) und deren Aussichten, beruflich eingegliedert zu werden (oder zu bleiben), infolge der Behinderung nicht nur vorübergehend wesentlich gemindert sind und die deshalb besonderer Hilfen bedürfen."(2, S.67). Als Rehabilitanden sind auch lernbehinderte Schulabgänger oder auch Abgänger aus Förderschulen anzusehen, sowie vergleichbare Schulabgänger, die besondere Hilfen zur beruflichen Eingliederung bedürfen.

Die zuständige Institution hat von daher nachzuforschen, ob entsprechende medizinische, berufsfördernde oder ergänzende Maßnahmen zur permanenten Eingliederung des Behinderten erforderlich sind. Erst dann können diese Hilfen eingeleitet werden. Bei den jugendlichen kranken Schulabgängern ist zur Abklärung der Rehabilitationseigenschaft ausschließlich der Berufsberater für Behinderte zuständig (vgl.2). Ist eine dauerhafte Eingliederung ins Arbeits- und Berufsleben erreicht, so erlöscht der Status des "Rehabilitanden".

Berufliche Rehabilitation

Die Rehabilitation ist Bestandteil des in der Bundesrepublik bestehenden sozialen Sicherheitssystem. Geleistet wird sie von den Sozialversicherungsträgern, z.B. der gesetzlichen Krankenversicherung, der gesetzlichen Unfallversicherung, der gesetzlichen Rentenversicherung u.a.m. Jeder Rehabilitationsträger hat diese Funktion im Rahmen seiner gesetzlichen Aufgaben selbständig und vollständig durchzuführen.

Bei der beruflichen Rehabilitation – in ihr sind alle Maßnahmen zur dauerhaften Integration ins Arbeitsleben zusammengefaßt – ist die Bundesanstalt für Arbeit immer zu beteiligen. Sie hat nach dem Rehabilitationsangleichungsgesetz (RehaAnglG) auch die Funktion einer umfassenden Auskunfts- und Beratungsstelle (vgl.2). Die berufliche Eingliederung behinderter Jugendlicher basiert auf dem AFG (ebenso wie auf der Anordnung des Verwaltungsrats der BA über die Arbeits- und Berufsförderung Behinderter): die Berufsberatung und die berufliche Rehabilitation (Berufsausbildung) sind auf den Einzelfall bezogen und angemessen durchzuführen. "Die berufliche Rehabilitation umfaßt nach dem Arbeitsförderungsgesetz diejenigen Hilfen, die erforderlich sind, um die Erwerbsfähigkeit körperlich, geistig oder seelisch Behinderter zu erhalten, zu bessern, herzustellen oder wiederherzustellen und die Behinderten möglichst auf Dauer beruflich einzugliedern. Dabei sind Eignung, Neigung und bisherige Tätigkeit angemessen zu berücksichtigen." (Gedon,1993 in 1, S.26).

Die BA trägt die Kosten von über 80% aller berufsfördernden Rehabilitationsmaßnahmen – sie ist somit als größter Rehabilitationsträger anzusehen.

Darüber hinaus hat die BA die Integration des Behinderten in den Arbeitsmarkt zu leisten, berufsfördernde wie ergänzende Maßnahmen anzubieten (zum Ausgleich behinderungsbedingter Wettbewerbsnachteile). Aufgrund ihrer Gutachterfunktion soll jeweils auf den einzelnen Ratsuchenden bezogen gewährleistet sein, daß bei Einleitung der Hilfen immer der Bezug zur aktuellen Lage wie weiteren beruflichen Entwicklungen auf dem Arbeitsmarkt gegeben ist.

In den Arbeitsämtern sollen die jungen Behinderten während der Berufsorientierung, in den Beratungen sowie bei Ausbildungsstellenvermittlungen oder Eingliederung ins Erwerbsleben über notwendige Verfahren (vermittels Weitergabe von Merkblättern) über individuelle Hilfen wie auch Leistungen (Finanz. Förderung) zur beruflichen Rehabilitation ausführlich informiert werden. Dadurch sollen die Betreffenden ermutigt werden, ihre rechtlich gebotenen Chancen wahrzunehmen. Nachdem die Rehabilitationseigenschaft festgestellt ist, wird im Einverständnis mit dem Ratsuchenden das persönliche Leistungsbild sowie dessen Neigungs- und Interessensprofil für einen beruflichen Gesamtplan erhoben. Dieser vom zuständigen Berufsberater veranlaßte Gesamtplan beinhaltet alle notwendigen Realisierungshilfen und Leistungen der beruflichen Rehabilitation, welche die wirtschaftliche Unabhängigkeit und Selbständigkeit sichern.

Bei Zuständigkeit eines anderen Rehabilitationsträgers (z.B. Berufsgenossenschaften) erarbeitet die BA einen beruflichen Eingliederungsvorschlag als Teil des Gesamtplanes (vgl. 2).

Möglichkeiten der beruflichen Eingliederung

Um die Berufslaufbahn behinderter Jugendlicher zu sichern und den zunehmenden Abbruchquoten von Ausbildungen zu begegnen, sollten die eingeleiteten berufsfördernden Maßnahmen zum Rehabilitanden "passen".

Behinderte sollten später möglichst nicht nur einen, sondern den konkreten Arbeitsplatz finden, um ihre Leistungsfähigkeit voll entfalten zu können. Verschiedene Untersuchungen haben ergeben, daß sich die schulischen Voraussetzungen der behinderten Auszubildenden (Abgänger aus Lernbehindertenschulen) z.T. verschlechtern, andererseits die beruflichen Anforderungen aufgrund des technischen Wandels stark gestiegen sind und zunehmend mehr Berufe für verschiedene Behindertengruppen schwerer zu realisieren sind.

Die Berufsprognose gerade bei kranken Jugendlichen ist problematisch, denn das Ausbildungsziel oder der Zeitplan kann sich durch akute Erkrankungen/Krankheitsschübe während der Ausbildungsphase ändern. Häufig orientieren sich diese Jugendlichen wieder beruflich völlig um.

Ebenso ist feststellbar: Medizinische Fortschritte und die Vielfalt der Krankheitsbilder erschweren verbindliche Aussagen bzgl. der künftigen Berufsmöglichkeiten.

Die Fachdienste der BA sowie die in Funktionskopplung tätigen Berufsberater arbeiten eng zusammen, um auf diese Weise gezielte Rehabilitationshilfen zur dauerhaften beruflichen Eingliederung vermitteln zu können:
- Einleitung berufsvorbereitender Maßnahmen
- Vermittlung in Ausbildungsstellen
- Nachweis schulischer Ausbildungsmöglichkeiten

Berufsvorbereitende Maßnahmen

Diese Maßnahmen sollen die persönliche und fachliche Eignung des Behinderten für einen bestimmten Beruf ermitteln wie verbessern helfen, sowie die endgültige berufliche Entscheidung unterstützen.

In vielen Fällen stellen sie die einzige Chance dar, den chronisch Kranken für eine Ausbildung in einem der anerkannten Ausbildungsberufe zu befähigen.

Berufsvorbereitende Maßnahmen sind zu sehen an der Nahtstelle zwischen Schule und Berufsleben in Notsituationen. Hohe Praxisanteile sollen die handwerklich-motorischen Fähigkeiten und Kenntnisse der Jugendlichen verbessern, gleichzeitig soll die Arbeitsmotivation generell angeregt werden.

Die Bildungsmaßnahmen werden von verschiedensten Trägern (konfessionelle/ freie Träger der Jugendarbeit, Bildungswerke, diverse Organisationen der Wirtschaft etc.) organisiert und meist in Berufsschulen oder Internaten durchgeführt. Auch nicht vollzeitschulpflichtige Jugendliche können teilnehmen (Ausnahme: Berufsfindung, Arbeitserprobungen). Die finanzielle Förderung dieser Maßnahmen ist im AFG verankert. Ein kranker Jugendlicher kann jedoch nicht gefördert werden, wenn ein vergleichbares schulisches Angebot existiert (z.B. das Berufsvorbereitungsjahr).

Man unterscheidet – je nach Zielgruppe – verschiedene Lehrgänge und Maßnahmen:

- Grundausbildungslehrgänge für ausbildungsreife Berufsanwärter. Die Jugendlichen haben noch keinen Ausbildungsplatz gefunden oder wünschen eine nichtschulische Ausbildung. Es wurde noch keine Berufswahl getroffen. Diese Lehrgänge dauern bis zu 12 Monaten. Sie sollen den Berufswahlentscheidungsprozeß unterstützen. Es werden praktische wie theoretische Grundkenntnisse und -fertigkeiten aus mehreren Berufen vermittelt.
- Förderlehrgänge konzipiert für jeweils verschiedene Gruppen von Schulabgängern. Dauer: zwischen sechs Monaten und zwei Jahren. Hauptsächlich dienen diese zur Aufnahme einer Berufsausbildung oder einer Arbeitnehmertätigkeit. Teilnehmen können:
  1. Schulentlassene, die aufgrund von Lernschwierigkeiten noch nicht für eine Berufsausbildung befähigt sind. Innerhalb eines Jahres beschäftigen sich die Teilnehmer mit bis zu fünf Berufsfeldern, lernen diverse Anforderungen wie Arbeitstechniken kennen. Schließlich werden die Jugendlichen auf eine betriebliche/überbetriebliche Ausbildung ihrer Wahl vorbereitet.
  2. Schulabgänger, die aufgrund ihrer Behinderung keine Ausbildung in einem anerkannten Ausbildungsberuf durchführen können und in einer Werkstatt für Behinderte unterfordert wären. In Lehrgängen bis zu zwei Jahren sollen diese sich auf eine Arbeitnehmertätigkeit, eventuell doch auf eine Berufsausbildung, vorbereiten.
  3. Schulentlassene, die aufgrund einer längeren medizinischen Rehabilitation nicht sofort eine Berufsausbildung beginnen können. In der ca. 6monatigen Maßnahme soll eine Vermittlung praktischer wie theoretischer Grundkenntnisse ihre Wettbewerbsfähigkeit für eine betriebliche/überbetriebliche Berufsausbildung stärken.
- Informations- und Motivationslehrgänge: Diese etwa drei Monate andauernden Maßnahmen sind an behinderte Jugendliche oder junge Erwachsene gerichtet, die keinen Zugang zum Berufsleben finden. Inhalt dieser Lehrgänge soll sein, die Motivation für eine Ausbildung oder eine Arbeitnehmertätigkeit zu finden.
- Berufsfindung/Arbeitserprobung: Diese ein- bis mehrwöchigen Maßnahmen werden dann eingesetzt, wenn die Berufsberatung, die berufliche Eignung wie Belastbarkeit auch nach Einschaltung der Fachdienste der Arbeitsämter nicht zwei-

felsfrei abklären konnten. Neben der verbesserten diagnostischen Beurteilung
sollen die Behinderten ihre Leistungsfähigkeit möglichst realistisch einschätzen
lernen. Eine Durchführung in einem Berufsbildungswerk ist bereits im letzten
Schuljahr möglich, sofern die zuständige Schulbehörde dem Jugendlichen Unter-
richtsbefreiung gewährt.
* Maßnahmen im Eingangsverfahren und im Arbeitstrainingsbereich der Werkstatt für Behinderte: Bis zu einer Dauer von zwei Jahren werden Jugendliche/
  junge Erwachsene, die wegen ihrer Art und Schwere ihrer Behinderung in einer
  Werkstatt aufgenommen werden, auf eine Arbeitnehmertätigkeit oder eine Beschäftigung in einer Behindertenwerkstätte vorbereitet.

Ausbildungsvermittlung

Die meisten behinderten Jugendlichen streben eine Berufsausbildung in einem Betrieb an. Dies entspricht der erwünschten bildungspolitischen Zielsetzung (vgl. § 28
Berufsbildungsgesetz – BBiG). Ist der Jugendliche jedoch in seiner Leistungsfähigkeit krankheitsbedingt zu stark eingeschränkt, kommt auch die Aufnahme einer
Arbeit ohne Berufsausbildung in Betracht – nach einer möglichst gezielten Einarbeitung.

Vorrangig wirkt die Berufsberatung darauf hin, daß die behinderten Jugendlichen in fachlich, gesundheitlich und erzieherisch einwandfreie Ausbildungsstellen
vermittelt werden.

Betriebliche Ausbildung: Soweit es möglich ist, werden Behinderte in einem
staatlich anerkannten Ausbildungsberuf (§ 25 BBiG) ausgebildet. Sie sollten dann
bei angemessener Hilfestellung und Berücksichtigung ihrer Behinderung den Anforderungen in den Betrieben gewachsen sein. Die Praxisnähe dieser Ausbildungs-
form verspricht den Erfahrungen nach gute Chancen für die dauerhafte Eingliederung. Bei besonderen behinderungsbedingten Schwierigkeiten wird die Ausbildung
körperlich, geistig oder seelisch Behinderter besonders geregelt (vgl. BBiG §§ 48,
44; HWO § 42b, 41). Abweichend von den Ausbildungsordnungen können die besonderen Belange des Behinderten berücksichtigt werden (z.B. in Prüfungen), falls
die ausbildungsbegleitenden/-vorbereitenden Maßnahmen und Hilfen nicht greifen.
Auch können Behinderte in anderen als den anerkannten Ausbildungsberufen ausgebildet werden. Die Berufsberater vermitteln mithilfe von COMPAS - einem com-
puterunterstützten Vermittlungsverfahren - diese besonderen Ausbildungsverhält-
nisse. Die besonderen Ausbildungsbedingungen (z.B. bes. Qualifikationen der Ausbilder) sollten den Berufsberatern möglichst persönlich bekannt sein. Das Arbeitsamt kann auf Antrag Ausbildungszuschüsse (d.h. Zahlen eines prozentualen Anteils der Ausbildungsvergütung) gewähren, um die betriebliche Ausbildung zu fördern. Ebenso kann die behindertengerechte Ausstattung des Ausbildungsplatzes im
Betrieb finanziert werden.

Ausbildung in Berufsbildungswerken oder alternativen Lernarten: Einen Aus-
bildungsgang in einer überbetrieblichen Einrichtung mit örtlicher Bedeutung (z.B.
in Ausbildungszentren der regional zuständigen Kammern) kommt dann in Frage,
wenn den Jugendlichen wegen schulischer/sozialer Defizite eine betriebliche Ausbildung nicht möglich ist.

Häufig können behinderte Jugendliche eine betriebliche/überbetriebliche Ausbildung nicht durchführen, weil sie den Anforderungen des dualen Systems - auf gleicher Ebene mit den Abgängern aus allgemeinbildenden Schulen - nicht gewachsen sind.

Die Berufsbildungswerke können als Rehabilitationseinrichtungen ebenfalls Berufsausbildungen nach dem BBiG anbieten (für kranke Jugendliche: meist Berufsbildungswerke für Körperbehinderte). Ärzte, Psychologen, Sonderpädagogen und weitere Fachkräfte können den Jugendlichen dort intensive ausbildungsbegleitende Betreuung anbieten.

Schulische Berufsausbildung

Um die Rehabilitation eines behinderten Jugendlichen realisieren zu können, gibt es bundesweit auch schulische Ausbildungsmöglichkeiten: Berufsbildende Schulen, die auf eine Behinderungsart spezialisiert sind. Jedoch: Auch Mehrfachbehinderte können dort aufgenommen werden (z.B. Körperbehinderung verbunden mit Hirnschädigung).

Wenn vom Arbeitsamt ein Nachweis schulischer Ausbildungsmöglichkeiten erbracht wird, muß der zuständige Berufsberater für Behinderte sich kundig machen, ob die jeweilige Institution den Bedürfnissen des Behinderten entspricht und dort entsprechende behinderungsgerechte Voraussetzungen/Hilfsmittel existieren. Insgesamt gilt:

* Um die Berufslaufbahn zu sichern und vor allem um Abbrüche der Ausbildung zu vermeiden, sind stetige begleitende Bemühungen und Beratungen während der Rehabilitationsmaßnahmen unabdingbar, besonders bei berufsvorbereitenden, überbetrieblichen Ausbildungsmaßnahmen.
* Es scheint die Regel bei Kranken zu bestehen, daß die berufliche Eingliederung um so unproblematischer ist, je höher der schulische Abschluß ist. Daher ist festzustellen: Die berufliche Rehabilitation dient zur möglichst andauernden Eingliederung ins Arbeitsleben.
* Ebenso ist es wichtig, regelmäßig auf notwendige Fortentwicklungen und Anpassungen des Angebotes an die Erfordernisse des Arbeitslebens aufmerksam zu machen.
* Die Teilnehmer an beruflichen Reha-Maßnahmen sollen regelmäßig nachbefragt werden, um aufgrund der gewonnenen Daten die Eingliederungschancen Behinderter zu verbessern.
* Behinderte sollen nicht irgendeinen, sondern den konkreten Arbeitsplatz finden, um ihre Leistungsfähigkeiten entfalten zu können.

Literatur

1. Behinderte Jugendliche 1993 (Bundesanstalt für Arbeit)

2. Handreichungen der Bundesanstalt für Arbeit 1985

3. AFG - Arbeitsförderungsgesetz

4. SGB - Sozialgesetzbuch

AutorInnenverzeichnis

Hans Jürgen Bartig, Dipl.-Psych.; seit 1990 an der Kinderklinik der Medizinischen Hochschule Hannover; Mitarbeiter der Abtlg. I, Kinderheilkunde und Pneumologie (Dir.: Prof. Dr. von der Hardt); in der klinischen Versorgung primär zuständig für Mukoviszidosepatienten der Kinderklinik und der Inneren Medizin einschließlich lungentransplantierter Mukoviszidosepatienten sowie für die Neonatologie.
Medizinische Hochschule Hannover, Abteilung Kinderheilkunde I, Konstanty- Gutschow-Str. 8, 30625 Hannover

Monika Bullinger, PD Dr. phil. Dipl.-Psych., ist Heidenberg-Stipendiatin am Institut für Medizinische Psychologie der Universität München. Sie beschäftigt sich seit 1986 mit dem Thema 'Lebensqualität' und ist Autorin von verschiedenen Meßinstrumenten sowie mehreren Publikationen zur Lebensqualität.
Institut für Medizinische Psychologie, Goethestr. 31, 80336 München

Heike Dittrich-Weber, Dipl.-Soz.Päd. FH; arbeitet im psychosozialen Dienst der Mukoviszidose-Ambulanz Frankfurt und veröffentlichte in diesem Bereich.
Universitätsklinikum, Abt. Allgemeine Pädiatrie I, Theodor-Stern-Kai 7, 60596 Frankfurt/M

Günter Gutezeit, Dr. rer. nat.; Studium der Psychologie 1955 bis 1960 in Göttingen und Kiel. 1963 Promotion, bis 1969 Assistent und Wissenschaftlicher Rat am Institut für Psychologie, von 1969 bis 1994 als Klinischer Psychologe an der Universitäts-Kinderklinik zu Kiel. Seit 1972 mit der Leitungsfunktion betraut. 1971 vorübergehend an das Max-Planck-Institut für Psychiatrie in München zur Einarbeitung in die VT delegiert. Veröffentlichungen, Vorträge und Poster zu den Bereichen Lernstörungen (Legasthenie), Ernährungsstörungen, Psychosomatische Erkrankungen und Gesundheitswissen bei Kindern. Mitarbeit an Lehrbüchern. Zur Zeit Lehrauftrag am Institut für Humanernährung der Universität Kiel und im Ruhestand.
Kinderklinik der Uni Kiel, Schwanenweg 20, 24105 Kiel

Annette Handrich-Michels, Dipl.-Pädagogin, Dipl.-Verwaltungswirtin; Studium in Bonn, Köln und Mannheim; mehrjährige Tätigkeiten in verschiedenen Arbeitsfeldern der Beratung.
Weimarerstr. 12, 67459 Böhl-Iggelheim

Hannelore Haus-Herrmann, Dipl.-Sozialarbeiterin; nach dem Studium der Sozialarbeit Tätigkeiten in der Jugendarbeit, in der Bewährungshilfe und in der Psychiatrie, hier zuletzt Mitarbeit bei der "Auflösung" einer psychiatrischen Großeinrichtung mit gemeindenaher Integration der psychisch kranken Menschen ("Bremer Modellprojekt"), seit 1989 als Sozialarbeiterin in einem neurologischen Reha-Zentrum für Kinder und Jugendliche in Bremen tätig; Arbeitsschwerpunkte: Angehörigen-Betreuung, Case-Management in der medizinisch-vorberuflichen neurologischen Rehabilitation, leistungsrechtliche Aspekte der neurologischen Rehabiliation.
Neurologisches Rehabilitationszentrum für Kinder und Jugendliche "Friedhorst", Rotdornalle 64, 28717 Bremen

Maria Heinzelmann, Dr. med., ist Ärztin an dem Haunerschen Kinderspital der Universität München. In ihrer Doktorarbeit befaßte sie sich mit Tiefeninterviews bei AGS-Patientinnen.
Institut für Medizinische Psychologie, Goethestr. 31, 80336 München

Ulrike Hellmann-Backhaus, Dipl.-Päd. (M.A.); Familientherapeutin, nach vorheriger Tätigkeit in der Kinder- und Jugendpsychiatrie von 1988 bis 1994 an der Universitätskinderklinik Essen primär für den Bereich Mukoviszidose zuständig; Veröffentlichungen zu klinischen Aspekten der Mukoviszidose; in Ausbildung zur Kinderanalytikerin und inzwischen in freier Praxis tätig.
Am Gardenkamp 89, 44227 Dortmund

Dietmar Heubrock, Dr. Dipl.-Psych.; nach dem Studium der Psychologie zunächst Forschungstätigkeit, anschließend Tätigkeit als Neuropsychologe in der neurologischen Rehabilitation Erwachsener, ab 1985 Mitarbeit beim Aufbau einer neuropsychologischen Abteilung in einem neurologischen Reha-Zentrum für Kinder und Jugendliche in Bremen, bis 1995 dort als Neuropsychologe tätig; seit 1987 auch Lehrbeauftragter im Studiengang Psychologie der Universität Bremen, seit 1995 Hochschulassistent und Leiter der Projektgruppe "Neuropsychologie" am Zentrum für Rehabilitationsforschung der Universität Bremen; Forschungsschwerpunkte: Neuropsychologie des Gedächtnisses, neuropsychologische Diagnostik, Verhaltensmodifikation neurologisch bedingter Verhaltensstörungen, Evaluation stationärer, teilstationärer und ambulanter Formen neurologischer Rehabilitation.
Universität Bremen, Zentrum für Rehabilitationsforschung, Grazer Straße 2 und 6, 28359 Bremen

Albert Hürter, Dr. phil.; studierte Psychologie an der Rheinischen Friedrich-Wilhelms-Universität Bonn und promovierte am Fachbereich Psychologie der Justus-Liebig-Universität Gießen. Seine therapeutischen und Forschungs-schwerpunkte liegen in der Behandlung psychosomatischer und chronischer körperlicher Erkrankungen des Kindes-, Jugendlichen- und Erwachsenenal-ters. Zur Zeit ist er als Psychologe und Psychotherapeut an der Schmerzam-bulanz und Schmerztagesklinik der Klinik für Anästhesiologie und operative Intensivmedizin der Westfälischen Wilhelms-Universität Münster tätig.
Schmerzambulanz und Tagesklinik, Ebene 13-B-West, Albert-Schweitzer-Str. 33, 48129 Münster

Inge Kirchberger, Dipl.-Psych.; ist freie Mitarbeiterin am Institut für Medizi-nische Psychologie der Universität München. Sie befaßt sich mit der psycho-metrischen Prüfung von Lebensqualitätsmeßinstrumenten und wertet deren Ergebnisse aus klinischen Studien aus.
Institut für Medizinische Psychologie, Goethestr. 31, 80336 München

Ursula Kuhnle-Krahl, PD Dr. med. und Fachärztin für Pädiatrie mit endokri-nologischer Ausrichtung, ursprünglich an der Münchner Universitätsklinik, ist derzeit als Gastprofessorin für Pädiatrie an der Universität von Kuala Lumpur, Malaysia, tätig.
Institut für Medizinische Psychologie, Goethestr. 31, 80336 München

Arnold Lohaus, Prof. Dr.; zunächst Lehramtsstudium mit den Hauptfächern Biologie, Mathematik und Deutsch (abgeschlossen mit dem Ersten Staatsex-amen für das Lehramt an Grund- und Hauptschulen). Anschließend Studium der Psychologie, das 1980 abgeschlossen wurde. Es folgten Promotion (1982) und Habilitation (1987) sowie die Ernennung zum außerplanmäßigen Profes-sor (1994). Gegenwärtig tätig als Hochschuldozent im Fach Entwicklungspsy-chologie an der Universität Münster.
Psychologisches Institut III, Fliednerstr. 21, 48149 Münster

Sylvia v. Mackensen, Dipl.-Psych.; ist wissenschaftliche Angestellte am Insti-tut für Medizinische Psychologie der Universität München und befaßt sich im Rahmen umweltpsychologischer Fragestellungen auch mit der Lebensqualität von Kindern.
Institut für Medizinische Psychologie, Goethestr. 31, 80336 München

Hans Mayer, Dipl.-Psych.; seit 1980 am Epilepsiezentrum Kehl-Kork tätig: Schwerpunkt: Neuropsychologie/Klinische Psychologie im Zusammenhang mit Epilepsie. Diverse Fortbildungsveranstaltungen bei medizinischen und

psychologischen Workshops und Kongressen. Publikationen in verschiedenen
Büchern und Fachzeitschriften. Auf meine alten Tage: "Klinischer Neuropsy-
chologe" GNP, Mitbegründer der GNP in Kork 1986.
Epilepsiezentrum Kork, Klinik für Kinder und Jugendliche, 77694 Kehl-Kork

Hans-Peter Michels, Prof. Dr. phil.; Dipl.-Psych. Studium der Psychologie,
Politikwissenschaft und Soziologie an der Universität Bonn; Promotion an
der FU Berlin; mehrjährige Tätigkeiten in der Psychiatrie, Forschung und
Rehabilitation; anschließend wissenschaftlicher Assistent an der Klinik mit
Poliklinik für Kinder und Jugendliche der Universität Erlangen-Nürnberg;
seit 1995 Professor für Psychologie an der Fachhochschule Lausitz, Fachbereich Sozialwesen/Cottbus. Arbeitsschwerpunkte Rehabilitations- und Gesundheitspsychologie, Supervision, Grundlagen der Psychologie. Diverse Veröffentlichungen. Fachhochschule Lausitz, FB Sozialwesen, Lipezker Straße
Haus 10, 03048 Cottbus

Helmut Neumann, Dipl.-Psych.; arbeitet seit 1983 als Klinischer Psychologe an
der Universitätsklinik für Kinder- und Jugendmedizin Bochum (Leitender Arzt:
Prof. Dr. C. Rieger). Therapeutische Ausbildungen in Verhaltenstherapie, Fa-
milientherapie und Klinischer Hypnose. Arbeitsschwerpunkte: Psychologische
Diagnostik, Beratung und Therapie bei kindlichen Entwicklungsstörungen/
Behinderungen, psychosomatischen Erkrankungen/chronischen Krankheiten
sowie sozialen Verhaltensproblemen. Auch Lehrtätigkeit (Universität und Kin-
derkrankenpflege). Beschäftigung mit dem Thema Asthmaschulung seit 1984.
Seit 1987 Mitarbeit beim Bochumer Schulungskurs ''Aktion Pusteblume''.
Himmelohstr. 53, 58454 Witten

Dieter Schellig, Dipl.-Psych.; studierte zunächst Germanistik, Linguistik, Geschichte und Philosophie. Während seines Promotionsstudiums in der Philosophie legte er sein Diplom in Psychologie ab. Im psychologischen Bereich
kristallisierte sich früh der Arbeitsschwerpunkt Neuropsychologie heraus. Es
folgten Tätigkeiten in Forschungsprojekten zur Aphasie und Aufmerksamkeit
sowie Effizienzuntersuchungen von stationären Rehabilitationsmaßnahmen
bei Kindern und Jugendlichen. Im Anschluß daran wechselte er in den klinischen Bereich einer neurologischen Rehabilitationsklinik für Kinder und Jugendliche. Parallel hierzu baute er nach Abschluß seiner Verhaltenstherapie-
ausbildung eine eigene Praxis auf, die auch ambulante Neurorehabilitation
von Kindern und Erwachsenen umfaßt. Ferner ist er einer der Herausgeber
einer Materialreihe zur neuropsychologischen Diagnostik und Therapie.
Neurol. Rehabilitationszentrum Jugendwerk, Kapellenstr. 31, 78262 Gailingen

Helmut Schwind, Diakon, Dipl.-Soz.Päd. (FH); ist Leiter der Sozialpädagogischen Abteilung der Rheuma-Kinderklinik der Rummelsberger Anstalten. Momentane Arbeitsschwerpunkte: Leitung der Abteilung und Steuerung der interdisziplinären Arbeit, Beratung von Eltern rheumakranker Kinder, Organisation eines Elternhauses der Klinik, Mitarbeit in verschiedenen sozialpolitisch wirksamen Arbeitsgruppen, Mitarbeit bei der Entwicklung und Evaluation einer bundeseinheitlichen Eltern- und Patientenschulung bei kindlichenrheumatischen Erkrankungen. Verschiedene Publikationen zum Thema rheumakranker Kinder.
Rheuma-Kinderklinik der Rummelsberger Anstalten, Gehfeldstr. 24, 82467

Gerald Ullrich, Dr. rer. biol. hum Dipl-Psych.; seit 1985 an der Kinderklinik der Medizinischen Hochschule Hannover; Mitarbeiter der Abtlg. I, Kinderheilkunde und Pneumologie (Dir.: Prof. Dr. von der Hardt); von 1987 bis 1990 fachliche Leitung einer multizentrischen Studie zur Mukoviszidose; Publikationen zur Mukoviszidose und zu verschiedenen Aspekten psychosozialer Versorgung in der Medizin; bis 1994 zuständig für asthma- und rheumakranke Kinder sowie für den Bereich Lebertransplantation im Kindesalter; inzwischen Wiederaufnahme wissenschaftlicher Studien zur Mukoviszidose.
Medizinische Hochschule Hannover, Abteilung Kinderheilkunde I, Konstanty-Gutschow-Str. 8, 30625 Hannover